衛生・公衆衛生学

2023

編著者 山本玲子

著 者

池上 清子／伊藤 常久／岩倉 政城／柿沼 倫弘／亀尾 聡美／小松 正子
鈴木 寿則／関田 康慶／髙泉 佳苗／高橋 弘彦／玉川 勝美／千葉 啓子
土井　豊／仲井 邦彦／中塚 晴夫／藤田 博美／三浦 伸彦／横田 悠季

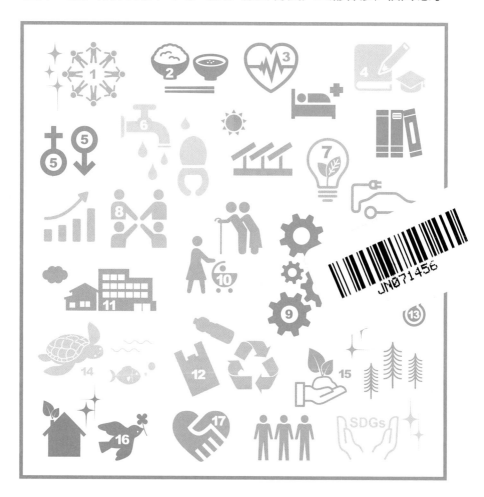

アイ・ケイ コーポレーション

はじめてこの本を開く方に

　日本では2011年3.11東日本大震災・津波を機に生命の安全確保，災害時医療や支援体制，心身の健康障害への対応，支援に携わった人々の健康問題，環境・生態系の変化や放射性物質の飛散による環境汚染への対応，さらに2020年以降の新型コロナウイルス感染症パンデミックの流動的状況への対応など衛生・公衆衛生学領域の課題が数多くでてきました。

　そこで，この教科書では最新の情報を用い，現場や人々に寄り添うことから問題解決が始まること，健康が社会・経済・環境システムのなかで相互関連し連携し合い，科学的根拠に基づいた情報の選別・収集・伝達や，それぞれの分野の活動を支える組織づくりによって達成されることを理解できるよう構成しました。

　系統的学習のため，まず1〜3章の衛生・公衆衛生学概論，国際保健，行政組織の枠組と法規で，衛生・公衆衛生学の歴史と健康に関わる課題，公衆衛生活動を支える社会的システムを大きく捉え，4〜6章で健康指標，統計の見方，作り方，評価の仕方などを理解できるようにしました。7〜8章で前章までの知識を使い日本における①健康づくり運動，②健康リスク因子および増進因子に関わる状況，③日本における主要疾患の現状と予防対策を，9〜10章では地域保健，医療・福祉・介護・保健制度を学び，健康づくりを支える対人保健システムを理解できるようにしました。11〜14章では10章までの健康問題，健康障害因子と疾病，社会的支援の枠組みなどの知識を基に，学び・働く場所によって独自の健康問題があり，対策があることを年齢ステージ別保健活動の概要として学べます。少子・高齢社会が進行する現代社会においては，性・年齢による健康問題の違いを認識することも，大切なことといえます。最後に15章では人の健康(内的環境理解も含め)と環境(生態系，自然環境だけでなく社会文化歴史的環境を含む)との関り，さらに対物保健システムを学べます。環境保健は，特に文系理系が融合した未来を語る学際的分野です。掉尾を飾るに相応しく，ミクロとマクロをつなぐ細胞レベルから地球・宇宙レベルまでの幅広い内容で構成されています。

　各章の冒頭にある「ねらいとまとめ」では，自主的に授業前の学習を行う手がかりや，到達目標などを示しています。随所にあるコラムには，いろいろな分野のつながりや専門用語のミニ知識，エピソードが盛られています。勉強の合間に理解を試すチェック問題(解答つき)もあります。また，どの章から読んでも良いように相互参照も豊富です。

　国際社会では，「誰一人取り残さない－No one will be left behind」を理念として，2030年までに持続可能な社会を実現するために17の目標(ゴール)が持続可能な開発目標(Sustainable Development Goals：SDGs)として設定されました。このなかの飢餓・栄養，健康，教育，水・衛生，エネルギー，雇用，都市，気候変動，森林・生物多様性などは衛生・公衆衛生学の視点抜きには語れません。健康づくりには，平和，住居，教育，食糧，収入，安定した環境，持続可能な資源，社会的公正と公平が必要です。

　実践に向けて，1)健康的環境を推奨する，2)機会や資源を確保して健康づくりを可能にする，3)利害対立する立場を調停し妥協点を模索する，ことのできる人材にも資する内容です。

　衛生・公衆衛生学を学ぶ様々な分野の方々に入門書として活用していただければ幸いです。

2023年3月

編著者

目　　次

山本玲子／高橋弘彦
髙泉佳苗／岩倉政城

第7章　疾病予防と健康管理──生活習慣の現状と対策

第8章　主要疾患の疫学と予防

小松正子／藤田博美／山本玲子／横田悠季

第1章　公衆衛生学序論 ― 社会と健康

この章のねらいとまとめ　　＊　　＊　　＊　　＊　　＊　　＊　　＊

ねらい：積極的な健康の獲得，そのための公衆衛生の役割と公衆衛生活動のプロセスについて理解し，2章以降の公衆衛生各論に先立って，この章で公衆衛生のあらましをつかんでおくこと。

まとめ：①健康は単に病気にかかっていないというだけでなく，肉体的，精神的，そして社会的に幅広く捉えて良好な状態をいう。

②公衆衛生とは人間集団の疾病を予防し，健康の増進を図る科学であり，実践活動である。

③予防的役割として，とくに一次予防が重要となる。

④プライマリヘルスケアやヘルスプロモーションは，公衆衛生の実践活動のプロセスである。

1. 健康の概念

A 健康の定義

世界保健機関（World Health Organization：WHO）では，その憲章の前文に，「健康とは肉体的にも精神的にも社会的にも完全に良好な状態をいい，単に病気がないとか，病弱でないということではない（Health is a state of complete physical, mental, and social well‑being, and not merely the absence of infirmity.）」と定義している。さらに，憲章では「達成可能な最高水準を享受することは，万人の基本的権利であり，人種，宗教，政治的信条，社会経済条件のいかんに関わることではない。このためには個人も国も互いに十分協力しなければならない」とも述べている。

これらの文章では，健康を論じるとき，身体，精神，社会面の要素がどれも切り離せない重要な関係にあること，また，健康は消極的にとらえるのではなく，より積極的に獲得するものであり，基本的権利であることを示している。ここで健康の前提条件として整えられるべき社会的要因としては，平和，住居，教育，食料，収入（雇用，仕事），安定した環境，持続可能な資源，社会的公正と公平の8要素である（Wilkinson, R., Marumot, M., "Social determinants of health：The solid facts". WHO, 1st ed, 1998, 2nd ed, (2003)）。わが国では，憲法第25条に「すべての国民は，健康で文化的な最低限度の生活を営む権利を有する。国はすべての生活部面について，社会福祉，社会保障及び公衆衛生の向上及び増進に努めなければならない」とうたわれており，国民の生存権と国の社会的使命が明確にされていて，WHO憲章の前文と趣旨を同じくするものである。

B 生活機能と健康

WHOの憲章に述べられている健康観やわが国の憲法25条の生存権は，それぞれの人が生活を営む地域社会のなかで，不利益を被ることなく，すべての人が平等であることを前提としている。たとえ，身体などに機能的な障害がある場合でも，それが原因となって教育や雇用の機会を奪われたりすることがないよう求められている。これまで障害に関する国際的な分類には，WHOが1980（昭和55）年に「国際疾病分類（International Classification of Diseases：ICD）」の補助分類として発表した「国際障害分類（International Classification of impairments, Disabilities and Handicaps：ICIDH)」が用いられてきた。この分類では障害をマイナス面から捉え，疾病や変調が原因となって機能や形態が損なわれ，そこから能力障害が生じて，社会的不利を起こすことであると定義し，障害をそのレベルで分類していた。しかし，これでは障害者が自立して地域社会の一員として生活できることを目指す，現在の障害者福祉の理念に沿った分類とはいえない。そこで「障害者の積極的社会参加と平等」を明確にした人間の生活機能・障害・健康の分類として，「国際生活機能分類(International Classification of Functioning, Disability and Health：ICF)」が2001(平成13)年5月にWHO総会で採択された。この分類では生活機能というプラス面に視点をおき，人の関連する領域を「心身機能・身体構造」，「活動」，「参加」の3つに分類し，その視点から障害を「機能障害」，「活動制限」，「参加制約」として捉えている。この分類の特徴はさらに背景にある環境因子も加えたことである。ある特定の領域における個人の生活機能は，健康状態と背景因子(すなわち，個人因子と環境因子)との間の相互作用あるいは複合的な関係とみなされる(図1-1)。心身の機能障害や活動(行動)制限，社会参加への制約を個人因子だけでなく環境因子(人々が生活し，人生を送っている物的環境や社会的環境，人々の社会的な態度による環境を構成する因子)も加えて健康状態(病気(疾病)，変調，障害，けがなど)を評価するのに役立つ。約1,500項目により人の健康や生活機能に関する状況の記述ができ，健康状態に合わせて心身機能・身体構造の改善，活動・社会参加の可能性の拡大を計画，評価することにも活用できる。また，障害や疾病をもった人やその家族，保健・医療・福祉などのスタッフが，ICFを用いることで障害や疾病状態についての共通理解をもつことが可能になるなど，保健福祉サービスの計画策定やその評価などでも活用されている。

a. ICFの考え方(2001年)

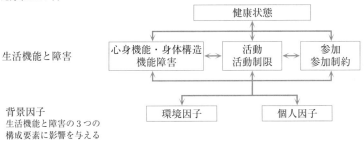

b. ICIDHの考え方(1980年)

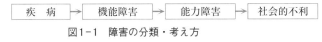

図1-1　障害の分類・考え方

資料：厚生労働省社会・援護局障害保健福祉部 企画課，「国際生活機能分類－国際障害分類改訂版－」日本語版(2002)

C 健康づくりと健康管理

社会情勢や環境の変化のなかで，健康の捉え方も様々に変化してきた。身体的側面では，近年の医学の進歩が疾病の予防や人の寿命の延伸に大いに貢献したが，健康は単に長生きすることではなく，まして日々の生活の目的でもない。健やかな生活を営み，長生きすることの基になるものである。それぞれの生活において健康状態を良好に保つために積極的，かつ継続的な「健康づくり」と「健康管理」が重要になる。現在の人の健康づくり・健康管理は，かつての感染症対策にみられた集団防衛を基礎として，さらに自己責任・自助努力を必要とする個人防衛による生活習慣病予防を重点とする対策へと変化している。

　生活習慣がいかに健康と関連するかを明らかにした先駆的な調査として，ブレスロー(Breslow L.)

らの米国カリフォルニア州アラメダ郡での調査(1965 ～ 1974年)が世界的に知られており，一次予防を重視した「ブレスローの7つの健康習慣」として提唱された。森本らはブレスローの調査をもとに日本人で生活習慣と健康の関連を調査し，得られた結果から，日本人に合った「生活習慣病予防のための健康習慣」としてまとめ上げている(表1-1)。

表1-1　健康習慣と健康の関連

	ブレスロー 博士：アメリカ	森本教授：日本
健康習慣	1. 適正な睡眠時間(7 ～ 8時間) 2. 喫煙をしない 3. 適正体重を維持する 4. 過度の飲酒をしない 5. 定期的にかなり激しい運動をする 6. 毎日朝食を摂る 7. 間食をしない	1. 喫煙をしない 2. 過度の飲酒をしない 3. 毎日朝食を食べる 4. 毎日平均7 ～ 8時間眠る 5. 毎日平均9時間以下の労働にとどめる 6. 身体運動，スポーツを定期的に行う 7. 栄養のバランスを考えた食事をする 8. 自覚的ストレス量が多くない
健康度評価	7つの健康習慣を守っている人は，約60歳ぐらいまで平均以上の健康度を保つ。よい習慣が2個以下の人では，30歳を過ぎると，既に健康度は平均以下となる。	これらの項目で当てはまる数が，4つ以下が不良，5 ～ 6が中庸，7 ～ 8が良好。 　研究では，この点数が低い人は，生活習慣病の発生要因に関係する免疫力が，健康度の高い人に比べて著しく低い。

資料：Berkman LF and Breslow L, Health and way of living, The Alameda County Study. Oxford University Press, New York (1983) / 森本兼曩，「ライフスタイルと健康度 — 健康理論と実証研究一」医学書院，東京(1995)

　国民一人ひとりが生活習慣や社会環境の改善を図るべく行動し，互いに支え合い，生き甲斐や希望をもち，安心して生活できる活力ある社会を実現することにより，健康寿命の延伸につながるよう，生涯にわたる積極的な健康づくりが推進されている。これらの健康づくりにおいて個人のモチベーションを高めるために地域社会の果たす役割は大きい。すべての人々が健康を保持増進するための機会や資源を確保するために地域活動を強化することが重要である(第7章1. 健康に関連する行動と社会 p.84参照)。

2.　公衆衛生の概念

A　公衆衛生の定義と目標

公衆衛生の定義としては，米国エール大学教授のウインスロー(Winslow, C. E. A. 1877～1957)が提案し，WHO が公認した，「公衆衛生とは，地域社会の組織的な努力を通じて，疾病を予防し，生命を延長し，肉体的・精神的健康と能率の増進を図る科学であり，技術である」がよく用いられている。

　公衆衛生は，日本国憲法第25条にも示されているとおり，国民の権利としての健康を守る国の機能でもある。公衆衛生の目標は，人間集団を対象とし，その健康を守り向上させる実践活動を，環境整備や共同社会のなかでの組織的努力および自己健康管理能力の向上などを通じ，国民一人ひとりの健康を保持増進させ，質の高い生活を確保することである。

B　公衆衛生と予防医学

公衆衛生の目的は，人の健康を守ることである。その方法として，疾病や障害の発生を予防することを重視している。地域住民や家族等の集団を対象に実施される場合は公衆衛生的アプローチとなり，個人を対象として疾病の診断や治療に関わる場合は臨床医学的アプローチとなる。

　リーベルとクラーク(Leavell. H. R & Clark, E. G.)は「疾病の自然史」のなかで，疾病は発症してか

ら治癒（または死にいたる）まで連続した進行状況があり，感受性期，発症前期，臨床的疾病期に分けて，それぞれのステージに対応した予防対策を提唱している（図1-2）。

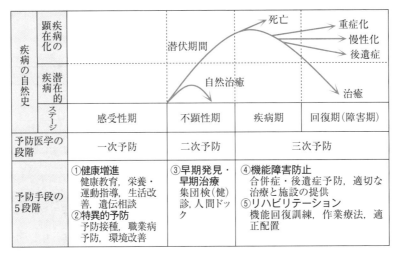

図1-2　疾病の自然史とその対策

資料：Leavell, H. R. & Clark, E. G., "Preventive Medicine for the Doctor in His Community", McGraw-Hill, 3rd Ed.（1965）

1）一次予防

　一次予防は感受性期に疾病の発症を未然に防ぐことである。疾病や不健康が考えられない状態だが，さらに積極的に健康のレベルアップを図ることで，疾病全般に対する抵抗力を高めようとするものである。一般的な健康増進に関わるものとして健康教育，生活習慣の改善，健康相談，労働環境の整備などが挙げられる。ある特定の疾病に対応するものとして特異的予防対策があり，予防接種，作業改善や防護具着用による職業性疾患対策などがある。

2）二次予防

　二次予防は疾病の症状が表面化しない（自覚症状が出ない）早期の段階である発症前期に疾病，または不健康な状態を発見し，早期に治療するものである。早期発見手段として集団検（健）診などがある。わが国の結核やがんなどの集団検診は世界的に精度が高い。

3）三次予防

　三次予防では疾病が発症した後に病状の悪化を防止したり，機能障害をできるだけ少なくする。腎不全患者への人工透析による機能障害防止やリハビリテーションによる機能回復訓練などがある。

C　プライマリヘルスケアとヘルスプロモーション

世界的にみて，依然として医療保健体制が不十分な地域や，体制は十分でも自らの健康に対する関心が低い地域で，人それぞれが自分の健康を主体的に考え，守れるシステムを確立する試みとして，1978（昭和53）年，WHO と UNICEF（United Nation Children's Fund）が共催して，アルマ・アタ（現カザフスタン共和国）で国際会議が開催された。「2000年までにすべての人々に健康を（Health for All）」を目標とするアルマ・アタ宣言が採択された。この目標達成のために実施される最も基本的な保健医療福祉地域開発活動の戦略をプライマリヘルスケア（Primary Health Care：PHC）という。PHC で取り組む8つの基本的活動を表1-2に挙げる。

　先進国においては，感染症に代わり生活習慣病をはじめとする慢性疾患の増加（すなわち，疾病構

表1-2　プライマリヘルスケアの基本的活動

1. 健康問題とその予防対策に関する教育	5. 主な感染症に対する予防接種
2. 食料供給と適正な栄養摂取の推進	6. 風土病の予防と対策
3. 安全な水の供給と基本的な環境衛生	7. ふつうの疾病・怪我の適切な処置
4. 家族計画を含む母子保健サービス	8. 必須医薬品の供給

造の変化)が大きな健康問題となってきた。このような国々で, プライマリヘルスケアを確実に実践していくために, WHO は住民参加型の積極的な健康増進を目指してヘルスプロモーション(Health Promotion)の概念を取り入れた。1986(昭和61)年にはカナダのオタワで第1回ヘルスプロモーション国際会議が開催され, オタワ憲章を採択した。そのなかでヘルスプロモーションとは「人々が自らの健康をコントロールし, 改善することができるようにするプロセスである。」と定義されている。

　目指すのは, 人々が職場, 学校, 家庭などあらゆる生活の場で, 健康でいられるような公正な社会をつくることである。また, 健康は生きる目的ではなく, 生活の資源であるとし, これをすすめる総合的な戦略として, 次の5つを挙げている。

　①健康的な公共政策づくり　　②健康を支援する環境づくり　　③地域活動の強化
　④個人技術の開発　　　　　　⑤ヘルス・サービスの方向転換

　オタワ憲章に盛り込まれたヘルスプロモーションの考え方は, わが国では2000(平成12)年から12年計画で進められた「21世紀における国民健康づくり運動(健康日本21)」において, 健康増進についての基本理念として取り入れられた。2013(平成25)年からは健康日本21(第二次)が開始されている(第7章 1.C 健康日本21(21世紀における国民健康づくり運動)p.89参照)。

D **公衆衛生活動の進め方**　公衆衛生の目標を達成し, 国民の健康増進を獲得するには, PDCA サイクル や OODA ループ の連続的な展開が必要とされる。

（1） PDCA サイクルと OODA ループ

　PDCA とは, Plan(計画), Do(実行), Check(検証), Action(改善)の4つの要素をいい, これらを展開することにより継続的な改善が可能となる。まず, 人々の抱える健康問題が何であるか, 住民に対するニーズ調査や実地調査などにより必要性の高い要求を明らかにし, その解決のためにより具体性をもった実施目的・実施目標を定める(Plan)。次に改善すべき部分に対して到達目標を定めて公衆衛生活動を実行する(Do)。実施途中で問題が発生した場合は, その都度適切な判断が求められる。計画に基づいて公衆衛生活動が実施されたら, 終了後に評価(Check)を行い, その活動が有効であったかどうかを判定し, 次の計画にフィードバックさせる(Action)。評価は計画の際に挙げた目標が達成されたか, 目標達成の手段・技術は適正であったか, 活動に要した人員・経費・資材などは十分であったか, などについて検討を加え, 次の活動に活かす(図1-3)。

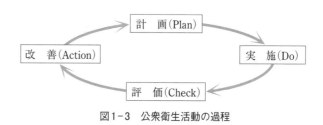

図1-3　公衆衛生活動の過程

　労働現場における安全性確保と疾病・障害防止に関する労働安全衛生マネジメントシステムの構築の基本にもこの PDCA サイクルが取り入れられている(第13章 3.B 労働安全衛生対策 p.199参照)。

PDCAサイクルは公衆衛生活動を効率的に展開する有益な方法であるが，近年，即応が必要な公衆衛生上の問題が多発し，これらに臨機応変に対応できる新たな活動手段（OODAループ）が求められるようになった。OODAは，**Observe**（観察），**Orient**（状況判断，または方向づけ），**Decide**（意思決定），**Act**（行動）の4要素で公衆衛生の目標達成を図るもので，計画を重視したPDCAに比べて事態を観察し，柔軟な判断やスピーディな実行を優先した活動の進め方として有効性が高い。

PDCA，OODAそれぞれの特徴をうまく使い分けて公衆衛生活動を進めていくことが望まれる。

（2） ハイリスクアプローチとポピュレーションアプローチ

健康障害のリスクを軽減させる方法には2通りの方法がある。一つは，疾病を発症するより高いリスクをもった人を健康診断などのスクリーニングで振り分けて，個人的に保健指導や医療を行っていくハイリスクアプローチ（high risk approach，ハイリスク戦略 high risk strategy ともいう）で，高血圧患者への減塩指導などによる脳血管疾患や血管性認知症予防が挙げられ，予防医学の二次予防の考えに基づいている。他方は，対象を集団全体としてはたらきかけるポピュレーションアプローチ（population approach, ポピュレーション戦略 population strategy ともいう）で，例えば，集団全体に運動・栄養に関する知識の普及などを介して生活習慣病の予防をはたらきかけるなど，一次予防の考えに基づいている。

（3） ヘルスプロモーションの実践と評価

WHOが提唱したヘルスプロモーションを展開していく方法として，グリーン（Green, L. W.）らは1991（平成3）年にプリシード・プロシードモデル（PRECEDE - PROCEED Model：PPモデル）とよばれる実践プログラムを開発した。

個人や集団，さらに地域を対象とした健康に関わる公衆衛生活動のプログラムとして用いられ，企画，実行，評価を図1-4のような一連の流れとして実施する。日本においても「健康日本21」の展開をはじめとして広く活用されている。

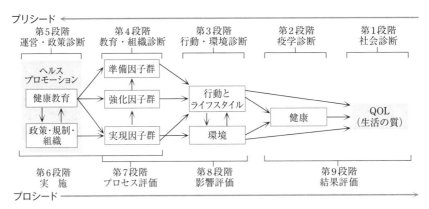

図1-4　プリシード・プロシードモデル

資料：Green, L. W. *et al.*, "Health promotion planning - An educational and environmental Approach", 2nd ed, Mayfield Publishing（1991）

プリシード（Predisposing, Reinforcing and Enabling Constructs in Educational / Environmental Diagnosis and Evaluation：PRECEDE）は"教育・環境診断と評価における準備・強化・実現因子"の頭文字であり，全9段階のうちの第1段階から第5段階までを指す。公衆衛生活動実施前の過程で計画にあたり，社会診断（第1段階），疫学診断（第2段階），行動・環境診断（第3段階），教育・組織診断（第4段階），

運営・政策診断（第5段階）で構成されている。これらの5段階の過程を経ることで対象集団のQOLの達成目標や優先されるべき改善点が決定される。

一方，プロシードは(Policy, Regulatory and Organizational Constructs in Educational and Environmental Development：PROCEED)は "教育・環境開発における政策・法規・組織因子" の頭文字であり，第6段階から第9段階までを指し，公衆衛生活動実施と評価の過程である。実施（第6段階），プロセス評価（第7段階），影響評価（第8段階），結果評価（第9段階）からなっている。実施結果の評価は計画の各段階と関係させ決定した目標の達成度などの検討を行い，評価段階間での相互関係も明らかにしていくことで実施プログラムの全体的な修正を行う。PPモデルを効果的に活用していくためには，プロシードモデルで評価を実施する際の評価目標をプリシードモデルにより明確にしておく必要がある。

E 医療保健福祉の倫理

人の健康問題は身体的側面から捉えれば医学（医療）の問題であるが，人が暮らしている日常生活の面から健康を考えると公衆衛生，社会福祉の問題であり，それらの領域には医師，看護師，保健師をはじめ，多くの専門的立場のものが関わりをもつことから，それぞれの立場で保健医療福祉に関する倫理に基づいて活動する必要がある。「ヒポクラテスの誓い*」は最古の医師の倫理である。その現代版として「ジュネーブ宣言」（1948年第2回世界医師会総会）があり，2017年には患者の自己決定権やウエールビーイング尊重が謳われた。人を対象とした医学研究の倫理的原則としてインフォームド・コンセントの必要性を示したヘルシンキ宣言（1964年第18回），医療者が患者にしてはならない行動倫理を示したリスボン宣言（1981年第34回）などがある。健康を基本的な人の権利と捉え，それを倫理面から保障しながら，医療保健福祉の活動が展開されなくてはならない。

*ヒポクラテスの誓い：紀元前5世紀ギリシャの医師ヒポクラテスによる患者の生命と健康保持のための医療に於ける患者のプライバシー保護や医師の職業倫理を記したもの

倫理が関わる医療保健現場での課題として，人生の最終段階（従来終末期と表記していた）にある患者に対する医療や介護のあり方が挙げられる。これには患者からの「尊厳死」や「安楽死」の希望やその生前の意思表示（リビング・ウィル）と医療関係者の対応，緩和ケアやホスピスの活用など，本人や家族の生命観や倫理観が大きく関わる。そのため人生の最終段階における医療については国民の間で広く議論が必要な課題と考えられることから，厚生労働省では継続的な検討会や意識調査を重ね，患者にとって最善の医療とケアが提供できる人材の育成と体制の構築を目指している。2007（平成19）年に「人生の最終段階における医療の決定プロセスに関するガイドライン」が策定され，2014（平成26）年度からの相談員（看護師，医療ソーシャルワーカー）の研修プログラムの開発やアドバンス・ケア・プランニング（ACP）概念を取り入れたガイドライン改訂（平成30年3月「人生の最終段階における医療の普及・啓発の在り方に関する検討会」）など，全国での普及が進められている（第6章 2.A疫学研究に関する倫理指針 p.79，第10章 2.B保険診療システムと医療施設, 病床 p.151参照）。

 Column 国も国民も感染症患者を差別してはならない

国が主導して差別された感染症にハンセン病（らい）がある。富国強兵策に適さないとして強制隔離収容・就業規制などを定めた法が1907年に成立。住民主導の「無癩県運動」で密告も行われた。治療薬開発後に改正された「らい予防法」（1953年）下でも外出禁止・断種が行われ，治療で感染力がなくなっても強制収容は続いた。1996年，法は廃止されたが，国が謝罪したのは元患者による賠償請求訴訟が勝訴した2001年だった。今も千人余が故郷の家がなくなったり，近隣の差別を恐れて施設に留まっている。感染症を口実にした人権侵害が繰り返されてはならない。（岩倉政城）

3. 社会的公正と健康格差の是正

A 　社会的公正の概念　社会的公正とは人間のもつ健康面や政治面，経済面などすべての場面においてへだたりなく対応されることである。健康格差は所得の差や医療機関の偏在などにより生じる。わが国では地域による健康格差の拡大がみられることから，2013（平成24）年から開始された健康日本21（第二次）では，健康格差の縮小が目標として挙げられた（第7章1.C 健康日本21（21世紀における国民健康づくり運動）p.89参照）。この問題は国際社会における保健医療の大きな課題でもあり，国連ミレニアム開発目標（MDGs）やそれを引き継いだ持続可能な開発目標（SDGs）として，格差の是正と公平な社会の構築が目指されている（第2章 2.A 開発と国際協力 p.13参照）。

B 　健康の社会的決定要因　健康格差を生じる具体的な要因は社会構造的決定要因と日常生活環境から成る。社会構造的決定要因として所得，教育・雇用機会・ヘルスケア利用機会，年金制度などが，日常生活環境要因として栄養・食品摂取，身体活動・運動などの健康増進行動，生活習慣病のリスク行動の有無などが挙げられる。日本でも世帯所得が低いほど野菜や肉類の摂取量が少なかったり，運動習慣がない，健診未受診者が多い，肥満者が多い，20歯未満者割合が高いなど，生活習慣に問題がある人の割合が高くなる傾向があることが報告されていて，所得による健康格差の拡大は社会的な課題になっている（平成22年，26年国民健康・栄養調査）。

4. 公衆衛生・予防医学の歴史

A 　外国での歴史　人々が集団生活を営む過程において，病気の感染を防いだり，健康でくらしやすくする工夫がなされ，古代エジプトやインダス文明の遺跡に当時の衛生管理の技術を示す足跡が示されている。医学の祖といわれるヒポクラテス（Hippocrates, 460 ～ 370 BC）は著書「空気・水・場所について」で，環境条件と健康が深く結びついていることを述べている。ローマ時代には公衆浴場，火葬などの環境整備が進んだ。医師ガレノス（Galenus, 130 ～ 200 AD）は疾病予防に関わる学問体系を健康の女神 Hygieia にちなんで **Hygiene**（衛生学）と命名した。その後，中世では衛生思想が衰退し，各地でコレラやペストが大流行した。当時，かろうじて効果があるとされた防疫対策は交通遮断と隔離であった。

　15 ～ 16 世紀の大航海時代には，東西交易の拡大により梅毒などの感染症が新大陸から伝播しヨーロッパで蔓延し，アメリカ大陸にも天然痘などの感染症がもたらされ先住民は激減した。

　14 ～ 16 世紀のルネッサンス以降，産業・文化が発展し，様々な職業が起こり，鉱夫，メッキ職人，印刷工などでのじん肺，水銀中毒，鉛中毒などの職業性疾病も多発した。17世紀半ばにはイギリスで産業革命が起こり，労働者は都市部に集中し，過酷な労働条件での就業や生活環境の悪化から結核などの感染症が蔓延した。チャドウィック（E. Chadwick, 1800 ～ 1890）は，労働者の貧困と疾病の関係を論じて健康保持に環境改善の必要性を示し，1848 年の公衆衛生法（**Public Health Acts**）制定に寄与した。開業医スノウ（J. Snow）はロンドンのコレラの流行と飲料水の関連を疫学的に調査し，感染源や感染経路を明らかにすることで流行阻止が可能になることを検証して感染症における疫学的手法の有用性を示した。ドイツのペッテンコーフェル（M. von. Pettenkofer）は1865 年にミュンヘン大学に衛生学講座を創設し，実験的手法による生活環境と健康の関係の解明を行った。細菌学の領域では

フランスのパスツール(L. Pasteur)やドイツのコッホ(R. Koch)らが感染症の原因となる病原体を発見した。その後，予防接種による特異的予防法が確立され，公衆衛生学の進展に大きく貢献した。20世紀に入るとフレミング(A. Fleminng)がペニシリンを発見し，治療医学分野が一段と進歩をみせた。

第一次(1914 〜 1918)，第二次(1939 〜 1945)大戦と2度の大きな戦争を背景に，多くの国で医療の社会化が急速に進み，特に第二次大戦後はイギリスに総合社会保障制度が確立するなど欧米諸国では社会医療が充実していったが，アジア・アフリカなどでは公衆衛生のレベルは，いまだ非常に低いものであり，大きな地域格差が生じた。1946(昭和21)年，ニューヨークで世界保健会議が開かれ，「すべての人々が可能な最高の健康水準に到達すること」を提唱した世界保健憲章が採択され，世界保健機関(WHO)が設立された。国連による国際協力は経済支援としてではなく，生存のために最低限必要な水，食糧，医療，教育，雇用，環境改善，住居などを支持する事業(Basic Human Needs：BHN)による社会開発支援を進めている。2000(平成20)年に採択された「ミレニアム開発目標」のうち，乳児死亡率の減少や感染症の克服などでは一定の成果を得られ，国際保健の役割の重要性が認識されたが引き続き課題は多く，さらに新たな課題への対応も必要であることから，これらは「持続可能な開発のための2030アジェンダ」に引き継がれた(第2章 2.A 開発と国際協力 p.13参照)。

21世紀に入り，中国やアジア諸国で重症急性呼吸器症候群(SARS)やH5N1鳥インフルエンザ，さらに新たな新型コロナウイルスによる感染症の脅威にさらされ，世界的防疫対策が必要とされている。2019年12月に中国武漢市で発生した新型コロナウイルス感染症は，WHOによりCOVID-19と命名され，世界中で危機的なパンデミックに至った。ワクチンの接種が急務となり，各国でワクチンの開発・製造が行われ，国際的供給体制(COVAX)も構築された。

B 日本での歴史

江戸時代は，鎖国政策により国外からの感染症の侵入が少なく貝原益軒(1630 〜 1714)「養生訓」などによる個人衛生が主であった。明治時代に入り，1873(明治6)年文部省(現・文部科学省)に医務局が開設され，1874年には医制の発布，翌1875年には衛生局が設置された。「衛生」は，初代の衛生局長，長与専斎がHygieneに相当する言葉として，中国の荘子から採用した。その後，日清・日露の戦争を経てわが国にも産業革命が起こり，資本主義経済が発展した。それに伴い様々な医療・環境などに係る社会問題が発生し，それらの課題に対処するために法律の制定も進んだ。1897(明治30)年の伝染病予防法，1916(大正5)年の工場法，1922(大正11)年の健康保険法，1937(昭和12)年の保健所法などである。1938(昭和13)年厚生省(現厚生労働省)が設置され，衛生行政はそれまでの内務省による取締行政から指導行政へと変わった。その後，第二次大戦へ突入し，富国強兵策が取られるが，1945年終戦を迎え，新憲法のもとで多くの医療保険制度が民主化された。伝染病の流行も次第に収まり，それらによる死亡が激減したが，対照的に死因の上位は，脳血管疾患，がん，心臓病などの成人病で占められ，疾病構造が大きく変化した。

高度経済成長期を迎え，重工業の目覚ましい躍進により都市部への労働力の集中と農村部の過疎化が，工業地帯では大気や水質，騒音など生活環境の悪化など深刻な公害が発生し，健康被害が問題になった。これらの解決に向けて1967(昭和42)年公害対策基本法が制定され，公害に関する環境基準が定められた。また，1971(昭和46)年には環境庁が発足し，2001(平成13)年には環境省に昇格して環境保全行政が進められている。1993(平成5)年に公害対策基本法は廃止され，環境基本法が制定された。一方，地球規模の環境問題の解決は今後の大きな課題とされている。

現在，わが国は世界有数の長寿国であり，高い健康水準を維持している。しかし，人口の高齢化と

少子化が著しく，国民のより積極的な健康増進が望まれることから，2003（平成15）年に健康増進法が施行された。2020年には受動喫煙防止規定が強化された。これに先立ち2001（平成13）年には厚生省と労働省が合体して厚生労働省が発足し，人の一生を出生から就労を経て老後に至るまでを一体化させた健康施策を行える体制がつくられた。2006（平成18）年には，がん対策を総合的に推進するために，がん対策基本法（平成28年12月改正），さらに自殺予防を目的とした自殺対策基本法が制定された。2008（平成20）年には老人保健法を廃止して，高齢者の医療の確保に関する法律が制定され，特定健診・特定保健指導が導入された。2011（平成23）年3月の東北地方太平洋沖地震の発生により，福島・宮城・岩手の東北3県を中心に甚大な被害がもたらされ，6月には東日本大震災復興基本法が施行された。2013（平成25）年には，第4次国民健康づくり運動（健康日本21（第二次））（2013～2022年）が策定され，生活習慣病予防やこころの健康など5分野53項目の目標が設定された。2017（平成29）年には，5回目の改正介護保険法が施行され，高齢者の自立支援と要介護状態の重度化防止に向けた取り組みの推進が図られた。また，食品衛生法が15年ぶりで改正され，2020年6月より原則としてすべての食品等事業者にHACCP導入が義務化された。労働環境の整備としては，働き方改革法が2019（平成31）年に公布され，関連して労働基準法の改正も行われた。非正規労働者の処遇改善や長時間労働の是正などが図られている。また，改正育児・介護休業法が2022（令和4）年から段階的に施行され，男性の育児休業取得促進のための枠組みが新たに追加された。

　パンデミックとなった新型コロナウイルス感染症（COVID-19）まん延防止対策として，2020（令和2）年1月，新型インフルエンザ等対策特別措置法が施行された。指定感染症および検疫感染症を経て，2021（令和3）年2月には感染症法も含めた関連法の改正により，新型インフルエンザ等感染症に分類された。この過程で，防疫管理のみならず，患者への差別・偏見など人権への配慮の必要性が再認識された。

（千葉啓子）

Column　幻のノーベル賞

　環境中に存在する多数の化学物質のなかには発がん性や変異原性（突然変異を誘発する性質）を有する物質が数多く含まれている。化学発がんの研究が最初に日本人によって行われたことは案外知られていない。20世紀初頭，この分野の研究に先鞭をつけたのが東京大学医学部病理学教室の山極勝三郎，市川厚一両博士である。

　当時，がんの原因としては，細胞迷入説，素因説，寄生虫説，ウィルス説，刺激説（化学発がん説）など様々な学説があった。山極博士らはドイツのウイルヒョウが唱えた刺激説を証明すべく，1913年，ウサギの耳にコールタールを塗る実験を繰り返し行っていた。1915年5月，ついにウサギの耳に人為的にがんを作ることに成功した。実験例数101匹，期間70～450日，がんができたのは31匹だった。しかし，同じ頃，デンマークのフィビガーは寄生虫を使いネズミに人工がんを作り出すことに成功していた。ねずみの胃にゴキブリを中間宿主とする特殊な寄生虫でがんを発生すことに成功したのである。このがんは他のねずみに移植できたことから，長年のがん論争は寄生虫説に大きく傾き，その結果，1926年のノーベル医学生理学賞はデンマークのフィビガーに与えられた。しかし，その後，この研究成果は一般性が全くないことが明らかにされた。その後の研究で発がん寄生虫説が徐々に否定されて行くなかで，山極らのタールがんの研究は「幻のノーベル賞」として大きく評価されるようになっていった。

　1966年（昭和41年）10月，かつてのノーベル賞選考委員のヘンシェン博士は来日したおり，当時のタールがんの研究が選考にもれてしまったことに対して，「ヤマギワ許してください」とのコメントをし，当時の新聞に大きく取り上げられた（産経新聞，昭和41年10月20日）。しかし，時すでに遅し，ヘンシェン博士が来日するずっと以前に両博士ともお亡くなりなっていたのである。山極博士は36年前，市川博士18年前のことだった。

　山極博士の故郷には次のような句を読んだ胸像が控えめに立てられている。「癌出来つ意気昂然と二歩三歩」。タールによる発がんを確認できたときの喜びを表した句である。わが国初のノーベル賞は1949年の湯川秀樹博士のノーベル物理学賞であるが，実はその23年前にこのような出来事があったのである。　　　　（玉川勝美）

第2章　国際保健─世界の健康問題

この章のねらいとまとめ　❋　❋　❊　❊　❊　❊　❊

ねらい：世界における健康問題とその対策・実施機関などについて，概要を理解し，考察を深めることをねらいとする。

まとめ：①国際保健（グローバルヘルス）では，健康の定義として，第1章同様，世界保健機関（WHO）による健康の定義「単に病気ではない状態のみならず，身体的，精神的，社会的に良好な状態であること」を使っている。

②保健医療分野の基本的な理念は「健康権」であり，具体的には公平性，ジェンダーの平等，持続可能な開発，人間の安全保障などを含む。

③2016（平成28）年から開始された「持続可能な開発目標（SDGs）」は，現行の世界的な枠組みである。第3目標で保健医療分野，第2目標で栄養分野の目標とターゲットを示す。

④保健医療分野の国際協力は，地域間の格差を是正し，貧富の格差を縮めることを目指し，保健システムの強化，人材の育成，保健ファイナンスの見直しを含む。

⑤国際協力の関係者，関係組織，団体に関する最新情報は，国際協力を実施するうえで重要である。

1. 国際保健（熱帯医学からグローバルヘルスへ）

A　国際保健の定義　世界保健機関（WHO）は，健康（health）を，単に病気ではない状態のみならず，身体的，精神的，社会的に良好な状態（well‐being）であることと定義している。しかし，個人レベルの健康や国民の健康を推進することは，その政策権限がおよぶ対象者の公衆衛生に取り組む社会福祉の意味からも必要であるが，重要な点は，その範囲だけでは健康課題を解決し，健康を保障することは困難になってきていることである。感染症を例にとると，個人や国レベルだけでの解決は，ほぼ不可能に近い。国境は意味をもたない。関係諸国のみならず，より広い，地球規模の視点とその実現に向けての協力が必要となる。

　この点から，地球に住むすべての人々の健康を推進するために，広く健康の阻害要因を分析し，保健医療の有効性を最大限に活かす方策を追究する分野として，国際保健（global health）が考えられてきた。歴史的に振り返ると，19世紀から最近までは，熱帯医学（tropical medicine）や国際保健（international health）とよばれていた。これらの領域は，植民地経営に必要とされた熱帯医学的なアプローチや，近隣諸国間の保健課題に対する関与および先進国から特定の途上国・途上地域の保健医療を支援するアプローチであった。保健医療の問題を地球規模の課題とし，取り組む視座が中心的な課題となったのは，同じ国際保健でもグローバルヘルスとよばれるようになってからのことである。以下，国際保健はグローバルヘルスを指す。

　国際保健を構成する学問的領域は，医学に加えて，疫学，医療人類学，政治経済学などがある（丸井英二他編：「国際看護・国際保健」p.12～17, 弘文堂（2012））。また，臨床的視点と疫学的視点からの方法論，疾病の自然史や個としての病気，集団としての病気なども含まれる。国際保健の内容としては，

　①動機（なぜ国際保健なのか）

　②現状-1（何が問題なのか。臨床医学的な視点＋疫学的・公衆衛生学的な視点）

③現状-2（誰の問題なのか。社会的弱者なのか。何を起因とする何に属する問題なのか）

④原因（なぜ起きているのか。生物学的・生態学的な感染症，栄養などの分析＋社会文化的な側面としての都市化，過疎・過密，宗教など）

⑤目標（理念＋効率性，効果性，公平性，平等性）

⑥活動（何を，誰が，どのように，いつから，どこでするのか。誰がは，政府，非政府機関，国際機関，個人など）などが考えられる。

　このようにその活動は，現状分析，原因解明，対応策などを含む。それぞれの段階でのプレーヤー（担い手）は主に当該国の政府であることが多く，その政府を援助する形で，政府開発援助（ODA），パートナーシップ支援，国際機関，国際非政府機関（国際 NGO）や民間企業，財団，個人などが支援を行っている。近年，ビル＆メリンダ・ゲイツ財団などの財団が果たす役割は大きくなっており，保健医療分野における国際的な開発支援のなかで，約30％を占める。

　ここで考えておかなければならないことは，なぜ国際保健なのかという動機の問題である。国際保健は，保健医療の情報やサービスを受けにくい貧困層をなくして，「健康権」ともいえる健康における平等の実現という理念に基づく。したがって，先進国からの一方通行ではなく，国際保健の活動のなかで得られたグローバルな視点，知見，経験を，日本を初めとする先進国にフィードバックして先進国における保健医療の向上にも活かす双方向の考え方である。方法論の一つとしては，先進国の資金協力により，南々協力の形で経験をもつ中進国と開発途上国間の経験交流に基づいて問題解決の糸口を探す試みがある（日本国際保健医療学会編：「国際保健医療」p.4 〜 5, 杏林書院(2005)）。

B　世界の保健の現状

人類の平均寿命（出生時平均余命）は延びている。主に保健医療の質的な向上に加えて，保健医療サービスへのアクセスや栄養状態が改善されたこと，予防接種が促進されたおかげで乳幼児死亡が格段に減少したことなどによると考えられる。一方で，アフリカのいくつかの国でみられるように，平均寿命が短くなった国もある。理由は HIV／エイズである。このように，サハラ以南のアフリカ諸国のような開発途上国では，今でも

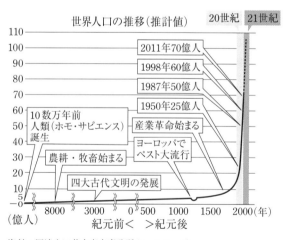

資料：国連人口基金東京事務所ホームページ

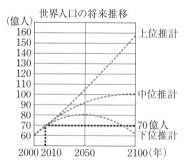

世界人口は，今後も増え続けるものの，21世紀後半には増加が緩やかになると見込まれる。増加の速度が緩やかにならなかった場合の値は上位推計，緩やかになった場合の値は下位推計で示されているが，その中間値の中位推計が，通常用いられる世界人口の推計値となる。

資料：国連人口部 "World Population Prospects 2017 Rev"

図2-1　世界人口の推移　（国連推計）

予防や治療が可能な疾病に苦しみ，死亡するケースは減っていない。

　世界の人口は，1950（昭和25）年ころから急激に増加し，2011（平成23）年に70億人に達し，2100年までには100億人に達する（図2-1）。人口が増える途上国の，特に貧困層（世界銀行の定義では1日に1.25ドル以下で生活する層。2011年）へのはたらきかけなくしては，世界の保健の状態は向上しないことが明らかである（United Nations, "World Population Prospects" 2012 Rev）。

　エボラ出血熱やジカ熱のような感染症が途上国などで蔓延する一方，先進国でも生活習慣病を初めとするライフスタイルの変容からくる疾病，貧困の拡大，グローバル化した経済・交通，さらにそれらに影響を受ける環境問題などにより，健康の課題は山積している。加えて，新たに都市居住者の健康，高齢化対応など，グローバルヘルスの抱える課題の幅が広がってきている。

2. 国際社会における保健医療の枠組み

A 　開発と国際協力　　日本を含む国際社会は，大きく2つの目標をもって行動している。紛争や戦争のない平和で安心して暮らせる社会の構築と，開発の推進による公平な社会の構築である。現在，ミレニアム開発目標（MDGs）を引き継ぐ形で，国際社会の開発枠組みとして最大の持続可能な開発目標（Sustainable Development Goals：SDGs）が2016（平成28）年からスタートしている（表2-1）。

表2-1　持続可能な開発目標（SDGs）

1【貧　困】　あらゆる場所のあらゆる形態の貧困を終わらせる。
2【飢　餓】　飢餓を終わらせ，食料安全保障および栄養改善を実現し，持続可能な農業を促進する。
3【保　健】　あらゆる年齢のすべての人々の健康的な生活を確保し，福祉を促進する。
4【教　育】　すべての人に包摂的かつ公平な質の高い教育を提供し，生涯学習の機会を促進する。
5【ジェンダー】　ジェンダー平等を達成し，すべての女性および女児の能力強化を行う。
6【水・衛生】　すべての人々の水と衛生の利用可能性と持続可能な管理を確保する。
7【エネルギー】　すべての人々の安価かつ信頼できる持続可能な近代的エネルギーへのアクセスを確保する。
8【経済成長と雇用】　包摂的かつ持続可能な経済成長およびすべての人々の完全かつ生産的な雇用と働きがいのある人間らしい雇用（ディーセント・ワーク）を促進する。
9【インフラ；産業化，イノベーション】　強靭（レジリエント）なインフラ構築，包摂的かつ持続可能な産業化の促進およびイノベーションの拡大を図る。
10【不平等】　国内および各国間の不平等を是正する。
11【持続可能な都市】　包摂的で安全かつ強靭（レジリエント）で持続可能な都市および人間居住を実現する。
12【持続可能な消費と生産】　持続可能な生産消費形態を確保する。
13【気候変動】　気候変動およびその影響を軽減するための緊急対策を講じる＊。
14【海洋資源】　持続可能な開発のために海洋・海洋資源を保全し，持続可能な形で利用する。
15【陸上資源】　陸域生態系の保護・回復・持続可能な利用の推進，森林の持続可能な経営，砂漠化への対処，ならびに土地の劣化の阻止・回復および生物多様性の損失の阻止を促進する。
16【平　和】　持続可能な開発のための平和で包摂的な社会を促進し，すべての人々に司法へのアクセスを提供し，あらゆるレベルにおいて効果的で説明責任のある包摂的な制度を構築する。
17【実施手段】　持続可能な開発のための実施手段を強化し，グローバル・パートナーシップを活性化する。

資料：外務省HP：持続可能な開発のための2030アジェンダと日本の取り組み（2017年3月31日）
　＊国連気候変動枠組条約（UNFCCC）が，気候変動への世界的対応について交渉を行う基本的な国際的，政府間対話の場であると認識している。

先進国，途上国の分類とは別に，2015(平成27)年10月に世界銀行から発表された貧困層の定義は，「一人1日当たり1.90米ドル以下の所得でくらす人々」である(MDGsやSDGsでは古い定義である1.25米ドルを使用している)。それぞれの国の物価水準に合わせて，1.90米ドル相当に換算した指標によれば，世界の貧困率は1990年36％(18億9,500万人)，2015年10％(7億3,600万人)である。このような経済的な指標だけで，開発度合を測ることに対して，1990年代から異論が唱えられた。人間開発，社会開発とよばれる考え方である。国連開発計画(UNDP)は人間開発の理念の下，国内総生産や国民総所得などの指標に代わって，健康，教育，貧困の3つを使った「人間開発指標(HDI)」を提唱した(UNDP,「人間開発報告書2006」)。ブータン国王は国民総生産の代わりに国民総幸福(Gross National Happiness)を使用することを提案し国内で実施している。

　こうした途上国での開発を推進・支援する援助は，開発援助(development assistance)とよばれている。先進国の公的資金(税金)から拠出する場合を政府開発援助(ODA)と分類する。このODAは，個々の途上国と個別に援助会合を開いたり，援助を開始するための調査を実施したりして協議のうえで支援を行う「二国間援助(bi-lateral assistance)」と，国連などの国際機関への拠出を通して間接的に援助する「多国間援助(multi-lateral assistance)」とに分けられる。政府以外の組織は，「非政府機関(NGO)」とよばれ，国際的ネットワークをもつ国際NGOと1か国に拠点を置くNGOがあり，途上国の草の根レベルに入り，住民の健康を促進する活動を行う重要な役割を果たしている。さらに，民間財団による資金協力，企業による協力も開発援助の幅を拡げている。特に製薬・栄養・衛生関連の企業などは，企業の社会的責任の枠を超えて，官民協力(Public Private Partnership：PPP)を推進し，また，企業の本業である製品を途上国の人々に使いやすくする工夫をしつつ最貧層にもアクセスできる方法(例えば，base of pyramidとよばれる考え方)で積極的に途上国に関わってきている。

　PPPは，MDGsやSDGsの枠組みを受けて，期待感が強まっている。これは，政府間援助に加えて，企業の役割が大きいことが認識された結果でもある。具体的には，2016(平成28)年8月に開催された第6回アフリカ開発会議(TICAD：VI)には，日本から約150社がアフリカにおける開発パートナーとして参加した。企業に加えて，市民社会，労働組合などの団体とのコラボを含め，グローバルパートナーシップの重要性は明確である。国際保健分野でも，1団体や一国の視点に基づく国際協力ではなく，グローバルなメリットや連携を模索するケースが増えている。

　2000(平成12)年以降の保健医療分野における国際協力は，MDGsの目標として挙げられた領域とそうでない領域との差が，明らかになった。特に，開発協力の資金である。このため持続可能な開発目標(SDGs)では，多くの領域が含まれることになったともいえよう。一端，国際的な枠組みが合意されると，国際社会として一丸となってその目標を達成する方向のベクトルが動く。しかも，数値目標が明示されたため，二国間援助機関，例えば，英国国際開発省は，自国からの支援だけでMDGsを達成できないことを踏まえて，途上国におけるMDGsの達成度合いを，そのまま英国の支援による成果として報告するようになった。これは，二国間援助機関としては画期的なことである。つまり，インプット(投入)・アウトプット(出来高)に関しては，国際協力の貢献を各国別に測ることは可能であるが，アウトカム(成果)の測定がほぼ不可能だからである。途上国全体の開発を推進するために，援助国が援助のアウトカムを，途上国政府と共有するという新たな国際協力の形ができつつある。

B 　開発途上国における保健医療の課題

経済開発であれ社会開発であれ，保健医療は人々の健康と福利の実現を目指すものであり，実現で

きるかは社会構造，政治，文化などの社会的な条件に左右される。また，一義的な推進者は開発途上国政府である。しかしながら，税収入が限られている国家予算のなかで，保健医療に割かれる予算は概ね3〜5%に過ぎない国が多い。

　課題の第1に挙げられるのは，保健医療の関連資源が少ないことである。特に，ヘルスポスト，保健所・病院などの施設と医薬品不足がある。さらに，保健医療従事者(医師，看護師，助産師など)の不足は，養成学校が少ないこともあり常時不足している(国連人口基金；UNFPA東京事務所，「世界人口白書」)。これに輪をかけているのが，頭脳流出である。後発開発途上国から近隣の開発途上国へ，さらに，中進国や新興国へ，最後は先進国への国際人口移動であり，この頭脳流出が保健医療システムを支えるべき人材不足に拍車をかけている。この問題は都市と地方の格差の原因とも共通する。

　第2は，保健システムのなかでも，健康保険の問題である。つまり誰が保健医療のコストを払うのかという問題である。財源不足から保健医療システムが機能しないのであれば，受益者負担の原則に変更するかどうかの問いでもある。バマコ・イニシアティブ(1987年，アフリカ保健大臣会議で採択されたもので，プライマリ・ヘルス・ケアを財政面から推進するため，薬剤回転資金や受益者負担など住民参加の手法を指す)以来の課題であるが，現在までは，途上国では受益者負担の方向に動いていない。一方，健康保険は，公務員には適用されている国が多くなっているが，日本でいう国民皆保険は実施されていない途上国が多い。中進国のタイは保健カードシステムを導入して国民皆保険を目指している。その代わりに，開発途上国に昔から存在している「講」(村レベルにおける共助のシステムで，村の住民が少額のお金を集めてプールして，病院に行く場合や手術を受けるときのように医療のコストがかかるとき，そのプール資金からお金を借りることができる。小規模の村人だけの保険である)が村レベルにおける共助のシステムとして定着している。

　第3は，途上国型疾病構造である。多産多死から多産少死への人口転換が起きている途上国では，人口増加率が高い。人口の半分が24歳以下の国も多いように，若い人口が占める割合は大きい。加えて，多産による妊婦出産の回数が多いことなどから妊産婦死亡率が高く，乳幼児死亡率も下がってきたとはいえ，まだ期待されるレベルまで下っていないのが現状である。若年層の死因では，3大感染症(HIV/エイズ，マラリア，結核)が約4分の1に達し，下痢症，急性呼吸器感染症，周産期障害，麻疹が上位を占める。HIV/エイズはサハラ以南のアフリカ諸国で深刻である。エイズによる死亡率が高いのは，ARV(抗レトロウイルス薬)が行き届かないこと，感染予防の健康教育が十分でないことに加えて，栄養失調が背景にあるといわれる。栄養状態がわるい途上国では，一般的に感染後2年

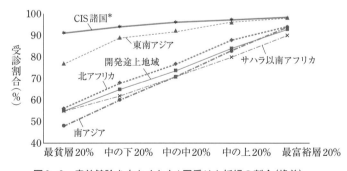

図2-2　産前健診を少なくとも1回受けた妊婦の割合(格差)

資料：「家庭財産階層別産前健診割合　2003/2008年」，国連「ミレニアム開発目標報告書2010年」p.33(2010)

＊CIS諸国とは1991年旧ソ連崩壊後に発足した独立国家共同体を指す。加盟国はロシアなど10か国(客員加盟国であるモルドバとトルクメニスタンを含む)であるが，これに加えて，ウクライナが事実上の客員参加国となっている(2017年1月現在)。

ほどで死亡するケースが多い。一方，先進国では，ARVを入手しやすいこともあり致死の危険性が低下し，慢性疾患と考える人が多くなっている。途上国と先進国とでは格差が大きい。

　格差は先進国と途上国との間にだけ存在するわけではない。例えば，妊産婦死亡を低減するための方法の一つである，産前健診を受けたかどうかを比べると，同じ途上地域間でも格差が存在しているだけではなく，一つの途上国内においても，裕福な層では産前健診を受けられる妊婦が80％に達する（図2-2）。このように，地域間の格差や所得間の格差が存在する。

　第4には，女性性器切除（FGM）である。女性の健康に害がある風習であり，紀元前から続いているといわれている。この背景にはジェンダー（社会的性差）の不平等がある。宗教や政治体制とは関係なく，継続されている（コラム「女性性器切除」下記参照）。

　第5に，社会インフラの不備である。道路，橋，バス・タクシーなどの交通体制などが整備されていないため，救える命を救えない点である。妊産婦死亡を低減するための調査（国連児童基金（UNICEF），国連人口基金（UNFPA），コロンビア大学）の結果，「3つの遅れ」（第1は，保健教育が十分でないため，リスクの正しい判断ができず医療機関への受診が遅れる。第2に，医療機関までの道路がない・交通手段がない，などの社会インフラの不備により受診までに時間がかかり過ぎて手遅れになる。第3に，医療機関に行けたとしても緊急産科ケアが実施されていないことにより措置が遅れる）が指摘されている。

　このように，開発途上国における保健医療の課題の多くは，直接的に，医療に関連しない理由により救える命を救えない状況にあることがわかる。社会インフラをはじめとして，経済・文化・宗教・ジェンダー・人類学的なアプローチとの総合的かつ包括的な取り組みが必要となっている。

C ミレニアム開発目標と持続可能な開発目標

（1）ミレニアム開発目標（MDGs）

　新しいミレニアム（千年紀）をむかえた2000（平成12）年9月，国家元首を含む189か国の国連加盟国の代表が国連ミレニアム・サミットに集い，これからの国際社会のあり方を示す国連ミレニアム宣言を採択した。その後，ロードマップに従って，ミレニアム開発目標（Millennium Development Goals：MDGs）が策定された。この目標は，国連ミレニアム宣言と1990年代に開催されたテーマ別の国際会議やサミットで採択された国際開発目標を統合したもので，達成目標の年限を2015（平成27）年と定めた。8つの目標と21のターゲットからなる。

 女性性器切除（Female Genital Mutilation：FGM）

　宗教とは関係のない社会風習。北部アフリカ地域に多いが，アジアではインドネシア辺りまでの広い地域で行われている。多くの場合10歳頃までに，女児が伝統的助産婦によって性器を不衛生なカミソリなどで切除される風習。精神的外傷が残ったり，生涯排尿時に痛みを伴ったり，時には感染症で死亡したりする。公衆衛生的にみても，女児の心身には有害であるが，施術を受けない場合には結婚できなかったり村八分にされたりする。

　先進国に移住した家族のなかには，移住先でも女児にFGMを受けさせている場合もある。イギリスやフランスの裁判所の判決は，女児に対する暴力とみなして女児の両親と施術した医師を罰するものだった。しかし未だにエジプトのように女児全体の80〜90％が受けている国もある。FGMは風習であり文化の一部であるとの主張もあり，廃絶には困難が伴っている。一方で，新しい試みとしては，女児が大人になるための通過儀礼と捉えて実際に切除する代わりに，カミソリを太ももに当てるだけの儀式が代替案として提案され多くの村で受け入れられている。

（池上清子）

（2） 持続可能な開発目標（SDGs）

　2015（平成27）年までにMDGsの後にどのような開発枠組みが採択されるのかをめぐって，様々な動きがみられたが，政府間の代表による議論のなかで，持続可能な開発目標（SDGs）が提案され，2030年までの期限付き開発枠組みとして，2015年9月の国連総会で採択された（表2-1 p.13参照）。

　SDGsの特色は，大きく6点挙げられる。

　①「私たちの世界の変革：持続可能な開発のための2030アジェンダ（以後「2030アジェンダ」）の3本柱の一つとして位置づけられていること。前文で政治的な理念として「持続可能な世界」へと転換する意思表示がなされ，続いてSDGsの17目標とフォローアップが示されている。どのような社会に変革(transforming)するのかが問われている。

　②スローガンとして，「誰一人として取り残さない(Leave no one behind)」を掲げ，貧困の解消とならんで環境の保全の分野を含む。このため，関係者（ステークホルダー）も多岐にわたる。特に，企業の役割が大きい。また，環境分野には，「気候変動枠組み条約」「生物多様性条約」などの法的拘束力をもつ条約がある一方，SDGsは法的拘束力をもたない枠組みである。

　③「2030アジェンダ」は，開発途上国のみならず，先進国も対象となる。先進国にも格差が拡大していて，貧困人口が増大していることが背景にある。例えば日本でも，国内実施体制の整備が必要となったが，SDGs推進本部が総理を本部長として，また，SDGs円卓会議が設置されている。

　④SDGsは17目標，169ターゲット（項目）からなる目標であり，開発に関連するほぼすべての課題を網羅している。大きくは，開発（社会開発と経済開発）と環境の2本柱から構成されている。

　⑤国連加盟国政府が決めた目標であり，MDGsの決定過程の反省を踏まえている。したがって，国連機関や専門家は，オブザーバーとしてのみ参加した。SDGsには経済成長や雇用なども含まれ，経済開発と社会開発が併存している。社会開発は，開発の成果が捉えにくいという点を踏まえて，経済成長を基本とした開発に揺り戻しがあったともいえよう。

　⑥5Pとよばれる概念が基本となる（人々，パートナーシップ，地球，平和，繁栄）。

　MDGsの目標のなかで，未解決の課題(unfinished agenda)は，SDGsの1～6の目標に引き継がれている。そこで，ここからは未解決の課題のなかからSDGsの第3目標（健康）にうたわれている項目について説明する(John Quinley, 池上清子：「持続可能な開発目標(SDGs)と保健分野の成果測定」p.1～16, 平成27年度厚生労働科学研究費報告書(2016))。

1） 妊産婦の健康の改善

　セクシャル・リプロダクティブ・ヘルスは，1980年代後半からWHOの報告書にも使われていた概念ではあったが，1994（平成6）年の国際人口開発会議（ICPD）の成果文書以後，国際的に使われるようになった新しい概念である。女性（およびカップル）の生涯にわたる健康であり，特に，次世代を産み育てることに関連する健康である。具体的には，子どもの生存，母子保健，思春期保健，家族計画，人工妊娠中絶，不妊への取り組み，HIV/エイズを含む性感染症，更年期障害，女性の健康に害のある風習（FGMなど）を指す。このため，女性やカップルが，いつ，どこで，誰と，何人の子どもを出産するのか，などを決める権利と密接な関係がある。この権利は，セクシャル・リプロダクティブ・ライツ（性と生殖に関する権利）とよばれる。具体的には，結婚・離婚・相続・財産所有に関する権利，法的結婚年齢，家族計画実行率，出産休暇，女性の就学率，乳児死亡率，妊産婦死亡率，合計特殊出生率(TFR)，訓練を受けた出産介助人が立ち合った出産率，15～19歳の出生率（若年出産），労働力に占める女性の割合などがあり，幅広く，女性やカップルが自己決定するために必要な，社会的・法

的・保健医療的・教育的な指標を含む。ミレニアム開発目標に追加された5Bの多くは，これらの指標から選択されている。内容的には，健康面における女性のエンパワーメントであり，ジェンダー（社会的性差）のなかでも重要な領域である（第11章コラム「リプロダクティブ・ヘルス／ライツとバースライツ」p.172参照）。このように新たな概念も含めて妊産婦の健康改善は取り組まれてきたが，ミレニアム開発目標の8つの目標のなかで，2015（平成27）年までに最も達成が困難であると指摘されていた。妊産婦死亡の99％は途上国の女性であり，そのほとんどは，避けられる死亡であるとされる（「世界人口白書」2012）。さらに，紛争国のアフガニスタンやシエラレオーネでは，出生10万人当たりで2,000人近い妊産婦が死亡している（図2-3）。

若年結婚（または児童婚）・出産は，安全な出産の確保とならんで，重要な課題である。十代前半で結婚・出産するケースでは，子どもが子どもを出産するのと等しく，生まれてくる子どもが低体重児や未熟児になりやすいだけではなく，若い母親も教育機会や職を失うことが多く，貧困の悪循環から抜け出せない。妊産婦の健康改善は，家族計画や思春期保健，さらに女性の社会的な地位向上にも関わる問題であることから，包括的な取り組みが求められている。

2) 乳幼児死亡率の低減

乳幼児死亡のなかでは，新生児死亡が高く，これは母親の健康・栄養と妊娠・出産のケアにより左右されるもので，環境因子や適切なケアの有無に関係する。特に重要なことは，継続ケアが実施されることにある。母親になる前の段階から，思春期保健などを通して，母親になるための身体と心の準備とケアが必要となる。母親になる段階では，すべての妊娠が望まれる妊娠であるために，健康教育や親になるための啓発活動が必要である。

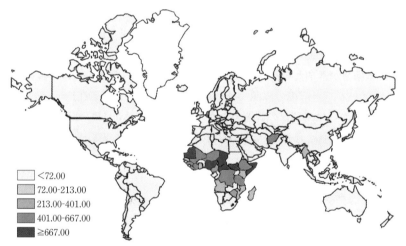

	<72.00
	72.00-213.00
	213.00-401.00
	401.00-667.00
	≧667.00

図2-3　妊産婦死亡率（出生10万対）2017年

資料：WHO 2017

Column VCT（Voluntary Counseling and Testing）―自発的血液検査とカウンセリング――――

HIV感染ルートは主に4経路があるが，感染・感染拡大予防のためには，自身の感染の有無を知ることが基本となる。血液検査で判定できることから，保健所やNGOのクリニックでHIV血液検査とカウンセリングを提供している。これをVCT（Voluntary Counseling and Testing）とよぶ。未感染の場合には，今後も感染しないために予防行動を継続する機会となり，感染している場合にはカウンセリングを受けて今後の生き方を考える機会となる。抗レトロウィルス薬（ARV）を処方されるためには，血液検査を受けることが前提となる。　　　　（池上清子）

継続ケアが提唱される背景には，未熟児や低栄養の新生児などの出産を避けて，死亡率低減に結びつける動きがある。また，急性呼吸器感染症（ARI）による死亡の多くは，2歳までの子どもの肺炎で，その6割以上は2種の細菌（肺炎球菌とインフルエンザ桿菌（Hib）による。子どもの肺炎による死亡の99％は途上国で起きている。貧困，低栄養，出生時低体重，狭い住環境，母乳栄養不足，室内空気汚染，母親の低教育などが，肺炎死亡のリスク因子となっている（「国際保健医療」p.192〜194）。

途上国では，下痢症が乳幼児死因のトップを占める場合が多い。水様性下痢の90％は経口補水療法（ORT）で死亡を防ぐことができる（コラム「下痢症とORT」下記参照）。

麻疹は，ワクチンで予防できる感染症のなかで，子どもの死亡に大きく関連し，最も死亡数が多い。ミレニアム開発目標の報告書でも明らかなように，ワクチンで乳幼児死亡は削減されてきたが，予防接種普及計画（EPI）が果たした役割は大きい。天然痘撲滅計画に成功した世界保健機関（WHO）は，国連児童基金（UNICEF）やその他の援助機関と協力して，麻疹・ジフテリア・百日咳・破傷風・結核・ポリオの6疾患の予防接種を普及してきた。多くの途上国で80％から100％に近い普及率を達成している。予防接種の日（または週）を定めて推進した結果であるが，まだ，麻疹ワクチンと母親の破傷風ワクチンは十分には普及できていない。

3） HIV/エイズ，マラリア，その他の疾病の蔓延防止

世界3大感染症である，HIV/エイズ，マラリアおよび結核は，人々の健康と生命を脅かす疾病である。とりわけ，HIV/エイズは今や公衆衛生における最大の課題でもあり，途上国では，栄養状態が悪いため，感染から発症までの時間が短く，死に至る病である。対応策としては，予防啓発活動を通して，感染ルートを知り，自ら感染を防ぐ行動をとるように推奨すること，また血液検査とカウンセリングVCT（Voluntary Counseling and Testing）（コラム「VCT」p.18参照）を受けられるような体制を構築すること，HIV感染者やエイズ患者に対して，抗レトロウィルス薬（ARV）を処方することなどがある。

多くの先進国では新規感染を抑え込んできたが，日本では10〜20代の若い層に感染者が増加している。また，米国では，エイズを慢性疾患と受け取る若い人たちがでてきた。感染したらARVを使用すればよい，と安易に考えているが，ARVは高価なうえ，HIVを体内から完全に排除する治療薬ではない。また，薬剤耐性の問題も大きくなっている（「国際保健医療学」p.199〜204，杏林書院（2005））。

マラリアは毎年5億人以上が感染していると推定される。最近，予防法として殺虫効果が長期間持続するベットネット（寝る時に天井からつるす蚊帳）が新たに開発された。こうした蚊帳の使用が感染予防に大きく寄与している。結核はそれ自体，感染症の代表的な疾病であるが，特にHIV/エイズとの日和見感染が問題となっている。同じ患者がエイズと結核の混合感染しているケースが多いからである。結核にはDOTS療法*（直接監視下の短期化学療法）という治療法があり，効果を示している（「国際保健医療」p.205〜209，杏林書院（2005））。

このほか，（エボラ出血熱，ジカ熱，デング熱，新型コロナウイルス（COVID-19）など）今まで人

（Column）　下痢症とORT（Oral Rehydration Therapy）──────────────

　下痢症は，急性水様性下痢（主因はロタウィルス）と持続性下痢（14日以上持続する下痢），血液が混じった下痢（赤痢など）に大別される。70％が食べ物によって媒介され，乳幼児下痢の25％は，病原性大腸菌により汚染された離乳食による。死亡に至る場合，その大半は下痢そのものというよりは，下痢に伴う脱水症に起因している。子どもの死亡の50％は水様性下痢，35％は持続性下痢による。

　下痢症の対処療法の一つとして，誰でもが使える方法として，経口補水療法（ORT）がある。安全な水に食塩または砂糖を溶かして0.7％程度の生理食塩水（砂糖水）を飲ませると，水分の体内補給が改善できる。　　（池上清子）

類が経験したことがない新しい感染症や今までコントロールできていた感染症の再燃（新興・再興感染症），さらに最近は感染症とならんで，栄養のバランスを含む生活習慣病が途上国でも問題になり始めている。

＊DOTS療法（Directly Observed Treatment, short-Course）：直訳すると，直接監視下療法。医療従事者の目の前で薬を服用し治癒するまでの経過を観察する，結核の短期化学療法のやり方である。

4）栄養

　栄養対策は，SDGsになってから大きく変化した。MDGsでは，乳幼児の健康（MDG4），妊産婦の健康（MDG5）だけでなく，貧困対策（MDG1），教育（MDG2），感染症（MDG6）など，複数のMDGs目標の達成に寄与する最大公約数的要素と考えられていたが，SDGsでは，栄養の課題は，重要課題として新たに独立した項目として明記された。つまり，より柔軟な捉え方で栄養対策を推進することがMDGs達成への基礎となるといわれていたが，SDGsでは，2番目の目標に取り上げ，独立した目標として明記している。具体的には，「飢餓を終わらせ，食料安全保障および栄養改善を実現し，持続可能な農業を促進する」として，その下に5項目を置いた。まず，飢餓を終わらせ，すべての人が，安全で栄養価の高くかつ十分な食料をいつでも，手に入れることができることを2030年までに保障するとした。また，すべての栄養不良や失調を2030年までに終わらせることを中心とし，5歳児未満，思春期の女子，授乳中の女性，高齢者と，特に注意するべきターゲットを明記した。

5）SDGsの見直しプロセス

　2017年7月にニューヨークで，SDGsの進捗を検証する第2回「持続可能な開発に関するハイレベル政治フォーラム」（HLPF）が開催された。日本も，44か国の一つとして，自発的レビュー（VNR）を行った。これは，2016年から毎年実施されている見直しプロセスである。

　日本政府は，「ピコ太郎でちょっと話題のSDGs」という形で，「誰一人取り残さない」をキーワードに，日本国内および国際協力の成功例を紹介した。2030年およびその後を見据え，次世代に地球を手渡していく観点から，日本国内におけるSDGsに対する認知度を高め，その主流化を目指す必要があると指摘した。一方，HLPFに参加した日本の市民団体は，その報告書やプレスリリースのなかで，HLPFが各国の経験交流レベルにとどまり，真剣なレビューや評価の場となっていないという批判を展開し，今後の課題を浮き彫りにした。

　2019年9月に，ニューヨークで行われた第74回国連総会のなかで開催されたSDGsサミットでは，60ヵ国以上の首脳が進捗状況を報告し，環境やUHCのハイレベル会合，市民社会によるレビュー・ミーティングも平行して開かれた。

　見直しプロセスにおいても，SDGsはMDGsとは異なり，開発途上国だけではなく，先進国も報告義務を負うシステムとなっている。

D　今後の国際保健

今後は世界的な枠組みであるSDGsを中心に，グローバルヘルスも動いていくと考えられる。SDGsではかなり広範な領域をカバーするために，以下の2つの視点を考える必要がある。第一は，広い領域であるために関係者が多い。多くのステークホルダーを，どのように調整するか，特に，縦割り行政のシステムのなかで，調整機関の役割と機能に期待することになる。その調整機関がリーダーシップを発揮できるような調整能力を兼ね備える必要もあろう。既存の国家開発計画や国家保健計画のような様々な開発計画との整合性を持たせることが，国レベルにおける最重要課題であると思われる。第二は，先進国も新興国

も，SDGs の達成に向けて，大いに努力をする責任がある点である。国際社会の一員としての道義的責任を負っているからである。

新たな枠組みの下でも，国際保健のいくつかの基本理念は欠かせない。それは，プライマリヘルスケア（**PHC**）の基本である住民参加（participation and inclusiveness），住民中心，ボトムアップの理念と手法である。これは，「人間の安全保障」の概念とも共通する。政策論的な視点からは，コミュニティと社会的弱者に焦点を当てること，政府などが中心となるトップダウンの政策（保護）とコミュニティに於いて市民一人ひとりが力をつけ協力し合うボトムアップの取り組み（エンパワーメント）のベストミックスを考えること，個人が直面する様々な問題に対応できる能力を強化し，より有意義な人生を送る選択肢を増やすこと，などであろう。

新しい動きとしては，以下の①〜④などがある。

① ヘルスセキュリティの制度化，具体的にはユニバーサル・ヘルス・カバレッジ（**Universal Health Coverage：UHC**）の強化

② パンデミック緊急ファシリティの創設（深刻な感染症が発生した場合の対応と資金援助など）

③ 薬剤耐性と R&D（薬剤耐性に向けての抗生物質による新たな治療法を生みだす研究と開発）

④ 高齢化への対応

グローバルヘルスの視点からは，持続可能性を探るという意味でも，必要な保健医療サービスを必要なときに支払い可能な費用で受けられるシステムの構築，つまり，ユニバーサル・ヘルス・カバレッジ（Universal Health Coverage：UHC）の推進が中心課題となる。また当該領域の基本理念は，この UHC と考えている国も多い。今までのような疾病別の対策ではなく，これらをまとめて横断的に対応することと持続性の確保を模索することが担保されなければならない。先進国，新興国，途上国の関係者は，各国のオーナーシップに基づき，各国の状況にあった保健財政の仕組みを構築し，各国の疾病構造にあった疾病対策（人材，インフラ，予防など）を進める方法を模索する必要がある。先進国と途上国というような二極化で考える時代ではなく，かなり個別の状況に対応することが問われている。しかし，どのような場合であっても，社会的弱者が十分に保健医療サービスにアクセスできるような配慮が重要である。この点，高齢者が今後増加することを考えあわせて，人口高齢化する途上

Column バングラデッシュの事例 ─────────────────────────

MDGs の優等生といわれたバングラデッシュ（途上国の代表という自認もある）の現場では，コミュニティクリニックが促進され，地域住民の健康を地域で支えるという試みが展開されている。また，政策レベルでは，MDGsにおいて達成できなかった項目（unfinished agenda）および，2016（平成28）年からの保健医療の課題としては，以下の3項目が挙げられている。これらは，政府も市民社会も，共通認識をもっている点からも興味深い。

①妊産婦死亡率（maternal mortality rate：MMR），若年妊娠を含む妊産婦死亡率の削減

②乳児死亡率（infant mortality rate：IMR）の削減

③非感染症疾患（non-communicable diseases：NCDs）の対策促進

生活習慣病といわれる疾病や肥満などコミュニティーレベルの保健医療を支える柱として，一次医療の核として機能するのがコミュニティクリニック（CC）である。したがって，本来目指すべき施設分娩による妊産婦死亡率の削減には，CC では分娩を受け入れる能力がないため直接的には結びつかない。しかし，2つの点から重要な役割を果たし得ると考えられる。まず，重篤な妊婦を郡病院にリファーすること，次に，継続ケアの意味から，村で暮らす妊婦の産前健診などを行い予防医学的な健康教育を根付かせることを挙げたい。また，CC は，村人たちからサポートされるために，村に根づきやすい。妊産婦死亡の原因を示す「3つの遅れ」に当てはめても，CC の活動は，妊婦の異常に早く気がつくことにより，死亡を減らすことにつながる。

（池上清子）

国のニーズの変化や変容に，途上国自身の政策と国際協力の内容が対応できるのかどうかが，課題である。同様に世界保健機関(WHO)が指摘するように，都市の健康基準を策定することや，国連女性機関(UN Women)が推進する安全な都市づくりを通して性暴力をなくすといった，より具体的な戦略をつくって実施することが不可欠となる。

　今後の国際保健は，疾病構造が異なる状況に対応して，より細かな異なるニーズを把握し対応することが求められている。この意味で，均一でない多様なニーズを保障する「健康権」を，言葉だけではなく政策的にも人権として位置づけられるかどうかが鍵となる。現在入手し得る最高水準の健康を享有することは，人種，宗教，政治的信念または経済的または社会的条件の区別なしに誰もが有する基本的権利の一つであること，この理念をどのように実現するのかなどは，国際保健の中心的，かつ，変わらない永遠のテーマである。

～新型コロナウイルス感染症(COVID-19)への対応～

　2019年11月COVID-19が中国で発生し，瞬く間に世界中に拡大した。今までも，コレラ，エボラ出血熱など様々な感染症がパンデミックになったが，それは限定的な地域での流行に抑えられてきた。今回のCOVID-19流行は，先進国を巻き込んだグローバルな最初のパンデミックといえる。

　COVID-19に対応するため，従来のワクチン開発とは異なるやり方でワクチンが製造され，感染予防の効果が確認されるなか，先進国ではワクチン接種が進んだが，途上国ではワクチン購入が経済的に難しいため接種自体が進んでいなかった。そこで，2020年になりCOVAX Facilityが設立された。

　前記②の対応事例といえる。具体的には，(1)Gaviワクチンアライアンス，CEPI(感染症流行対策イノベーション連合)及びWHOが主導する，ワクチンを共同購入する仕組みである(厚労省HP)。ワクチンの配布など実施にはユニセフも関わっている。(i)高・中所得国が自ら資金を拠出し，自国用にワクチンを購入する枠組みと，(ii)ドナー(国や団体等)からの拠出金により途上国へのワクチン供給を行う枠組み(Gavi COVAX AMC)を組合せている。例えば，オーストラリアは，自国民のためにワクチンの一部をCOVAXから購入し，かつ，途上国へのワクチン供給にも資金を出している。(2)CEPIが開発支援する9種類のワクチンおよび他のワクチンを検討対象とし，幅広いポートフォリオを想定している。各国におけるワクチン確保の一手段となり得る。加えて(3)高・中所得国からの拠出金は開発や製造設備の整備に使われ、国際的に公平なワクチンの普及に資する。

 Column　アフリカのユニバーサル・ヘルス・カバレッジ(UHC)

　持続可能な開発目標(SDGs)の3番目の目標には，ユニバーサル・カバレッジが含まれている。この概念は，日本などが推進しているもので，日本の国民皆保険をベースとしている。これを日本がアフリカ地域に展開するときに重要だと考えられるのは，主に以下の3点が挙げられる。
①アフリカの保健医療の改善には，何をするべきか。
　まずは現状を把握して，どのようなイノベーション(社会変革)が可能かをみる。具体的には，ニーズやギャップの分析，産業構造の変化，人口構造の変化，認識の変化，新知識の活用(モバイルテクノロジーなど)
②アフリカの各国の強みや日本の比較優位性は何か。
　歴史，人材，もっている技術を見直すこと(政策・行政の歩み，健康増進，非感染症，高齢化など)と，アフリカの各国の現状に対して日本の比較優位性を評価すること(能力強化，施設建設・機材供与，円借款など)
③従来のやり方の継続でよいのか。
　評価が高く，うまく進んできた活動をそのまま継続するのでよいのかを考える。具体的には感染症と母子保健を重点としてよいのか，技術協力が適当なのか，または財政支援が期待されているのか，ＵＨＣの共同研究は可能なのかなどが考えられる。
　　(池上清子)

しかしながら，このような緊急ファシリティによるワクチン供給は，思惑通りには進んでいないのが現状である。COVAX によるワクチン初提供はガーナであり，到着したのは2021年2月であった。アフリカのワクチン接種率は，未だにワクチン供給量の不足のため，全人口の10パーセント台にとどまっている国が多い。

3. 人口・保健医療に関わる主な国連機関

グローバル・ヘルスや国際的な栄養の課題を考える場合，知っておくべき国連機関（委員会を含む）は以下の通りである（表2-2）。

表2-2　人口・保健に関わる主な国連機関

国連機関名	活動内容
① 国際連合食糧農業機関（**FAO**：Food and Agriculture Organization）	本部ジュネーブでは難民・国内避難民，母子，HIV 感染者，自力で食糧を確保できない人々を対象として，国別栄養プロファイルの作成，食品成分のデータベース作成，世界各国の栄養状態の評価，栄養所要量の作成，国家食糧栄養政策作成への協力，世帯食料安全保障とコミュニティベースの栄養対策の促進，栄養教育と消費者意識の啓発，都市の栄養問題，栄養と HIV/AIDS，生物多様性と持続可能な食等について活動を行っている。
② 世界保健機関（**WHO**：World Health Organization）	本部ジュネーブでは低栄養に加えて過剰栄養も対象とし，各国の栄養政策策定の支援，政策決定者への科学的根拠や世界動向の情報提供とモニタリング，国際レベルの栄養対策協調の支援を行っている。
③ 国際連合児童基金（**UNICEF**：United Nations Children's Fund）	本部ニューヨークでは古くから栄養対策分野への協力を重視している国連機関の一つである。特に乳幼児栄養に対する戦略や指針作り，またそれらに沿ったプログラム介入，国レベルの政策・戦略作成，母子栄養対策の制度構築等も積極的に行っている。
④ 国際連合人口基金（**UNFPA**：United Nations Population Fund）	すべての女性，男性，そして子どもが健康な生活を送り，平等な機会を享受できる世界を実現するために活動する国連機関。活動は150か国に及ぶ。人口と開発，リプロダクティブ・ヘルス/ライツの推進，ジェンダー平等が活動の中心。国連総会決議により設立された，任意拠出の国連機関(http://www.unfpa.or.jp/（東京事務所))。
⑤ コーデックス委員会（**CAC**：Codex Alimentarius Commission）	国際連合食糧農業機関と世界保健機関が1963年に設立した，食品の国際基準（コーデックス基準）をつくる政府間組織であり，その目的は，消費者の健康を保護するとともに，食品の公正な貿易を促進することである。180か国以上が加盟している。 　また，本委員会は，科学的なリスク評価に基づき各種基準を策定しているが，この科学的なリスク評価については，本委員会とは別に FAO と WHO が合同で運営する専門家会議（FAO/WHO 合同専門家会議）にて実施する。さらに，多くの国の参加が望ましいことから，FAO と WHO はコーデックス信託基金を設立し開発途上国からの参加に伴う負担を減らし，積極的にコーデックス基準のプロセスに参画できるよう支援している。 　国際規格・基準には2つのタイプがある。消費者の健康を保護する基準としては，例えば，食品に香りや色をつけるための物質（食品添加物）を使うときの基準などを含む。また，食品の品質に関する規格としては，製造方法，その内容を表示に関する指針，検査方法などを含む。

注〕　② WHO，③ UNICEF，④ UNFPA および世界銀行の4つの国連機関は，国際連合が定める保健医療分野で活動する国連機関として，H4とよばれている。

(池上清子)

章全体として，参考とした資料

〈国際保健〉　Paul F. Basch：［Textbook of International Health Second edit.］Oxford Univ. Press (1999)
　　　　　　Paul F. Basch 著，梅内拓生監修：「バッシュ国際保健学講座」じほう (2001)
　　　　　　日経電子版：2021年6月7日記事「COVAX とは　国際的なワクチン格差を埋める狙い」
〈水，食糧〉　FAO："Declaration of the World Summit on Food Security", WSFS (2009)
　　　　　　FAO et al.："Price Volatility in Food and Agricultural Markets" (2011)

〈MDGs〉　Sachs, J："The end of poverty"（2006）

　　　　　国際協力機構：「ミレニアム開発目標への取り組み」（2010）

　　　　　野村真利香：「MDG 達成に向けての課題と Beyond MDG に関する研究」報告書（2012）

〈SDGs〉　三浦宏子・下ヶ橋雅樹・冨田奈穂子：「持続可能な開発目標（SDGs）における指標とモニタリング枠組み」，『保健医療科学』66(4)，p.358 〜 366，国立保健医療科学院（2017）

　　　　　笹谷秀光：「ESG 時代における SDGs 活用の競争戦略」，『資本市場』（392），p.4 〜 14，資本市場研究会（2018）

〈国際協力〉　吉田康彦編：『21 世紀の平和学』，明石書店（2005）

　　　　　日本国際連合学会編：「持続可能な開発の新展開」，国際書院（2006）

　　　　　国分良成編：「東アジアにおけるシヴィル・ソサエティの役割」，慶応義塾大学出版（2007）

〈災害，脆弱国家〉　United Nation："Global Assessment Report on Disaster Risk Reduction 2011, Revealing Risk, Redefining Development"（2011）

　　　　　UNISDR 駐日事務所：「気候変動における災害リスクと貧困（要約と提言）」（2009）

　　　　　UNESCO："Education for All Global Monitoring Report 2011"（2011）

〈人口，資金調達〉　UNFPA 東京事務所：「世界人口白書2011」（2011）

　　　　　平本督太郎他：「BOP ビジネス戦略新興国・途上国市場で何が起こっているか」，野村総合研究所（2010）

〈保健とインフラ〉　国際協力銀行・UNFPA 東京事務所：「道路整備が妊産婦の健康にもたらすインパクト調査報告書」（2004）

〈ジェンダー〉　日本国際連合学会編：「ジェンダーと国連」，国際書院（2015）

 避難所で元気に過ごすには 〜 健康生活の基本を学ぼう

　地震，津波，豪雨，台風，火山噴火など様々な災害により，避難生活を余儀なくされることがあります。避難所では集団生活のため，風邪や下痢などの感染症が流行しやすくなります。換気のよくない場所での一酸化炭素中毒，家屋倒壊による粉じん暴露などもあります。お年寄りや乳幼児，子ども，障害をもつ人などハイリスク予備軍の方たちもいます。どうすればいいでしょうか。1）水分をとる：給水車，ペットボトルなどの飲み物がある場合には，我慢せずに十分に飲みましょう。井戸水，わき水は避けて。トイレなども限られており，水分をとることを控えがちですが，水分が不足すると脱水，心筋梗塞，脳梗塞，低体温，便秘になりやすくなります。2）身体を動かす：避難所の限られた空間では身体を動かす量が減りがちです。脚の運動（脚や足の指を動かす，かかとを上下に動かす），室内や外で歩く，軽い体操をすることで健康・体力の維持，気分転換，エコノミー症候群の予防になります。3）食事を摂る：不安で食欲がない，飲食物が十分に届かないなどの状況になりがちですが，食べられるものがあれば，できるだけ食べて寒さに負けないよう体力や健康の維持に努めましょう。食欲がないときは，はじめに甘いもの，汁物から。普段から水，食料，簡易トイレを5日分ほど用意しておくと安心。支援物資は，保存食など食物の種類が限られることが多いため，ビタミンやミネラル，食物繊維が不足しがち。野菜や果物のジュース，栄養を強化した食品などが手に入ったら，積極的に摂りましょう。4）食品衛生に気をつける：食べるときにできるだけ直接さわらずに袋（包装物）ごと持って食べる。配られた飲食物は早めに食べる。生もの，古くなったものは食べない。5）トイレの衛生：用便の後はできるだけ手洗い。手洗いの入口に新聞紙などを敷き，生活の場にできるだけ汚れを持ち込まないよう気をつけよう。6）生活環境：室内清掃，換気・分煙，布団・毛布の日干し。ごみの定期的収集と屋外保管管理。プライバシーを確保できる空間・間仕切りを。7）健康に問題があるときはすぐ相談：自覚症状，食物アレルギー，病気の治療で食事制限が必要，妊娠・授乳中などの問題があれば，早めに避難所のスタッフや医療・食事担当スタッフに。8）風邪の予防：5時間以上の睡眠，うがい，手洗い，マスク。9）エコノミークラス症候群＊予防：時々深呼吸，適度な水分補給（1時間に100 mL ほど），アルコール・コーヒーなど利尿作用のあるものを飲みすぎない，膝の屈伸・ストレッチ，座位でのかかと上下，足首そらしなど。簡易ベッドがあると予防効果があります。やむなく車中泊するなら足を少し高くしてゆったりした服装で。これらは私たちの日々の生活でも基本になることばかりです。

資料：奥尻島避難所配布リーフレット，厚生労働省 HP 被災地での健康を守るために，別添2，熊本地震血栓塞栓症予防プロジェクト平成28年6月14日エコノミークラス症候群に関する DVT 検診結果およびフォローアップ一斉検診

＊エコノミークラス症候群（深部静脈血栓症：Deep Vein Thrombosis）：食事や水分を十分摂らず，車，バス，列車，飛行機などの狭い空間に長時間座って足を動かさないと，血行不良が起こり血栓ができやすくなる。足のむくみや痛みで済むことも多いが，この足の血栓が肺，脳，心臓などに飛び，血管を詰まらせると重症の場合は呼吸困難，胸痛，血圧低下を，さらに失神，死亡に至ることもある危険な病気

（山本玲子）

第3章　保健・医療・福祉における行政の仕組みと法規

この章のねらいとまとめ　＊　＊　＊　＊　＊　＊　＊

ねらい：社会生活においては様々なルールが存在している。この社会ルールの一つに法が挙げられる。法とは何か，
　　　　また，どのような法があるのか，それぞれの目的と概要について理解する。そのうえで，私たちの健康のた
　　　　めに，国や地方公共団体の役割を理解し，現在の公衆衛生活動の根拠となっている主な衛生法規についての
　　　　概要を理解する。
まとめ：①公衆衛生行政においては，中心となる衛生行政や労働衛生行政は厚生労働省が，学校保健行政は文部科学
　　　　省が，環境保健行政は環境省が主に担い，都道府県および市町村・特別区で展開されている。
　　　　②法には種類があり，策定機関として国会，内閣，省庁，地方公共団体が関係している。
　　　　③衛生法規は，対象や内容により一般衛生法規，特別衛生法規，その他に分類されている。

1.　公衆衛生行政

A　日本国憲法と公衆衛生行政の展開

（1）　国の役割～日本国憲法

　日本国憲法は，わが国における国家としての基本法の性質を有し，最高法規として基本的人権や国
家組織などについて定めている。このなかで，国民の基本的人権の一つとして，日本国憲法第25条
第1項は「すべて国民は，健康で文化的な最低限度の生活を営む権利を有する。」と生存権を保障して
いる。そして，その権利を実現し具体化させるべく，続く第2項の条文は「国は，すべての生活部面
について，社会福祉，社会保障及び公衆衛生の向上に努めなければならない」と規定している。

　この憲法の理念に基づき，国は私たちの健康などを保障するため，社会福祉，社会保障，公衆衛生
に関する法を定め，施策として実行していかなければならない責務を担っているといえる。国の役割
は，それぞれの行政分野において各省庁が担当し，基本的かつ総合的な指針などを発している。また，
それに沿って都道府県や市町村は条例や計画を立て地域住民に対する公衆衛生活動を展開している。

　衛生行政の中心である厚生労働省の任務は「国民生活の保障および向上を図り，並びに経済の発展
に寄与するため，社会福祉，社会保障及び公衆衛生の向上および増進並びに労働条件その他の労働者
の働く環境の整備および職業の確保を図ること」（厚生労働省設置法第3条）である。国の行政機関などが，
公衆衛生活動を行うにあたっては，国は日本国憲法の理念にのっとり，多くの法律，政令，府令，省
令などを制定し，それらを根拠にして実施されている。学校保健行政に関わる国の機関として文部科
学省がある。文部科学省は，教育の振興や生涯学習の推進を中心とした人材の育成，学術，スポーツ
などの振興を図るため，学校保健（保健教育，保健管理），学校安全（安全教育，安全管理），学校給食
などの事務を行っている（文部科学省設置法第3条，第4条）。

　環境保健行政に関わる国の機関として，環境省が設置されている。環境省は，地球環境の保全，公
害の防止，自然環境の保護，整備のための事務を行っている。さらに，原子力の研究，開発および利

用における安全の確保を図るため，原子炉などの事故による放射性物質による環境の汚染への対処，廃棄物の排出の抑制や処理，石綿による健康被害の救済なども行っている(環境省設置法3条，4条)。

　その他，公衆衛生に係る機関として，経済産業省・資源エネルギー庁(発電所・ガスなどのエネルギー環境政策)，内閣府・消費者庁・農林水産省(食品の安全・表示・食料政策)，国土交通省(建築基準法，住宅の衛生的基準や都市計画など)，総務省(統計調査，消防法による救急搬送)などがあり，幅広い活動に必要な法規が制定されている。

（2）　地方自治の仕組み～地方自治法

　わが国の地方自治について定めている地方自治法は，地方自治の本旨に基いて，地方公共団体の区分ならびに地方公共団体の組織および運営に関する事項を定めている。地方公共団体は，住民の福祉の増進を図るため，地域における行政を自主的かつ総合的に実施する役割を広く担っている。また，地方自治法では，住民に身近な行政は，国の役割ではなく，できる限り地方公共団体にゆだねることを基本としている。

　地方公共団体は，都道府県と市町村を普通地方公共団体に，特別区および地方公共団体の組合を特別地方公共団体として位置づけられている。国会が法律を制定するように，都道府県や市町村もまた当該地方公共団体の立法として法律の範囲内で条例を制定することができる。地方公共団体の行政活動は，国の制定した法律を根拠に行われるが，都道府県は都道府県条例を，市町村は市町村条例を独自に制定することができ，それらをもとに地域の特殊性・必要性に合った行政活動を行っている。

B　都道府県・市町村の役割

（1）　都道府県の役割

　保健・医療・福祉における都道府県の役割は，公衆衛生活動として当該都道府県民に必要なもの，広域的・専門的な事項に関係するもの，施設の指導・監督が中心となる。そのため，都道府県には一般衛生行政を担当する部局(衛生部局など)が置かれている。

　医療法に基づく医療計画，高齢者の医療の確保に関する法律に基づく医療費適正化計画，介護保険法に基づく介護保険事業支援計画などの行政計画の策定も，都道府県の役割となる。また，都道府県は地域保健法により保健所を設置する義務があり，疾病の予防，健康増進，生活衛生など，地域の公衆衛生行政の中心的機関としての役割を担っている。さらに，都道府県ごとに設置される団体として，国民健康保険団体連合会，後期高齢者医療広域連合などがあり，市町村等に対して支援，援助，助言なども行っている。

（2）　市町村の役割

　市町村(特別区も含む)は，都道府県と比較して住民により身近な自治体である。そのために，保健・医療・福祉における市町村の役割は，対人的なサービスが主体となっている。市町村は，市町村保健センターや地域包括支援センターを設置しており，それぞれ母子健康手帳の交付，乳幼児健診，住民健診などの身近なサービスを提供している。

　また，市町村は，医療保険の中の国民健康保険や介護保険などの保険事業の運営主体として，保険料(税)の徴収などの財源確保のための業務も行っている。

2. 法規の定義と内容

A 法の概念

現代社会において，私たちは一人で生活することは困難である。必ず，他者との関係をもち，家庭・学校・職場などの社会のなかで生活をしている。この社会において，秩序を維持し，安心できる生活を送るため，何らかのルール（規範）が必要になってくる。この社会的規範は，慣習や道徳をはじめ様々なものがあるが，そのなかでも国家権力によって定められたルールを法という（前田和彦：「医事法講義〔新版〕」p.3〜7，信山社(2011)）。

B 法の分類

法には，憲法，法律，命令（政令，府令，省令）などがあり，法律と命令を合わせて法令ともいう。また，地方公共団体の法として，条例，規則がある。さらに，国際間のルールとしての条約がある。

（1） 憲 法

わが国では，日本国憲法のことを指す。国家の基本法として，また，数多くある法規中の最高法規として，基本的人権の保障，国の組織（統治機構）に関する基本的な事項を定めている。日本国憲法は，国としての根幹に関わるものを規定しているため，憲法改正を行うためには，通常の法律改正とは異なり，より厳格な手続きが求められている（日本国憲法第96条）。

（2） 法 律

憲法の定める一定の手続に従って，国会の議決を経て法律として制定されたものをいう。通常は「〜法」または「〜に関する法律」と表記される。法律は憲法に反しない限り，国会によって定められる。日本国憲法の理念を踏まえ，私たち国民の権利や義務に関する事項については，すべて法律によって規定されている。例えば，病院や診療所など医療提供機関に関する定義や開設の要件などについては医療法が制定されている。医療関係従事者の資格や業務などについては医師法や歯科医師法，薬剤師法，保健師助産師看護師法，社会福祉及び介護福祉士法などで規定されている。栄養士および管理栄養士の資格・業務などに関しては栄養士法が制定されている。

（3） 政 令

憲法および法律の規定を実施するために，または法律の委任に基づいて，省庁の上位にある内閣が制定するものを政令という。通常は「〜法施行令」と表記される。

前述の法律に関して，医療法に基づく医療法施行令が制定されている。同様に，医師法に基づく医師法施行令が制定され，栄養士法に基づく栄養士法施行令が制定されている。

（4） 府令・省令

法律や政令を実施するために，または法律や政令の委任に基づいて，内閣府の長である内閣総理大臣が制定するものを府令という。また，行政機関の長である各省大臣（厚生労働大臣，文部科学大臣など）が制定するものを省令（厚生労働省令，文部科学省令など）という。通常は「〜法施行規則」と表記される。公衆衛生に関するものは，厚生労働大臣が発する厚生労働省令が主要なものとなる。

前述の政令（施行令）に関して，医療法，医療法施行令に基づく医療法施行規則が制定されている。同様に，医師法，医師法施行令に基づく医師法施行規則が，栄養士法，栄養士法施行令に基づく栄養

士法施行規則が厚生省令の一つとして制定されている。

(5) 条　例

　地方公共団体(都道府県・市町村)が，国の法令に反しない程度で，その地方公共団体の行政事務を処理するため，または法律の委任に基づいて，地方公共団体の議会の議決を経て定める法規をいう。

　例えば，地方公共団体は，健康増進法の規定により特定給食施設等への指導を行うが，県や政令市などでは，健康増進法に基づく指導を行うための届出に関する条例として，「健康増進法に基づく給食施設の届出に関する条例」等を定めている。

(6) 規　則

　地方公共団体の長(都道府県知事・市町村長など)が，その権限に属する事項について，地方公共団体の議会の議決を要しないで制定する命令をいう(健康増進法施行細則(県規則)など)。また，他の規則として，最高裁判所，人事院，教育委員会などが発するものがある。

(7) 条　約

　条約(国際条約)は，国家間の取り決めを指し，国内の法に準じた扱いとなる。

　近年，地球規模の環境問題や健康問題への取り組みが推進され，条約を中心として，国際的対応がなされている。1971(昭和46)年に採択されたラムサール条約は，水鳥の生息地などとして国際的に重要な湿地およびそこに生息・生育する動植物の保全を促進することを目的とし，各締約国がとるべき措置等について規定している。そこで日本では，この条約により，宮城県の伊豆沼などを条約湿地に登録し，国指定の保護地区としている。また，1973(昭和48)年に採択されたワシントン条約は，野生動植物の一定の種が過度に国際取引に利用されることのないようこれらの種を保護することを目的にしている。1992(平成4)年に採択されたバーゼル条約は，国際間での有害廃棄物の不正な輸出取引が相次いだため，輸出についての許可制，事前審査制を定めたものである。

3. 衛生法規の定義と内容

A 衛生法規の概念 衛生法規とは，行政機関などが衛生行政の活動をするための根拠となる法律，政令，省令などをいう。明治期に「衛生」の言葉が導入され，衛生法規に基づき，警察行政の一環として衛生行政が実施されてきた。当時は，国民の衛生問題の一つに，伝染病(感染症)の流行拡大があり，これに対応すべく，1897(明治30)年に「伝染病予防法」などを中心に，警察を管轄する内務省(当時)によって，監視と取締りに重点をおいた衛生行政活動を行っていた。

　現在の衛生法規および衛生行政は，第二次世界大戦後の占領下，米国により公衆衛生の思想が取り入れられ，日本国憲法第25条の理念にのっとって，国民の健康を回復し，保持し，または増進することを目的としている。

B 衛生法規の分類

(1)　一般衛生法規：一般国民(集団・個人)を対象にした保健・健康増進を図る
〈公衆衛生法規〉

①保健衛生法規：国民の健康の保持・増進を図る。

　　地域保健法，母子保健法，母体保護法，健康増進法，がん対策基本法，自殺対策基本法，精神保

　　健及び精神障害者福祉に関する法律など

②予防衛生法規：特定の疾病予防を図る。

　　感染症の予防及び感染症の患者に対する医療に関する法律，予防接種法，検疫法など

③環境衛生法規：生活環境の維持・改善により国民の健康保持・増進を図る。

　　水道法，下水道法，環境基本法，食品衛生法など

〈医務衛生法規〉

　医療の提供，医療業務に従事する者の資格・技能を定める。

　医療法，医師法，保健師助産師看護師法，難病の患者に対する医療等に関する法律など

〈薬務衛生法規〉

　医薬品，医療器具などの製造，販売などについて定める。

　医薬品医療機器等法，薬剤師法，毒物及び劇物取締法，大麻取締法など

（2）　特別衛生法規：学校や職場など特定の集団などを対象にした保健・健康増進を図る

〈学校衛生法規〉

　学校教育法，学校保健安全法，学校給食法など

〈労働衛生法規〉

　労働基準法，労働安全衛生法，労働者災害補償保険法など

（3）　その他（社会保障関連法規，環境関連法規）

〈社会保険関連法規〉

　健康保険法，国民健康保険法，高齢者の医療の確保に関する法律，介護保険法など

〈社会福祉関連法規〉

　社会福祉法，児童福祉法，老人福祉法，障害者総合支援法など

〈環境関連法規〉

　環境基本法，環境影響評価法，大気汚染防止法，騒音規制法，水質汚濁防止法など

4．公衆衛生活動関連法規

　現在，多数存在する公衆衛生活動に関連する法規のなかで主な法規の趣旨，および概要を紹介する。

A　　　衛生法規

地域保健法（昭和22年法律第101号）

　急激な人口増加，疾病構造の変化などに対応した地域保健対策を総合的に推進し，その強化を図るため，1994（平成6）年に，1947（昭和22）年制定の保健所法を改正したものである。

　地域住民の健康の保持・増進を目的として国・地方公共団体が講ずる施策は，地域の特性および社会福祉などの関連施策との有機的な連携に配慮し，総合的に推進されることと定め，地域保健を担う

保健所や市町村保健センターの設置や業務について規定している。

母子保健法（昭和40年法律第141号）

　母子保健に関する事項は，かつて，児童福祉法によって規定されていたが，母子保健の対策を強化し，母子保健のさらなる向上を推進するため，1965（昭和40）年に，児童福祉法から分離・独立して制定された。この法律では，母性ならびに乳児および幼児の健康の保持および増進を図るため，妊産婦，乳児，幼児など用語の定義，母子健康手帳の交付，保健指導，新生児や未熟児の訪問指導，健康診査，低体重児の保健所への届出，養育医療，母子健康センターなどを定めている。

健康増進法（平成14年法律第103号）

　急速な高齢化の進展，疾病構造の変化に伴って，国民の健康の増進の重要性が著しく増大していることを踏まえ，国民の栄養の改善，その他の施策を講じて，国民保健の向上を図ることを目的としている。従来，国民の栄養改善を目的とした栄養改善法が制定されていたが，この法律の制定により廃止された。健康増進計画，国民健康・栄養調査，生活習慣相談，栄養指導，特定給食施設における管理栄養士配置基準，受動喫煙の防止，特別用途表示，栄養表示基準などについて規定されている。

がん対策基本法（平成18年法律第98号）

　がんが国民の生命および健康にとって重要な問題になっている現状を踏まえ，がん対策の一層の充実を図るために制定された。政府が策定するがん対策推進基本計画，都道府県が策定するがん対策推進計画，厚生労働省が設置するがん対策推進協議会について定めている。

自殺対策基本法（平成18年法律第85号）

　近年，わが国において自殺による死亡者数が高い水準で推移していることを踏まえ，自殺対策に関して，国・地方公共団体などの責務について定めている。

　本法では，自殺が個人的問題としてのみとらえられるべきものではなく，様々な社会的要因があることを踏まえ，社会的な取り組みとして実施すること，また単に精神保健的観点からのみならず自殺の実態に即して実施されなければならないことを基本理念としている。

精神保健及び精神障害者福祉に関する法律（昭和25年法律第123号）

　わが国の精神保健制度については，1900（明治33）年の精神病者監護法，1950（昭和25）年の精神衛生法が制定されていたが，精神障害者の人権の擁護，適正な医療の確保，社会復帰の促進を図るため，精神保健法を経て，現在の法律に改正された。

　精神障害者の定義，都道府県が設置すべき精神科病院などについて定め，精神障害者に対する適正な医療および保護を行うための入院形態，精神障害者の福祉に関する事項として，精神障害者保健福祉手帳について定めている。

医療法（昭和23年法律第205号）

　医療を受ける者の利益の保護および良質かつ適切な医療を効率的に提供する体制の確保を図り，国民の健康の保持に寄与することを目的としている。

　医療提供施設として，病院（20人以上の患者を入院させるための施設を有するもの），診療所（患者を入院させるための施設を有しないもの，または19人以下の患者を入院させるための施設を有するもの），助産所，地域医療支援病院，特定機能病院について定め，これら医療提供施設の開設など，

病床の変更などについても規定している。

　また，厚生労働大臣は，良質かつ適切な医療を効果的に提供する体制の確保を図るための基本的な方針（基本方針）を定めるものとし，都道府県は，基本方針に即し，かつ地域の実情に応じて，当該都道府県における医療提供体制の確保を図るための計画（医療計画）を定めている。

　さらに，2014（平成26）年に「地域における医療及び介護の総合的な確保を推進するための関係法律の整備等に関する法律（医療介護総合確保推進法）」が施行されたことを受け，医療法も改正された。新たな制度として，医療機関が有する病床の医療機能の現状と今後の方向を都道府県に報告する病床機能報告制度，都道府県における地域の医療需要の将来推計からの地域医療構想（地域医療ビジョン）を医療計画のなかに策定することなどが導入された。

保健師助産師看護師法（昭和23年法律第203号）

　この法律は厚生労働大臣の免許である保健師，助産師，看護師，さらに都道府県知事の免許である准看護師の資格と業務について規定している。

　保健師は保健指導を，助産師は助産，妊婦や新生児への保健指導を，看護師は傷病者や褥婦に対する療養上の世話と診療の補助を行う。准看護師は医師や看護師の指示を受けて看護業務を行うことを規定している。

感染症の予防及び感染症の患者に対する医療に関する法律（平成10年法律第114号）

　従来，わが国の感染症対策は1897（明治30）年に制定された伝染病予防法を中心に行われてきた。しかし，近年の状況から，総合的な感染症予防対策の推進を図る必要が生じたため，伝染病予防法，後天性免疫不全症候群の予防に関する法律，性病予防法を廃止・統合し，制定された。その後，2006（平成18）年には，従来結核予防法が廃止され，結核も感染症法に統合された。

　この法律では，感染症の予防および感染症の患者に対する医療に関し必要な措置を定め，感染症の定義（1 ～ 5類感染症，新型インフルエンザ感染症，指定感染症，新感染症），行政の基本指針や予防計画の策定・公表，感染症の患者等に対する健康診断，就業制限，入院について規定している。

Column　性行為感染症の一般的特徴と，性についての新たな考え方

　一般に，多くの伝染病は文化生活の向上とともに減少するが，性行為感染症（以下，性病）だけは文化向上と並行して蔓延する性格をもっているようである。

　しかし，理論的にいえばこの性病ほど予防しやすい病気もない。つまり，この社会から完全に不潔な性行為をなくせばよいのだが，その成果が上がらないといった現実がある。ここに性病予防の困難さがある。またその蔓延状況についても，この病気の性格上，「感染者・患者数を正確に把握することは困難である」といった特徴がある。

　とはいえ，現代においてはエイズ（AIDS：後天性免疫不全症候群）のような性病が全世界に蔓延しつつあることも周知のことであり，性病は「国際病」との認識をもつことはもちろんのこと，早期予防こそが最も大切である。

　近年の日本では，エイズ以外ではクラミジア感染が若い女性の間で静かな広がりをみせている。このクラミジア感染は淋菌による淋病同様，男性では排尿痛などで気づくことが多い。ところが女性では無症候で進展することが多いため，無防備な性交によって簡単に感染してしまう。しかも，女性の卵管性不妊症や流早産，低体重児，あるいは新生児への産道感染をもたらす危険性もあり，このクラミジア感染の流行拡大が懸念されている。

　そこで学校や職場内，また公衆衛生面でも性感染症予防に対する正しい知識の啓発・教育の普及はもちろん，生命（生）と性を大切にする性教育の充実が必要といえる。

　今後さらに，性に関わる健康上の問題は絶えないものと予測されるが，それゆえにこそ，私たちは理性ある人間として，この「性」の問題に取り組んでいきたいものである。

（土井　豊）

学校保健安全法（昭和33年法律第56号）

学校教育の円滑な実施とその成果の確保を目的に，児童・生徒・学生・教職員の健康維持・増進を図るため，学校における保健管理に関して必要な事項を定めている。2008（平成20）年に，「学校保健法」から「学校保健安全法」へと名称を変え，内容も拡充されて現在に至っている。

保健室の設置，健康診断，学校で予防すべき感染症（第一種，第二種），感染症による出席停止・臨時休校，学校医・学校保健技師などの設置，学校の安全対策などについて定めている。

労働安全衛生法（昭和47年法律第57号）

この法律は，従来，労働基準法のなかで規定されていた労働者の安全および衛生に関する事項について，その重要性を考慮し，分離・独立させたものである。労働災害の防止のための危害防止基準の確立，責任体制の明確化，自主的活動の促進など総合計画的対策を推進して，職場における労働者の安全と健康を確保し，快適な職場環境の形成を促進することが目的である。

労働災害防止のための事業者や労働者の責務，安全管理者，衛生管理者，産業医，安全衛生推進者（衛生推進者）についての設置，健康診断（一般健康診断，特殊健康診断）などについて定めている。

高齢者の医療の確保に関する法律（昭和57年法律第80号）

医療保険について，国民皆保険制度を堅持し，将来にわたり持続可能なものとする目的で，老人保健法の名称を改正し，制定された。この法律により，高齢者の健康保持，適切な医療の確保，医療費適正化の総合的な推進を図り，後期高齢者医療制度が創設された。

さらに，高齢期における生活習慣病の予防を図り，医療費の適正化を目的として，40歳以上の医療保険加入者（被保険者）に対する特定健康診査・特定保健指導などを定めている。

難病の患者に対する医療等に関する法律（平成26年法律第50号）

本法は，持続可能な社会保障制度の確立を図るための改革の推進に関する法律に基づく措置として，難病の患者に対する医療費助成に関し，法定化によって，その費用に消費税の収入を充てることができる趣旨で制定された。その概要として，厚生労働大臣による基本方針の策定，難病に関わる新たな公平かつ安定的な医療費助成の制度の確立，調査および研究の促進，都道府県の難病相談支援センターの設置を規定している。

医薬品，医療機器等の品質，有効性及び安全性の確保等に関する法律（昭和35年法律第145号）

従来の「薬事法」が題名改正され，内容も改正された。医薬品・医療機器等の実用化を促進するにあたって安全対策を強化，使用上の注意を伝える医薬品・医療機器等の添付文書の位置づけや最新の知見を反映させるため，保健衛生上の危害の発生・拡大防止のための必要な規制を行うことを明示し，製造販売業者における最新の知見に基づく添付文書の作成，医療機器の製造販売業者・製造業についての規定，さらにiPS細胞等で国民の期待が高い再生医療に関する「再生医療等製品」を新たに定義している。厚生労働省による略称は「医薬品医療機器等法」である。

過労死等防止対策推進法（平成26年法律第100号）

近年，わが国では過労死等が大きな社会問題となっている。そこで，過労死等に関する調査研究等を定めて，過労死等の防止のための対策を推進し，健康で充実して働き続けることができる社会の実現を目指すことを目的に制定された。「過労死等」の定義を過重な業務による脳血管疾患，心臓疾患，精神障害，またはこれらを原因とした死亡とし，11月を過労死等防止啓発月間に制定，政府による

毎年の報告書の提出を定めた。

　また，本法の制定を受け，2015(平成27)年7月に「過労死等防止対策大綱」が閣議決定され，過労死等の実態解明のための調査，関心と理解を深めるための啓発活動，相談窓口の設置，企業相談に研修実施を行い，2020(平成32)年までに週60時間以上勤務者を5%以下にする，有給休暇取得率70%とすることなどを目標としている。

公的年金制度の財政基盤及び最低保障機能の強化等のための国民年金法等の　部を改正する法律(平成24年法律第62号)

　一般に「年金機能強化法」といわれる本法は，平成26年4月から施行された。これは，平成24年に閣議決定された「社会保障・税一体改革大綱」を受け，年金関連で対応したものの一つである。一体改革の方向性から，未来への投資の強化としての産休期間中の社会保険料免除，社会保障のセーフティネットの拡充および貧困・格差対策としての遺族基礎年金の父子家庭への拡大および短時間労働者への社会保険適用の拡大，そして社会保障制度の安定財源の確保としての基礎年金国庫負担2分の1の恒久化などが定められている。

持続可能な社会保障制度の確立を図るための改革の推進に関する法律(平成25年法律第112号)

　わが国の高齢化，それに伴う社会保障給付費の増加を背景に，4つの分野(少子化対策，医療，介護，年金)における社会保障制度改革の全体像および進め方を明らかにしている(社会保障制度改革プログラム法)。そこでは，医療制度について，健康管理，疾病予防，早期発見への取り組みを促進すべく，情報通信技術やレセプトデータの適正利用，地域包括ケアシステムの構築などを規定している。

B　栄養関連法規

栄養士法(昭和22年法律第245号)

　この法律は，戦後に制定されたもので，栄養士および管理栄養士の資格および業務を規定した法律である。戦後，食糧不足，国民の栄養問題が大きな問題となった。そこで，本法が制定され，同年に学校給食，病院給食が開始され，翌年に栄養士の配置がなされた。

1)　定義および業務

　栄養士とは，都道府県知事の免許を受けて，栄養士の名称を用いて栄養の指導に従事する者をいう。管理栄養士とは，厚生労働大臣の免許を受けて，管理栄養士の名称を用いて，傷病者に対する療養のために必要な栄養の指導，個人の身体状況や栄養状態などに応じた栄養指導，特定多数人に対して継続的に食事を供給する施設における給食管理，およびこれらの施設に対する栄養改善上必要な指導などを行う。

2)　免　許

　栄養士の免許は厚生労働大臣の指定した栄養士養成施設において2年以上修業した者に与えられる。管理栄養士は，養成施設を経て厚生労働大臣の行う管理栄養士国家試験に合格した者に与えられる。栄養士および管理栄養士ともに，「罰金以上の刑に処せられた」，「業務に関し犯罪又は不正の行為があった」場合，「免許を与えないことがある」という相対的欠格事由を定め，免許の取得後に相対的欠格事由に該当した場合の免許取消しについても規定している。

3）名称の制限

栄養士でなければ栄養士またはこれに類似する名称を用いて業務を行ってはならない（名称の独占規定）。また，管理栄養士でなければ，管理栄養士，またはこれに類似する名称を用いて業務を行ってはならない。

4）主治医，病院との関係

管理栄養士は，傷病者に対する療養のため必要な栄養の指導を行うにあたっては，主治医の指導を受けなければならない。

医療法に基づく医療法施行規則により，病床数100以上の病院では栄養士1人を，特定機能病院では管理栄養士1人以上を置くことが定められている。

調理師法（昭和33年法律第147号）

調理師の資格等を定めて，調理の業務に従事する者の資質を向上させ，調理技術の向上を図り，国民の食生活の向上に資することを目的として制定された。調理師は，調理師の名称を用いて調理の業務に従事することができ，都道府県知事の免許を与えられた者と定義し，調理師免許，業務など多数人に対して飲食物を調理して供与する施設等における調理師の設置に関する努力義務を規定している。

学校給食法（昭和29年法律第160号）

この法律は，食糧不足における食の確保という観点から制定されたが，社会の変化とともに趣旨も変化し，現在は食育の観点に重要性を置いている。本法の目的は，学校給食が児童および生徒の心身の健全な発達に資し，国民の食生活の改善に寄与することを踏まえ，学校給食の実施に関し必要な事項を定め，学校給食の普及充実を図ることにある。

学校給食の目標を条文で明確にし，義務教育諸学校または共同調理場において学校給食の栄養に関する専門的事項をつかさどる学校給食栄養管理者について定めている。

食品衛生法（昭和22法律第233号）

食品の安全性の確保のために，公衆衛生の見地から必要な規制，その他の措置を講ずることにより，飲食に起因する衛生上の危害の発生を防止し，国民の健康の保護を図ることを目的としている。

食品，添加物，器具および容器包装などの定義を踏まえて，食品衛生について定め，さらに，近年の国民における食品への安全の関心の高まりから，「賞味期限」と「消費期限」の定義，衛生上の考慮を必要とする食品，添加物の製造・加工に係る食品衛生管理者，製品検査に係る食品衛生監視員について規定している。2001（平成13）年には，国民の健康意識の向上，生活習慣病の予防などを背景とし，いわゆる「健康食品」といわれるものについても，栄養機能食品（規格基準型）と特定保健用食品（個別許可型）の2種類からなる保健機能食品制度を創設した。

食品安全基本法（平成15年法律第48号）

食品の安全性の確保に関し基本理念を定め，国・地方公共団体・食品関連事業者の責務と消費者の役割を明らかにし，施策の策定に関わる基本的な方針を定め，食品の安全性の確保に関する施策を総合的に推進することを目的としている。

基本的な方針として，食品健康影響評価の実施，国民の食生活の状況などを考慮した食品健康影響評価の結果に基づいた施策の策定，緊急の事態への対処等に関する体制の整備，試験研究の体制の整備などについて定め，内閣府の設置する食品安全委員会について規定している。

食育基本法（平成17年法律第63号）

　近年における国民の食生活をめぐる環境の変化に伴い，国民が生涯にわたって健全な心身を培い，豊かな人間性をはぐくむための食育を推進するため，食育に関し，基本理念を定め，国・地方公共団体等の責務を明らかにしている。

　食育推進運動の展開，食育推進会議，都道府県・市町村による食育推進計画の策定，家庭・学校・保育所における食育推進，地域における食生活改善のための取り組みの推進について規定している。

C　福祉・介護関連法規

社会福祉法（昭和26年法律第45号）

　社会福祉を目的とする事業の共通的基本事項を定めている。福祉サービスの利用者の利益の保護と地域における社会福祉（地域福祉）の推進を図るとともに，社会福祉事業の公明・適正な実施の確保と健全な発達を図り，社会福祉の増進に資することを目的とする。その内容として，社会福祉事業の種類・経営，福祉事務所，社会福祉主事，社会福祉法人，社会福祉協議会などについて定めている。

生活保護法（昭和25年法律第144号）

　日本国憲法第25条の理念に基づき，国が生活に困窮するすべての国民に対して，最低限度の生活を保障し，その自立を助長することを目的としている。厚生労働大臣が保護の基準を定め，保護の実施機関について定めている。また，保護の種類として，生活扶助，教育扶助，住宅扶助，医療扶助，介護扶助，出産扶助，生業扶助，葬祭扶助の8種類を規定している。

老人福祉法（昭和38年法律第133号）

　老人の心身の健康の保持および生活の安定のために必要な措置を講じて，老人の福祉を図ることを目的としている。65歳以上の者で身体上・精神上の障害があるために日常の生活に支障があるものに対する市町村の支援体制の他，老人デイサービスセンター，老人短期入所施設，養護老人ホーム，特別養護老人ホームなどの老人福祉施設と，有料老人ホームについて規定している。

障害者基本法（昭和45年法律第84号）

　障害者の施策について基本事項を定め，施設を総合的かつ計画的に推進し，障害者の自立と社会・経済・文化などあらゆる分野への参加を促進することを目的としている。身体障害・知的障害・精神障害（発達障害を含む）その他の心身の機能の障害があり，社会的障壁により，生活に相当な制限を受ける者を「障害者」として，国・地方公共団体の責務などについて定めている。

　具体的な施策については，障害者総合支援法，身体障害者福祉法，知的障害者福祉法，児童福祉法，老人福祉法，その他の福祉関係法規によって行われている。

障害者の日常生活及び社会生活を総合的に支援するための法律（平成17年法律第123号）

　一般的に「障害者総合支援法」と称される本法は，必要な障害福祉サービスに係る給付，地域生活支援事業その他の支援を総合的に行い，障害者・障害児の福祉の増進を図り，国民が相互に人格と個性を尊重し安心して暮らすことのできる地域社会の実現に寄与することを目的としている。

　障害者基本法の理念にのっとり，身体障害者・知的障害者・精神障害者・発達障害者・障害児などに対するサービスを一元化し，市町村が行う自立支援給付，障害者福祉計画などについて定めている。

児童福祉法（昭和22年法律第164号）

　本法では，児童の養育，生活の保障，心身の健やかな成長・発達・自立などを目指し，国・地方公共団体，保護者の責任について規定している。また，児童を満18歳に満たない者と定義し，さらに乳児・幼児・少年に区分している。都道府県・指定都市・中核市ならびに政令で定める市および特別区が設置する児童相談所について定め，助産施設，乳児院，母子生活支援施設などの児童福祉施設について定めている。

介護保険法（平成9年法律第123号）

　わが国の人口の高齢化の進展に伴う国民医療費の増加，とりわけ老人医療費の増加に対応するため，介護に係る費用を医療と区分し，社会保険制度として介護サービスを提供すべく，平成9年に制定され，平成12年から施行された。

　介護保険の保険者は市町村（特別区を含む）とし，第1号被保険者（市町村の区域内に居住する65歳以上の者），第2号被保険者（市町村の区域内に居住する40歳以上65歳未満の医療保険の加入者）に対して，市町村が決定する要介護認定または要支援認定に応じた居宅サービス，施設サービス，地域密着型サービス，複合型サービスが給付される。

社会福祉士及び介護福祉士法（昭和62年法律第30号）

　老人・身体障害者などの福祉に関する相談や介護について，専門的能力を有する人材を養成・確保して在宅介護の充実強化を図るため，社会福祉士および介護福祉士の資格を定めて，その業務の適正を図り，社会福祉の増進に寄与することを目的としている。2007年ニーズに対応し改正された。

　社会福祉士とは，老人，身体障害者，精神障害者などに対して，福祉に関する相談に応じ，助言，指導，福祉サービスを提供する者または医師，その他の保健医療サービスを提供する者その他の関係者との連絡および調整，その他の相談援助を業とする者である。

　介護福祉士とは，身体障害者，精神障害者などに対して，心身の状況に応じた介護を医師の指示のもとに行い，その者や介護者に対して介護に関する指導を行うことを業とする者である。

母子及び父子並びに寡婦福祉法（昭和39年法律第129号）

　母子福祉に関する施策には，第二次世界大戦後に戦争犠牲者の遺族や家族に対する経済的自立の援護対策があった。その後，母子問題に十分な対応をするべく，昭和39（1964）年に「母子及び寡婦福祉法」が制定された。平成26（2014）年には，ひとり親家庭への支援強化として，父子家庭が対象に加えられ，親や児童に対する相談支援や交流事業などの生活向上事業が法制化された。

地域における医療及び介護の総合的な確保を推進するための関係法律の整備等に関する法律（平成26年法律第83号）

　一般的に「医療介護総合確保推進法」とも称される本法は，医師や看護師，介護支援専門員などの専門職による積極的な関与の視点に立ったサービスの提供体制を構築するために，医療法や介護保険法などの19法からなる一括法となっている。そこでは，地域包括ケアシステムの構築を通じて，地域における医療と介護の総合的な確保を推進し，2025年までに都道府県や各医療機関におけるそれぞれの取り組みが掲げられている。

（鈴木寿則）

1. 一次予防はどれか。1つ選べ。

   (1) 乳がん検診
   (2) 農薬散布における防護マスクの着用
   (3) 難病患者の生活支援
   (4) 新生児マス・スクリーニング検査
   (5) 脳梗塞患者のリハビリ

2. ヘルスプロモーションの内容でないものはどれか。1つ選べ。

   (1) 健康を支援する環境づくり
   (2) 地域活動の強化
   (3) 主な感染症に対する予防接種
   (4) 健康的な公共政策づくり
   (5) 個人技術の開発

3. 持続可能な開発目標(SDGs)に関する記述である。正しい考え方はどれか。すべて選べ。

   (1) 持続可能な開発目標(SDGs)は開発途上国のみが実施責任を負う。
   (2) 持続可能な開発目標(SDGs)は2015年から2050年を期限とする。
   (3) 持続可能な開発目標(SDGs)はWHOやUNICEFをはじめとするすべての国連機関が実施に関与する。
   (4) 接続可能な開発目標(SDGs)は17目標を掲げている。
   (5) 持続可能な開発目標(SDGs)は栄養の課題に関して明確に言及している。

4. 法律に基づく公衆衛生活動とその根拠法の組合せである。正しいのはどれか。2つ選べ。

   (1) 医療計画 ……………… 地域保健法　　(4) 措置入院 ……………… 障害者基本法
   (2) 感染症による臨時休業 … 学校保健安全法　(5) 医療費適正化計画 …… 医療法
   (3) 受動喫煙の防止 ……… 健康増進法

5. 日本国憲法第25条第2項の条文である。それぞれ ［a］，［b］ に入る語として正しい組合せはどれか。

   国は，すべての生活部面について，［a］，社会保障及び［b］の向上及び増進に努めなければならない。

	a	b		a	b
(1)	社会保険 ………	社会福祉	(4)	社会保険 ………	健康寿命
(2)	公衆衛生 ………	健康水準	(5)	社会福祉 ………	公衆衛生
(3)	社会環境 ………	公衆衛生			

第4章　保健統計 ― 健康・疾病・行動に関わる統計資料

この章のねらいとまとめ　＊　＊　＊　＊　＊　＊　＊

ねらい：この章では，集団の健康事象の把握を可能とする保健統計について概観し，実際に用いられている各種指標の目的とその内容，またそれにより得られた情報が何を意味するのかについて理解することをねらいとする。

まとめ：①国勢調査(人口静態統計)により，人口規模，人口構成要素を把握できる。

②日本の人口動態統計では，届出により出生・死亡・死産・婚姻・離婚が把握されている。

③平均寿命(0歳平均余命)や健康寿命は，健康福祉水準の指標となる。

④傷病統計には患者調査，国民生活基礎調査や感染症関連統計がある。

⑤健康・栄養関連統計や病院統計も含め上記の統計数値などから社会状況を把握することが大切である。

1. 保健統計の概要

　公衆衛生学や予防医学の目的は人の健康の保持・増進である。その際，国や市町村など公衆衛生活動の評価や集団間の比較に用いられる集団としての健康のレベル(程度)を表したものを健康水準という。この健康水準を測るための客観的なものさしのことを健康指標といい，死亡率や有病率などがある。それらは保健統計の数値をもとに工夫されている。保健統計は集団を対象とした健康，疾病，行動に関わる調査から得られた様々なデータを統計処理して作成されたもので，国が行う統計調査については，公的統計の体系的かつ効率的な整備，およびその有用性の確保を図ることを目的とした統計法に基づいて実施されている。主な健康指標を(巻末参考表 表-1 p.275, 276)にまとめて掲載する。

2. 人口静態統計

A　人口静態統計と国勢調査

　人口とは性，年齢，職業などの特性(属性ともいう)で区分した人間集団をいい，総人口は出生率や死亡率などの健康指標の分母として用いられることが多い。ある時点の断面で人口を性，年齢，職業などの特性ごとに集計し，人口構成や規模を観察するものを人口静態統計(census statistics)という。人口静態統計のうち，最も大規模なものは国勢調査(population census)である。わが国は1920(大正9)年に第1回国勢調査が行われて以来，国際比較を行うための本調査と基本調査のみの簡易調査が交互に5年ごとの10月1日に実施されている。国勢調査は全国民を対象とした全数調査(悉皆調査)であることから，全数調査を意味するセンサスを用いて人口センサスとよぶこともある。国勢調査では，氏名，性，国籍など個人に関する項目と，世帯の種類，世帯の規模など世帯に関する項目について調査される。出生率や死亡率などの健康指標の分母となる国勢調査人口が得られるほか，その人口集団のもつ様々な特性が明らかにされ，保健医療対策のための基礎的情報として活用されている(河野稠果著：「人口学への招待」，中公新書(2007))。国勢調査が行われない年の人口は後述する人口動態統計から推計される。

B 人口の推移

（1） 総人口

　わが国の総人口は2021(令和3)年に1億2,550万2千人で，男子6,101万9千人，女子6,448万3千人となり，2015(平成27)年と総人口1億2,709万5千人，比べて，159万3千人減少した(表4-1)。わが国の人口増減率は，第二次世界大戦前では人口千人対13前後と高い増加率を示した(昭和34年人口白書)が，戦中から戦後にかけて極端に低下した。その後，1947(昭和22)年からのベビーブームと，この時期に生まれた女子が出産可能な時期に相当する1971～74(昭和46～49)年に再び上昇したが，2005(平成17)年に戦後初めて前年を下回り，緩やかな人口減少へと転じた。なお，2055(令和37)年には9,744万人と1億人を割ると推定されている(国立社会保障・人口問題研究所：日本の将来推定人口)。人口性比は，女子100に対し男子は1950年96.3，2021年94.6と少なくなってきている。

　地域の人口の増減には，出生と死亡による自然増減だけではなく社会移動がある。現在，3大都市圏と地方圏における社会増減格差は広がっており，特に地方圏での生産年齢人口の減少や高齢化が先行する状況については十分に注視する必要がある。

（2） 人口ピラミッドと人口構造の変遷

　性・年齢別の人口構成を図式化したものを人口ピラミッドという。横軸(左右)は男女，縦軸は年齢を表している。2021(令和3)年10月1日現在のわが国の人口ピラミッドを図4-1に示した。昭和22～24年の第1次ベビーブーム期と昭和46～49年の第2次ベビーブーム期での突出がみられるが，その後は出生数が年々減少しているため，すそへ向かって次第に狭いひょうたん型を示しつつある。

　人口ピラミッドは各時代の戦争や感染症の流行，経済変化などの社会的背景による出生・死亡状況を反映し，そのピラミッド型のパターンの推移をみることで，人口構造の変遷がわかる(図4-2)。(a)はピラミッド型で戦前の日本を含めた多産多死の人口構造を表している。(b)のつりがね型は多産多死から少産少死へ移行する中間型で多産少死の人口構造を，(c)のつぼ型は少産少死の人口構造を表している。このように人口構成のパターンが移行する過程を人口転換(demographic transition)という。

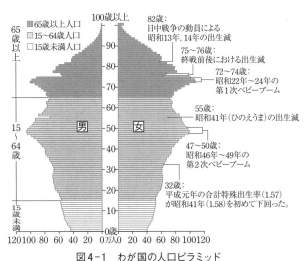

図4-1　わが国の人口ピラミッド
資料：総務省統計局，「人口推計」(令和3年10月1日現在)／
(財)厚生労働統計協会，「国民衛生の動向」2022/2023

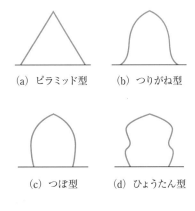

図4-2　様々な人口ピラミッド

（3） 人口指標

人口を性・年齢別の構成でみたものを人口構造といい，わが国では表4-1に示すように年齢を3区分(年少人口：0～14歳，生産年齢人口：15～64歳，老年人口：65歳～)にして表している。表および脚注にそれぞれの人口の総人口に対する割合(年少人口割合，生産年齢人口割合，老年人口割合)や諸指数(年少人口指数，老年人口指数，従属人口指数，老年化指数)の算出式を示した。これらは人口構造の特性や人口の動向を表す人口指標として国際的にもよく使われる。社会の高齢化の指標には，前述の老年人口指数のほかにも平均値年齢や中位数(メディアン)年齢などが用いられる。2015(平成27)年の平均年齢，中位数年齢はそれぞれ46.4歳，46.7歳であるが，2050年になると各年齢は52.3歳，54.7歳とさらに高齢化するとともに，その差は一層開いていくと推定されている。また，被扶養者/扶養者の比率である従属人口指数は戦後40～70で推移してきたが，今後50年では100に達するといわれている(国立社会保障・人口問題研究所：日本の将来推計人口(平成29年推計 改訂版))。

表4-1　わが国の年齢3区分別人口と諸指標の推移　　　　各年10月1日現在

	年齢3区分別人口（千人）[1]				年齢3区分別人口構成割合（%）[2]				指　数[3]			
	総　数	年少人口 (0～14歳)	生産年齢人口 (15～64歳)	老年人口 (65歳以上)	総　数	年少人口 (0～14歳)	生産年齢人口 (15～64歳)	老年人口 (65歳以上)	年少人口 指　数	老年人口 指　数	従属人口 指　数	老年化 指　数
昭和25年('50)	83,200	29,428	49,658	4,109	100.0[1]	35.4	59.7	4.9	59.3	8.3	67.5	14.0
35 （'60)	93,419	28,067	60,002	5,350	100.0	30.0	64.2	5.7	46.8	8.9	55.7	19.1
45 （'70)	103,720	24,823	71,566	7,331	100.0	23.9	69.0	7.1	34.7	10.2	44.9	29.5
55 （'80)	117,060	27,507	78,835	10,647	100.0[1]	23.5	67.4	9.1	34.9	13.5	48.4	38.7
平成2 （'90)	123,611	22,486	85,904	14,895	100.0[1]	18.2	69.7	12.1	26.2	17.3	43.5	66.2
12[1] （'00)	126,926	18,472	86,220	22,005	100.0[1]	14.6	68.1	17.4	21.4	25.5	46.9	119.1
22 （'10)	128,057	16,803	81,032	29,246	100.0[1]	13.2	63.8	23.0	20.7	36.1	56.8	174.0
27 （'15)	127,095	15,887	76,289	33,465	100.0[1]	12.6	60.7	26.6	20.8	43.9	64.7	210.6
令和2 （'20)	126,149	15,032	75,088	36,027	100.0	11.9	59.5	28.6	20.0	48.0	68.0	240.3
3 （'21)*	125,502	14,784	74,504	36,214	100.0	11.8	59.4	28.9	19.8	48.6	68.5	245.0

資料：(財)厚生労働統計協会，「国民衛生の動向」2022/2023より。＊令和3年値は2022年4月15日公表「人口推計(2021(令和3年) 10月1日現在)」による確定値に改変

注) 1) 平成22年までの国勢調査値には総数に年齢不詳を含む。また，年齢3区分別人口には，年齢不詳の案分はなく，構成割合は，年齢不詳を除いた人口を分母として算出している。平成27年，令和2年は年齢不詳補完値による。

3) 年少人口指数 = $\dfrac{年少人口}{生産年齢人口} \times 100$

老年人口指数 = $\dfrac{老年人口}{生産年齢人口} \times 100$

従属人口指数 = $\dfrac{年少人口＋老年人口}{生産年齢人口} \times 100$

老年化指数 = $\dfrac{老年人口}{年少人口} \times 100$

老年人口割合は人口の高齢化の目安として重要である。2021(令和3)年の老年人口割合は28.9%で，2055年には38.0%に達すると予測されており，極端な高齢社会が到来すると考えられる。

15歳以上の人口のうち，就業者と完全失業者の合計である労働力人口は，

(単位 万人)　　表4-2　労働力人口の推移　　　　各年平均

	15歳以上[3] 人　口	労働力人口			非労働 力人口	労働力[1] 人口比率 (%)	完全[2] 失業率 (%)
		総　数	就業者	完全 失業者			
総　数							
昭和55年(1980)	8,932	5,650	5,536	114	3,249	63.3	2.0
平成2 （'90)	10,089	6,384	6,249	134	3,657	63.3	2.1
12 (2000)	10,836	6,766	6,446	320	4,057	62.4	4.7
22 （'10)	11,111	6,632	6,298	334	4,473	59.6	5.1
27 （'15)	11,110	6,625	6,401	222	4,479	59.6	3.4
令和2 （'20)	11,080	6,868	6,676	191	4,204	62.0	2.8
3 （'21)	11,080	6,860	6,667	193	417	62.1	2.8
男							
昭和55年(1980)	4,341	3,465	3,394	71	859	79.8	2.0
平成2 （'90)	4,911	3,791	3,713	77	1,095	77.2	2.0
12 (2000)	5,253	4,014	3,817	196	1,233	76.4	4.9
22 （'10)	5,365	3,850	3,643	207	1,513	71.6	5.4
27 （'15)	5,365	3,773	3,639	135	1,588	70.3	3.6
令和2 （'20)	5,354	3,823	3,709	115	1,527	71.4	3.0
3 （'21)	5,332	3,803	3,687	116	1,526	71.3	3.1
女							
昭和55年(1980)	4,591	2,185	2,142	43	2,391	47.6	2.0
平成2 （'90)	5,178	2,593	2,536	57	2,562	50.1	2.2
12 (2000)	5,583	2,753	2,629	123	2,824	49.3	4.5
22 （'10)	5,746	2,783	2,656	127	2,960	48.5	4.6
27 （'15)	5,746	2,852	2,764	89	2,891	49.6	3.1
令和2 （'20)	5,726	3,044	2,968	76	2,677	53.2	2.5
3 （'21)	5,744	3,057	2,980	77	2,650	53.5	2.5

資料：総務省統計局「労働力調査」(基本集計)

注) 1) 労働力人口比率 = $\dfrac{労働力人口}{15歳以上人口} \times 100$　　2) 完全失業率 = $\dfrac{完全失業者}{労働力人口} \times 100$

3) 15歳以上人口には労働力状態不詳を含む。

2021（令和3）年平均で6,860万人であり，男女別でみると男性は前年より20万人減の3,803万人，女性は13万人増の3,057万人であった。また，2021（令和3）年平均の就業者数は6,667万人と前年に比べ9万人減少したのに対し，完全失業者数は193万人と2年連続の増加となった。なお，2021（令和3）年平均の完全失業率は2.8％であった（表4-2）。

C 世界の人口

国連の推計では2021（令和3）年，地球上の総人口は78億人に達している。2020（令和2）年，世界で最も人口の多い国は中国（14億4千万人）であるが，2位のインド（13億9千万人）が間もなく最多人口国になるといわれている。なお，1億人以上の人口をもつ国は世界で15か国，3千万人以上の国は48か国である。世界人口が増加し始めたのは1650年頃からで，この時期の増加原因は産業革命期の社会経済の発展に歩調を合わせるものであった。先進国の多くは150年以上の長い時間をかけて多産多死から少産少死へ転換した。一方，開発途上国では，非常に早いスピードで人口転換の時期を迎え，第二次世界大戦後，人口爆発といわれるほどの激しい増加を示した。2022（令和4）年の国連の推計によると1950年に約25億人であった世界人口は加速的に増え，2050年には97億人に達すると予測されている（図2-1 p.12参照）。

3. 人口動態統計

A 人口動態統計と各指標の届出制度

人口の変動に関わる要因のうち，出生，死亡，死産（胎児の死亡），婚姻，離婚の発生状況をまとめたものが人口動態統計である（巻末参考表 表-1 p.275参照）。出生，死亡，婚姻，離婚については戸籍法により，死産については死産の届出に関する規定によって届出が義務づけられている。原則として出生は14日以内，死亡と死産は7日以内に届け出ることになっており，出生，死亡，死産は最近親者が，婚姻，離婚は当事者がそれぞれの届出用紙を市区町村に提出する。

2016（平成28）年1月より行政を効率化し，国民の信頼性を高め，公平・公正な社会を実現する社会基盤として，「マイナンバー制度」が運用開始となった。社会保障・税・災害対策などの分野で効率的に情報を管理し，複数の機関が保有する個人の情報が同一人の情報であることを確認するために活用されるこの制度は，住民基本台帳に登録された住民票をもつすべての人に12桁の個人番号が割り当てられる。住民基本台帳は，地域人口の把握に関連するシステムである。氏名，生年月日，性別，住所などが記載された住民票を編成したもので，国民健康保険や介護保険，国民年金の被保険者の資格の確認など，住民に関する事務処理の基礎として利用されている。現住所の証明や選挙人の登録のほか，人口の調査（人口動態など）にも用いられているが，2012（平成24）年7月からは一定期間以上日本国内に滞在する外国籍中長期滞在者や特別永住者なども外国人住民として住民基本台帳法の適用を受けることとなった。人口動態がどう変化しているのか，すなわち，どの程度の人口がその地域に住んでいるのかを示すものを定住人口（居住人口ともいう）というのに対し，その地域に訪れる人のことを交流人口とよんでいる。人口動態調査票の作成は市区町村で行われ，保健所に送付されて月毎に集計され，都道府県を経由して厚生労働省に送られる。同省統計情報部では，全国のデータを集計，編集し，毎年，人口動態統計として公表している（表4-7 p.47参照）。

なお，後述する出生率や死亡率などのように当該事象を人口で割って算出する際，分母となる人口を性や年齢などによって分けない総人口とした率を粗率といい，衛生状態や人口構成などを含めた包

括的な比率である。例えば死亡率でいえば，実際にその人口が死亡において失われる程度を示すものとしての意義をもち，粗死亡率は単に死亡率ということが多い。人口動態統計では，分母は通常，日本人人口（10月1日現在）を用いている。

B 出　生

（粗）出生率は出生数を分子とし，総人口を分母とした値で通常人口千人対で表す。人口問題を取り扱う分野で出生率は重要な健康指標の一つである。将来人口の予測やその集団における出生力の推定には総人口を分母とせず，出産可能な15～49歳（再生産年齢）の女子を用いた再生産率（合計特殊出生率）（表4-7 p.47参照）や，産まれる子どものうち女児のみについて考え，1人の女性が一生の間に平均して何人の女子を産むかを表す総再生産率，さらに，総再生産率で産まれた女児が妊娠可能な年齢に達するまでに起こる死亡状況を考慮した純再生産率を用いて検討する（巻末参考表 表-1 p.275参照）。

再生産率では2より，また総再生産率では1より大きくなければ，将来人口は減少すると考えられる。女児の条件を最も厳密に考えた純再生産率では，値が1.0であることは1人の女児が1人の妊娠可能な女性に置き換わることを意味し，人口の増減はない（静止人口）。合計特殊出生率を純再生産率で割った値は人口が静止するために必要な値で，これを人口置換水準という。2020（令和2）年で2.06である。

出生水準を国際比較する際には，人口の年齢構成の違いに影響されないという点で，再生産率（合計特殊出生率）が有用とされている。わが国の出生率は明治以降，比較的高率で経過し，第二次世界大戦後の1947～49（昭和22～24）年には，第1次ベビーブームが起こり，出生数はピークを迎えて260万人台となり，合計特殊出生率も4を越えた（図4-3）。

1960年代後半には，第1次ベビーブームに産まれた人達が出産可能な年齢に達して第2次ベビーブームをむかえ，出生数は再び増加傾向となった。特に1971～74（昭和46～49）年は200万人を越える出生数があった。しかし，それ以降，再び減少傾向に転じ，2021（令和3）年の出生数は81万人で過去最少となっている。一方，1956（昭和31）年以降，合計特殊出生率は人口置換水準を下回り，2.0～2.1前後で推移し，さらに低下傾向が続いた。

2005（平成17）年には1.26まで下がったが，近年もち直しの兆しがみられ，2021（令和3）年は1.30である（巻末参考表 表-1(7) p.275参照）。合計特殊出生率の低下は，特に20歳代を中心とする若年者の出生率の低下によるものと考えられる。年齢5歳階級別にみると，29歳以下の各階級で低下しているものの，30歳以上の階級では上昇しており，最も合計特殊出生率が高いのは30～34歳となっている。

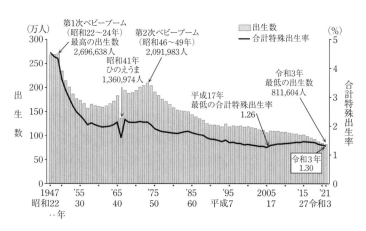

図4-3　出生数と合計特殊出生率の推移

資料：厚生労働省，「人口動態統計」/（財）厚生労働統計協会，「国民衛生の動向」2022／2023
注〕　令和3年は概数である。

C 死亡

死亡は一生を通じて1回だけ起こる比較的混乱が生じにくい事象のため，死亡の動向に係わる比率は健康水準の国際比較や地域間の比較によく用いられる。(粗)死亡率(以下「死亡率」)は死亡数を分子とし，総人口を分母とした値を人口千人対で表したものである(表4-7 p.47参照)。年齢でみると，新生児・乳児は身体機能が未熟なため，また40歳以上では加齢により死亡率は高くなる。

わが国の死亡率の年次推移を表4-3に示した。明治～大正の死亡率は人口千対20台で推移していたが，昭和に入ると20を下回って低下傾向が続き，1941(昭和16)年に16.0となった。この後，動態統計が中断され，復活した1947(昭和22)年には，14.6であったが，1960(昭和35)年には7.6と死亡率は半減した。この減少傾向は1983(昭和58)年まで続き，その後は人口の高齢化の影響で死亡率はやや上昇傾向にある。2021(令和3)年の死亡率は11.7であった。

表4-3 粗死亡率・年齢調整死亡率(人口千対)の推移

	粗死亡率[1]			年齢調整死亡率[2]	
	総 数	男	女	男	女
昭和25年 ('50)	10.9	11.4	10.3	18.6	14.6
35 ('60)	7.6	8.2	6.9	14.8	10.4
45 ('70)	6.9	7.7	6.2	12.3	8.2
55 ('80)	6.2	6.8	5.6	9.2	5.8
平成 2 ('90)	6.7	7.4	6.0	7.5	4.2
12 ('00)	7.7	8.6	6.8	6.3	3.2
22 ('10)	9.5	10.3	8.7	5.4	2.7
27 ('15)	10.3	10.9	9.7	5.0	2.6
令和 2 ('20)	11.1	11.8	10.5	…	…
*3 ('21)	11.7	12.4	11.1	…	…

資料：厚生労働省，「人口動態統計」/(財)厚生労働統計協会，「国民衛生の動向」2022/2023

注) 1) 年齢調整死亡率と併記したので粗死亡率と表したが，単に死亡率といっているものである。
2) 年齢調整死亡率の基準人口は「昭和60年モデル人口」であり，年齢5歳階級別死亡率により算出した。
＊概数である。

表4-4 65歳以上死亡数の死亡総数に対する割合の国際比較

	割合(%)
日　　　　　　本 ('20)	90.8
カ　ナ　ダ ('19)	80.8
アメリカ合衆国 ('19)	74.2
フ　ラ　ン　ス ('19)	84.2
ド　イ　ツ ('19)	85.6
イ　タ　リ　ア ('19)	89.3
オ　ラ　ン　ダ ('19)	85.6
スウェーデン ('19)	88.6
イ　ギ　リ　ス ('19)	84.3
オーストラリア ('19)	81.7
ニュージーランド ('20)	80.5

資料：厚生労働省，「人口動態統計」/(財)厚生労働統計協会，「国民衛生の動向」2022/2023 UN「Demographic Yearbook」

50歳以上の死亡割合(Proportional Mortality Ratio：PMR，Proportional Mortality Indicator：PMIともよばれる)は死亡総数に対する50歳以上の死亡割合をいい，人口を分母とせず，死亡数のみから算出される。死因統計がよく整理されていない地域や開発途上国などでも年齢別死亡統計からおよその死亡状況を把握でき，保健水準の高さを表す総合指標の一つである。高齢者の死亡割合が高いほどPMIの値は大きくなり，若中年層での死亡が少ないことを表す。何歳以上の死亡割合を用いるかによって，PMI60(60歳以上の死亡割合)やPMI80(80歳以上の死亡割合)などがある。65歳以上の死亡割合(PMI65)の国際比較(表4-4)では，日本の割合は90.8％と先進国のなかでも非常に高く，わが国の保健水準は世界でも高いレベルにあるといえる。

D 死因統計と死因分類(ICD)

人口動態統計をはじめ，死亡に関する統計はいくつかあるが，そのなかでも死因統計は医師が死亡と診断した際に記載する死亡診断書が基本となり作成される。死因別に死亡状況を比較する場合，国際的には統一された分類が必要である。世界保健機関(WHO)は現在「疾病及び関連保健問題の国際統計分類(International Statistical Classification of Diseases and Related Health Problems：ICD)」を定めているが，そのルーツは1900(明治33)年に定められた国際疾病分類に遡る。医学の進歩に伴う疾病像の解釈やカルテの管

理，多様化する用途などに合わせ，以後，約10年毎に分類方法や分類コード等に修正が加えられている。わが国では1995（平成7）年以降は第10回改訂（ICD - 10）を採用し，2006（平成18）年からは，ICD - 10（2003年版）の勧告に応じて使用している。また，2022年8月末時点で，2003年版以降の修正内容を反映させたICD - 10（2013年版）を2016（平成28）年1月から「疾病，傷害及び死因の統計分類」に，2017（平成29）年1月から人口動態統計にそれぞれ適用している。なお，WHOでは2019年5月に最新のICD - 11が承認され，2022年には正式に発効した。日本でも告示改正に向けて疾病，傷害及び死因分類専門委員会や日本医学会等の専門家による日本語訳の作業等が進められている。

　死因別死亡率（cause - specific death rate）は，ある特定の疾患による死亡数を分子とし，総死亡数を分母とした値を人口10万人対で表したものである。この指標の年次推移などから死因構造の変遷を知ることができる（図4 - 4）。結核・胃腸炎・肺炎などの感染症による死亡が第二次世界大戦後，栄養・衛生状態の改善，医療水準の向上により急激な減少を示した。感染症に代わって悪性新生物と心疾患が急速に増加し，脳血管疾患と共に1958（昭和33）年からわが国の3大死因となった。しかし高齢者の増加により，2011（平成23）年から肺炎が浮上し，悪性新生物，心疾患，肺炎，脳血管疾患を合わせた主要4死因の全死因に占める割合が2020（令和2）年には53.8％となった。また，2018（平成30）年以降，老衰が死因の第3位となったが，その死亡率も上昇し続けている。なお，平成7年に脳血管疾患が増加し，心疾患が減少したが，これはICD - 10の適用と死亡診断書の改正による影響であり，死亡状況が変化したためではないと考えられる。

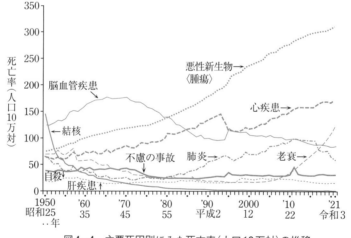

図4 - 4　主要死因別にみた死亡率（人口10万対）の推移

資料：厚生労働省，「人口動態統計」/（財）厚生労働統計協会，「国民衛生の動向」2022/2023

注〕　1）死因分類はICD - 10（2013年版）準拠（平成29年適用）による。なお，平成6年まではICD - 9による。
　　　2）令和3年は概数である。

E　　**年齢調整死亡率**　　集団での死亡状況はその集団の年齢構成により大きく影響される。若者が多ければ死亡者は少なく，高齢者が多ければ死亡者が多くなるからである。そこで，健康的集団であるか否かを（死亡率が少なければよりよい集団といえる）年齢構成が異なる集団間で死亡状況を用いて比較する場合，各集団で得られた（粗）死亡率では比較評価できないため，年齢構成の歪みを補正し，均一化した年齢調整死亡率（age - adjusted death rate）を使用する必要がある。この操作を調整（または標準化）といい，調整に使用される人口が基準人口であ

る。厚生労働省では高齢化を反映した新たな基準人口として，2020（令和2）年より「2015（平成27）年モデル人口」を使用している。年齢調整死亡率の算定方法には直接法と間接法の2通りがある。

（1）直接法

観察人口の年齢階級別死亡率が明らかで国や県のような規模の大きな集団間の比較には直接法が適している。この方法では観察集団の年齢階級別死亡率と基準人口の年齢構成から期待死亡数を年齢階級ごとに作成し，全期待死亡数を算出する。これを基準人口で割ったものを観察集団の年齢調整死亡率としている。（表4-5）を例に以下に計算手順を示す。

表4-5 年齢調整死亡率の直接法による計算例

年齢階級	基準人口	A町人口			期待死亡数の計算
	人口数	人口数	死亡数	死亡率	
0〜14	2,000	150	4	0.03	60（＝2,000×0.03）
15〜64	4,000	450	10	0.02	80（＝4,000×0.02）
65〜	1,000	600	60	0.10	100（＝1,000×0.10）
合　計	7,000	1,200	74	0.06	240

年齢調整死亡率＝2,000×0.03＋4,000×0.02＋1,000×0.10/2,000＋4,000＋1,000＝0.03

A町の粗死亡率は0.06（＝74/1,200）である。各年齢階級の死亡率は，それぞれ0.03，0.02，0.10である。基準人口における各年齢階級の人口2,000，4,000，1,000人当たりの期待死亡数を計算すると，2,000×0.03＝60，4,000×0.02＝80，1,000×0.10＝100となり，期待死亡総数は240人である。年齢調整死亡率は基準人口の総数7,000人で期待死亡総数240人を割ったもので0.03となる。A町の粗死亡率が，年齢調整死亡率よりも高かったのは，高齢者（死亡率が高い）が多かったためである。

例えば，日本のがんの年齢調整死亡率（人口10万対）の推移（図4-5）では，胃の悪性新生物による年齢調整死亡率は男女とも昭和40年代あたりから低下し，現在は2分の1から3分の1になっている。

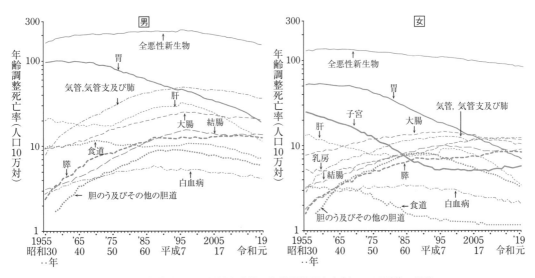

図4-5 部位別にみた悪性新生物の年齢調整死亡率（人口10万対）の推移

資料：厚生労働省，「人口動態統計」/（財）厚生労働統計協会，「国民衛生の動向」2022/2023
注〕 1）大腸は結腸と直腸S状結腸移行部及び直腸を示す。ただし，昭和40年までは直腸肛門部を含む。
　　 2）結腸は，大腸の再掲である。　3）肝は，肝及び肝内胆管を示す。
　　 4）年齢調整死亡率の基準人口は「昭和60年モデル人口」である。

しかし，この間の粗死亡率は，ほとんど変わっていない。つまり，昔と比べると同じ年代の人が胃がんで死亡するリスクは大変低い社会になっていることがわかる。粗死亡率があまり変化していないのは，胃がんになりやすい高齢者が増加しているためと読みとれる。一方，女性は乳房がんで死亡するリスクが昭和55年に比べ20年後は1.7倍，粗死亡率が2.8倍なので，年齢構成の変化による影響もあるが，乳がんになりやすい社会・生活（食を含めた）環境になっているといえる。

（2）　間接法

市区町村など比較的小さな集団の場合には間接法が適している。観察人口の年齢階級別死亡率が不明であっても総死亡数と年齢階級別人口が得られていれば，年齢調整死亡率の算出は可能である。はじめに基準人口の年齢階級別死亡率を観察人口にあてはめて年齢階級別死亡数とその総和である期待死亡数を算出しておき，観察されている総死亡数をこの期待死亡数で割って標準化死亡比（Standardized Mortality Ratio：SMR）を求める。このSMRに基準人口の（粗）死亡率を掛けたものが年齢調整死亡率であるが，間接法では年齢調整死亡率まで算出せず，標準化死亡比を指標として用いることが多い。

なお，表4-6の計算手順は，まずB町の粗死亡率0.07（＝190/2,700）を出す。各年齢階級の期待死亡数は，それぞれ1,800×0.02＝36，600×0.04＝24，300×0.04＝12で，期待死亡総数は72人である。実際に観察された総死亡数は190人で，観察死亡数と期待死亡数の比をとり，100倍したものが標準化死亡比263.9（＝190/72×100）となり，B町は死亡リスクが高く，健康水準が低いといえる。

表4-6　年齢調整死亡率の間接法による計算例

年齢階級	基準人口			B町人口			期待死亡数の計算
	人口数	死亡数	死亡率	人口数	死亡数	死亡率	
0 ～ 14	2,400	48	0.02	1,800	不明	不明	36（＝ 1,800 × 0.02）
15 ～ 64	4,800	192	0.04	600	不明	不明	24（＝　600 × 0.04）
65 ～	3,200	128	0.04	300	不明	不明	12（＝　300 × 0.04）
合　計	10,400	368	0.04	2,700	190	0.07	72

標準化死亡比＝190/72×100＝263.9　　年齢調整死亡率＝0.04×2.639＝0.106

2013 ～ 2017（平成25 ～ 29）年の標準化死亡比を市区町村別でみると，男性では神奈川県横浜市青葉区が最も低く（76.2），次いで神奈川県横浜市麻生区（77.6）が，女性では沖縄県中頭郡北中城村（71.9），群馬県利根郡川場村（72.4）の順となっている（厚生労働省：「人口動態保健所・市区町村別統計」ただし，主要死因が欠損している市区町村は除く）。一般的に標準化死亡比が100より大きいということは，その地域の死亡状況は全国より悪く，100より小さいということは全国よりよいということを意味する。

F　死産，周産期死亡，乳児死亡，妊産婦死亡

出産や出生に関わる胎児，乳児，妊産婦の死亡に関する比率は出産数または出生数を分母として作成される。これらの指標は母子保健領域のみならず，母子を取り巻く衛生状態の良否や経済・教育状況など総合的な地域保健評価に重要な役割を果たしている（表4-7）。

死産は「死産の届出に関する規定」で妊娠満12週以後の死児の出産をいう。死産率は死産数を分子とし，出生数と死産数を足したものを分母とした値を千人対で表したものである。乳児死亡は生後1年未満の死亡をいい，乳児死亡数を分子とし，出生数を分母とした値を千人対で表したものを乳児死亡率という。この指標は，母子保健指標のなかでも特に重要とされている。乳児期は死亡の危険度が高い

表4-7　人口動態統計(確定数)の概況

	人　　　数			率	
	令和3年	令和2年	対前年増減	令和3年	令和2年
出　生(人)	811,622	840,835	△　　29,213	6.6	6.8
男	415,903	430,713	△　　14,810	7.0	7.2
女	395,719	410,122	△　　14,403	6.3	6.5
死　亡(人)	1,439,856	1,372,755	67,101	11.7	11.1
男	738,141	706,834	31,307	12.4	11.8
女	701,715	665,921	35,794	11.1	10.5
乳児死亡(人)	1,399	1,512	△　　　113	1.7	1.8
新生児死亡	658	704	△　　　　46	0.8	0.8
自然増減(人)	628,234	△531,920	△　　96,314	△5.1	△4.3
死　産(胎)	16,277	17,278	△　　1,001	19.7	20.1
自然死産	8,082	8,188	△　　　106	9.8	9.5
人工死産	8,195	9,090	△　　　895	9.9	10.6
周産期死亡(胎)	2,741	2,664	77	3.4	3.2
妊娠満22週以後の死産	2,235	2,112	123	2.7	2.5
早期新生児死亡	506	552	△　　　　46	0.6	0.7
婚　姻(組)	501,138	525,507	△　　24,369	4.1	4.3
離　婚(組)	184,384	193,253	△　　8,869	1.50	1.57
合計特殊出生率				1.30	1.33
年齢調整死亡率					
男				13.6	13.3
女				7.4	7.2

資料：厚生労働省，「人口動態統計」

注〕　出生・死亡・自然増減・婚姻・離婚・年齢調整死亡率は人口千対，乳児死亡・新生児死亡・早期新生児死亡率は出生千対，死産率は出産(出生＋死産)千対，周産期死亡・妊娠満22週以後の死亡率は出産(出生＋妊娠満22週以後の死産)千対である。年齢調整死亡率算出のための基準人口は「平成27年モデル人口」である。

年齢であることから，この期間をさらに細分し，早期新生児期(生後1週未満)，新生児期(生後4週未満)としてそれぞれの死亡率を算出し，指標とする場合もある。表4-8に乳児死亡率・新生児死亡率の年次推移の国際比較を示した。わが国は大正末期まで150以上と非常に高かったが，その後，低下して戦時中の統計中断前としては1941(昭和16)年に84.1の最低値を示した。戦後以降も急速な低下が続き，1975(昭和50)年には10.0，2020(令和2)年には1.8と世界でも最低率クラスの水準を維持している。

　妊産婦死亡率は妊産婦死亡数を分子とし，出産数(出生＋死産)を分母にした値を10万対で表したものである。ただし，国際比較には出生10万対を用いる。日本における妊産婦死亡率の推移をみると，1980(昭和55)年には1950(昭和25)年に比べ，約1/8の19.5に減少した。近年はさらに低くなっており，2020(令和2)年は，2.7となっている。

　周産期死亡は妊娠期22週以後の死産と生後1週未満の早期新生児死亡を合わせたものである。国によって死産の定義が一致せず，また早期新生児死亡が死産とされることがあるなど扱いが様々であること，さらに妊娠22週以後の死産と生後1週未満の早期新生児死亡は，ともに母体の健康状態に大きく影響される共通点をもつことから比較的信頼できる国際比較可能な指標として，1950年にWHOにより提唱された。周産期死亡率は前述の周産期死亡数を分子とし，出生数に満22週以後の死産数を加えたものを分母とした値を千人対で表している。わが国の周産期死亡数・率の推移を図4-6に示したが，死亡数，死亡率とも年々低下しており，周産期死亡は改善されつつある。

表4-8　乳児死亡率・新生児死亡率(出生千対)の国際比較

	乳児死亡率					新生児死亡率				
	1980年	'90	2000	'10	'20	1980年	'90	2000	'10	'20
日　　　　本	7.5	4.6	3.2	2.3	1.8	4.9	2.6	1.8	1.1	0.8
カ ナ ダ	10.4	6.8	5.3	'08) 5.1	'19) 4.4	6.7	4.6	3.6	'06) 3.7	'19) 3.3
アメリカ合衆国	12.6	9.1	6.9	6.1	'19) 5.6	8.4	5.8	4.6	'09) 4.2	'18) 3.8
オーストリア	14.3	7.9	4.8	3.9	'19) 2.9	9.3	4.4	3.3	2.7	'19) 2.3
デ ン マ ー ク	8.4	7.5	5.3	3.4	'19) 3.0	5.6	4.5	'01) 3.5	2.6	'19) 2.4
フ ラ ン ス	10.0	'91) 7.3	4.4	3.5	'19) 3.6	5.6	3.6	'03) 2.9	'09) 2.4	'18) 2.6
ド イ ツ	12.6	7.0	4.4	3.4	'19) 3.1	7.8	3.5	2.3	'07) 2.7	'19) 2.3
ハ ン ガ リ ー	23.2	14.8	9.2	5.3	'19) 3.5	17.8	10.8	6.2	3.5	'19) 2.2
イ タ リ ア	24.5	8.5	4.5	3.2	'19) 2.8	11.2	6.2	'03) 3.4	'08) 2.4	'18) 2.0
オ ラ ン ダ	8.6	7.1	5.1	3.8	'19) 3.8	5.7	5.7	3.9	'09) 2.9	'19) 2.7
ポ ー ラ ン ド	21.3	16.0	8.1	5.0	'19) 3.8	13.3	1136	5.6	3.5	'19) 2.8
スウェーデン	6.9	5.6	3.4	2.5	'19) 2.1	4.9	4.9	'01) 2.5	1.6	'19) 1.4
ス イ ス	9.1	7.1	4.9	3.8	'19) 3.3	5.9	3.8	3.6	3.1	'19) 2.7
イ ギ リ ス	12.1	'91) 7.4	5.6	4.3	'19) 3.9	7.7	4.5	3.9	'09) 3.2	'19) 2.9
オーストラリア	10.7	8.2	5.2	4.1	'19) 3.3	7.1	4.9	3.5	2.8	'19) 2.4
ニュージーランド	13.0	'91) 8.3	6.1	5.1	4.0	5.8	4.1	3.6	'09) 2.8	2.7

資料：厚生労働省，「人口動態統計」/(財)厚生労働統計協会，「国民衛生の動向」2022/2023　UN「Demographic Yearbook」
注〕　ドイツの1990年までは旧西ドイツの数値である。

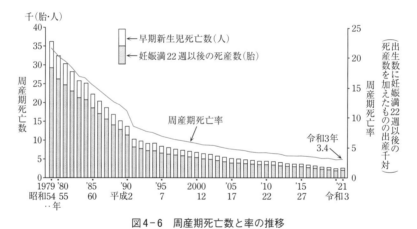

図4-6　周産期死亡数と率の推移

資料：厚生労働省，「人口動態統計」/(財)厚生労働統計協会，「国民衛生の動向」2022/2023
注〕　令和3年は概数である。

G 婚姻・離婚と家族形態

　わが国では，婚姻の減少(有配偶率の低下：未婚化)や離婚，晩婚化をはじめ，晩産化や産児制限の進展などが，1975年以降の出生率の低下(少子化)に大きく影響した(表4-7)。第二次世界大戦直後は戦場からの復員や海外からの引揚げにより，婚姻・離婚とも大幅に増加した。第1次ベビーブーマーが結婚期を迎えた1970～1974(昭和45～49)年には婚姻件数は100万組を突破した。しかし，その後は減少傾向に転じ，2021(令和3)年は501,116組，婚姻率は人口千対4.1であった。一方，離婚件数は戦後，ほぼ横ばいから増減を繰り返し，2002(平成14)年には28万9千件で戦後最多となった後は徐々に減少し，2021(令和3)年は184,386組，離婚率は人口千対1.50となった。このような状況は，平均余命が伸び超高齢社会でもある日本の家族形態も変化させている。2019(令和元)年における全国の世帯総数は，5,178万5千世

帯となっており，世帯構造別では，単独世帯28.8%，核家族世帯59.8%（うち夫婦のみ24.4%，夫婦と未婚の子28.4%，ひとり親と未婚の子7.0%），三世代を含むその他の世帯11.4%である。1989（平成元）年には各々20.0%，60.3%（16.0%，39.3%，5.0%），19.7%であったことと比べると，単独世帯の増加，夫婦と未婚の子の核家族・三世代家族の減少がみられる。さらに世帯類型別でみた場合，高齢者世帯の割合は1989（平成元）年の7.8%から2019（令和元）年には28.7%へと大幅に増加している。これまで家族の機能であった育児・介護への公的サービスの充実が必要な状況が進んでいる。これまで家族の機能であった育児・介護への公的サービスの充実が必要な状況が進んでいる。

4. 生命表

A 生命表

生命表とは，ある時点における死亡状況（年齢階級別死亡率）が将来にわたって今後不変に続くと仮定した場合，同一時期に出生した集団（10万人を仮定）が年次と共に死亡して減少する過程を表したものである。生命表には，全国単位のものとして人口動態統計（確定数）と国勢調査に基づき5年ごとに作成される「完全生命表」とその間の人口動態統計（概数）と推定人口から作成される「簡易生命表」がある。このほか，行政規模に応じて「都道府県別生命表」や「市区町村別生命表」がある。生命表に用いられる生命関数の意味は以下の通りである。

死　亡　率　$_nq_x$　x歳ちょうどの者が$x + n$歳に達しないで死亡する確率
生　存　数　l_x　10万人の出生者が上記の死亡率に従って死亡していく場合，x歳に達するまで生き残る人数の期待値
死　亡　数　$_nd_x$　x歳ちょうどの生存者l_x人のうち，$x + n$歳に達しないで死亡する人数の期待値
定常人口　$_nL_x$　毎年10万人の出生があり，かつ上記の年齢別死亡率が一定不変の場合における定常状態（人口集団の年齢構成が一定の型に収束した状態）のx歳以上$x + n$歳未満の人口
定常人口　T_x　x歳以上の定常人口
平均余命　$\mathring{e}_x$　x歳ちょうどの者の，その後の生存年数の期待値（T_x/l_xで得られる）

生命表は，現実の人口集団の年齢構成に影響されず，その集団の死亡状況のみを表しているため，死亡状況の厳密な分析や地域での健康水準の比較などに適している。

図4-7は，ある年に生まれた10万人の出生集団が，その年の年齢別死亡率が将来も不変であると仮定した場合に，どのような形で減少していくかを示している。また，平均余命は下式で表される。

平均余命
＝x歳以上の定常人口$(T_x)/x$歳の生存数(l_x)

なお，x歳以上の定常人口はx歳以上の各年齢別人口の総和であり，図のa, x, bで囲まれた部分の面積である。

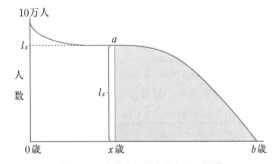

図4-7　生命表の概念図とその説明

B 平均余命と平均寿命　平均余命とは，ある年齢
（x歳）の生存者が平均し
てそのあと何年生きられるか，その期待値を指すものである。
そのうち，0歳の平均余命のことを特に平均寿命という。出
生後の平均生存年数を意味する平均寿命は全年齢の死亡状況
を集約したものであり，保健福祉水準の包括的指標として広
く用いられている。

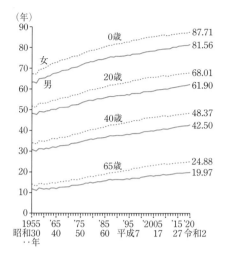

図4-8　平均余命の推移
資料：厚生労働省，「簡易生命表」「完全生命表」/
　　　（財）厚生労働統計協会，「国民衛生の動
　　　向」2022/2023

　わが国の平均寿命は，明治・大正と低い水準であったもの
の昭和に入ると徐々に改善し，戦後直後の第8回完全生命表
（1947年）では，男女共に50年（歳）を超えた。その後も平均
寿命は延び続け，1984（昭和59）年に女性は80歳を超えた（図
4-8）。社会の近代化により，乳児死亡率が低下すると平均寿
命は大きく延伸する。日本の平均寿命の延びは，これに加え
て昭和20年代での結核死亡率の減少や中高年齢者の死亡率
の改善（脳血管死亡率の減少）が関係しているといわれている。
2020（令和2）年の完全生命表によると，わが国は男性81.56年，女性87.71年といずれも80年を超えて
おり，スイスやスウェーデンなどの国々と同様に世界有数の長寿国の一つとなっている（表4-9）。

表4-9　平均寿命の国際比較　　　　（単位　年）

	男	女	作成期間
日　　　　　　　　本	81.56	87.71	2020
カ　　ナ　　ダ	79.82	84.11	2018〜2020
ア メ リ カ 合 衆 国	74.5	80.2	2020
フ　ラ　ン　ス	79.10	85.12	2020
ド　　イ　　ツ	78.64	83.40	2018〜2020
イ　タ　リ　ア	79.672	84.395	2020
ス　　イ　　ス	81.0	85.1	2020
イ　ギ　リ　ス	79.04	82.86	2018〜2020

資料：当該政府からの資料によるもの。
　　　（財）厚生労働統計協会，「国民衛生の動向」2022/2023

C 健康寿命　わが国では平均寿命の延伸により高齢者世代が増加傾向にある
が，それとともに寝たきりや認知症，介護を必要とする高齢者も
年々増えつつある。「どのくらい生きられるのか」という人生の長さ（量）だけでなく，現代は「どのよ
うに暮らしているのか」という人生の中身（質）も問われるようになった。これに呼応した健康指標の
一つとして健康寿命が挙げられる。健康寿命は，寿命のなかで自立した健康状態で生きられる期間と
定義される。健康寿命の計算方法にはいくつかあるが，世界保健機関（WHO）は，障害による損失と
早世による損失の年数を差し引いた「障害調整生存年数（Disability‐Adjusted Life Year：DALY）」を用い
ている。2022（令和4）年版の世界保健統計によれば，WHO加盟国194の国と地域の中で2019（令和
元）年のわが国の健康寿命は74.1年で世界1位であった。また，2位はシンガポールで73.6歳，3位は
韓国で73.1歳であった（WHO：World Health Statistics 2022）。厚生労働省では健康寿命を男女ともさらに延
ばすこと（2040年までに2016年比3年以上）を目標にした「健康寿命延伸プラン」を2019年に策定し，

①次世代を含めたすべての人の健やかな生活習慣形成　②疾病予防・重症化予防　③介護予防・フレイル対策，認知症予防，の3分野での2025年までの工程表を示した。健康日本21，Smart Life Project などの取り組みをさらに進めるとともに，新たに「健康無関心層も含めた予防・健康づくりの推進」や「地域・保険者間の格差の解消」に向けて，「自然に健康になれる環境づくり（健康な食事や運動ができる環境，居場所づくりや社会参加））」や「行動変容を促す仕掛け（行動経済学の仕組み，インセンティブ）」などの取り組みが推進されている（第7章 1.A 健康行動の視点と理論 p.86参照）。

5. 傷病統計

　死因などの重篤な疾病の状況は，ある程度人口動態統計によって把握できる。しかし，死亡統計では致命率の低い疾病に関する実態は掴めないので，厚生労働省は疾病統計として患者調査と国民生活基礎調査を実施している。患者の受診状況を医療機関の側から把握する患者調査，国民の健康状態の把握のために世帯（住民）を対象に行う国民生活基礎調査の他，病院統計として医療施設調査や病院報告などが行われている。

A　患者調査　患者調査は，病院および診療所を利用する患者の傷病状況などの実態を明らかにし，医療行政の基礎資料を得るために行われている基幹統計調査である。調査は3年に1回であり，退院患者（9月の1か月間）と入院および通院患者（10月中旬の3日間のうち医療施設毎に定める1日）の受診および傷病について，全国の医療施設のなかから層化無作為で抽出された施設を対象として実施される。調査事項は，患者の性別，出生年月日，患者の住所，入院・外来の種別，受療状況，診療費等支払方法，紹介の状況，その他関連する事項となっている。これらにより，患者数や退院患者の平均在院日数などの指標が算出される。なお，疾病構造の変化や医療技術向上による診療内容の変化などに伴い診療間隔が長期化していることから，2020（令和2）年の調査より平均診療間隔および総患者数の算出方法が見直されることとなった。

1）受療率

　受療率とは，推定患者数を人口10万人対で示したものである（巻末参考表 表-1(15) p.276参照）。2020（令和2）年の全国の受療率（人口10万対）は，「入院」が960，「外来」が5,658であり，年齢階級別でみると入院・外来共に「65歳以上」の受療率は高いものの，年次推移ではいずれも低下の傾向にある。一方，疾病（大分類）別にみると，入院では「精神及び行動の障害」が188と最も高く，「循環器系の疾患」が157，「損傷，中毒及びその他の外因の影響」が107と続いている。外来では，「消化器系の疾患」が1,007，「筋骨格系及び結合組織の疾患」が718，「循環器系の疾患」が652となっている。

2）推計患者数

　推計患者数とは，調査日当日に医療機関（病院，一般診療所，歯科診療所）を受療した患者数を推計したものである。2020（令和2）年の調査では推定入院患者数が121.1万人，推計外来患者数は713.8万人となっている。

3）総患者数

　総患者数とは，調査日には医療施設で受療していないが継続的に医療を受けている外来患者も含めた数値である（巻末参考表 表-1(16) p.276参照）。2020（令和2）年は「循環器系の疾患」が2,041万人，「消化器系の疾患」が1,762万人，「内分泌，栄養及び代謝疾患」が1,148万人となっている。

B 国民生活基礎調査

（1）　調査の目的

　国民生活基礎調査は，保健，医療，福祉，年金，所得など国民生活の基礎的事項を調査し，厚生労働行政の企画・運営に必要な基礎資料を得るとともに各種調査での親標本の設定を目的として，それまで実施していた複数の生活調査を1986(昭和61)年に統合した調査である。2009(平成21)年から基幹統計調査に定められている。なお，2020(令和2)年は新型コロナウイルス感染症の対応等から中止となった。

（2）　調査の対象と方法

　厚生労働省が管轄機関となり，全国の世帯および世帯員を対象として，簡易調査は毎年，大規模調査は3年毎に実施される。調査事項(内容)は，以下の5つの調査票に大別される。

　①世帯票(性，出生年月，配偶者の有無，単独世帯の状況，家計支出総額，就業状況など)

　②健康票(自覚症状，通院，日常生活への影響，健康意識，心の状態，健康診断等の受診状況など)

　③介護票(介護が必要な者の性別と出生年月，要介護度の状況，介護サービスの利用状況など)

　④所得票(前年1年間の所得の種類別金額・課税等の状況，生活意識の状況など)

　⑤貯蓄票(貯蓄現在高，借入金残高など)

　簡易調査では世帯票と所得票が，大規模調査ではそれらに貯蓄票，健康票，介護票が加わる形となる。これらの調査事項によって，有病率(有訴者率や生活影響率)などの指標が算出される。

1）　有訴者率

　有訴者とは，世帯員(医療施設や介護保険施設への入院・入所者を除く)のうち，病気やけがなどで自覚症状がある者をいい，人口1,000人に対する率を有訴者率という。最近の大規模調査である2019(令和元)年の結果では，有訴者率は302.5(男性270.8，女性332.1)であり，前回の調査(2016年)よりも低下している。年齢階級別では，「10～19歳」が最も低く，以後年齢が上がるにつれて上昇し，最も高い「80歳以上」では511.0であった。また，男女とも「10～19歳」が最も低い。自覚症状として多いのは，「腰痛(男性91.2，女性113.3)」，「肩こり(男性57.2，女性113.8)」がそれぞれ上位となっており，3番目として男性では「鼻がつまる・鼻汁が出る」，女性では「手足の関節が痛む」となっていた。

2）　通院者率

　通院者とは，世帯員(有訴者と同じく入院・入所者を除く)のうち，病院，診療所，歯科診療所，病院の歯科，按摩，鍼，灸，柔道整復師に通っている者をいい，人口1,000人に対する率を通院者率という。2019(令和元)年の調査では，通院者率は404.0である(男性388.1，女性418.8)。年齢階級別では，「10～19歳」が最も低く，「80歳以上」が730.3で最も高かった。高齢者(65歳以上)でみると，3人に2人は通院の状況にある。性別で通院者率の上位の傷病をみると，「高血圧症(男性129.7，女性122.7)」が最も高く，ついで男性では「糖尿病(62.8)」と「歯の病気(49.2)」が，女性では「脂質異常症(62.5)」，「眼の病気(60.9)」が続いている。2019(令和元)年は，前回(2016年)の調査と比べると有訴者率は低下したものの，通院者率は上昇の兆しにある。

3）　その他

　2019(令和元)年調査では20歳以上での健診などの受診状況は，男性74.0％，女性65.6％となっており，年齢階級別では男女共「50～59歳」が最も高かった(男性81.8％，女性73.2％)。また，健康上の問題で日常生活への影響がある者を6歳以上の世帯人員千人に対する人数で示す日常生活影響率は，男性117.8，女性143.0であり，男女共にほぼ年齢階級が上がるにつれて高まる傾向にあった。

C 病院統計

わが国では国民の健康に関連する施設や医療従事者などの実態を把握するための調査・統計も数多く実施されており，病院統計とよばれる。以下に主な調査の概要を示す。

1）医療施設調査

　厚生労働省が，病院や診療所などの医療施設について，その分布および整備の実態を明らかにするとともに，医療施設の診療機能を把握し，医療行政の基礎資料を得ることを目的として調査を行っている。「医療施設動態調査」は医療施設から提出される開設・廃止などの申請・届出に基づき月毎に，また，全医療施設の詳細な実態把握を目的とした「医療施設静態調査」は3年毎に実施されている（厚生労働省ホームページ：医療施設調査「結果の概要」）。令和2年10月1日現在における全国の医療施設総数は178,724施設で，病院8,238施設，一般診療所102,612施設，歯科診療所67,874施設であった。

2）病院報告

　全国の病院，療養病床を有する診療所における患者の利用状況および病院の従事者の状況を把握することで医療行政の基礎資料を得るべく，厚生労働省が毎年調査を行っている。調査事項は，患者票（在院患者数，新入院患者数，退院患者数，外来患者数など），従事者票（医師，歯科医師，薬剤師，看護師数など）である。2020（令和2）年の調査をみると，平均在院日数は28.3日と前年よりも1.0日長かった。病床別では，一般病床が16.5日，精神病床が277.0日，療養病床が135.5日であり，国際的にも精神病床の在院日数（277.0日）は特に長い（厚生労働省ホームページ：病院報告「平均在院日数」）。

3）受療行動調査

　受療行動調査は，全国の医療施設を利用する患者を対象に受療状況，受けた医療に対する満足度を調査することで，患者の医療に対する認識や行動を把握し，今度の医療行政の基礎資料とするものである。1996（平成8）年に第1回目の調査が行われており，その後，患者調査，医療施設静態調査と合わせて3年毎に実施されている。調査事項は，外来患者票（診察前の待ち時間，診察時間，説明の理解度，満足度など）と入院患者票（診療の選択，説明の理解度，今後の治療・療養の希望など）である（厚生労働省：http://www.mhlw.go.jp/toukei/list/34-17.html）。

4）医療経済実態調査

　中央社会保険医療協議会が，病院，一般診療所，歯科診療所，保険薬局における医業経営等の実態を明らかにするために，社会保険診療報酬に関する基礎資料を整備するため，調査を実施している。

　社会保険による診療を行っている全国の病院，一般診療などを地域別などで無作為抽出し，施設の概要，損益の状況，資産・負債，従業員の人員・休養状況などの調査を行っている。損益に関する調査項目として，入院や外来の医業収益（医療保険，公費負担医療など），介護収益，職員の給与費，医薬品費，建物や医療機器などの減価償却費，光熱水費などの経費などがある（厚生労働省：http://www.mhlw.go.jp/bunya/iryouhoken/database/zenpan/iryoukikan.html）。

D 感染症などに関する統計

1）感染症発生動向調査（週報：IDWR）

　都道府県，政令指定都市などが「感染症の予防及び感染症の患者に対する医療に関する法律」に基づき実施している。1類〜5類感染症（全数把握疾患）のほか，指定された医療機関からの5類感染症（定点把握疾患）の罹患についての情報収集・解析が毎週行われ，各関係機関に公表されている（第8章

5.B 感染症予防法 p.121 参照)。

2)　結核登録者情報調査

　厚生労働省が毎年実施して，全国の保健所から報告される結核患者の状況(新規登録の結核患者及び潜在性結核感染症の者，従来からの登録者)を取りまとめたものである。結核の罹患率を都道府県別，年次別，年齢階級別にまとめているほか，死亡者数，死亡率も公表している(コラム「戦前，結核が増えたのは紡績産業のせい」p.123 参照)。

3)　食中毒統計調査

　厚生労働省が食中毒の患者や死者の発生状況を把握し，その発生状況を解明することを目的として行っている。これは，食中毒の事案の調査を実施した都道府県などが発病年月日，原因食品名，患者・死者数などを食中毒事件票に記入し，処理・作成している(第15章 3.B 食環境・食品衛生と健康 p.238 参照)。

6.　その他の統計

　これまでの項目(1. ～ 5.)では，とりわけ公衆衛生学分野と関連のある統計資料について解説してきた。しかし，このほかにも健康や疾患の状況，保健行動や様々な保健・医療事業策定の基礎資料，また，それらの事業の進展状況などを把握するのに役立つ統計が多数作成されている(表4-10)。

表4-10　主な保健統計・調査

分　野	統計・調査
人口や世帯状況	「人口動態統計」(厚生労働省)，「日本の将来推計人口」(国立社会保障・人口問題研究所)，「完全生命表」(厚生労働省)，「国民生活基礎調査」(厚生労働省)，「家計調査」(総務省)，全国家庭動向調査(国立社会保障・人口問題研究所)
栄養・食品の摂取状況や食育の状況	「国民健康・栄養調査」(厚生労働省)，「県民栄養調査」(都道府県)，「食料需給表」(農林水産省)，「食育に関する意識調査」(農林水産省)，「学校給食実施状況等調査」(文部科学省)
公衆衛生行政の基礎的資料	「受療行動調査」(厚生労働省)，「保健・衛生行政業務報告」(厚生労働省)，「中高年者縦断調査」(厚生労働省)
国民の傷病実態	「わが国の慢性透析療法の現況」(日本透析医学会)，「歯科疾患実態調査」(厚生労働省)，「食中毒統計調査」(厚生労働省)，「感染症発生動向調査」(厚生労働省)，「結核登録者情報調査」(厚生労働省)
母子保健の動向	「健やか親子21(第2次)の中間評価等に関する検討会」(厚生労働省)，「少子化社会に関する国際意識調査」(内閣府)，「21世紀出生児縦断調査(特別報告)」(厚生労働省)，「乳幼児身体発育調査」(厚生労働省)
学童の健康状態や発育・発達状況	「学校保健統計調査」(文部科学省)，「全国体力・運動能力，運動習慣等調査」(文部科学省)，「学童保育実施状況調査」(全国学童保育連絡協議会)，「身体障害児・者等実態調査」(厚生労働省)
労働保健の動向	「労働安全衛生調査(実態調査)」(厚生労働省)，「労働者災害動向調査」(厚生労働省)
国民の生活習慣の実態や生活習慣病	「がんの統計」(国立研究開発法人国立がん研究センター)，「特定健康診査・特定保健指導の実施状況」(厚生労働省)，「社会生活基本調査」(総務省)
社会福祉や高齢者介護の実態	「社会福祉施設等調査」(厚生労働省)，「高齢者の日常生活・地域社会への参加に関する調査」(内閣府)，「介護保険事業報告」(厚生労働省)，「介護サービス施設・事業所調査」(厚生労働省)

（1）　国民健康・栄養調査

　「国民栄養調査」は戦後まもなく海外から緊急食糧援助を受けるために，国民の栄養状態等を把握する基礎資料作成の目的で実施されたのが始まりである。1952（昭和27）年に栄養改善法が制定され，同法に基づく調査となった。全国から抽出された世帯および世帯員を対象に，栄養摂取状況調査のほか，食生活に関連する諸項目や発育，運動習慣などについて調査を実施し，国民の健康増進対策に役立ってきた。その後，生活習慣病の増加など疾病構造の変化により健康づくりや生活習慣病対策に関する施策立案の基礎資料として活用できるよう調査内容の拡充が図られ，2003（平成15）年，栄養改善法を改正した健康増進法の施行により，国民栄養調査は「国民健康・栄養調査」として，毎年11月，全国から無作為抽出された300地区，約5,000世帯を対象に調査が実施されることとなった。栄養摂取状況（一日の栄養素・食品の摂取量，外食や欠食の状況）が調査されるほか，身体の状況（身長・体重，血圧測定，血液検査，服薬状況，2003年からは腹囲測定開始）や生活習慣（食習慣，休養・睡眠，飲酒・喫煙，歯の健康）について調査されている。現在，「国民健康・栄養調査」に包含される形で，「喫煙と健康問題に関する調査」，「循環器疾患基礎調査」，「糖尿病実態調査」などが実施されている。なお，2017（平成29）年調査では，高齢者を対象に初めて筋肉量の測定が実施された。また，2019（令和元）年の調査では，社会環境の整備（非常食の用意等）について調査が行われた。一方，2020（令和2）年と2021（令和3）年は新型コロナウイルス感染症の影響により調査は中止となった。

（2）　食料需給表

　食料需給表は食料の生産から消費に至るまでの総量を，国連食糧農業機関（FAO）の食料需給表作成の手引きに準拠して農林水産省が1960年以降毎年作成し，公表している。国民一人当たりの供給純食料や栄養量などが示されており，食料需給の動向が把握されるほか，国内の食料消費を国産でどのくらい賄えるかを表わす食料自給率の算出にも用いられている。ただし，食料の供給数量および栄養量は消費者などに到達した食料であって，国民によって実際に摂取された食料の数量および栄養量ではない。わが国の食料自給率（カロリーベース）は，ここ30年余りの間にほぼ半減し，2021（令和3）年度においては38％と主要先進国のなかでも最低である。そのほか飼料需給率，諸外国の食料自給率（FAO "Food Balance Sheets" を基に農林水産省で試算した値）などが示されている。

（3）　学校保健統計調査

　「学校保健統計調査」は学童の身体の発育状況と疾病・異常の実態を把握する基礎資料である（対象・検査項目などは巻末表-7 p.284，実施状況は第12章学校保健 p.181 ～ 184参照）。「学校保健安全法」に基づき，毎年4月1日から6月30日の間に実施される健康診断結果をもとに文部科学省により作成される。

（4）　家計調査

　家計調査は家計の収支（毎日の収入と支出，年間収入，貯蓄など）を調査することにより国民生活の実態を明らかにし，国の経済政策の基礎資料とするものである。都市部に居住する消費者を対象として1946（昭和21）年に開始された「消費者価格調査」から発展したもので，統計法による「基幹統計」に指定された重要な統計である。全国の世帯から施設などの世帯および学生の単身世帯を除外した層化抽出標本調査で，168市町村から約9,000世帯が選ばれる。年間収入や貯蓄・負債など，さらに毎日の収入・支出，いわゆる家計簿が調査され，食生活の実態も探ることが可能である。　　　　（伊藤常久）

1. 保健統計のうち，全数を対象としている調査の組合せとして，正しいのはどれか。
   1つ選べ。
   - (a)　人口動態調査
   - (b)　国民生活基礎調査
   - (c)　患者調査
   - (d)　国民健康・栄養調査
   - (e)　国勢調査
       (1) a と b　　(2) b と c　　(3) b と d　　(4) d と e　　(5) a と e

2. 生命表の作成に使用する生命関数である。正しいのはどれか。1つ選べ。
   - (1)　出生率
   - (2)　婚姻数
   - (3)　死亡率
   - (4)　離婚率
   - (5)　死産数

3. 保健統計に関する指標と調査名の組合せである。間違っているのはどれか。1つ選べ。
   - (1)　被患率　………………　学校保健統計調査
   - (2)　罹患率　………………　受療行動調査
   - (3)　喫煙率　………………　国民健康・栄養調査
   - (4)　総再生産率　……………　人口動態統計
   - (5)　有訴者率　………………　国民生活基礎調査

4. 令和3年10月1日現在の日本の老年人口の割合である。正しいのはどれか。1つ選べ。
   - (1)　15.1%
   - (2)　18.6%
   - (3)　23.5%
   - (4)　28.9%
   - (5)　30.2%

5. 1年間に発生した出生を調べている調査である。正しいのはどれか。1つ選べ。
   - (1)　国勢調査
   - (2)　国民生活基礎調査
   - (3)　受療行動調査
   - (4)　人口静態調査
   - (5)　人口動態調査

第5章　疫学―人間集団の健康状態・疾病の測定と評価

この章のねらいとまとめ　＊　＊　＊　＊　＊　＊　＊

ねらい：疫学とは何かを理解する。次に疾病の頻度の数量化，原因と疾病との関連の数量化とその信頼性等を学ぶ。
またスクリーニングの考え方とその評価方法，そしてスクリーニングを最適化する ROC 曲線を学ぶ。

まとめ：①疫学では，人間集団の，疾病などの頻度と要因の頻度の偏りから，健康に関与する因子をみつけ対応方法
を研究する。以前は三角モデルの特異的病因論，現在は多要因原因説の車輪モデルでの検証が多い。

②疾病の頻度の指標に罹患率，有病率，致命率などを用いる。疾患の発生頻度を長期間観察するとき，集団
の大きさを，観察期間と人数を組合せた人年法という，一種の延べ人数で示すこともある。

③疫学の手法には，第1にコホート研究がある。疾病のない集団を病因の有無で2集団に分け，以後観察（追
跡）を継続する。時間と費用がかかるが信頼性が高い。使用される指標には，相対危険，寄与危険，寄与
危険割合がある。時間軸に沿う追跡なので，縦断研究とよばれる。

④第2は症例対照研究で，疾病の有無で2群に分け，調べる要因をもつ割合をオッズ比で比較する。一時点
の観察を横断研究，仮説検証に2回以上の観察をする場合を後向き縦断研究とよぶ。

⑤第3は介入研究で，調べる要因を与えた曝露群と，与えない対照群とで効果を比較する。調べる側も調べ
られる側もどちらの群に属すか知らない二重盲検法で，偽薬効果や先入観を排除する。臨床における介入
研究では無作為化比較研究で投薬・治療の効果をみるので，信頼性が高いとされる。

⑥スクリーニングとは対象者のふるい分けである。その信頼性は，敏感度，特異度，陽性反応的中率，陰性
反応的中率，偽陽性率，偽陰性率を指標として評価する。ふるい分けで，対象者をある値（カットオフ値）
で分ける場合，その値の増減で，これらの指標の値は変化する。その変化を ROC 曲線で描き，最適カッ
トオフ値の決定やスクリーニング法の良否を評価する。

1．疫学の概念

A　疫学の概念と対象および対象領域

　ここでは，疫学とは何のために，何をどのように研究するかを述べる。疫学研究の結論には，これ
から述べる手法に加え，統計学的な根拠が求められる。集団間に何らかの差異がみられても，偶然に
よるのか，どの程度の信頼性をもって差の存在をいえるかを客観的に判断するためである。

（1）　疫学の概念

　ハーバード大学の MacMahon 教授は「疫学（Epidemiology）は人間集団の疾病の頻度分布とそれの規定
因子を研究する学問である。」（MacMahon & Pugh：疫学：原理と方法　丸善（1972））と定義した（記述疫学 p.65 の図
5-6で，この定義を容易に理解できる）。現在，国際疫学会では「特定の集団における健康に関連する状況，あ
るいは事象の分布，あるいは規定因子に関する研究。また，健康問題を制御するために疫学を応用する
こと」と，対象を広げた定義を採用している（日本疫学会「疫学辞典3版」日本公衆衛生協会（2000））。

　疫学研究は，疾病の頻度分布（疫学の用語では度数より頻度を多用する）の調査から始まる。疾病頻

度が異なる集団を比較し，集団相互に喫煙など生活習慣や大気・水など環境の違いがあれば，その違いが疾病を生じ（規定す）る原因（因子）と推定できる。そこで，疾病頻度とその差を表す数値，差を生じさせる要因をみいだす方法を，以下で解説する。

　なお，疫学研究は，危険要因のみではなく，有益な要因も対象とする（コラム「南極の高木岬」p.68参照）。

（2）　疫学の対象と領域

　コレラなどの感染症予防が急務の時代は，疫学はその防止を主な目的とした。その役割が低下すると，がんや生活習慣病などに対象を広げ，生活環境や生活習慣の改善に貢献している。この変化に伴い，方法も数学モデルによる理論疫学，分子生物学的な分析をする分子疫学，個人・家族・集団の遺伝特性から分析する遺伝疫学，血清の免疫情報などを用いる血清疫学，食品や栄養摂取状況から解析する栄養疫学，治療効果評価や予後予測などを行う臨床疫学，さらに下水から病原体のDNAを検出してウイルス型の特定や感染者数を推定する下水疫学が新型コロナウイルスの流行に伴って研究開発されている。また近年，情報技術の発達により，巨大なデータベース（ビックデータ）の利用が可能となり，国家・世界規模のデータを用いた新しい疫学が生まれつつある。（コラム「疫学の創成期」p.59，「現代の疫学」p.61参照）。

（3）　疫学の概念モデル

　疫学は，要因（病因）と疾病の関係仮説（モデル）を設定し，要因をみつけ，要因と疾病との関係を明らかにする。

　初期には，微生物などの病因，宿主（人）の感受性（宿主要因）そして環境要因を3頂点とする三角モデル（Epidemiological triangle）が設定された（図5-1(a)）。微生物や有害物質による食品汚染など要因が単純な場合に当てはまり，特異的病因論とよぶ。感染症では感染経路，食品汚染や食中毒では流通経路を加える場合がある（コラム「疫学の創成期」p.59参照）。

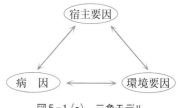

図5-1（a）　三角モデル

　現在では，がんやメタボリック・シンドロームのように性・年齢・職業・食事から家族構成に至る多要因が相互に影響して疾病に至る。これを図5-1(b)のような車輪モデル（Wheel model）で表す。遺伝的要因を核に宿主要因を中心に環境要因（物理・化学的要因，生物的環境要因，社会・経済的環境要因）が取り囲む，少数の要因に特化しないモデルである。

　その他，要因が複雑に絡まり，織物・網を作る因果の綾モデル（Web of causation model）もある。

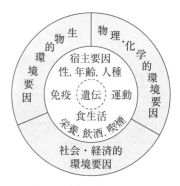

図5-1（b）　車輪モデル

B　疾病の頻度を示す指標

まず集団の疾病頻度を数量化する方法を述べる。集団ごとの頻度の違いが分布で，平面的な散らばりだけではなく，例えば，喫煙集団と非喫煙集団での疾病の発生の差も分布という。疾病の頻度は，比・割合・率の（分子/分母）で定義され，比（ratio）は，分子と分母の性質が異なり，いずれも相手を含まない。例えば，性比は同じ集団の男性の数を女性の数で割った値である。割合（proportion）は，分子が分母に含まれ，0～1の範囲をとる。例えば，有病率は，率（rate）という文字があっても，実際は割合である。科学では，率（rate）は，分母を時間とする比の特殊な形で，一定期間内に起きた数を示し，速度に近い。罹患率，死亡率，出生率は本来の意味で率である。

1）罹患率

罹患率(incidence rate)は，研究対象の疾患がない人の集団を観察し，観察期間内で，その疾患に罹患した人の率である。観察開始時の罹患者は新たな罹患に含めないが，調査期間内に罹患し，調査期間内に治癒した例は罹患とする。人口10万人に対する数で示す場合が多い（例：結核登録者情報調査，単位は／年）。期間で割るので，調査期間の長短で罹患率は変化しない。疾病への罹りやすさを示す。罹患率は，人年法（後述，単位は／人年）で求める場合，途中参入も脱落も計算に含めるので（開いたコホート），データをすべて活用できる利点があり，多人数の長期の観察に多用される。

2）累積罹患率

累積罹患率(cumulative incidence rate)＝観察期間内に新発生した患者数／観察開始時点での人数。罹患率の計算ができない場合に用い，単位は無名数。罹患率と異なり，分母を観察開始時点での人数に限り，途中参入を含まず（閉じたコホート），脱落者は対象から除外し，はじめからいないとする。無作為割りつけの介入研究（後述）や脱落の少ない臨床試験などで使われる。調査期間が長いと，分母は一定だが発生は累積して分子は増加するため1年，5年などと観察期間が明記される。例えば，2年間観察して1年目に2人，2年目に10人の不均一な発生でも計12人が分子，観察開始時の人数が分母となるので観察期間内で罹患する平均リスクの指標となる。

3）有病率

有病率(prevalence rate)には，時点有病率(point prevalence rate)と期間有病率(period prevalence rate)があり，普通，有病率といえば時点有病率である。これは，ある時点で，ある疾病の患者数が単位人口（千人，10万人など）に対してどれくらいかの割合（前述の科学的な率ではない）で示す。罹患歴があっても調査時点で治癒していれば患者ではないため，急性疾患では低い値，慢性疾患では高い値となる。期間有病率は，ある期間にある疾病であった全人数（調査開始時の有病者と，調査期間内に発症した人の合計）の，観察対象者（場合によってはその期間内の平均人数）に対する割合をいう。

4）致命率

致命率(case‐fatality rate)とは，ある疾病の罹患者のうちの，死亡者の割合で，その疾病の重篤の程度を示す。致死率ともいう。分母は罹患者数である。必要に応じて24時間(1か月，1年)以内致命率など期間を明示する。

5）死亡率

死亡率(mortality rate)は，ある観察対象集団における単位時間当たりの死亡数をいう(第4章および次項人年法 参照)。例えば，「人口10万人あたりで，年間50.6人の死亡」と表現する。

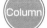 疫学の創成期

　　1854-5年ナイチンゲールは，兵士の死亡は，戦傷より病院内の悪い環境（三角モデルの環境要因）が原因として対策をとり，兵士の死亡率を劇的に下げた。疫学とはいい切れないが，記述や統計を根拠にした点に意味がある。

　　スノウによるロンドンのコレラ予防は，分析疫学（患者対照研究）の萌芽期の成果である。1854年，コレラ患者の家を地図に印し，感染源の井戸をつきとめ，使用禁止にして流行を止めた。これ以前，1847年にハンガリー出身のゼンメルワイスは医療従事者の手の消毒で産褥熱を防いだ。いずれも三角モデルの感染経路を抑えた結果で，病原菌発見以前である。この時代に苦闘した先人の列伝が，ポール・ド・クライフによりまとめられた。

参照：ナイチンゲールの生涯や業績については多くの書籍がある。スノウの業績は，ノンフィクションとしてはスティーブ・
　　　ジョンソン著，「感染地図」，河出書房新社に詳説されている。
　　　微生物と人間との闘いは，ポール・ド・クライフ著，「微生物の狩人」上，下巻，岩波文庫が有名である。　（中塚晴夫）

6）人年法

罹患率では，全対象者の観察期間は同じである。しかし，全対象者が観察開始から終了まで継続して対象集団にいればよいが，長期の観察では，期間中に転出や追跡不能，さらに途中参入者もいるため，年数と人数を組み合わせた一種の延べ数を死亡率や罹患率の分母とする人年法(person-year method)がある。例えば，5人を2年観察すれば10人年とし(図5-2)，2人を5年観察しても10人年と扱う。全員の観察期間を1年と仮定した延べ人数と考えると分かりやすい。

延べ人数の算出では，途中の転入者は，転入年の観察期間を0.5人年，途中の転出者・死亡者や不明者も同様に0.5人年とし，1年以内の転入かつ転出は0.25人年とする。死亡率の場合，死亡した場合には死亡まで，健康時はもちろん罹患後も死亡しなければ人年に含む(図5-2の対象者3, 10)。図5-2の例では，観察終了時までの期間で生存した人年数の合計37.75を分母として使う。罹患率の場合，観察開始から罹患まで，すなわち健康な期間のみの人年22.25を分母とする。

観察期間内での死亡者は3人，新たな罹患者は4人(2番の対象者は，初めから病気なので含まれない)なので，死亡率は$\dfrac{3}{37.75} \times 100 \fallingdotseq 8$(人年%)，罹患率は$\dfrac{4}{22.75} \times 100 \fallingdotseq 18.0$(人年%)となる。

ここでは疫学に限った罹患率と死亡率の表記法なので，単位は(人年%)で示す。国などの統計における値(分子(発生件数)／分母(人口千人当たりや10万人当たりで示される))とは違うので注意する。

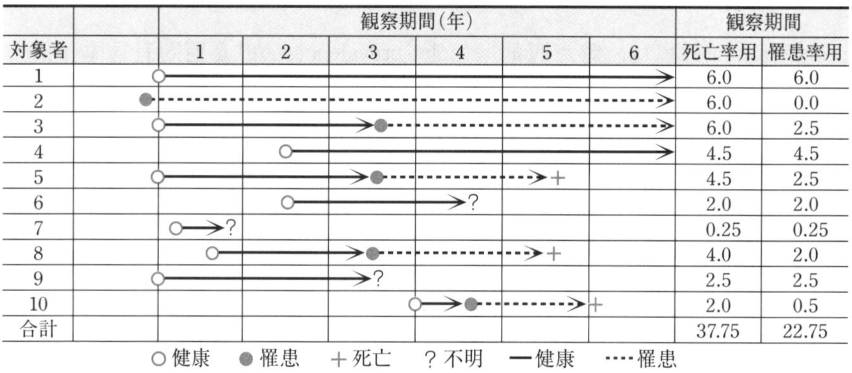

対象者		観察期間(年)						観察期間	
		1	2	3	4	5	6	死亡率用	罹患率用
1								6.0	6.0
2								6.0	0.0
3								6.0	2.5
4								4.5	4.5
5								4.5	2.5
6								2.0	2.0
7								0.25	0.25
8								4.0	2.0
9								2.5	2.5
10								2.0	0.5
合計								37.75	22.75

○健康　●罹患　＋死亡　？不明　——健康　‥‥罹患

図5-2　人年法の例

C　疫学で用いられる曝露効果の指標

ある因子が，疾病を増減させる程度を示す値を説明する。なお，曝露や危険という言葉は，有害を連想させるが，以下の指標は，有害因子だけではなく，健康を維持・増進する要因にも使われる。

（1）相対危険

相対危険(relative risk)は，コホート研究(後述)で，ある因子が罹患率を何倍にするかの指標となる。

相対危険＝(曝露された人の罹患率)÷(曝露されない人の罹患率)

これを，表5-1-①の4分表の記号で表すと下の式になる。

$$相対危険 = \left[\frac{a}{a+b}\right] \div \left[\frac{c}{c+d}\right]$$

表5-1-①　相対危険の算出

		罹　患		合　計
		あり	なし	
曝　露	あり	a	b	a+b
	なし	c	d	c+d
合　計		a+c	b+d	a+b+c+d

表を横方向にみる。曝露群の総数は$(a + b)$人，罹患者はa人なので，曝露群の罹患率は$\dfrac{a}{a + b}$となる。非曝露(対照)群の罹患率は$\dfrac{c}{c + d}$で，曝露群の罹患率は，対照群の何倍かを示す値が，相対危険となる。

〔例〕 表5-1-①で喫煙者を，曝露群と考え，肺がん発生への影響を，相対危険で評価する。ある地域の人口が150万人で，喫煙率が65%だった。ある年に肺がんの罹患者総数が600人，そのうち喫煙者が510人だった。

表5-1-①に上の数値を代入する。罹患者で喫煙者510人(a以下同様)，肺がんの罹患者総数が600人($a + c$)なので罹患者中の非喫煙者は$600 - 510 = 90$人(c)となる。喫煙者総数は150万 $\times 0.65 = 97$万5千人($a + b$)となり，非喫煙者総数は52万5千人($c + d$)となる。$\left\{\dfrac{a}{a + b}\right\} \div \left\{\dfrac{c}{c + d}\right\}$に数値を代入して$\dfrac{510}{975,000} \div \dfrac{90}{525,000} = \dfrac{51}{975} \div \dfrac{9}{525} = 3.0512\cdots \fallingdotseq 3$となるので，喫煙者の肺がんの罹患率は非喫煙者の約3倍となる。

相対危険が1.0を超えるなら，要因の曝露で疾病が増加する可能性を示し，1.0なら曝露の影響はなく，1.0未満ならば曝露で疾病が減る可能性を意味する。疫学は良い要因をみつけることも目的となる。

表5-1-② 相対危険の算出例

		罹患(肺がん)		合計
		あり	なし	
曝露 (喫煙)	あり	a 510	b 974,490	a+b 975,000
	なし	c 90	d 524,910	c+d 525,000
合計		a+c 600	b+d 1,499,400	a+b+c+d 1,500,000

上の計算を表5-1-②にまとめた。この表の値を以後の説明で用いる。

(2) オッズ比

患者対照研究(後述)では，要因への曝露と疾病との関連の強弱を示す指標として，オッズ比が多用される。一般にはオッズとは，ある事が起こる確率(p)と起こらない確率($1-p$)の比$\dfrac{p}{(1 - p)}$をいう。疫学でのオッズは，表5-1-①で考えると，疾病ありの集団$(a + c)$人($1-p$の1に対応)の中で要因のある人がa人(pに対応)ならば，$1-p$は疾病がない人の率$(a + c) - a = c$に対応して，オッズは$\dfrac{a}{c}$となる。同様に曝露がない人の集団$(c + d)$では要因のある人がb人，ない人はd人なのでオッズは$\dfrac{b}{d}$となる。これら2つのオッズの比がオッズ比で$\dfrac{a}{c} \div \dfrac{b}{d} = \dfrac{ad}{bc}$となる。理解の要点は，疾病ありの集団と，疾病なしの2つの集団でオッズがそれぞれ決まり，その2つのオッズの比がオッズ比となることで，初学者は混乱しやすいので注意する。

Column 現代の疫学

　イタリアのある貴族一族は，不眠による死が何代も続いた。ニューギニアの食人部族の原因不明の死に方，そして狂牛病。関わりなくみえるが，同じ原因「プリオン」タンパク質によることを，科学者たちは突き止めた。遺伝疫学，食事の疫学，生化学その他の知識を総合した業績である。

　資料：ダニエル・T・マックス，「眠れない一族　食人の痕跡と殺人タンパクの謎」紀伊國屋書店

（中塚晴夫）

オッズ比＝$\dfrac{\text{ad}}{\text{bc}}$は相対危険の近似値として使われる。理由は相対危険は$\left\{\dfrac{a}{a+b}\right\} \div \left\{\dfrac{c}{c+d}\right\}$で，疾病のない人(第1項ではb，第2項ではd)が，疾病ありの数(aとc)に比べ十分大きければ，$\dfrac{a}{a+b} \div \dfrac{a}{b}$，$\dfrac{c}{c+d} \div \dfrac{c}{d}$となるためである。表5-1-②のオッズ比は，$(510 \times 524{,}910) \div (954{,}490 \times 90) \div 3.1$となり相対危険の値とほぼ一致する。

相対危険はコホート研究(後述)で，オッズ比は症例対照研究(後述)で多く使われる。

（3）　寄与危険

寄与危険(attributable risk)とは，ある要因が危険に関わる(寄与する)程度を示す値である。

寄与危険＝(曝露群の罹患率)－(非曝露群の罹患率)で，表5-1-①の記号を使えば，以下の式となる。

$$\text{寄与危険}＝\dfrac{a}{a+b} - \dfrac{c}{c+d}$$

非喫煙者でも肺がんになる人がいるから，喫煙者(曝露群)の肺がんの罹患率から，非喫煙者(非曝露群)の肺がんの罹患率を引けば，喫煙者のなかで喫煙で肺がんになった人の真の罹患率となり，曝露でどれくらい罹患率が増すかを示す。

例えば，喫煙群で52.3人(10万人当たり，以下同じ)の肺がん罹患者と，非喫煙群でも肺がんに罹患した人が17.1人いたら，その差，52.3 － 17.1 ＝ 35.2人だけが，喫煙で肺がんが増加したと考えられる。もし喫煙がない社会になれば，この35.2人は肺がんにならないと予想できるので，寄与危険は様々な予防活動の効果の予想に応用できる。

「寄与」は，よい(役に立つ)印象を与える言葉だが，上の例では，喫煙が肺がんの危険に寄与する意味で，日常の語感とは異なる。値が負の場合，相対危険で値が1.0未満と同じ意味をもつ。

（4）　寄与危険割合

寄与危険割合(attributable risk proportion)とは，曝露群の罹患率から非曝露群の罹患率を引いた曝露による罹患率の増加分が，曝露群の罹患率のどのくらいを占めるかを示す値である。曝露による真の罹患率は，寄与危険なので，これを曝露群の罹患率で割ればよい。

$$\text{寄与危険割合}＝\left\{\dfrac{a}{a+b} - \dfrac{c}{c+d}\right\} \div \left\{\dfrac{a}{a+b}\right\}$$

上の式で，左のかっこの中は寄与危険で，右のかっこの中は曝露群の罹患率である。前述例では35.2 ÷ 52.3 ＝ 0.673となる。この値は，ある危険因子を除いた場合(喫煙者0とする)，曝露群の67%が罹患しなくなることを示す。

（5）　集団寄与危険・集団寄与危険率

寄与危険・寄与危険割合では集団を，ある要因への曝露群(例えば喫煙群)と非曝露群(非喫煙群)に分けた。これに対して，集団寄与危険，集団寄与危険率では，非曝露群の死亡率は寄与危険と同様に算出するが，曝露群の死亡率は，喫煙の有無に関わらず集団全体のそれに置き換える。例えば，喫煙の影響ならば以下の通りである。

ある年に60歳代の男性の虚血性心疾患死亡率は，非喫煙群で10万人年対で，12.0人であった。こ

の年の60歳代の虚血性心疾患死亡者数（喫煙と非喫煙のいずれも含む総数）は1,500人，また60歳代男性の人口は800万人であった。したがって，60歳代男性全体の虚血性心疾患死亡率は1,500÷（800万÷10万）＝18.75。すなわち10万人年対18.75である。

そこで集団寄与危険は18.75 − 12.0 ＝ 6.75（10万人年対）となる。これを800万人の集団での人数に換算すると6.75×80.0＝540人となる。

また集団寄与危険率では（18.75 − 12.0）÷ 18.75 ＝ 0.360（無名数）　すなわち36％となる。

この意義は，集団への曝露によって疾病頻度（この例では，虚血性心疾患）がどれくらい増えたか，言い換えると罹患者全体のどれくらいが曝露によるものかを示す数値である。上の例では，虚血性心疾患の全罹患者のうち36％は喫煙によるもので，喫煙者がいなければ，虚血性心疾患で亡くなる人は，10万人年で540人低い値となることを示す。前出の寄与危険・寄与危険割合は，曝露群に注目しているが，この値は曝露群も非曝露群も含んだ集団全体での曝露の影響を示している。

（6）　コックスの比例ハザード・モデル（Cox's proportional hazard models）

死亡や罹患（イベント）などの発生する速度は，死亡なら生存者が減る速度でもある。

図5-3の上の曲線が治療群，下が対照群の生存者の割合なら，両曲線の差は治療の効果，上の曲線が非喫煙者，下が喫煙者なら喫煙の悪影響を示す。

時間tとともに低下するイベントが起きていない人数の元の人数に対する割合をAとして，その曲線に式 $A = e^{-mt}$（eは自然対数の底，$m > 1$）をあてはめ，変形すると $A = 1/e^{mt}$ となる。tが増加するときmが大きいほど，分母は速く増加し曲線は速く下がる。すなわちmは人数が減る速度を示す。このmをハザードとよぶ。上の曲線のmと下の曲線のmの比がハザード比で，時間tにかかわらず一定となる。

実際には，図5-4のように階段状の低下が多く，mは多要因（喫煙，性，年齢など）を同時に考慮する統計学の多変量解析での決定が多い。その場合，統計的有意性が必ず付記される。また，イベントが起きた人の増加で示す，右上がりの線のグラフもあり図5-3とは上下逆の線となる。

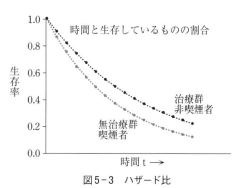

図5-3　ハザード比

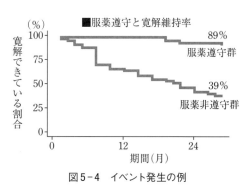

図5-4　イベント発生の例

資料：潰瘍性大腸炎の皆さんへ　知っておきたい治療に必要な基礎知識，厚生労働科学研究報告書「難治性炎症性腸管障害に関する調査研究（鈴木班）2020年3月改訂」p.6より（原典：Kane S ら，Am J Med 2003; 114: 39-43）
注]　イベントは起こるか起こらないか（0か1）なのでグラフは階段状になることが多い。上のグラフは服薬を指導通りにした人は，24か月後に89％の人が寛解（症状が落ち着いて安定した状態）の状態が続き，服薬の指示を守らない人では39％まで低下することを示している。この例では，ハザード比 ＝ 5.5，95％信頼区間2.3 to 13，危険率 $p < 0.001$）で，服薬遵守がよい影響を示すといえる。

2. 疫学研究の方法

ここまでは集団の疾病頻度と曝露の影響の数値化を説明した。以下では，それらの値を得る研究方法(デザイン)の種類と特徴および各方法での数値の使い分けを解説する。

A　疫学研究の種類

（1）　観察研究と介入研究

疫学研究は，観察研究(observational study)と介入研究(interventional study)に大別される。観察研究は，調査開始時に要因をもつか，あるいは以前にもっていたか否かを調べ，要因の有無と疾病の頻度の関係をみる。要因を対象者に与えたり除いたりはしないので人体に有害な要因の研究もできる。観察研究は，記述疫学(descriptive epidemiology)と分析疫学(analytical epidemiology)に分けられるが，分類は厳密ではなく，重なる面も多い。

介入研究は，健康によい要因を与える，悪い要因を除くなどの影響をみる方法で，人の集団を扱うため，介入が無害であることがほぼ確定している場合にのみ行われる(図5-5)。

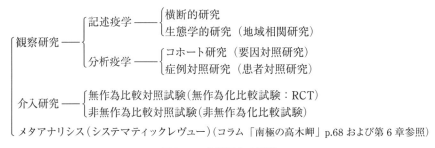

観察研究 ─┬─ 記述疫学 ─┬─ 横断的研究
　　　　　│　　　　　　└─ 生態学的研究　(地域相関研究)
　　　　　└─ 分析疫学 ─┬─ コホート研究　(要因対照研究)
　　　　　　　　　　　　└─ 症例対照研究　(患者対照研究)
介入研究 ─┬─ 無作為比較対照試験(無作為化比較試験：RCT)
　　　　　└─ 非無作為比較対照試験(非無作為化比較試験)
メタアナリシス(システマティックレヴュー)(コラム「南極の高木岬」p.68 および第 6 章参照)

図5-5　疫学研究の種類

（2）　横断研究と縦断研究

上の分類とは別に，研究を横断的研究(cross-sectional study)と縦断的研究(longitudinal study)とに分ける分類もある。横断とは，ある時点(過去でもよい)での疾病と，その時点での諸要因を対比し関連を検証する。一方，縦断とは調査する要因が罹患以前に存在することを前提とし，時間の経過に沿った罹患や死亡などの出現を観察する。初学者は横断と縦断を混同しやすいが，その場(時点)で道を横切るのが横断，時間という道を歩くのが縦断と考えるとよい。なお研究者・文献で分類法の違いもあるが柔軟に対応して欲しい。

B　記述疫学

記述疫学とは本章冒頭の疫学の定義「疫学は人間集団における疾病の頻度の分布とそれの規定因子を研究する学問である」の前半に該当し，疾病がどこで，どんな人達に，どれだけ発生したかを調べ記す，疫学の出発点となる研究である。

すなわち表5-2に示す要因について，各集団の疾病と要因の頻度を記述する。例えば，場所の違いとして富山県神通川の流域と，川から離れた場所とでイタイイタイ病の出現頻度を調べ，それぞれの土地のカドミウムの汚染状況からカドミウムが疾患の原因と確定した(図5-6)。記述がすなわち分析となり，上の定義の後半にまで至った例である。

行政による国勢調査報告，国民健康栄養調査報告，学校保健統計などには，記述はあるが，それで

表5-2　記述疫学で用いられる時間・場所・人的要因の分類

1. 時　間	年，月，週，日，時刻，期間，季節，集中的，散発的，周期など
2. 場　所	国，地方，都道府県，市町村，学区，都鄙，地域類型(山，川，海，農山漁村など)など
3. 人	生物学的要因 　先天的……性，年齢，人種，出生順位，双子など 　後天的……栄養，免疫，食習慣，運動習慣，喫煙，飲酒，服薬，放射線など 社会的要因 　職業，収入，居住環境，配偶者，教育，移民など

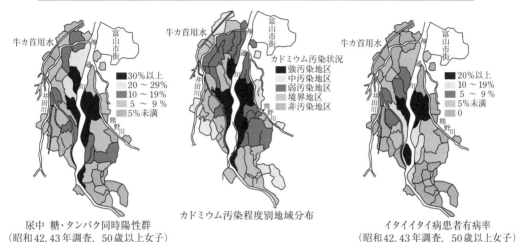

尿中 糖・タンパク同時陽性群
(昭和42, 43年調査，50歳以上女子)

カドミウム汚染程度別地域分布

イタイイタイ病患者有病率
(昭和42, 43年調査，50歳以上女子)

図5-6　カドミウム汚染の程度とイタイイタイ病患者の発生頻度の量・反応関係
資料：河野俊一，イタイイタイ病をめぐる諸問題「北陸公衛誌」第23巻，第2号，p.45(1997)
注〕　中央のカドミウム汚染程度別地域分布と，左側の尿中 糖・タンパク同時陽性群の出現頻度の分布はよく一
　　致する。右側のイタイイタイ病患者有病率は，認定のハードルがあるので少し一致性が低いが，カドミウム
　　汚染の強い場所ほどイタイイタイ病の有病率が高く，量・反応関係は十分よみとれる。

規定因子の判明に至ることは少ない。しかし要因の仮説(××の原因は○○ではないか)の設定に有
用である。現代は，記述で終わらず分析まで加えての報告が多い。

(1)　横断的研究

　現時点か過去のある時点で，要因に曝露された人の群(曝露群)と対照群の罹患率，有病率，死亡率
などを比較し，要因の影響をみるものが横断的研究とよばれる。この研究法では，調査時点での曝露
状態のみを使用するので，罹患率ではなく有病率での比較が多い。検診結果とその時の食事を検証し
て，食事と疾患の関係を調べるなどである。対象地域の家を調べ対策に結びつけたスノウによるコレ
ラの防止(コラム「疫学の創成期」p.59 参照)や，上述のイタイイタイ病が，水田のカドミウム汚染と罹患
率の分布の一致で検証された例がある。横断的研究は，ある時点で疾患と要因を同時に調べるので時
間や手間そして費用が少ないという利点があるため，多用される。

　しかし，横断研究では因果関係の確定に重要な関連の時間的関係(p.70参照)を確立できず，横断研
究の信頼性は縦断研究より劣るとされる。

　余談だがイタイイタイ病やコレラ感染の研究は，記述疫学の例として示されることが多いが，患者
対照研究とも考えられる。完全には割り切れないので柔軟に理解してほしい。

（2） 生態学的研究（地域相関研究）

　疾病頻度や要因の差をみる場合，観察単位を個人ではなく，地域や国とする方法が生態学的研究（地域相関研究）である。東北と関西の食塩の摂取量と脳血管障害の発生頻度，また国ごとに食肉の摂取量と大腸がんの発生を比較した例などがある（図5-7）。特徴は，研究者自身の調査ではなく，先行研究や公的資料からデータを得る場合が多い点である。なお「生態学」の一般的なイメージと，ここでの意味は異なるので，「地域相関研究」の方が納得しやすいと思われる。

　ここまでが，図5-6,7で示した記述疫学の解説である。以下は分析疫学の説明となる。

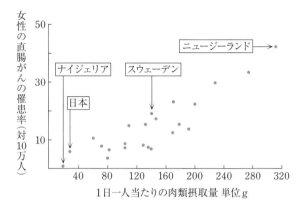

図5-7　23か国における女性の直腸がん罹患率と1日一人当たりの肉類摂取量の相関

資料：B. Armstrong, R. Doll, Int. J. Cancer: 15, p.617-631（1975）

C　分析疫学

　分析疫学は，本章冒頭で述べた疫学の定義の後半の規定因子にかかわる部分である。前述の記述疫学や先行研究の結果，因子はこれではないかと仮説を立てて進めることが多い。

（1）　コホート研究

　この研究方法は，身体に影響を与える要因の曝露から，その影響が現れるまで対象を継続的に観察するもので，分析疫学の縦断的研究に分類される。

　疫学ではコホート（cohort）とは，研究の対象集団を意味する（コラム「コホート」p.67参照）。コホート研究（要因対照研究 factor-control study）とは，ある要因が，ある疾病の危険因子（risk factor）か否かを調べる場合，その疾病がない人たちを，この要因をもつ曝露群と，もたない非曝露群（対照群）とに分け，その2群を長期（数年〜数十年，研究目的によっては後代まで）にわたり継続観察（追跡）し，罹患や死亡の頻度に差が出るかをみるものである。特徴は調査開始時点で，曝露群・非曝露群ともに調査対象の疾病の罹患者を含まない点である。調査開始から将来へ向かう調査なので，前向き研究（prospective study）といわれる。

　図5-8でみると，調査開始時点では，曝露群と非曝露群（対照群）の2群ともに罹患者はいない（a = 0，c = 0）。時間が経つにつれ，罹患者が出現し，曝露群がa と b，非曝露群がc と d に分かれる（図5-8，表5-1 p. 61）。そこで，曝露群と非曝露群の罹患率を比較する。前述の相対危険，寄与危険また寄与危険割合などで曝露群と対照群に生じた差を比較する。統計学的に偶然にしては差が大き過ぎると考えられる場合，曝露した要因が疾病の発生に関わる可能性が高い。

　ただし，曝露した要因が病因とは限らない。隠れた要因が，曝露した要因と疾病の両方（隠れた要因→曝露した要因，隠れた要因→疾患）をつくりだすなら，曝露した要因が疾病の見かけの原因の可能性もある（後述の交絡の項参照）。そこで多方面から検討し結論を出す。

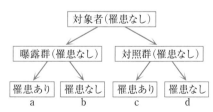

研究期間中，時間は上から下へ流れている。

図5-8　コホート研究の方法

この研究法は，罹患者や死亡者がある程度の数になるまで待つので，まれな疾病では，対象者を多くする必要があり，時間と費用そして手間がかかる欠点がある。利点は先入観に左右されないため，信頼性が高く（第6章1.A EBM とエビデンスの質のレベル p.77参照），多数の要因や疾患を同時に観察できる点である。さらに計画時には予想しなかった疾病と要因との関係や未知の要因を見つけることも多い。

類似の方法で，過去のある時点での罹患していない集団を設定し，その人達を曝露群・非曝露群に分け，現在までの罹患状況を比較する，後向きコホート研究もある。

(2) 症例対照研究（患者対照研究）

ある時点で，研究対象とする疾患の罹患群（症例群あるいは患者群）と，罹患していない群（対照群）の間で，疾患の要因と疑われる事柄を過去から現在までの間にもっていた人の割合を比較する。過去の記録を使うので，後向き研究あるいは履歴研究とよばれる。

症例群と対照群それぞれで，要因に曝露された人の割合を算出し，症例群の方が，当該要因に曝露された割合が高ければ，要因の疾患への関与が疑われる。多くの場合，罹患している者と同じ人数〜数倍の人を対照群とする（図5-9）。この場合，要因の有無以外は両群で性・年齢などの条件を合わせる（マッチング：matching）ことが望ましく，これをマッチドペアー法（matched-pair method）とよぶ。両群の罹患の頻度の比較には，相対危険ではなくオッズ比が使われる*（p.61, 62参照）。症例対照研究（case-control study）は費用が少なく，短時間でできる利点があるが，先入観が入りやすく，信頼性は，コホート研究より低いとされている。両研究法の比較を表5-4にまとめた。

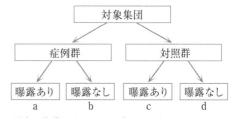

研究の作業は上から下へ進んでいく。
対象者が経験した時間は下から上へ進んでいったが，その時間は，すでに過去のことである。

図5-9　症例対照研究の方法

表5-3　症例対照研究とコホート研究の特徴

調査の種類	コホート研究	症例対照研究
結果の信頼性	高い	限界がある
必要対象者数	多い	少なくても可能
費用	大	少
手間	大	少
調査期間	長い	短い
稀な疾患	適さない	可能
多要因の調査	複数可能	単一
複数の疾患	調査可能	不可
指標	相対危険	オッズ比

*表5-3指標について　〜なぜ相対危険ではなくオッズ比を使うのか？〜
　症例対照研究では，寄与危険を求められない。なぜなら症例群と対照群を合わせても母集団でも母集団を代表するサンプル集団（母集団から無作為に取り出したものがサンプル集団）にもならないので，母集団全体の罹患率がわからず，そのため曝露による罹患率の変化を求められないからである。罹患率が求められないので相対危険も求められない。

　症例対照研究でオッズ比が使われる理由を，表5-1-①で考える。症例対照研究では，調査時点で疾病がある人とない人を調査する。この時，疾病がある人より，ない人の方が集めやすい。疾病のない人を2倍にすればa＋bはa＋2b，c＋dはc＋2dとなるから，分子となる疾病ありの人数aとcは同じでも，曝露群も，非曝露群も罹患率が変わるため，計算上の相対危険の値は非曝露の人数で変化し確定しない。一方，オッズ比は，$\frac{a}{c}/\frac{b}{d}$ を $\frac{a}{c}/\frac{2b}{2d}$ としても値に変化はないので，症例対照研究で使われる。

Column　コホート ———————————————————————

　コホートとは，古代ローマの兵士の集団を意味した。ウェブスター著「足長おじさん（Daddy Long Legs）」で，主人公の女子大生がローマ史で習ったことを足長おじさんに報告する手紙に（11月15日の章），本来の意味でのコホートという言葉が使われている。原文は簡単な英文なので，英語の勉強を兼ねて一読を勧める。　　　（中塚晴夫）

(3)　介入研究とランダム(無作為)化比較試験

　介入研究は，**有益な要因**に対象者を曝露，あるいは危険と考えられる因子を除き，効果をみる方法である。信頼性は高いが，一種の人体実験なので倫理的配慮が必要である(コラム「南極の高木岬」下記参照)。

　志願者を性・年齢などを一致させた曝露群と対照群に分ける。例えば，新薬の効果をみるには，新薬を与えられる曝露群と偽薬(プラシーボ)を与えられる対照群を設定する。偽薬効果や先入観を排除するため，研究は，被験者も観察者も新薬・偽薬のどちらを与えられたか知らされない二重盲検法(double blind test)で行われることが多い。

　介入研究の典型として患者への投薬で差が生じるかを調べる臨床疫学がある。これは無作為化比較試験(Randomized Controlled Trial : RCT，ランダム化比較試験)で行われることが多い。患者を乱数などで無作為に2群に分け，二重盲検法で効果を比較する。無作為化比較試験は，要因の効果を調べる最も信頼性の高い研究方法とされる。ただ信頼性が高くても，禁煙指導のように盲検できない場合もある。無作為化しない場合は，非無作為化比較試験である。なおランダム化は，介入研究以外でも，疫学の多くの場面で用いる。

D　バイアスと交絡

　先に述べた様々な方法で，要因の影響を示す結果が得られる。しかし，人は様々な背景をもつため結果が乱されやすい。結果を乱すのはバイアスや交絡である。そこで，ある要因を疾病の危険因子と判定するには，これらに対する注意が必要である。

(1)　バイアス

　研究結果の値と真の値との差を誤差といい，偶然に生じる非系統誤差と，特定の原因による系統誤差とに分けられる。疫学でバイアスといえば系統誤差で，偏(かたよ)りともいう。

1)　非系統誤差と系統誤差

　非系統誤差は，でたらめに生じ，でたらめな値をとり，どんな観察・測定にも必ず入るが，でたらめには法則がある。例えば，曝露群と対照群にでたらめな誤差が同様に生じれば，両群の平均値の差への影響は少ない。ただ，でたらめに関する法則は，例数が多いときのみ予想通りに起こる。

　一方，系統誤差は厄介で，多くの場合，あるか否かもわからない。そのため曝露群と対照群で差が出ても，系統的な誤差(バイアス)が紛れていないか，吟味が必要となる。次に述べる選択バイアスおよび情報バイアスはいずれも系統誤差である。

 南極の高木岬

　南極の高木岬は，旧海軍の軍医総監，高木兼寛(1849-1920)に由来する。1882年，軍艦・龍驤が遠洋航海で乗組員総数276人中，脚気患者169人，死亡者25人の犠牲を出した。高木は，脚気の原因を日本食の窒素不足と考え，1884年に軍艦・筑波に333人を乗せ，窒素の多い食事(洋食)を多くして同じ航路をたどらせた。脚気患者は洋食を食べなかった14人のみで，死者はなかった。栄養疫学，介入疫学の業績である。実は，この実験航海以前に高木は小規模の介入研究を数多く行っていた。はるか後年，2004年に城戸らはそれらの結果をメタアナリシス(次章参照)で解析し，食事の改善で脚気の防止が可能という結論が導けることを証明した。高木が，この手法を知っていれば大規模な実験航海は不要だったかもしれない。島薗順次郎・香川昇三らにより脚気がビタミン B_1 欠乏症とされて治療法が確定したのは1932年頃である。陸軍では森鷗外が脚気の伝染病説を主張し対策が遅れた。
　資料：吉村昭，「白い航跡」，講談社文庫，慈恵医大誌，119，p.279～285(2004)　　　　　　　　(中塚晴夫)

2) 選択バイアス

選択バイアス(selection bias)とは，母集団から対象者を選ぶ際に，母集団を代表しない人を選ぶことである。例えば，調査に協力的な人は，高学歴で定職につき，衛生面に注意する人が多い。そこで，症例と対照を同じ方法で選ぶことや，研究者の主観が入らないように，乱数表を使い無作為(人為的な操作を加えないこと)に選ぶ方法が用いられる。

3) 情報バイアス

情報バイアス(information bias)には，被験者の回答の偏りや，観察者の見方の偏りなどがある。例えば，飲酒が多い人は摂取量を少なめに，身長の低い人は高めに申告するなど，平均値の方向にバイアスが生じる傾向がある(コラム「Flat Slope Syndrome」下記参照)。食事調査の当日に良い物を食べる傾向も情報バイアスである。

観察者も，被験者が曝露群に属すと知っていると，曝露効果を多めに感じるバイアスを生じるので，二重盲検法などによりバイアスをなくす工夫をする。

(2) 交　絡

ある要因の疾病への関与を調べるとき，共存する要因の影響で，目的とする要因の，疾病への影響を正しく評価できないことを，交絡があるといい，この要因を交絡因子(confounding factor)という(図5-10)。例えば，飲酒と肺がんの関係をみる調査で，飲酒が多い人に，肺がんが多ければ，ただちに飲酒が肺がんのリスク要因といえるだろうか。飲酒者の喫煙が

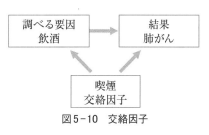

図5-10　交絡因子

多ければ，飲酒より喫煙の影響によるかもしれない。この例では，喫煙が交絡因子である。

既知の交絡因子なら開始時に可能な限り交絡因子の影響を避ける。そのためには，①マッチング(曝露群と対照群で，交絡因子をもつ割合を等しくする。上の例では，飲酒群と非飲酒群の喫煙率を等しくする，あるいは非喫煙者で被験者をそろえる)あるいは②層化(交絡因子のレベルに応じてサブグループ化する，例えば，喫煙量でサブグループをつくり，グループごとに集計し結果を統合する)などがあり②では標準化(次節)で処理するなどの方法がある。

また数値の処理段階で，未知の要因をみつけたり交絡の影響を避けたりすることは②にあたり，多変量解析の手法の一例としてマンテル-ヘンツェル法などが用いられる。しかし交絡因子は隠れていることも多く，影響の除去を確実に行うのは難しい。

Column Flat Slope Syndrome

身長が高い人は低めに，低い人は高めに，すなわち平均値の方向に偏る申告する傾向がある。横軸に実測値，縦軸に申告値をとった散布図で，回帰直線を描くと，傾きは本来なら45度となるが，大きな値は少なめに，小さな値は大きめに申告すると，回帰直線の右上は下がり，左下は上がる。回帰直線が，水平(flat)になる方向に回転するので，Flat slope Syndrome とよび，情報バイアスの一種である。

資料 : A. Kuskowska - Wolk *et. al.*, International Journa of Obesity, 16, p.1 - 9 (1992)　　　　　　　　(中塚晴夫)

（3） 標準化

A・B 両群を比べ，A 群に高い罹患率がみられても，原因は A 群と B 群の男女比の違いか，A 群に高齢者が多いからかもしれない。交絡因子になりやすい性別や年齢階層の影響を避ける代表的な方法が標準化で，簡単なため広く使われる。疫学だけではなく，アンケートなど，およそ集計に関わる処理の全てで利用できる（第 4 章 3.E 年齢調整死亡率 p.44 参照）。

E　因果関係の検証方法

疾病の頻度の高い地域と低い地域を比べ，高い地域で，低い地域にはない生活習慣がみつかっても，疾病と因果関係（原因と結果）があるとただちに考えるのは早計である。ある町に工場が建ち，肺がんが増えた場合，工場の排気が原因だといえるだろうか。工員の喫煙率が高いだけかもしれない。そこで，疫学研究では因果関係の有無を慎重に検討する。例えば，1964 年にアメリカの公衆衛生局長諮問委員会が喫煙の健康影響を検討する際に判断基準とした以下の条件がある。

① **関連の一致性**（consistency of association）

複数の研究で同じ結果が得られること。すなわち，どのような集団，時期あるいは時間についても要因と結果の間には，同一の関連が認められること。

② **関連の強固性**（strength of association）

相関関係が強く認められるほか，相対危険（後述）が大きいほど関連は強固とされ，因果関係の可能性は大きくなるということ。さらに量-反応関係が認められると因果関係は一層強固になる。量-反応関係とは，ある要因の曝露量（横軸）が増加すると結果として健康事象に関する指標である罹患率や死亡率（縦軸）などが変化する関係をいい，曝露曲線は多くの場合，S 字カーブ（図5-11）を描く。

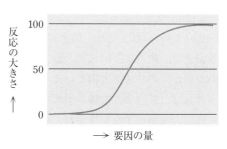

図5-11　代表的な量-反応関係（S 字曲線）

③ **関連の特異性**（specificity of association）

要因と結果の間に特異な関係があること。つまり，ある疾病が観察されると，ある特定要因が必ず存在すること。

④ **関連の時間的関係**（temporally of correct association）

原因と考えられる要因が結果に先行して作用していること。

⑤ **関連の整合性**（coherence of association）

疫学的に得られた結果は，他の分野における既存の知見と矛盾しないこと。

上の項目で結果を検証し，同時に，統計学的な検証が必ず行われる。

3. スクリーニング

A　スクリーニングの目的と適用条件

スクリーニング（screening）とは，疫学や集団検診で疾病の有無による対象者のふり分けをいう。症例対照研究では，開始時に症例と対照者を分け，コホート研究では，追跡期間中や終了時に，研究目的の状態（疾患など）が生じたか否かで被験者を分ける。集団検診では，腹囲など簡易な方法でメタボを選別

する。一般には，このような簡単なスクリーニングで問題ありとされた対象者を精密に調べ，見落としを防ぐ工夫がされる。こうして疾病の早期発見・早期治療(二次予防)，疾病のハイリスク群の検出(一次予防)，さらに公衆衛生行政にまで利用される。

　集団検診の場合は，スクリーニングにおいて以下の原則が守られる。①目的とする疾患が重要な健康問題である。②早期発見により，適切な治療を受けられる。③確定診断の手段や施設がある。④目的とする疾病に潜伏期あるいは無症状期がある。⑤目的とする疾病に適切なスクリーニング法がある。⑥検査法が集団に対して適用可能で受け入れやすい。⑦目的とする疾病の自然史がわかっている。⑧患者・要観察者に対する追跡システム(フォローアップ)が確立している。⑨スクリーニング事業の費用と便益関係が成立する。⑩スクリーニングの意味，内容が受診者に周知されている(Wilson JMG and Jungner G, 1968)。近年は，遺伝子スクリーニングなど情報の特殊性から，健康増進のためのスクリーニングが障害者排除の優性思想につながる倫理問題への配慮が提起されている(Anderman A ら：Bulletin of the World Health Organization (WHO) 86 (4), (2008))。

　疫学研究でも集団健診でも，スクリーニングは，目的の罹患者を漏れなくみつけ，疾患をもたない人を誤って罹患者の集団に入れない精度が望まれる。さらに簡便・迅速で安価であることが要求される。要求のすべては満たせないので，ある程度の妥協が行われるが，どの程度の信頼性がある妥協かは知る必要がある。そこでスクリーニング法の性質・精度の評価法・数値に工夫がある。腹囲でメタボか否かをふり分ける場合，区切りの値をどこに設定するか，また，メタボの指標として腹囲と皮脂厚では，どちらが優れているかなどの比較検討方法も工夫されている。

B　スクリーニングの精度・信頼性

スクリーニングの結果で，対象者は表5-4，図5-12のように四分される。

表5-4　スクリーニング検査での判定結果

		疾病		計
		あり	なし	
検査結果	陽性	真の陽性　a	偽陽性　　b	a+b
検査結果	陰性	偽陰性　　c	真の陰性　d	c+d
		a+c	b+d	a+b+c+d

注〕　表中のa〜dは人数　以下，この節の終わりまで，この記号の意味は共通

　スクリーニングの結果が陽性とは，目的とする反応・結果を対象者がもつ状態で，もたない状態が陰性である。しかし，陽性の人にも実は疾病をもたない人が紛れており，偽陽性(b)という。疾患がなくても陽性(疾病あり)と誤診された偽(にせ)の陽性である。逆に，偽陰性(c)とは，疾患があっても誤って陰性に分類された状態である。

　偽陽性・偽陰性ともに，"疑わしい"とか陽性か陰性か判断がつかない状態ではなく，誤った判断をされた状態を意味し，健診結果の個人票に印刷された ± の状態ではない。このように，スクリーニングは完全なふり分けとはならず，多くの場合，誤り(b, c)を含んでいる。スクリーニングの信頼性をみる指標には，次に述べる敏感度，特異度などがある。

（1） 敏感度

　敏感度（sensitivity）とは，スクリーニングの信頼性を示す値の一つで，疾病をもつ人（罹患者）をスクリーニングが正しく陽性と判断する確率（割合）である。表5-4，図5-12の左半分は疾病をもつ（a + c）人の集団である。検査を受けて正しく陽性（疾病あり，表5-4，図5-12いずれも左上）とされる人数はa人である。逆に罹患者でも疾病なしと誤診されるc人（偽陰性：表と図の左下）もいる。**敏感度＝$\dfrac{a}{a+c}$**は罹患者（a + c）人のなかで，正しく陽性とされたa人の割合を示す。

　罹患者全員を陽性と診断し，偽陰性もなければ c = 0 で，敏感度＝$\dfrac{a}{a+c}$は 1.0 となる。

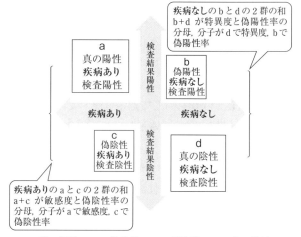

　a：真の陽性，　b：偽陽性，　c：偽陰性，　d：真の陰性
図5-12　スクリーニング検査後の最終診断での判定結果

（2） 特異度

　特異度（specificity）とは疾病なしの人を正しく陰性と判定する確率（割合）である。表5-4，図5-12の右側をみる。正しく陰性と診断される d 人と，疾病がなくても疾病あり（陽性）と誤診される偽陽性がb人の場合，疾病がない（b + d）人のうち，正しく疾病なしとされるd人の割合が**特異度＝$\dfrac{d}{b+d}$**と定義される。偽陽性なし（b = 0）で，特異度＝$\dfrac{d}{b+d}$＝ 1.0 となるスクリーニングが理想的である。

（3） 陽性反応的中度*と陰性反応的中度*

　表5-4，図5-12を，検査陽性か陰性かで，上下に分ける。陽性反応的中度は，陽性とされた上半分の人のうち実際に疾病をもつ人，すなわち陽性の診断が正しかった（的中した）人の割合である。陽性とされた人の総数は（a + b）人で，真の罹患者がa人，疾病のない偽陽性の人がb人なら，疾病をもつ人の割合である陽性反応的中度は**陽性反応的中度＝$\dfrac{a}{a+b}$**となる。敏感度・特異度は有病率の増減で変化しないが，この指標は有病率が高くなれば大きく，低くなれば小さくなる性質がある。そこで，陽性反応的中度を異なる集団で比較するには，同じ有病率かを検討する必要がある。

　これに対して，陰性とされた人（表と図の下半分）には，真の陰性の人 d 人以外に，実際には疾病をもつ人（偽陰性）がc人紛れ込んでいる。陰性の人の総数は（c + d）となり，この総数に対する真の陰性の人の割合を陰性反応的中度といい，**陰性反応的中度＝$\dfrac{d}{c+d}$**となる。

＊陽性反応的中度，陰性反応的中度：Predictive value を日本語に訳すと，的中と適中，率と度で4種類の組合せがつくれる。本書では positive predictive value を「陽性反応的中度」としたが，「陽性反応」に続く文字は，的中率・適中率・適中率などが使われる。それ以外に「反応」の文字を省いて「陽性適中度」とする場合もある。文献による多少の差異があっても定義が同じなら，同じ意味として理解すればよい。negative predictive value（陰性反応的中度）についても同じである。

（4）偽陽性率と偽陰性率

偽陽性率は，疾病がない人の総数(b + d)人に対して，疾病がないのに陽性とされた偽陽性者(b)人の割合と定義されるので，**偽陽性率**$=\dfrac{\mathbf{b}}{\mathbf{b + d}}$である。

ここで特異度$=\dfrac{d}{b + d}$，と偽陽性率の分母が共通(b + d, 表・図の右半分)なので，分子の和は(b + d)だから分母と分子が一致して両者の和は1となり，偽陽性率＝(1－特異度)である。

これに対して偽陰性率は，疾病がある(a + c, 表・図の左半分)人のうち，陰性とされた c 人の割合で，**偽陰性率**$=\dfrac{\mathbf{c}}{\mathbf{a + c}}$となって，上と同様に偽陰性率＝1－敏感度となる。

（5）カットオフ値

多人数の検診では，時間・費用などから陽性と陰性を区切る基準値(カットオフ値，cut off point)を決め，それより大きいか小さいかで切り分ける簡単な方法が多い。この方法の性質として，カットオフ値によって，前項で述べた数値が変化する。

①メタボリック・シンドローム(メタボ)か否かを，腹囲を基準に分ける場合，図5-13-①のように2つの山が明確に分かれれば，点Aをカットオフ値とすればよい。この図では，水平線方向が検査値(例えば，腹囲)，山の高さはその検査値を示す人の頻度(人数)を意味する。しかし，カットオフ値で正常と異常を完全に区分できることはほとんどない。

②腹囲が大きくても血糖その他が正常でメタボではない人も，腹囲が小さくてもメタボの人もいるから，図5-13-②のように正常と異常の分布は重なる。カットオフ値をBにとれば，正常とされる群(検査陰性，垂直線Bの左側)には異常者は紛れ込まないが，本来正常群に入るべき人(正常の分布の，垂直線Bの右側)が偽陽性となって正常群から落ちる。一方，異常群とされる群(検査陽性，垂直線Bの右側)には異常者のすべてが含まれ，さらに偽陽性(正常者)も入るので偽陽性容認となる。そこで精密検診して，偽陽性(正常)を外せば，疾病者の見落としを防げる。集団検診では，この立場をとることが多い。

③もしカットオフ値を高い値のCとすれば(図5-13-③)，異常群とされる群(検査陽性)には正常者は含まれないが，本来異常群に入るべき人(水平線の下，垂直線Cの左)が落ちてしまう。また，正常群(検査陰性)には正常者のすべてが含まれるが，異常者(偽陰性)も紛れ込む。偽陰性容認の立場である。

④実際には，カットオフ値はBとCの間となり，図5-13-④のように，陽性・偽陽性・陰性・偽陰性が生じる。

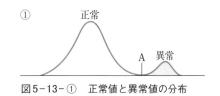

図5-13-①　正常値と異常値の分布

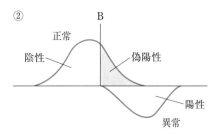

図5-13-②　正常値と異常値の重なる分布

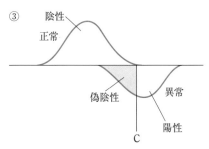

図5-13-③　正常値の異常者が含まれる分布

カットオフ値の移動で，a～dの数値が変化するため，
敏感度等の指標のすべての指標が変化することがわかる。
図からカットオフ値を上げる（右へずらす）と，分母の(a＋c)
は一定だが，分子のaが減るので敏感度 $\frac{a}{a＋c}$ は下がり，
逆に特異度 $\frac{d}{b＋d}$ は，分母の(b＋d)は不変で，分子dが
増えるので，増加する。敏感度と特異度は，ともに最大
値の1.0となることが理想だが，一方を上げれば他方が
下がるトレードオフとなり図の通り両立しない。

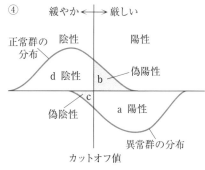

図5-13-④　トレードオフの関係を表す分布

（6）　2種類のカットオフ値

糖尿病の血糖値は，カットオフ値以上で異常とみなし，他方，血中ヘモグロビン濃度は，カットオフ値以下で異常値とする。つまりカットオフ値より上を疾患とする場合も，下を疾患とする場合もある。これを総合して以下のように表現する。

糖尿病の血糖値のカットオフ値をより高い値に，血中ヘモグロビン濃度のカットオフ値を下げ，陽性（異常）の診断が出にくくすることを厳しく（あるいは，より厳密に）するといい，異常（疾病）との診断が出にくく陽性者の数が減ることを意味する。逆にカットオフ値を血糖値の低い方，ヘモグロビン濃度では高くして，異常の診断が出やすくする場合（陽性者が増える）は，緩やかに（あるいは，より甘く）するといい，これでカットオフ値の表現を統一できる。

厳しくすると敏感度は下がり（特異度は上がる），緩やかにすると敏感度は上がる（特異度は下がる）。スクリーニングが異常をみつける目的なら，みつけ難いを「厳しい」，みつけ易いを「緩やか」と表現すれば，カットオフより高い方が異常（陽性）でも，低いほうが異常（陽性）でも表現できる。

C　ROC 曲線

ROC 曲線（Receiver Operating Characteristic curve）により，スクリーニングにおけるカットオフ値の最適値の決定と，スクリーニング法の良否を判定できる。

あるスクリーニング法 X があり，その敏感度（表5-5 p.71参照），$\frac{a}{(a＋c)}$ （a は陽性，c は偽陽性の人数）を縦軸，偽陽性率 $\frac{b}{(b＋d)}$ を横軸（図の下の辺）にとるとカットオフ値の上下によって，敏感度と特異度による点は図5-14の曲線を描く。ここで図の上辺の横軸は特異度で（1－偽陽性率）である（図上辺，1.0が左であることに注意）。

図5-13-④でカットオフ値を左へずらすと，a＋cは一定だが，aは増加するので，敏感度 $\frac{a}{(a＋c)}$ は増加し，図5-14では点は上へ移動する。一方，特異度は $\frac{d}{(b＋d)}$ で，bが偽陽性，dが陰性の人数で，図5-13-④でカットオフ値が左へずれると，b＋dは一定だが，dが減少して，特異度は低下する。特異度は図5-14では右が小さい（上辺）ので，特異度の点は右へ移動する。逆に偽陽性率は（1－特異度）であるから増加する。図5-14の下の横軸でみれば，同様に右へ移動する。そこで，カットオフ値を図5-13-④

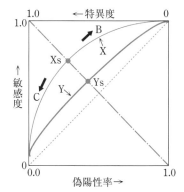

図5-14　ROC 曲線…敏感度・特異度の関係およびスクリーニング法 X と Y の比較

で左へずらすと，図5-14での点は，上下方向では上，左右では右へ移動するので，右上へ移動する。このようにカットオフ値の増減でスクリーニング法の性質を示す ROC 曲線ができる。そこで，図5-13-④の，正常値の分布と異常値の分布が分れば，カットオフ値を移動した場合の敏感度と偽陽性率の値を予測でき，必要な敏感度，偽陽性率となるカットオフ値を決定できる。

この ROC 曲線から分かるように，カットオフ値を変え，敏感度が望ましい方向へ増加すると，特異度は望ましくない低下をするため（曲線 X を左下から上へたどると，敏感度は上がり，特異度が下がる），図5-14は前述のトレードオフの関係を示している。そこで効果的なカットオフ値は，敏感度・特異度とも，1.0（図5-14の左上）の点と，偽陽性率1.0（同右下）の点を結んだ直線と，ROC 曲線の交点（スクリーニング法 X の ROC 曲線の場合は Xs，曲線 Y では Ys）とされる。この交点では，図5-14で，曲線が最も左上にある，すなわち，敏感度が高く，特異度も高いからである。こうして ROC 曲線はカットオフ値を決める重要な情報となる。実際は，敏感度と特異度のいずれを重視するかなど諸条件によってカットオフ値は調整され，この交点を採用するとは限らない。

スクリーニング法は，敏感度も特異度も高いことが望ましいので，図5-14で左上となるようにカットオフ値を設定する。したがって，より左上に曲線があるスクリーニング法が望ましく，図5-14の曲線 X は，Y よりよいスクリーニング法となる。

図5-13-①では，正常群と異常群の値の分布が明確に分かれ，このような分布を示す指標を，判定に選ぶことが望ましい。実際は図5-13-④のように正常群と異常群の分布が重なるが，重なりが少ないほど，即ち，この図で右下の異常値の分布が右側にあればあるほどよいスクリーニング法となることは視覚的に理解できるはずである。

図5-13-④で，右下の異常群の分布がより右側で，重なりが少なければ a が増加するので，敏感度 $\frac{a}{(a+c)}$ は高くなる。これは図5-14では曲線が上にあることを意味する。同様に c が減少して特異度 $\frac{c}{(a+c)}$ が下がるので，曲線は左へ移る。これにより，なぜ ROC 曲線によりスクリーニング法の良否を知ることができるかが理解できる。

4. 疫学演習

〔例題1〕 コホート研究と相対危険，寄与危険，寄与危険割合

下の表は，あるコホートを追跡して，喫煙と肺がんでの死亡との関係を調べたものとする。この表から，相対危険，寄与危険，寄与危険割合を求めよ。

〔解説〕 死亡率（対千人年）は，死亡者数÷観察人年 ×1,000 なので，この式に数値を代入する。

　　　喫煙者の死亡率は76÷65,000×1,000＝76÷65≒1.17

　　　非喫煙者の死亡率は，4÷20,000×1,000＝0.20となる。

相対危険は曝露群の死亡率÷非曝露群の死亡率なので，

1.17÷0.20＝5.85

すなわち喫煙者は，非喫煙者に比べて，5.58倍の危険率となる。

これに対し，寄与危険は曝露と非曝露との死亡率の差なので単純な引き算となる。

			肺がん死亡		観察人年
			あり	なし	
要因		喫煙	76	64,924	65,000
		非喫煙	4	19,996	20,000
	合計		80	84,920	85,000

寄与危険＝曝露群の死亡率－非曝露群の死亡率＝1.17 － 0.20 ＝ 0.97

このことから，喫煙によって，この集団での死亡率が千人年当たり 0.97 人増えたことがわかる。

寄与危険割合は，寄与危険を曝露群の死亡率で割った値なので，先に計算した寄与危険を使うと，

寄与危険割合 ＝ 0.97 ÷ 1.17 ≒ 0.829 となり，パーセントでは，82.9 ％で，喫煙者の肺がん死亡の 82.9 ％が喫煙によるものとなる。

〔例題2〕 食中毒の原因食品の推定

　食中毒が起きて，原因として考えられる食品は，刺身ときのこであった。そこで，これらの食品を食べたか食べなかったかを質問して以下の結果を得た。どちらの食品の可能性が高いかオッズ比を比較して考察せよ。

〔解説〕 オッズ比の応用の一例である。結果は表を見ればわかるが，ここは練習と考え計算する。

オッズ比 ＝ $\dfrac{a \times d}{b \times c}$ となるので

刺身のオッズ比 ＝ $\dfrac{25 \times 17}{24 \times 15}$ ≒ 1.2

きのこのオッズ比 ＝ $\dfrac{24 \times 19}{8 \times 7}$ ≒ 8.1

	患者群		対照群	
食　品	a 食べた	b 食べない	c 食べた	d 食べない
刺　身	25	24	15	17
きのこ	24	8	7	19

となるので，原因はきのこである可能性が高い。実際には，これに統計的な手法で信頼区間をつけたオッズ比を示すが，ここでは考え方のみを学ぶとして省略する。オッズ比にはこのような使い方もある。

　オッズ比の計算は容易だが，表の見方を誤りやすい。行と列が入れ替わった表記があるので注意する。表の値を，機械的にたすきがけにすると機械的に覚えず，下の通り定義に基づいて覚えておく。

症例の要因オッズ ＝ $\dfrac{\text{症例で要因あり} \times \text{対照で要因なし}}{\text{対照で要因あり} \times \text{症例で要因なし}}$

〔例題3〕 スクリーニングに関する数値

　あるスクリーニング法で，100 人の有病者を含めて 1 万人の検査をし，このスクリーニング法の評価をした。結果が以下のとおりとなった。敏感度，特異度，陽性反応的中度を求めよ。

〔解説〕 計算式は難しくないし，また計算法も面倒ではない。公式に代入すればよい。

敏感度 ＝ $\dfrac{80}{100}$ ＝ 0.8 ＝ 80 ％

特異度 ＝ $\dfrac{8,980}{9,900}$ ≒ 0.907 ≒ 91 ％

陽性反応的中度 ＝ $\dfrac{80}{1,000}$ ＝ 0.08 ＝ 8.0 ％

健診結果	疾病の有無		合　計
	あり	なし	
陽　性	80	920	1,000
陰　性	20	8,980	90,000
合　計	100	9,900	10,000

なお，有病率は $\dfrac{100}{10,000}$ ＝ 0.01 ＝ 1.0 ％

　このように有病率が高い(低い)場合，陽性反応的中度は高く(低く)なる。この例では，敏感度 80 ％，特異度 91 ％で，精度は高くみえる。ところが，陽性反応的中度は 8 ％と低い。これは有病率が低いと陽性反応的中度も低下することを示している。この例から，コロナウイルス感染拡大対策の一つとしての PCR 検査においても陽性者数のみでは状況の判断は難しいことが理解できるであろう。

(中塚晴夫)

第6章　疫学研究の評価と倫理

この章のねらいとまとめ　＊　＊　＊　＊　＊　＊　＊

ねらい：根拠に基づく医療(EBM)と，そのエビデンスの質のレベルについて学ぶ。EBM を進めるうえで質の高い臨床疫学を適切に進めることが必要であるが，その一方で，人を対象とする医学系研究である以上，研究対象者である人の個人情報の保護も重要である。ゲノム医学が進展しており，個人情報の定義も変遷している。

まとめ：①疫学研究の方法とエビデンスレベルには階層構造があり，観察研究であるコホート研究などに対して，介入研究であるランダム(無作為)化比較試験の信頼性は高い。

②メタアナリシスは，個別には明確な結論が得られなかった研究を統合することで臨床上重要な疑問に答えを得る有力な方法となる。

③疫学研究を行ううえで倫理審査委員会による承認やインフォームド・コンセント，インフォームド・アセントを守ることが求められる。

④疾患管理ガイドラインや健康栄養情報はインターネットから入手可能であり，その活用が期待される。

1.　エビデンスのレベル

A　EBM とエビデンスの質のレベル

根拠に基づく医療(evidence‐based medicine：EBM)とは，臨床疫学を患者の診療に応用することを意味する用語で，臨床上の疑問を定式化し，それらの疑問に関する最も的確な臨床研究を選択し，その情報が臨床決断のエビデンスにしてよいほど信頼できるものかを検討し，実際にその情報を患者に適用する一連の作業が含まれる。

医師などの専門家はこれまでも様々な研究の成果を利用してきたと考えられるが，最近では臨床的なエビデンスを理解することが重要となっている。背景として，膨大な情報が得られるようになり，診断的および治療的介入の有効性が高まり，同時にリスクがあること，コストを含む効率も考慮することが必要になったことによる。

なお，EBM が重視する科学的根拠は必ずしもすべての患者には当てはまらない。このため NBM (narrative-based medicine)という考え方が提唱されており「物語りと対話に基づく医療」と訳される。病気に加え，患者個人の背景や人間関係を理解し，患者の抱える問題を全人的(身体的，精神・心理的，社会的)にアプローチしていく考え方である。治療方針の決定に際して，患者の主観的な意見を尊重する試みともいえる。EBM と NBM は対立する概念ではなく，患者中心の医療を実現するためのアプローチと理解される。

行政が健康に関する政策を行う場合，政策も疫学などの研究によって有効性が認められたものでなければならない，これを根拠に基づく保健政策(evidence‐based

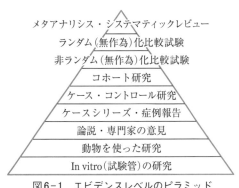

図6-1　エビデンスレベルのピラミッド

public health)とよぶ。同様に，科学性の高い栄養学研究の成果に基づいて信頼できる栄養・健康情報を活用することを根拠に基づく栄養学(Evidence‐Based Nutrition：**EBN**)とよぶ。

　根拠を明確にするためには，信頼性が高い結果が求められる。疫学研究で信頼性が高い研究方法の一つがランダム(無作為)化比較試験(RCT)であり，さらに一つの研究成果ではなく，多くの研究成果を統合したメタアナリシス(次項参照)の結果に基づくことが必要である。メタアナリシスは，システマティック・レビュー(系統的レビュー)によるとされている(図6‐1)。

B　系統的レビューとメタアナリシス　系統的レビューとは，文献を網羅的に調査し，ランダム(無作為)化比較試験などの質の高い研究データを集約し分析を行うことを指し，**EBM** を具体化するうえで必要な情報収集と解析を担う。系統的レビューの要素を表6‐1に示す(福井次矢：臨床疫学．EBM 実践のための必須知識，メディカル・サイエンスインターナショナル(2010))。

表6‐1　系統的レビューの要素

1. 明らかにしたい疑問を明確にする。
2. 出版の有無にかかわらず，その疑問に対して行われたすべての研究を洗いだす。
3. 科学的妥当性を有する研究を抽出する。
4. 選んだ研究にバイアスがないか検証する。
5. 選んだ研究の科学的妥当性を明示する。
6. 選んだ研究の質が系統的に研究結果につながるものを検証する。
7. フォレストプロット＊を用いて研究を図示する。
8. 選んだ研究がひとまとめにしてもよい程度に類似しているかを明示する。
9. 十分な類似性があれば，効果と信頼区間をまとめる。

＊フォレストプロット：メタアナリシスに特有の図で，各試験結果の相対リスクやオッズ比などの平均値を四角で示し，信頼区間は線で，個々の研究を統合して得られた結果をひし形で表したもの

　系統的レビューを行う際に引用する研究は，母集団や介入方法，転帰の測定方法などが違うため単純な集計や比較は難しい。この問題を解決するための方法としてメタアナリシス(meta‐analysis)がある。研究結果の多くは相対危険やオッズ比が求められるので，それを利用し複数の研究成果を統合し，ある課題に対する結論を導く。ただし，個々の無作為化比較試験では対象者が異なり，研究方法や背景にも違いがある。研究結果に有意差が得られなかった場合に未発表となることが多く，この未発表の研究により左右されるバイアスを出版バイアス(publication bias)という。さらに，企業からの支援を受けて行う研究では，その企業に有利な研究成果が示されやすい。このような場合に真実の結果からかけ離れた結論を導くことになる懸念もある。メタアナリシスを高い信頼性で行うためには，できる限り多くの情報を集めるとともに，すべてのランダム(無作為)化比較試験が登録され，その結

Column　利益相反(産学連携で医学研究を行う場合)

　人を対象とする医学研究を産学連携で行う場合に，研究者として，資金および利益提供者である製薬企業などに対する義務が発生する。一方，医学研究では研究対象として健常者や患者などの参加が不可欠であるため，被験者の生命の安全，人権擁護を図る職業上の義務が存在する。これら2つの義務の存在により，時には対立する場面が生じることがあり，このような義務の衝突，利害関係の対立・抵触関係を利益相反(conflict of interest)とよんでいる。医学研究を行ううえで，企業から資金援助を受けること自体は問題ではなく，それらの事実を自己申告により正しく開示し，透明性を確保するとともに，社会への説明責任を果たすことが大切である。　　　　(仲井邦彦)

果が公表される必要がある。企業からの資金提供がある場合は，利益相反の開示を行うことが求められている（コラム「利益相反」p.78参照）。

C エビデンスに基づく保健政策（EBPH）

健康サービスについて，最新最善の根拠を利用する根拠に基づく保健政策（Evidence-Based Public Health，EBPH）や根拠に基づく保健医療（Evidence-Based Healthcare，EBH）などが提唱され，限られた資源の下で最大の成果を可能にする健康の経営管理が必要となっている。超高齢化社会を迎え，医療費の高騰や経済の低成長のなかで，臨床的有効性と経済的効率性の2つの視点から，課題に対してそのときに得られる最良のエビデンスを収集し，地域のデータなどを活用し，施策の実施計画を立て，地域の人を実施に関する意思決定に参加させ，実施することが求められている。

2. 疫学研究と倫理

A 疫学研究に関する倫理指針

人を対象とする医学系研究とは，人（生体試料や情報を含む）を対象として，傷病の成因や病態を理解し，傷病の予防方法，診断方法および治療方法を検証することで，国民の健康保持増進，傷病からの回復や生活の質の向上に寄与する知識を得ることを目的とした活動である。したがって，人々の健康や福祉の発展に役立つ重要な基盤となる。

一方で，医学系研究は，研究対象者の身体および精神，または社会に対して大きな影響を与える場合もあり，様々な倫理的・法的または社会的問題を招く可能性がある。何よりも，研究対象者の福利は，科学的および社会的な成果よりも優先されなければならず，また，人間の尊厳および人権が守られなければならない（厚生労働省・文部科学省：人を対象とする医学系研究に関する倫理指針）。

これらの観点を踏まえた適正な研究実施のため，人を対象とする医学系研究については，「人を対象とする生命科学・医学系研究に関する倫理指針」（2021年3月23日施行）が制定されている。以前は，疫学研究や臨床研究ごとに倫理指針が示されていたものが統合指針に統合されるとともに，さらにヒトゲノム・遺伝子解析研究も統合され，個人情報の保護やエビデンスとしての質の確保がさらに徹底されることとなった。

この倫理指針では，①研究機関および研究責任者の責務，監督責任や研究者への教育・研修の義務化，侵襲性がある研究での補償，②試料・情報の収集，他の研究機関への提供（いわゆるバンク・アーカイブ），③研究の登録・公表，④倫理審査委員会の機能強化と審査の透明性や情報公開，⑤インフォームド・コンセント，特に研究対象者に生じる負担・リスクに応じた同意取得，未成年者に対するインフォームド・アセントの実施，⑥個人情報などに関する規定，⑦利益相反の管理，⑧研究に関する試料・情報などの保管，および⑨遺伝カウンセリングの実施などが示されている。なお，2022年4月に成年年齢が20歳から18歳に引き下げられたことにより，未成年の定義も変更されている。

Column　子どもへの説明と同意〜インフォームド・アセント

小児医療では，対象者が小児であるため，医師は代諾者（親や保護者）からインフォームド・コンセントを受けるが，小児よりもインフォームド・アセントを得ることが求められている。医療の内容について，小児にも理解できるよう，わかりやすい言葉で説明し，小児の納得（assent）を得るとの概念である。　　　　　（仲井邦彦）

B　個人情報の保護

人を対象とした医学系研究では，個人情報の保護は重要であり，研究者および研究機関の長は，研究対象者に関する情報を適切に取り扱い，その個人情報を保護することが責務規定として示されている。

個人情報については，「個人情報の保護に関する法律」（以下，「個人情報保護法」，2005年4月1日全面施行）により，その取り扱いが示されている。情報化社会の進展のなかでプライバシー保護などを目指すもので，個人情報とは，生存する個人の情報であって，特定の個人を識別できる情報（氏名，生年月日など）を含むものを指す。これには，他の情報と容易に照合することで特定の個人を識別することができる情報（学生名簿等と照合することで個人を特定できるような学籍番号など）も含まれる。

最近では，科学の進歩により，人のゲノム情報に基づく，個々人の体質や病状に適した，より効果的な診断，治療，予防が可能となるゲノム医学への展開が期待され，がんや難病の分野で実用化が始まっている。2017（平成29）年5月に改正個人情報保護法が全面施行され，新たに「個人識別符号」と「要配慮個人情報」が規定された。ゲノム情報は「個人識別符号」に，病歴は「要配慮個人情報」に整理される。ゲノム情報は学術研究の進展に必須であるが，遺伝子型は個人を特定しうる情報と考えられ個人情報保護とのバランスをどのように保つのか検討が行われている。

C　インフォームド・コンセント

インフォームド・コンセント（informed consent）とは，直訳すれば「十分な説明を受けたうえでの同意」である。研究対象者が，実施される研究の目的・意義・方法，研究対象者に生じる負担，予測される結果（リスク・利益を含む）などについて研究者などから説明を受け，研究対象者が与える同意をいう。また，研究対象者から同意の撤回または拒否があった場には，遅滞なくその内容に沿った処置を講じるとともに，その旨を研究対象者に説明しなければならない。

インフォームド・コンセントは，医学系研究に必須の手続きであるが，臨床においても重要であり，例えば，医師と患者の関係のなかで，医師は治療法や薬について患者に十分な説明を行い，患者の同意を得たうえでそれを実行することが求められる。研究者などは，倫理指針が定める要件を満たせば，研究対象者本人ではなく，その代諾者からインフォームド・コンセントを受けることができる。しかし，その場合であっても，研究対象者が自らの意思を表することができると判断された場合には，インフォームド・アセント（informed assent）を受けるよう努めなければならない。

Column　オプトアウト

　個人情報を第三者に提供する場合，原則として本人の同意を得る必要があり，これをオプトインという。しかし，一定の条件では本人の同意がなくても情報提供を認めるオプトアウトがある。このオプトアウトとは，離脱する，手を引く，断る，などの意味をもつ言葉で，「あらかじめ本人に対して個人データを第三者提供することについて通知または認識し得る状態にしておき，本人がこれに反対しない限り同意したものとみなして第三者提供を認めること」をいう。以前は，本人が認識しないところでオプトアウトがなされている場合があり，改正個人情報保護法においてオプトアウト要件の厳格化が行われた。　　　　　　　　　　　　　　　　　　（仲井邦彦）

3. 健康栄養情報

A 疾患登録

疾患の地域別発生動向や転帰を明らかにすることで，新薬開発を必要とする疾患を明らかにし，疾患の発症要因の解明に寄与できる可能性がある。また，臨床研究のデータ解析にも貢献できる。このため疾患登録システムの確立が必要と考えられ，いくつかの疾患で登録システムの運用が始まっている。

全国がん登録は，日本でがんと診断されたすべての人のデータを，国で一つにまとめて集計・分析・管理する新しい取り組みである。がんの罹患数に加え，進行度や生存率など，様々な情報を集約することで，国や都道府県でがん検診が効果的に実施されているかどうかが検討されている。

がん以外で罹患患者数が多い脳卒中や心筋梗塞などでは，全国的登録システムは未確立であり，関連学会や都道府県が独自に様々な取り組みを行っているのが現状である。希少な疾患についても，臨床試験や治験を進めるうえで患者登録システムの確立が必要である。

特定の感染症については感染症法に基づいて届出が必要であり，発生や流行を探知するとともに，まん延を防ぐための対策などに活用されている。その集計結果は感染症発生動向調査として公表されている。食中毒発生の際は食品衛生法に基づいて医師から保健所に届出が必要である。発生状況により調査，行政処分が行われる。その集計結果は食中毒統計調査として公表されている（第15章 3.B 食環境・食品衛生と健康 p.239 参照）。

B 疾病管理ガイドライン

根拠に基づく医療を進めるうえで，最新の医学研究の知見を知っておく必要がある。このため基準となる指標や守るべき項目などを疾病管理ガイドライン（診療ガイドライン）として整備し，定期的に更新を行うことで EBM を効率よく運用できるだけではなく，同じ情報を全員がいつでも共有できるために医療の透明化が期待される。

疾病管理ガイドラインは科学的なエビデンスに基づいて系統的に作成された指針であり，法律や規則のような拘束力をもつものではない。また，患者の病状や治療環境など様々な事情を総合的に検討したうえで，疾病管理ガイドラインの推奨から外れた診療を行うこともあり得る。

疾病管理ガイドラインでは，その有効性に応じて，また根拠となる臨床研究のデザインに応じて，二元的に分類表示されることが多い。学会などのガイドラインで採用されている治療推奨の分類例として，Class I: エビデンスに基づいて通常適応され，常に容認される，Class IIa: エビデンスに基づいて有用であることが支持される，Class IIb: 有用であるとするエビデンスはまだ確立されていない，Class III: 一般に適応とならない，あるいは禁忌である，などと表現されることが多い。

Column　匿名化

個人情報から個人を識別することができる情報を取り除き，代わりにその人と関わりのない符号，または番号を付すことを匿名化という。この匿名化に際して，個人と番号との対応表を解析または公表後も残す方法を連結可能匿名化という。一方，特定の個人を識別することができないように，対応表を残さない方法を連結不可能匿名化という。

（仲井邦彦）

C | 主な健康栄養情報源 | 栄養関連情報や健康関連情報についても，インターネットを通して多くの機関が有用な情報を発信しており，その活用が期待される。その一部を表6-2にて紹介する。なお，栄養関連情報や健康関連情報については，非常に多くの情報が氾濫しており，科学的根拠に基づいた信頼性の高い情報を活用する必要がある。インターネット上の情報を活用する際には，営利性がない情報か，根拠とそのレベルが示されているか，情報の記載日が示されているか，などをチェックするとともに，その情報が信頼できる情報かどうかを解釈する能力や知識を利用者が身につけることも必要となる。

表6-2 主な健康・栄養情報

	情報提供機関名	URL	内　容
日本国内	厚生労働省	http://www.mhlw.go.jp/stf/seisakunitsuite/bunya/kenkou_iryou/kenkou/eiyou/index.html	栄養・食育関係 管理栄養士・栄養士養成など
	農林水産省	http://www.maff.go.jp/	食料の安定供給の確保，食育
	女子栄養大学	http://www.eiyo.ac.jp/	栄養学，保健学の教育と研究。管理栄養士，栄養士，栄養教諭などの人材育成
	日本栄養士会	http://www.dietitian.or.jp/	管理栄養士・栄養士の地位，身分の向上および資質向上活動
	食品総合研究所	http://www.naro.affrc.go.jp/nfri/	食と健康の科学的解析，食料の安全性確保
	日本食品分析センター	http://www.jfrl.or.jp/	食品，医薬品，汚染物質の分析
	東京都健康安全研究センター	http://www.tokyo-eiken.go.jp/	食品，医薬品，飲料水などの試験検査，調査研究
	国立医薬品食品衛生研究所	http://www.nihs.go.jp/index-j.html	医薬品，食品，化学物質の安全性及び有効性を評価
	国立健康・栄養研究所	http://www0.nih.go.jp/eiken/	「健康食品」の安全性・有効性情報
	日本健康・栄養食品協会	http://www.jhnfa.org/	健康食品，特別用途食品，特定保健用食品，加工栄養食品に関する情報収集
	日本調理師会	http://nicchou.or.jp/	国民の食生活の向上に寄与。調理師の資質の向上，調理技術の発展
	日本医師会	http://www.med.or.jp/	保険医療の充実，地域医療の推進発展，医師の生涯研修
	国立保健医療科学院	https://www.niph.go.jp/	保健医療および生活衛生に関する研究・研修
海外	米国農務省（USDA）	http://www.usda.gov/wps/portal/usda/usdahome	米国の食事指針
	米国国立衛生研究所（NIH）	http://www.nih.gov/	種々の病気，障害の原因，診断・治療・予防法を研究
文献検索	国立情報学研究所（NII）	http://www.nii.ac.jp/	図書館情報学の国立研究所。論文の書誌情報データベースシステムを運用
	PubMed	http://www.ncbi.nlm.nih.gov/pubmed	MEDLINE（米国立医学図書館 NLM が提供する医学文献データサービス）の検索サイト

注〕 上記の他に，文部科学省，環境省，国立環境研究所，国立感染症研究所，日本歯科医師会，日本薬剤師会，日本看護協会などからも健康情報が提供されている。

（仲井邦彦）

5,6章 問題　ちょっと一休み！　疫学について基本的な問題を解いてみよう！

1. 疫学で用いられる数値に関して，誤っている記述はどれか。1つ選べ。

    (1) 罹患率は，ある時点で罹患している人の割合である。
    (2) 累積罹患率は，観察期間の途中から対象者を入れることはない。
    (3) 有病率(時点有病率)は，調査時点で，すでに治癒した人を含まない率である。
    (4) 致命率の分母になる数は，調査対象者数ではなく，対象者のなかで当該の疾患であると診断された人数である。
    (5) 人年法では，ある人が1年の間に転入かつ転出した場合，0.25人年とする。

2. 疫学で用いられる数値に関して，誤っている記述はどれか。1つ選べ。

    (1) ある疾病の罹患について，ある要因の相対危険は，(曝露された人の罹患率)÷(曝露されない人の罹患率)である。
    (2) 相対危険は，1未満になることもある。
    (3) ある疾病の罹患について，ある要因の寄与危険は，(曝露された人の罹患率)−(曝露されていない人の罹患率)である。
    (4) 寄与危険は，過体重など，身体に危険を及ぼす要因の研究に使われる指標である。
    (5) オッズ比は，症例対照研究で使われる。

3. 疫学研究に関する記述である。正しい組合せはどれか。1つ選べ。

    a　症例対照研究……オッズ比
    b　コホート研究……バイアス入りやすい
    c　横断研究……有病率
    d　横断研究……脱落者がでやすい

    (1) a と b　　(2) a と c　　(3) a と d　　(4) b と c　　(5) b と d

4. スクリーニングにおいて，カットオフ値を糖尿病では高めに，貧血では低めにするなど，陽性となる基準値をきびしくすると，指標となる数値の変化はどうなるか，正しい組合せを選べ。

    (1) きびしくする…敏感度……あがる
    (2) きびしくする…特異度……あがる
    (3) きびしくする…偽陽性率…あがる

5. 「人を対象とする生命科学・医学系研究に関する倫理指針」に関して，正しい記述はどれか。1つ選べ。

    (1) 厚生労働省が毎年行う「国民健康・栄養調査」は本倫理指針の対象となる。
    (2) 研究対象者が当該研究の実施に同意した場合であっても，随時これを撤回できることが示されている。
    (3) 研究計画の学問的合理性は，指針の対象ではない。
    (4) 研究対象者が未成年である場合のインフォームド・コンセントは，代諾者(親や保護者)から受ければよく，研究対象者本人から受ける必要はない。
    (5) 研究対象者が死者である場合は，匿名性を確保していなくても個人情報の保護を行う必要はない。

この章のねらいとまとめ　＊　＊　＊　＊　＊　＊　＊

ねらい：生活習慣病予防のためには幼いころからの健康的行動が必要である。そのための基礎として，他分野での学習知見も生かしながら，下記1〜3について健康対策に必要な概略を理解できるようにする。

まとめ：①生活習慣病予防行動を理解するために，行動理論と社会の関連を知ることが必要：よりよい生活習慣を身につけるため，健康行動理論も活用して，個人，組織・集団，国レベルでの対策を展開する必要がある。少子高齢社会における生活習慣病の減少のための健康づくり運動(健康日本21)は，個人のより健康的な老後と高負担社会の回避を目指すものである。

②喫煙・飲酒行動：生活習慣病発症に関連する要因である。これまでの推移や国際比較では日本の現状は改善の余地がある。その健康影響は個人的なものだけでなく社会的問題でもある。

③身体活動・運動，睡眠・休養・ストレスコントロール，歯科保健：健康づくりに必要な生活習慣である。適切な実行は健康度(体力＋健康)の維持・増進，生活習慣病の予防，メンタルヘルス(こころの健康)，生活の質(QOL)の向上，さらには高齢者の転倒予防や寝たきり予防(介護予防)・咀しゃく・構音機能の向上などに有効である。②，③の生活習慣項目は，健康日本21に健康課題として取り上げられている。

1.　健康に関連する行動と社会

　健康を考えるとき，なぜ身体や心だけでなく，人々の行動の仕方や社会のありようを理解しなければならないのだろうか。これまでは，「病気」の生理学的・病理学的機能障害を診断・治療することで人々に健康をもたらすという考え方が主流であった。これを健康の生物モデルまたは生物・医学モデルという。一方，近年になって，「病気」に対して生物・病理学的因子だけでなく，本人の心理的因子，人々の暮らす社会的因子も含め総合的に診断して対応することで，より適切な健康状態がもたらされると考えられるようになった。これを健康の生物心理社会モデルという(Engel, G. L：The need for a new medical model: A challenge for biomedicine. Science, 196, p.129‐136(1977))。このような考えは医療人類学や医療社会学，臨床人類学の分野から取り上げられるようになった(高城和義：「パーソンズ　医療社会学の構想」岩波書店(2002))。

　すなわち，「病は単に生物学的プロセスと心理的プロセスの両方，あるいは一方の機能不全を指すだけでなく，疾病をコントロールし説明を与えようとする自己の認知・感情・評価のプロセスと家族や社会的ネットワーク内部でのコミュニケーションや相互作用も含んだ総合的なものである」という考え方である(アーサー・クラインマン：「病の語り　慢性の病をめぐる臨床人類学」誠信書房(1988))。

　病気が社会的に構築されるものであるならば，次のような3つのレベル①ミクロレベル(自己意識，個人行為，対人コミュニケーション)，②メゾレベル(病院，医学教育など専門機関，専門職)，③マクロレベル(国民の健康状態，ヘルス・ケア・システムの構造と政治経済，国家保健政策)によって，はじめて健康と病いを連結でき，その社会的意味を理解できることになる(野村一夫，佐藤純一ら著：「健康論の誘惑」，第7章　健康の批判理論序説，文化書房博文社(2000))，(コラム「たばこ対策」p.86参照)。

　現在，日本で展開されている「健康日本21」も，個人から集団・環境・政策までのミクロからマク

ロのそれぞれのレベルでの健康行動変容を推進する活動ともいえる。このような活動においては，①生活習慣病の予防を個人の自己責任にのみ帰さない，「健康という義務」にしない。②地域，職場，学校，専門機関・企業などの環境整備，国・自治体などによる社会的基盤整備が伴ってはじめて効果を表す，③個人の意思を尊重する，ことが大切である。

A 健康行動の視点と理論

（1） 健康の生物心理社会モデル

健康の生物心理社会モデルは，個人の身体的・精神的健康や発達に影響を与える要因を生物的・心理的・社会的側面からとらえ，これら3つの因子を総合的に勘案して状況改善に用いる方法である。

ただし，実際には単一因子からのアプローチのみで十分なこともある。それぞれの因子からのアプローチの有効性，限界を理解せずに曖昧に用いることは，結果として不正確な現状診断や無計画な指導・治療に陥ることもあるので気をつけなくてはならない。

生物的因子(個人特性：遺伝・体質・体力など)，心理的因子(ライフスタイル・信念・ストレスなど)，社会的因子(人々の結びつきや信頼感および互助意識を示すソーシャルキャピタル・社会的支援・文化・所得・学歴など)の複合的結果を，健康な状態，不健康な状態，病気から死に至るまでの健康の状態と対比させ，どの段階にあるかを評価した結果が，自ら生活習慣を改善(自己健康管理)することを求められる場合に活用されることもある。

生活習慣病を減少させるには，人々に，現在の健康状態だけでなくこのモデルに基づいて収集した情報から個々人の健康に良い行動を認識してもらい，必要性を納得した(動機づけ)うえで，これまでの行動を変え(行動変容)，それを継続してもらう必要がある。

心の心理的社会的環境と脳の代謝(生物的因子)は相互影響作用をもっているので，行動変容により身体的健康もまたよいサイクルに入ると考えられる(中前貴：精神医学における生物・心理・社会モデルの今後の展望について，精神神経誌112(2)，p.171～174(2010))。

（2） 健康づくりのための生態学的視点

個人の保健行動は，属する集団の文化や社会的規範によっても影響され，また，個人の努力だけでは改善できない因子もある。そこで地域の物理的・社会的環境にどう対応するかを考えながら，組織的行動への取り組み，健康支援のための公衆衛生施策が必要となる。つまり，健康の生物・心理・社会モデルを枠組みとして，個人がよりよい生活習慣を身につけられるよう，個人，組織・集団，国などのそれぞれのレベルで健康づくりの展開が必要になる。そのためには，次の2つの生態学的視点（Ecological Perspective）が重要である。①行動は多様なレベルの影響因子に働きかける（環境形成作用）とともに，またその働きかけた因子から影響を受ける(環境影響作用)。②個人の行動は社会環境を形成し，またその環境によって形成される相互的関係をもつ。この点を考慮することにより，行動的要因と環境的要因を組み合わせた多様なレベルの介入を考えることができる。

表7-1に示したような3つのレベルにおいて個人要因から公共政策的要因まで，様々な健康づくりに影響を及ぼす要因があると考えられる。

個人と個人間レベル(ミクロ＋メゾ的レベル)では，健康行動の理論は，「認知-行動(Cognitive-Behavioral)」をキーワードとして，以下の共通する3つの重要な概念をもつ。

表7-1　個人から地域までのレベルから健康行動に影響する要因をみる：生態学的視点

生態学的レベル	影響要因
個人内・個人的レベル	行動に影響する個人特性。知識，態度，信念，性格など
個人間レベル	社会的アイデンティティ，社会的支援，社会的役割を提供する関係性と基礎的集団。家族，友人，仲間（ピア）など
コミュニティ・地域レベル 　　　　制度的要因→	推奨された行動を推進あるいは強制する法規や政策
コミュニティ・地域要因→	個人，集団，組織の間に存在するフォーマルあるいはインフォーマルなソーシャルネットワークや社会的規範・基準
公共政策的要因→	疾病予防，早期発見，疾病管理に関する自治体や国の政策や法律

資料：McLeroy KR, Bibeau D, Steckler A, Glanz K, An ecological perspective on health promotion programs. Health Education Quarterly 15, p.351‐377(1988)
　　　国立保健医療科学院，「一目でわかるヘルスプロモーション　理論と実践ガイドブック　日本語版」pp8, (2008)の表を一部改変

①行動は認知を通じて起こる。すなわち，人々の知識や考えが行動に影響する。

②行動変容のために，知識は必要条件だけれども，それだけでは十分といえない。

③知覚的認知(perception)，動機(motivation)，技術(skill)，社会的環境は行動に対する鍵となる影響要因である。

　コミュニティ・地域レベル(マクロ的レベル)では，健康行動を推進する様々な活動を実行するための枠組み，行動変容しやすくするための社会的・物理的環境を変える(国立保健医療科学院：「一目でわかるヘルスプロモーション　理論と実践ガイドブック　日本語版」2008年：National Cancer Institute, Theory at a Glance A Guide for Health Promotion Practice Second edition (2005))，(コラム「たばこ対策」下記参照)。

　健康行動理論は人が健康によい行動を行う可能性を高める要因にはどのようなものがあるかを示す考え方である。健康づくりを実のあるものとするためによく用いられる健康行動変容手法としては，①個人レベルではトランスセオレティカル・モデル，②個人間では社会的学習理論，ソーシャルサ

Column　たばこ対策〜個人・地域・国・世界　いろいろなレベルでの禁煙活動

　1950年Wynderらが肺がんと喫煙の因果関係を報告して以来，禁煙による肺がん減少を目指した活動が展開されるようになった。1988年からは5月31日を世界禁煙デーとしてWHOによる禁煙推進行事が行われてきた。近年，多くの科学的エビデンスに基づき，行動科学に基づいた禁煙サポートとニコチン依存症の治療(ニコチン代替療法や薬物療法)がいろいろな組合せで使用され，禁煙成功率があがっている。また，2002年には健康増進法により受動喫煙防止が明記され，さらに，2005年日本も締約国として参加した「たばこの規制に関する世界保健機関枠組条約（FCTC）」が発効した。公衆衛生分野で初めての国際条約で，広告や販売規制によるたばこ消費の抑制，受動喫煙からの保護を目的としている。2006年日本では禁煙治療として医療保険で依存症治療が受けられるようになった。このような状況のなか，日本でも2016(平成28)年に，男性喫煙者率が初めて30%を切った。2018年には成人男性27.8%，女性8.7%とさらに減少し，1966年における男性83.7%，女性18.0%から大幅減少している。まだ課題は残るものの，2020年には健康増進法の一部改正による「望まない受動喫煙」防止策が全面施行された。たばこ対策で展開された"たばこを買いにくくする，高価格にする，職場などを禁煙にする，自治体でクリーン条例を出す，喫煙が周りに受け入れられなくなる。"などの進展は，未成年者・青少年がたばこを吸い始めにくくする効果を示した。「禁煙者を増やす」ために，個人レベルから複数の人間集団，さらに生活環境や公共政策などの社会環境までの様々なレベルで組織的包括的介入が行われ，得られた結果は，健康行動のエコロジカル・モデルの成功例として注目されている。

資料：Wynder EL and Graham EA, a Possible Etiologic Factor in Bronchogenic Carcinoma. A Study of Six Hundred and Eighty‐Four Proved Cases, JAMA 143, p.329‐336(1950) / 日本たばこ産業(株)「全国たばこ喫煙者率調査」，厚生労働省健康局総務課生活習慣病対策室　健康情報管理係，たばこと健康に関する情報ページ(2019)，http://www.mhlw.go.jp/seisakunitsuite/bunya/kenkou_iryou/kenkou/tobacco/index.html，健康増進法の一部を改正する法律(平成30年法律第78号)　(山本玲子)

ポート，③集団では地域住民参加などでコミュニティビルディング*の概念に基づく統合的協働型健康づくりや参加と対話による接近・組織づくりなどがある。

*コミュニティビルディング：コミュニティは共通点を一にする人々の集団である。コミュニティビルディングは，コミュニティが主体的に組織や制度・政策等の社会環境形成過程において，共通する価値・目標を共有しようとする概念である。日本では，ヘルスプロモーションの概念を基盤に住民参加を重視した統合的協働型健康づくり(岩永ら)や対話からの保健活動(守山ら)が展開されている(土井由利子：日本における行動科学研究―理論から実践へ／ J. Nat. Inst. Public Health, 58, p.2-10(2009)／守山正樹：「健康日本21計画策定検討会報告書」p.60～69，健康・体力づくり事業財団編(2000)／岩永俊博：「地域づくり型保健活動の考え方と進め方」医学書院(2003)／守山正樹・松原伸一：「対話からの地域保健活動　健康教育情報学の試み」篠原出版(1991))。

(3)　健康によい行動をするために

　健康行動理論は様々あるが，下記の1)から8)のような理論を活用してよりよい働きかけを考えることができる。例えば，肥満の解消のために運動と食生活の改善を目指したとき，健康行動理論を活用して①運動や食生活改善が「よい」ことだと認識する，②うまく行えるという「自信」をもつ(成功経験など)③現状のままでは「まずい」，健康・社会・経済面でよくない影響があることを認識する，④運動や食生活改善をするうえでの「妨げ」があれば，できるだけ減らすようにする，⑤「ストレス」とうまくつき合う，⑥実行を「サポート」してくれる人を得る，⑦健康になるには「努力」も必要と認識する，ことで健康によい行動につなげることができる(コラム「健康は生活習慣改善から」p.90参照)。

1)　刺激-反応理論

　刺激-反応理論(レスポンデント条件づけ，オペラント条件づけ)の考え方とは，人間の行動の大半はオペラント条件づけによって形成される行動とみなせ，条件づけの強化の与え方によって行動変容が左右されるというものである。

2)　ヘルス・ビリーフ・モデル(健康信念モデル)

　ヘルス・ビリーフ・モデル(Health Belief Model：HBM)(健康信念モデル)とは，①危機感をもつ(罹患性―このままだと病気になる可能性が高い，重大性―病気や合併症になるとその結果が重大である)，②行動のきっかけを得る(病気の兆候を感じる，専門家・家族などに勧められる，情報を得る，身近に病気になった人を知るなど)，③行動への条件検討(有益性―予防的行動による利益が認識されている，障害―健康行動をとりにくい条件や心理的障害がある)の3要素を基礎とし①と②の実感を高め，③の障害感を少なくするように働きかけることで行動変容が可能になると考える理論

3)　トランスセオレティカル・モデル(行動変容段階モデル)

　トランスセオレティカル・モデル(Stage of Change Model, Transtheoretical Model)(行動変容段階モデル)とは，人が行動変容を起こしてそれが維持されるには，順調に一方向に進むと限らないが，5つのステージを通るとするステージ理論(①無関心期―6か月以内に行動を変える気がない時期，②関心期―6か月以内に行動を変える気がある時期，③準備期―1か月以内に行動を変える気がある時期，④行動期―行動を変えて6か月以内の時期　⑤維持期―行動を変えて6か月以上の時期)に，シーソーモデル*(プロセス理論と決定のバランス)，自己効力感(Self Efficacy)*を加えた考えである。

*シーソーモデル：保健行動の決定は動機と実行を妨げる負担のバランスの支点を変えると動かせるという考え。
*自己効力感(Self Efficacy)：ある行動が望ましい結果をもたらすと思い(結果期待)，その行動をうまくやることができるという自信があるとき(自己効力感)その行動をとる可能性が高くなるという理論。

4)　合理的行動理論，計画的行動理論

　合理的行動理論，計画的行動理論(Theory of Planned Behavior：TPB)とは，やる気(行動意思)を出

すには，行動への態度（行動にポジティブな気持ちをもつ），主観的規範（周りからの期待に応えよう
と思う），行動コントロール感（その行動は簡単だと思う）をもたせるように指導するとよいとの考え。

5）　社会的認知理論

　社会的認知理論(Social Cognitive Theory：SCT)（社会的学習理論）とは，人間の行動は個人の行動，
個人の特性，環境が相互に影響し合って決定されるという考え。①自己効力感をもって，②ゴールを
他人の行動を観察することから学び，③それらの行動の利益から結果を予測することが健康行動を変
える要因となるとの理論。

6）　ソーシャルネットワーク，ソーシャルサポート

　ソーシャルネットワーク，ソーシャルサポートとは，社会的関係のなかでやり取りされる支援や援
助のこと。内容により①情緒的サポート：共感や愛情の提供，②道具的サポート：形のあるものや
サービスの提供，③情報的サポート：問題の解決に必要なアドバイスや情報の提供，④評価的サポー
ト：肯定的な評価，に分けることができる。このサポートにより①健康に関する行動，セルフケア，
治療へのアドヒアランス*などに役立つ，②ストレッサーに対し上手く対応し，必要なときにはサ
ポートを受けられるという心の働きを生む。そこで，これらのサポート状況を把握し，適切なサポー
トを行えば，健康行動変容や維持に役立てることができるという考え。

7）　コミュニティー・オーガニゼイション

　コミュニティー・オーガニゼイション(Community Organizing：コミュニティ組織化)とは，コミュ
ニティや様々な集団を対象にした疾病予防・疾病管理の公衆衛生的アプローチ方法。社会システムの
機能，変化を把握し，学校，職場，医療機関，行政機関などを通じてコミュニティ内の構成員と組織
を動かす方法を示す。社会福祉分野では地域援助技術ともいい，日本での例としては社会福祉協議会
がある。被災地仮設住宅で，被災者自らが交流の場を立ち上げることなどもこれに該当する。

8）　プリシード・プロシードモデル

　プリシード・プロシードモデル(PRECEDE - PROCEED Model)とは，米国，カナダを中心に，世界
各地でよく用いられているヘルスプロモーションや保健プログラムの企画・評価モデルである。社会
アセスメントから実施と評価まで8つの段階*からなる(第1章 図1-4 p.6参照)，(ローレンス・グリーン，
マーシャル・クロイター：「実践ヘルスプロモーション」医学書院(2005)，(松本千明：「医療・保健スタッフのための健
康行動理論の基礎　生活習慣病を中心に」医歯薬出版(2002))。

*アドヒアランス：治療方針の決定に賛同し積極的に治療を受けることを意味する。
*8つの段階：取り組み課題の特定を行う第2段階は，a疫学調査による健康上の問題の特定，bその原因となる行
　動・生活習慣，環境因子の特定からなっているため，保健活動現場においては2aと2bを分けて全9段階として扱う
　ことが多い。

B　生活習慣病とNCD（非感染性疾患）

（1）　生活習慣病とNCDの概念

　明治以来，日本における主要な死因は，結核，胃腸炎，肺炎，脳血管疾患であった。しかし，1955
(昭和30)年以降，悪性新生物，心疾患，脳血管疾患など，加齢によって増加し，特に40 〜 60歳の中
高年からの発症・死亡も多い慢性病にシフトした。当初は成人病とよばれたが，食習慣，運動習慣，
喫煙，飲酒といった生活習慣が，発症に深く関係していることが明らかとなり「生活習慣病」という
概念が導入され，1996年に呼称変更された(コラム「健康は生活習慣改善から」p.90参照)。このような感染
症から非感染症疾患への疾病構造の変化により，健康づくり対策には，生活習慣の改善と疾病の発

症・進行の予防をつなげた視点が導入され，小さいころからの食習慣，運動習慣，嗜好などに関する健康教育・健康づくり運動へと広がった。

　一方，世界保健機関(WHO)は，不健康な食事や運動不足，喫煙，過度の飲酒などの原因が共通しており，生活習慣の改善により予防可能な疾患をまとめて「非感染性疾患(Noncommunicable Disease (s)：NCD(s))」と位置づけている。主なNCDは心血管疾患，がん，糖尿病，慢性呼吸器疾患などで，世界でも増えてきている(世界保健統計2012年)。メタボリック・シンドローム，骨粗鬆症，歯科疾患，嚥下機能障害なども生活習慣と関わる疾患である。

(2)　年齢と生活習慣病予防対策

　10代を底にして，それ以降年齢が上がるにつれ，具合がわるいと訴える人は増える。例えば，有訴者率は80歳以上では10〜19歳の約3.3倍，通院者率は5.2倍(2019年国民生活基礎調査)。受療率は近年低下傾向を示しているが，それでも80〜84歳は15〜19歳に比べ外来受療率は6.5倍，入院受療率は32.2倍に上る(平成29年患者調査)。

　生活習慣病(がん，高血圧性疾患，脳血管疾患，糖尿病，虚血性疾患など)は一般医療費の約3割，死亡原因の約6割，要支援者および要介護者が介護を必要とするようになった原因の3割弱を占める。さらに，介護原因の54%が認知症や高齢による衰弱である。また加齢による嚥下障害・誤嚥は肺炎が死因3位に浮上した要因とも考えられる。関節疾患，骨折・転倒などは，加齢による健康障害である(「国民生活基礎調査」厚生労働省，2019年)。人口の28.7%が65歳以上(2020年9月，総務省統計局)で，2040年には35.3%になると推計されている。一方，2019年度15歳以上の就業者総数に占める65歳以上の割合も16年連続で増え13.3%と高い。このような状況下，国をはじめとする生活習慣病予防活動は，個人のより健康的な老後と労働力の確保および高負担社会を回避するための手段の一つといえる。

C　健康日本21(21世紀における国民健康づくり運動)

(1)　社会的背景とその意義

　日本における国民健康づくり運動は1978年に始まり，現在も健康日本21(第二次)が，さらに並行して新健康フロンティア戦略が展開された。2011年からは職場での健康づくりとしてスマート・ライフ・プロジェクトが開始されている(表7-2)。

　これらの運動の背景には，現在も進行を続ける①少子高齢化(人口転換)，②生活習慣病の増加(疾

表7-2　日本における国民健康づくり運動

健康づくり運動	重　　点	運動年度	所　　管
第1次国民健康づくり	栄養	1978-87年	厚生省
アクティブ80ヘルスプラン	運動習慣	1988-99年	厚生省
健康日本21(第一次)	健康情報	2000-12年	厚生省・厚生労働省
健康日本21(第二次)	重症化予防，社会環境整備	2013-23年	厚生労働省
スマート・ライフ・プロジェクト	職場で運動，食生活，禁煙＋健診・検診	2011年-	厚生労働省
健康フロンティア戦略	健康寿命延伸	2005-07年	内閣官房，内閣府，文部科学省，厚生労働省，農林水産省，経済産業省
新健康フロンティア戦略	能力活用，9分野アクションプラン*	2007-16年	

*①子どもの健康，②女性の健康，③メタボリックシンドローム克服，④がん克服，⑤こころの健康，⑥介護予防，⑦歯の健康，⑧食育，⑨運動・スポーツ→家族の役割の見直し，地域コミュニティの強化，医療・福祉技術のイノベーション

病構造の変化），③医療・保健・福祉・介護費用の増大（社会保障制度の脆弱化）がある。

このような健康づくり運動の意義は，各ライフステージの健康づくりのための情報提供や指導，相談，検診体制や施設整備など社会環境整備を行うことでNCDなどの重症化を予防し，ひいては健康寿命の延伸，生活の質の向上につなげることにある。さらに介護費・医療費の抑制・削減による社会保障制度の持続を目的としている。そこで，医療制度改革の一環として2003（平成15）年に健康増進法が，また2005（平成17）年には食育基本法が施行された。

生活習慣病予防のための情報周知を重点とした「第1次21世紀における国民健康づくり運動（健康日本21）」は2008（平成20）年には糖尿病，メタボリックシンドローム対策なども追加して展開された。しかし，2011（平成23）年の最終評価では，9分野（食生活・栄養，身体活動・運動，休養・心の健康，たばこ，アルコール，歯の健康，糖尿病，循環器疾患，がん）59指標のうち6割が一定の改善を示したものの，次の9項目で開始年に比べ悪化が認められた。①カルシウムに富む食品の摂取量（成人牛乳・乳製品，豆類摂取減少），②朝食欠食率，③，④成人および高齢者の日常生活における歩数，⑤ストレスを感じた人の割合，⑥睡眠の確保のために睡眠補助品やアルコールを使うことのある人の割合，⑦糖尿病合併症，⑧カリウム1日当り平均摂取量，⑨1日の食事において，果物類を摂取している人の割合（健康日本21評価作業チーム「健康日本21最終評価」平成23年10月）。

（2）　健康日本21（第二次）の内容（基本方向と目標値）と評価・対策

2012（平成24）年には，第4次国民健康づくり対策として，健康日本21（第二次）運動（2013～2022年度）が策定された。5分野53項目の目標が設定された（巻末参考表 表-2～5，p.277～281参照）。

その後，この運動期間は2023年まで1年延長された。最終評価は2022（令和4）年10月に報告された。次期プラン公表は2023（令和5）年春，次期プラン開始は2024（令和6）年が予定されている。

この計画の特徴は社会保障制度の持続を視野に置き，これまでよりさらに重症化予防と社会環境整備を目指している点である。個人の健康行動変容とともにそれを支援する環境づくりを含めた取り組みによって，ライフステージごとの健康づくりを目指す運動ともいえる。

最終評価は，主に2019（令和元）年実績を基に行われた（健康日本21（第二次）最終評価報告書，令和4年10

健康は生活習慣改善から ～行動変容！思い立ったが吉日

　1979年 Healthy People（「健康増進と疾病予防に関する報告書」アメリカ公衆衛生局）が発表され，主要死因（高血圧，がん，脳卒中，自殺，事故，インフルエンザ，肺炎，糖尿病，肝硬変，動脈硬化，他殺）の50%は不健康な行動や生活習慣に起因しており，5つの生活習慣行動（食事，喫煙，飲酒，運動，降圧剤服用順守）改善により，10の死因のうち少なくとも7つの死因を減少させる可能性があると報告された。これを契機として，行動変容による生活習慣改善を国の規模で展開する必要性が注目されることになった。2012年に発表されたアメリカでの20年間の追跡調査でも，次の5つの良い生活習慣，①健康的な体重（BMIが25未満），②アルコールを控える，③たばこを吸わない，④健康的な食事，⑤運動の習慣化，を20歳前後の若いときから実行できていた人達では，60%の人が中高年になってからの心疾患リスクが低いことが示された。この良い生活習慣を一つも実行しなかった人達のうち，低リスク群に残ったのは5%だけであった。心血管疾患低リスク群に入る人の割合は，良い健康習慣の数が一つ増えるごとに，3.0%，14.6%，29.5%，39.2%，60.7%と増えていった。家族歴（遺伝的要因）のある人でも適切な生活習慣で高血圧，脂質異常症，2型糖尿病が減り，心血管疾患リスクが減ることも示された。

資料：US Department of Health，Education and Welfare，「Healthy people：the surgeon general's report on health promotion and disease prevention」，US Government printing Office（1979）/Kiang Liu ら，Healthy Lifestyle Through Young Adulthood and the Presence of Low Cardiovascular Disease Risk Profile in Middle Age: the Coronary Artery Risk Development in（Young）Adults（CARDIA）Study. Circulation 125 p.996-1004（2012）
（山本玲子）

月)。策定時の値と直近値の比較で改善した項目は5分野53項目中28，達成率52.8％で，①健康寿命の延伸，②75歳未満のがんの年齢調整死亡率の減少，③糖尿病コントロール不良者の減少，④小児科医・精神科医の増加，⑤認知症サポーター増加，⑥低栄養傾向(BMI20以下)高齢者増加の抑制，⑦共食の増加などであった。悪化した項目は4つで，①メタボリックシンドロームの該当者及び予備群の減少，②適正体重の子どもの増加，③睡眠による休養を十分とれていない者の割合の減少，④生活習慣病のリスクを高める量を飲酒している者(一日当たりの純アルコール摂取量が男性40ｇ以上，女性20ｇ以上の者)の割合の減少であった。

1）健康寿命の延伸と健康格差の縮小

健康上の問題で日常生活が制限されることなく生活できる期間を延ばし，地域や社会経済状況の違いによる集団間の健康状態の差を縮小することが目標とされた。最終評価(2019年)では目標が達成された(第18回健康日本21(第二次)推進専門委員会，令和4年10月)。2010(平成22)年(健康寿命：男70.42年，女73.62年，平均寿命：男79.55年，女86.30年)に比べ，2019(令和元)年の健康寿命は男72.68年，女75.38年で，その延びは男2.26年，女1.76年であり，平均寿命の延び，男1.86年，女1.15年を上回った。2040年には男75.14年以上，女77.79年以上になることを目指した健康寿命延伸プランも出された。(2019.3.28「健康寿命のあり方に関する有識者研究会」報告書)。

健康寿命最長・最短地域の健康格差は，2010年男性2.79年(愛知県71.74年，青森県68.95年)，女性2.95年(静岡県75.32年，滋賀県72.37年)に対し，2019年には男性は，2.33年と縮少したが，女性は，3.90年と格差が拡大した。

2）生活習慣病の発症予防と重症化予防の徹底(非感染性疾患 NCD の予防)

悪化を示した糖尿病対策とともに，死亡原因として急速に増加すると予測される慢性閉塞性肺疾患(COPD)認知度の向上，食生活の改善や運動習慣の定着等による1次予防(生活習慣を改善して健康を増進し，生活習慣病の発症を予防)と合併症の発症や症状の進展等の重症化予防が目標とされた。がん・循環器疾患年齢調整死亡率，がん受診率，特定健康診査特定保健指導実施率など改善傾向にあるが，メタボリックシンドローム該当者および予備群は，2019(令和元)年度約1,516万人，糖尿病有病者は約1,000万人(平成28年)と推定され，むしろ増加傾向を示している(巻末参考表 表–2 p.277参照)。

3）社会生活を営むために必要な機能の維持および向上

乳幼児期から高齢期まで，それぞれのライフステージにおいて，心身機能の維持および向上につながる対策(子どものころからの健康的生活習慣，職場でのメンタルヘルスなど)，さらに介護保険サービス利用者の増加抑制，認知機能の低下およびロコモティブシンドローム(運動器症候群)の予防，良好な栄養状態の維持，身体活動量の増加および就業などの社会参加の促進が新たな目標とされた。中間評価では，自殺者の減少や小児科医・児童精神科医の増加は順調に進んでいるが，子どもの肥満傾向は減らず，運動習慣も減少。足腰に痛みのある高齢者は減少傾向(巻末参考表 表-3 p.278参照)。高齢者の虚弱(フレイル：筋力などが衰え要介護一歩手前の状態)対策として，2020年から75歳以上を対象に健診でのフレイルチェックが導入された。高齢者への口腔ケアや食環境整備も推進されている。

4）健康を支え，守るための社会環境の整備

中間評価では，健康ボランティア活動の割合は横ばいであるが，地域とのつながり意識や，健康情報発信を行う民間企業・都道府県の登録数などの指標が増加した(巻末参考表 表-4 p.279参照)。家庭，学校，地域，職場などでの健康づくりの取り組み支援，地域・世代間相互扶助などができる社会環境が少しずつ整えられているといえる。

5) 栄養・食生活，身体活動・運動，休養，飲酒，喫煙及び歯・口腔の健康に関する生活習慣および社会環境の改善

　前項までの4項目の基本的な方向を実現するためには，2つの方向からの対策が必要である。一つは①健康的な身体づくり，社会生活機能の維持・向上や生活の質のためであり，二つ目は②健康障害因子の抑制である。①では，栄養・食生活，身体活動・運動，休養，歯・口腔の健康の4つの要素の改善が重要である。また，②の健康障害因子抑制には飲酒，喫煙の2要素対策が大切である。目標設定された項目の進捗状況をみると，20〜64歳の運動習慣，十分な睡眠，女性のリスク飲酒，40代以上での歯周病割合などの指標で平成21〜24年に比べ改善がみられていない(巻末参考表 表-5 p.280〜281参照)。身体活動の増加で糖尿病・循環器疾患などに加え，がんやロコモティブシンドローム・認知症のリスクが減少することが明らかとなっていることから，日常生活における身体活動量の増加策が今後の課題となろう。一方，未成年者や妊婦の飲酒や喫煙は減少傾向だが目標の0%には時間がかかりそうである。歯の喪失防止や虫歯のない子供の多い都道府県の増加など歯・口腔の健康は着実に進んでいる。今後は増加する歯周病対策が課題となるだろう。

　これらの生活習慣改善を含めた健康づくりを効果的に進めるための手順として，①乳幼児期から高齢期までの各年代・性・社会経済状態によって異なる集団特性や健康問題などの把握，②生活習慣病ハイリスク集団や将来の高齢期健康問題を見越した青壮年者への生活改善への働きかけ，③健康によい社会環境形成のための地域・職場への働きかけを進めることが必要である。

D 食育(食と関連する健康行動)

(1) 社会的背景と意義

　第二次世界大戦後，公衆衛生，環境衛生，食料環境の改善，医療技術の向上により疾病構造も変化し，過剰栄養による肥満や糖尿病を含む生活習慣病が激増した。さらに食生活における栄養の偏り，不規則な食事だけでなく，食料の海外依存度の高さ，新たな食の安全問題，食文化の途絶など食をめぐる問題がみられるようになった。このような社会状況を背景に，食生活改善のために，2000(平成12)年に「食生活指針」が策定された。その後，2003(平成15年)には健康増進法，さらに，2005(平成17)年7月食育基本法が施行された。こうして，小さい子どもから高齢者まですべての世代で「食」のあり方を学ぶ食教育，食環境などの整備計画が総合的に立てられるようになった。

　2005(平成17)年制定された食育基本法では，“食育とは生きるうえでの基本であって，知育，徳育および体育の基礎となるべきもの”としている。“食育”という言葉は，「食物養生法」(1898年，石塚左玄)，「食道楽」(1903年，村井弦齋)という明治期の書物にみられる。

　食育の意義は，生きるために最も必要な食についての学びと実践・環境構築の過程が，自律的な心身の健康につながる基礎となり，他者(社会)にもつながることにある。

(2) 食育の推進

　食育の目的は，あらゆる世代の人々が，様々な経験を通じて「食」に関する知識と「食」を選択する力を習得し，健全な食生活を実践できるようにすることで，心身の健康増進と豊かな人間形成に寄与することにある。特に子どもたちに対する食育は，生涯にわたって健全な心と身体を培い豊かな人間性を育んでいく基礎となる(内閣府「平成23年度食育白書」)。

1) 第1次食育推進計画の内容と達成状況

2006(平成18)～2010(平成22)年度までの第1次食育推進計画では，内閣府に食育推進会議が置かれて食育推進計画が作成された。内閣府は，食品安全委員会，消費者庁，文部科学省，厚生労働省，農林水産省などとの連携を図り，企画・立案・総合調整を行い一体的施策を実施する役割をもつ。計画は①家庭，②学校・保育所，③都道府県・市町村レベルでの地域特性を生かした施策と実施への取り組み，④農林漁業者・食品関連事業者・ボランティアなどの様々な立場の関係者の食育推進運動，を柱として展開された。また，重点事項への取り組みのため，6月が食育月間とされた。2011(平成23)年3月までに目標が達成されたのは9項目のうち2項目，「内臓脂肪症候群(メタボリックシンドローム)を認知している国民の割合」と「食育の推進に関わるボランティアの数」のみであった。糖尿病などのNCD有病者の増加，子どもの朝食欠食・孤食，高齢者の栄養不足などの課題が残った。

2) 第2次食育推進基本計画の内容と課題

第1次食育推進計画の結果を受けて，2011(平成23)～2015(平成27)年度までの5年間を期間とする新たな3つの重点課題①生涯にわたるライフステージに応じた間断ない食育の推進，②生活習慣病の予防および改善につながる食育の推進，③家庭における共食を通じた子どもの食育の推進，を定めたのが第2次計画である。11の項目について13の目標が設定された。目標を達成したのは，「栄養バランス等に配慮した食生活を送っている国民の割合」と「農林漁業体験を経験した国民の割合」の2項目のみであった。食育への関心，共食，食品安全基礎知識，指針計画作成実施市町村割合などは，増えてはいるが目標には届かなかった。

3) 第3次食育推進基本計画の内容と評価

2016(平成28)～2020年度までの第3次食育推進基本計画では以下の5つの重点課題を掲げられた。①若い世代を中心とした食育の推進，②多様なくらしに対応した食育の推進，③健康寿命の延伸につながる食育の推進，④食の循環や環境を意識した食育の推進，⑤食文化の継承に向けた食育の推進。15の目標について21の定量的指標が設定された(表7-3)。2019年度までに，指標③共食したい人と共食する割合，⑥中学校給食実施率，⑫食塩・脂肪低減取り組み食品企業数⑱食文化を継承する若い世代の割合，⑳食品の安全性知識・判断力をもつ若い世代の割合，が目標を達成した。しかし，単身世帯の増加，男性の孤食，女性のやせ志向，若い世代の朝食欠食，健康や栄養に配慮した食生活への関心の薄さ，食品選択・調理の知識不足などが課題として残った(令和元年度食育白書)。

なお，第3次からは食育推進業務は内閣府から農林水産省に移管された。

4) 第4次食育推進基本計画の内容とCOVID-19の影響

2021(令和3)～2025(令和7)年度を目途に，重点事項①生涯を通じた心身の健康を支える食育の推進(国民の健康の視点)，②持続可能な食を支える食育の推進(社会・環境・文化の視点)，③「新たな日常」やデジタル化に対応した食育の推進(横断的な視点)を基に，16の目標と24の目標値が設定された(表7-3)。見直しがされた項目は，目標5.学校給食での地場産物を活用した取組等の増加，目標6.栄養バランスに配慮した食生活を実践する国民の増加，目標11.産地や生産者を意識して農林水産物・食品を選ぶ国民の増加，目標12.環境に配慮した農林水産物・食品を選ぶ国民の増加などである。

実施には，これまで以上に①国，地方公共団体，教育関係者，農林漁業者，食品関連事業者，ボランティアなど多様な関係者の連携・協力の強化，②子供から高齢者まで，地域における幼稚園・保育所・学校だけでなく世代間交流を伴った試みが有効になるだろう(山本玲子：作る・食べることの実践と子どもの食育—食の世代間共有—，「世代間交流の理論と実践1 人を結び，未来を拓く世代間交流」p.77～85，三学出版

(2015))。2020年からの新型コロナウイルス感染症流行は，在宅時間の増加による家庭での保存食への関心，地域などでの共食の減少など，食育を新たに見直す機会をもたらした。

食育に関する情報は，健康フロンティア戦略アクションプランでも重点取り組みとされていた「食育の現状と意識に関する調査」の報告や具体的食育実践の手引き「食育ガイド」，第2次食育推進基本計画の目標と現状に関する評価を紹介する「食育白書」(内閣府，農林水産省)などで得られる。栄養教諭を中核とした食育推進事業(文部科学省)，毎年の国民健康・栄養調査では食生活や栄養摂取状況の実態(厚生労働省)，食料需給表ではカロリーベース，生産額ベースの食料自給率(農林水産省)などの状況が収集・公表されている(農林水産省：食に関する著調査・食育に関するデータトピック等，http://www.maff.go.jp/j/syokuiku/s_tayori/datetopic.html)。

表7-3　第4次食育推進基本計画の目標と現状

目標	具体的目標値	現状値 (令和2年度)	目標値 (令和7年度)
1	①食育に関心を持っている国民の割合	83.2%	90%以上
2	②朝食又は夕食を家族と一緒に食べる「共食」の回数	週9.6回	週11回以上
3	③地域等で共食したいと思う人が共食する割合	70.7%	75%以上
4	④朝食を欠食する子供の割合	4.6%*	0%
	⑤朝食を欠食する若い世代の割合	21.5%	15%以下
5	⑥栄養教諭による地場産物に係る食に関する指導の平均取組回数	月9.1%*	月12回以上
	⑦学校給食における地場産物を使用する割合(金額ベース)を 現状値(令和元年度)から維持・向上した都道府県の割合	―	90%以上
	⑧学校給食における国産食材を使用する割合(金額ベース)を 現状値(令和元年度)から維持・向上した都道府県の割合	―	90%以上
6	⑨主食・主菜・副菜を組み合わせた食事を1日2回以上ほぼ毎日食べている 国民の割合	36.4%	50%以上
	⑩主食・主菜・副菜を組み合わせた食事を1日2回以上ほぼ毎日食べている 若い世代の割合	27.4%	40%以上
	⑪1日当たりの食塩摂取量の平均値	10.1g*	8g以下
	⑫1日当たりの野菜摂取量の平均値	280.5g*	350g以上
	⑬1日当たりの果物摂取量100g未満の者の割合	61.6g*	30%以下
7	⑭生活習慣病の予防や改善のために，ふだんから適正体重の維持や 減塩等に気をつけた食生活を実践する国民の割合	64.3%	75%以上
8	⑮ゆっくりよく噛んで食べる国民の割合	47.3%	55%以上
9	⑯食育の推進に関わるボランティア団体等において活動している国民の数	36.2万人*	37万人以上
10	⑰農林漁業体験を経験した国民(世帯)の割合	65.7%	70%以上
11	⑱産地や生産者を意識して農林水産物・食品を選ぶ国民の割合	73.5%	80%以上
12	⑲環境に配慮した農林水産物・食品を選ぶ国民の割合	67.1%	75%以上
13	⑳食品ロス削減のために何らかの行動をしている国民の割合	76.5%*	80%以上
14	㉑地域や家庭で受け継がれてきた伝統的な料理や作法等を継承し， 伝えている国民の割合	50.4%	55%以上
	㉒郷土料理や伝統料理を月1回以上食べている国民の割合	44.60%	50%以上
15	㉓食品の安全性について基礎的な知識を持ち，自ら判断する国民の割合	75.20%	80%以上
16	㉔推進計画を作成・実施している市町村の割合	87.5%*	100%

資料：農林水産省：消費・安全局消費者行政・食育課　第4次食育推進計画の概要(2021年3月31日)
　　　グレー網掛け目標が追加・見直しをされた主な項目である。
　　　学校給食における使用食材の割合(金額ベース，令和元年度)の全国平均は，地場産物52.7%，国産食材87%
　　　*令和元年度の数値

2. 生活習慣病のリスク行動

A　喫煙行動

（1）　喫煙の現状

　日本における20歳以上の喫煙者率は，2019（令和元）年には男性27.1％，女性7.6％である（2019年国民健康・栄養調査）。男女とも1966（昭和41）年の男性83.7％，女性18％がピークで，その後は徐々に減少している（日本たばこ産業（株）「全国たばこ喫煙者率調査」）。妊婦でも2010年5％から2020年2％へと減少した。国別比較では20.1％で，164か国の地域中89位となっている（WHO：国別喫煙率（2022））。

　未成年者の喫煙は，1900年（明治33）に制定された未成年者喫煙禁止法により禁止されている。2021（令和3）年度の調査報告（尾崎米厚ら：喫煙，飲酒等生活習慣の実態把握及び生活習慣の改善に向けた研究）によれば，月喫煙（30日の間に1日以上喫煙）の割合は，中1男子0.1％・女子0.1％，高3男子1.0％・女子0.6％となり，2010年にくらべ1/16～1/6に減少している。喫煙率0には届かないが禁煙教育・喫煙防止環境の整備が効果を挙げている状況である。

（2）　喫煙の健康影響と社会的問題

　喫煙は認識能力・情報処理能力・短期記憶を促進することが知られている。しかし，たばこ煙中の約7,000種以上の化学物質には，依存症を起こすニコチン，肺・口腔・食道・胃などの発がんリスクを増大させるベンツピレンなど60種以上の有害物質が含まれる。また，長期喫煙により脳卒中，虚血性心疾患，慢性閉塞性肺疾患（COPD），胃・十二指腸潰瘍，2型糖尿病，歯周病ほかの危険性も増大する。受動喫煙では非喫煙者が吸い込む副流煙中のベンツピレン，ニコチン，タール，アルデヒド，シアン化水素などの量は喫煙者の吸う主流煙よりも多く，肺がん，虚血性疾患，脳卒中，小児の喘息，乳児突然死症候群（SIDS）リスクが報告されている。狭心症，うつ，睡眠障害などの危険性も高める（Shiue I: Int J Environ Res Public Health.11（3），3096‐107（2014））。妊婦の喫煙では，早産や低出生体重・胎児発育遅延の危険性が高まる。紙巻きたばこに比べ，非燃焼・加熱式たばこや電子たばこは吹出煙中タール量は少ないがニッケル・クロムなどの重金属濃度が高く，急性肺疾患などの呼吸器障害を起こすことが報告され（KamadaTら：Respirology Case Reports, Vol.4, Issue6（2016）），WHOでは韓国やイタリアのように紙巻きたばこと同じ規制を勧めている（「WHO report on the global tobacco epidemic」（2019））。

　喫煙による社会的問題として，喫煙関連疾患の治療に伴う医療費の増加，長期病欠リスクや治療のための労働時間短縮による労働生産性の低下＝経済的損失がある（Barendregt JJ ら：喫煙の医療費，NIJM，337（15），1052‐7（1997））。また，2018（平成30）年の火災総件数37,981件のうち3,414件（9.0％）はたばこ

Column　喫煙は万病の源。吸い始めないのが一番，止めた効果はすぐに出る ――――――

　喫煙指数（ブリンクマン Brinkman 指数）を知っていますか？　喫煙指数＝1日に吸うたばこの本数×年数。1日に1箱20本，35年間喫煙している人なら喫煙指数は20×35＝700になります。この指数が400を超えると要注意，慢性閉塞性肺疾患（COPD）患者の9割は喫煙者です。700を超えると咽頭がんや肺がんの危険性が高くなります。また，喫煙指数が同程度でも，男性より女性のほうが重症化しやすい傾向にあります。電子たばこや非燃焼たばこも安心できません。若いときは，そんな先のリスクなんてと思いがちですが，血管収縮やビタミンC破壊により皮膚温が低下し，しわの増加，口臭の元にもなります。最初から喫煙しないのが一番ですが，喫煙者でも禁煙するとがんリスクも下がり，肌にも歯にも体調にもすぐ効果がでて，より美しく健康的な人生が開けます。　　　　　（山本玲子）

が原因で，推定38.5億円の損害と喫煙者のみならず多くの生命が失われた(令和元年版消防白書)。

(3) たばこ対策

　個人から地域，国際レベルで様々な対策が立てられている(詳細はコラム「たばこ対策」p.86参照)。①健康増進法による受動喫煙防止環境の整備だけでなく，②たばこの健康影響についての知識を広める(正しい知識をシンポジウムや講演会・SNSなどで提供発信する，たばこ包装に警告を表示する)，③現在と将来の世代の健康保護のために未成年喫煙をなくす(たばこ販売者への罰則強化，成人識別機能式自動販売機の導入)，④禁煙支援をする(**禁煙補助薬**，禁煙治療の保険診療，**禁煙支援マニュアル**の公表，保険事業者による禁煙支援プログラムの実施)，⑤広告規制による喫煙防止対策等の視点が必要である。

　健康増進法25条では，多数者利用施設の管理者に，望まない受動喫煙が生じないよう，必要な措置を講ずるよう義務づけている。その必要な措置とは①屋内の原則禁煙，②20歳未満の喫煙エリアへの立ち入り禁止，③技術的基準を満たした喫煙室の設置，④喫煙室への標識掲示の義務づけ，である。

　学校や病院，行政機関は敷地全体を禁煙とし，屋外の決められた場所でしか喫煙できない。その他の施設では屋内に喫煙専用室を設けることができるが，国が定める基準を満たす必要がある。

　加熱式たばこ(日本の売上げ本数の3割を占める)は，韓国，イタリアでは紙巻きたばこと同じ規制がかけられているが，日本では専用喫煙室であれば喫煙だけでなく飲食もでき規制は緩い。

　禁煙サポートには医療保険を適用した禁煙指導(ニコチン依存症管理)が利用できる。習慣的喫煙者のうち男24.6％，女30.9％がやめたいと考えている。再喫煙防止には，本人がたばこをやめない理由の理解が必要なため，動機づけ面接法や行動変容ステージモデルに沿った禁煙への心理的支援も行われる。保健事業として，オンライン禁煙外来を導入した職場もある。

　喫煙防止対策としては，就学・就労の場での禁煙啓発活動，禁煙措置や喫煙室への20歳未満の立ち入り禁止などが"吸い始めない・吸わない"喫煙防止対策に有効である。

　ただ，日本のたばこ価格は1箱500円前後で，イギリスの1,400円，アメリカの750円と比べても安く，購買抑止力はまだ低い。たばこパッケージの警告も日本では注意文書のみで改善の余地がある。

B ［ 飲酒行動 ］

(1) 飲酒の現状

　酒類販売(消費)数量は，1945(昭和20)年代から増加を続けたが，1996(平成8)年966万kLをピークに減少に転じた。近年は横ばいで，2019(令和元)年は813万kLである。2019(令和元)年の20歳以上飲酒習慣者(週3日以上清酒換算1日1合以上)も男性33.9％，女性8.8％で，ここ10年ほどは横ばい。30年前に比べると若年男子で減っている。一方，生活習慣病のリスクを高める量の飲酒者(純アルコール換算で男性40g/日以上，女性20g/日以上)は男性14.9％と高い水準を保ち，女性では9.1％と9年前の1.21倍に増加した。ともに40～60歳代が多い(令和元年　国民健康・栄養調査報告)。

　1922(大正11)年に制定された未成年者飲酒禁止法により禁止されているものの未成年者の飲酒も報告されている。2021(令和3)年度の調査(尾崎米厚ら：飲酒や喫煙等の実態把握と生活習慣の改善に向けた研究)によれば，月飲酒(30日の間に1日以上飲酒)の割合は，中3男子1.7％，女子2.7％，高3男子4.2％，女子2.9％である。2010年とくらべ1/4～1/7に減少している。

（2） 飲酒の健康影響と社会的問題

　飲酒に起因する健康障害として，急性アルコール中毒，肝臓障害，膵臓炎，心疾患，消化器系疾患，末梢神経炎，生活習慣病（がん，脳出血，糖尿病，痛風，脂質異常症，高血圧），うつや自殺，睡眠障害，外傷・事故による死亡などがある。特に飲酒量が多く飲酒開始年齢が早いほど，アルコール性肝疾患になりやすく，肝硬変や肝がん，またその他の疾患リスクが高まる。さらに，成長への悪影響，生理不順・インポテンツ，脳委縮，学習意欲低下，自己中心的性格変化をきたす。大量飲酒者の認知症リスクは4.6倍である。少量〜中等量なら予防効果がある。妊娠中飲酒は胎児の正常な発育・発達を妨げる（胎児性アルコール症候群）が，2020（令和2）年の妊婦の飲酒者割合は0.8％であった。生活習慣病になるリスクは1日平均飲酒量に比例する。継続的飲酒によりアルコール耐性・精神依存・身体依存が形成されるのがアルコール依存症である。2013（平成25）年の患者数は，推計で107万人，予備軍を含め294万人とされるが，治療を受けている患者は約5万人にすぎない（樋口進ら(2015)，新アルコール・薬物使用障害の診断治療ガイドラインに基づいたアルコール依存症の診断治療の手引き【第1版】(2018)）。

　アルコールを体内で分解する能力はアルコールの分解産物アセトアルデヒドをさらに分解するアルデヒド脱水素酵素2（ALDH2）の活性状態により決定される。この活性は遺伝により決定されており，日本人では普通に飲酒のできる正常活性が56％，ある程度飲める低活性が40％，全く飲めない不活性が4％とされ個人差がある。特にイッキ飲みや不活性者への飲酒強要は死をもたらすこともある。

　飲酒は，昔から祭りや冠婚葬祭の場などで社会的役割も担ってきており，適量の飲酒は百薬の長にも成り得るが様々な社会的問題も引き起こす。交通事故，アルコールハラスメントや家庭内暴力，児童・高齢者などの弱者への虐待，犯罪行為，酩酊による失火などが挙げられる。アルコールによる社会的損失は，医療費，労働賃金，自動車事故損失などを合わせると4兆円以上にもなるとの試算もある（尾崎米厚：アルコール関連問題の社会的損失の推計(2012)）。

（3） アルコール対策と節度ある適度な飲酒

　アルコールの健康影響に関し，家庭や学校における教育を含め様々な場で広めるため，2013（平成25）年にアルコール健康障害対策基本法が制定された。2017（平成29）年度からは都道府県と指定都市が行うアルコール健康障害対策・薬物依存症対策・ギャンブルなど依存症対策について「依存症対策総合支援事業実施要綱」が定められた。①将来にわたる健康障害発生の予防，②切れ目のない支援（相談から治療・回復まで）体制の構築が図られている（令和3〜7年第2期計画）。アルコール依存症患者が断酒（治癒）できない場合は，飲酒による害をできるだけ減らす「ハームリダクション」を治療選択肢に加えたガイドラインも示されている（新アルコール薬物使用障害の治療ガイドライン(2018)）。対策の成果を示す数値目標は健康日本21（第二次）に準拠し，2022年までに①生活習慣病のリスクを高める量を飲酒している者の割合を15％削減，②未成年の飲酒を0に，③妊娠中の飲酒を0にするという3項目が設定されたが，①は悪化，②と③は0ではないが減少改善している。

　厚生労働省は「節度ある適度な飲酒量」を，お酒に強い男性で，1日平均純アルコール約20g（ビール中瓶1本500 mL，日本酒1合180 mL，ウィスキーダブル1杯60 mL，ワイン200 mL，焼酎100 mL）とした。アルコール処理能力は体重にも依存する。一般に体重60〜70kgの男性で1時間に純アルコール約5gといわれている。中瓶2本飲めば最低でも8時間以上たたなければ酒気は抜けない。お酒に弱い人，体重の軽い人，女性や高齢者の場合は楽しく飲める飲酒量は上記の半量あるいはもっと少ないことを忘れてはいけない。

（山本玲子）

3. 健康増進行動

A 栄養・食品摂取

食生活は，生命を維持し，健やかな成長と QOL・生活習慣病予防・健康増進に欠くことができない。この源となる食料の日本におけるカロリーベース自給率は 37％で，1961年 78％に比べ半減し，生産額ベースの自給率でも 67％である(令和2年度食料需給表，農林水産省，令和3年)。ここでは，多くの輸入により豊かになった食と健康をめぐる状況を食品流通や食品加工技術の伸展とともに変化している日本人の栄養状態の現状と対策，食品表示による安全・安心の確保，食環境整備の課題に絞って公衆栄養的視点から把握する。

(1) 国民栄養の現状と対策

エネルギーおよび栄養素の摂取状況は，食事調査によってどのような食品をどれくらい摂取しているかを調査することで把握される。食事調査の方法には，食事記録法や食物摂取頻度調査法などがあり，それぞれ短所と長所がある(表7-4)。2019(令和元)年の国民健康・栄養調査によれば，一人1日当たりのエネルギー摂取量の平均値は，15～19歳が最も多い(表7-5)。また，食塩摂取量の平均値(表7-5)は，男女ともに目標量(成人男性7.5g未満，成人女性6.5g未満)よりも多く摂取しており，適正摂取が望まれる。野菜摂取量の平均値(20歳以上)は，男性288.3g，女性273.6gであり，目標の1日350gには達していない。年齢別では男性の20歳代(233.0g)と女性の20歳代(212.1g)が最も少ない。

表7-4　おもな食事調査の方法と特徴

調査方法	方　法	特　徴
陰膳法(分析法)	食べた食事と同じものを同量用意し，それを化学分析する方法	栄養成分結果は正確であるが，化学分析の費用や食材購入の経費がかかる。
食事記録法	食べた食事を被調査者に記録してもらう方法。複数日記録し，平均をとることが多い。	被調査者の負担が大きく，調査実施による食事内容への影響が起こりうる。
食物摂取頻度調査法	過去のある一定の期間に食べた食品や料理の摂取頻度について回答してもらう方法	被調査者と調査者の負担が小さく，栄養疫学で標準的に行われている調査法である。

国民の健康の保持・増進ならびに生活習慣病予防のために参照するエネルギーおよび栄養素の摂取基準は，日本人の食事摂取基準である。2020年版は，生活習慣病の発症および重症化予防に加え，高齢者の低栄養やフレイルの予防を視野に入れて策定された。エネルギーの過不足を回避する指標には BMI (体格指数：Body Mass Index) が用いられ，目標とする BMI (表7-6)の範囲を下回っていれば「不足」，上回っていれば「過剰」の可能性がないか，他の要因も含めて総合的に判断する。栄養素指標には，目的別に①摂取不足を回避する3つの指標(推定平均必要量，推奨量，目安量)，②過剰摂取による健康障害を回避する指標(耐容上限量)，③生活習慣病発症予防のための指

表7-5　エネルギーと食塩の摂取量

	男　性		女　性	
	エネルギー (kcal)	食塩 (g)	エネルギー (kcal)	食塩 (g)
1～6歳	1,304	5.4	1,201	5.0
7～14歳	2,047	8.9	1,820	8.2
15～19歳	2,515	10.4	1,896	8.8
20～29歳	2,199	10.6	1,600	8.3
30～39歳	2,081	10.4	1,673	8.5
40～49歳	2,172	10.6	1,729	8.9
50～59歳	2,188	10.6	1,695	9.2
60～69歳	2,177	11.5	1,784	10.0
70～79歳	2,131	11.5	1,771	9.8
80歳以上	1,944	10.3	1,620	9.0

一人1日当たりの平均値
資料：厚生労働省，令和元年国民健康・栄養調査の概要

標（目標量）の計5つが設定され，性，年齢，妊娠・授乳などを考慮した値が示されている。なお，生活習慣病の重症化予防およびフレイル予防を目的として摂取量の基準を設定する必要のある栄養素については，発症予防を目的とした量（目標量）とは区別して示されている。

栄養士・管理栄養士による栄養教育・栄養指導は，人々が健康的な食生活を送り，健康で豊かな生活が送れるよう，個人や集団に対して，栄養・食事に関する知識を伝え，態度やスキルの形成を促し，それらをもとに自発的な食生活の実践ができるよう行動変容の支援を行うことである。食生活指針（表7-7）は，現代人が抱える食生活上の問題を解決するための食事のあり方を示したものである。食生活指針で示された項目を具体的な行動に結びつけるツールとして，2005（平成17）年に食事バランスガイド（図7-1）が策定された。

食事バランスガイドは「主食」，「主菜」，「副菜」，「果物」，「牛乳・乳製品」といった料理区分ごとに摂取目安量を数値（つ< SV >）で示している。食事のバランスを「コマ」の逆三角形でイメージさせ，量的に多く食べたい料理が上の位置にある。健康づくりには食事のバランスと適度な運動が大切

表7-6　摂取エネルギー量の指標となるBMI値

年齢	18〜49歳	50〜64歳	65歳以上
目標値	18.5〜24.9	20.0〜24.9	21.5〜24.9

BMI＝体重（kg）÷身長（m）÷身長（m）
18歳以上男女共通
資料：日本人の食事摂取基準（2020年版）

表7-7　食生活指針　　　平成28年（'16）6月改定

- 食事を楽しみましょう。
- 一日の食事リズムから，健やかな生活リズムを
- 適度な運動とバランスの良い食事で，適正体重の維持を
- 主食，主菜，副菜を基本に，食事のバランスを
- ごはんなどの穀類をしっかりと。
- 野菜・果物，牛乳・乳製品，豆類，魚なども組み合わせて
- 食塩は控えめに，脂肪は質と量を考えて
- 日本の食文化や地域の産物を活かし，郷土の味の継承を
- 食料資源を大切に，無駄や廃棄の少ない食生活を
- 「食」に関する理解を深め，食生活を見直してみましょう。

資料：厚生労働省，農林水産省，文部科学省

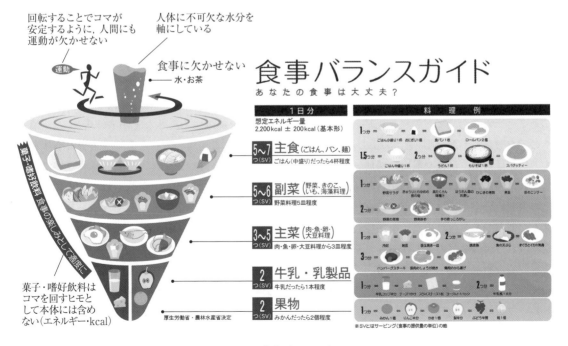

図7-1　食事バランスガイド

資料：農林水産省，http://www.maff.go.jp/j/balance-guide/index.html／厚生労働省，食事バランスガイドについて

であるという意味が込められている。

（2）　食品の安心・安全確保

　食品の安心・安全は，食中毒，食品添加物，農薬，放射線による影響など食品そのものの安全性だけでなく，薬との相互作用への知識を含め食品を消費する国民がその安全性を自ら確認することで安心が確保される。食品への表示は消費者が購入する食品の安全性や品質内容等を見極める大切な情報源である。食品表示法では，食品の原材料名，内容量，販売者等，さらに栄養表示（加工食品への栄養成分表示：エネルギー，たんぱく質，脂質，炭水化物，食塩相当量）や食物アレルギーのアレルゲンとなる特定原材料（7品目）の表示を義務化している（15章 3.B 食環境・食品衛生と健康 p.245 参照）。

　安全への信頼性は公的許認可を受けたものほど高い。健康に関連して摂取・使用されるものに医薬品，医薬部外品，食品がある。食品の中で機能性表示ができる食品を保健機能食品という。機能性表示ができない一般食品には，いわゆる健康食品も含まれる。保健機能食品には①特定保健用食品（トクホ）（体の中で働きの仕組みが明らかな成分が健康の維持増進に役立つまたは適す旨の表示：国による許可を得ている），②機能性表示食品（栄養成分以外で，作用機序が明らかになっている成分が健康の維持増進に役立つまたは適する旨の表示：事前届け出制），③栄養機能食品（基準で定められた栄養成分の機能表示：事業者の責任で科学的根拠に基づいた機能性を表示）がある。乳児の発育，妊産婦，授乳婦，嚥下困難者，病者などの健康の保持・回復に適する特別の用途について国の許可を得た表示をしている粉乳やとろみ調整用食品などのトクホを含む特別用途食品もある。

（3）　健康づくりのための食環境整備

　2019年に策定された「健康寿命延伸プラン」を受け，「食品へのアクセス」と「情報へのアクセス」の両面から自然に健康になれる持続可能な食環境づくりの整備が進められている。「食品へのアクセス」とは，生産の場（農業・漁業・畜産業），加工の場（食品企業・工場），流通・小売・外食の場（スーパー，食料品店・コンビニ・飲食店）において，消費者である国民がより健康的な食物を入手しやすい環境を整備することを意味している。食環境整備の例として，生産の場では安全でおいしく食べられる食品を生産すること，加工の場ではよりヘルシーな食品（例：低脂肪・低塩の肉加工食品）を開発すること，外食の場では健康に配慮したヘルシーメニューを提供することなどが挙げられる。「情報へのアクセス」とは，地域社会における健康や栄養・食に関する情報の流れとそのシステム全体を指す。情報は家庭，学校や職場，保健・医療機関，マスメディア，インターネットなど様々な場で受発信され，国内のみならず国外からの情報も入手することができる。しかし，誇張された情報により特定の栄養成分や食べ物が健康や疾病に与える影響を過大に信じたり，評価してしまうフードファディズムが問題である。このような情報社会においては情報量の調整や欲しい情報，正しい情報を確実に受け取れる情報発信の公的仕組みづくりが求められる。このような食環境の整備の一つに消費者が安全・安心な食品を購入できるよう，食品流通における食品の情報（原材料の出所，食品の製造元，販売先など）を生産・流通・小売の各段階で記録し，消費者はその情報にアクセスできるシステム（食品トレーサビリティ）がある。

（髙泉佳苗）

B　身体活動・運動

（1）　身体活動・運動の現状

　スポーツ庁が2021（令和3）年に18歳から79歳を対象として実施した「スポーツの実施状況等に関する世論調査」では，週に1日以上運動スポーツを行う成人の割合は，全体で56.4％，男性が58.5％，女性が54.1％であり，週3日以上は，全体で30.4％，男性が32.0％，女性が28.5％であった。

　年代別割合では，いずれも70歳代が最も高く，次いで60歳代であり，50歳代以下では，それよりも40歳代以下が低い傾向にある（表7-8）。実施理由は，「健康のため」が最も多く，次いで「体力維持・増進」，「運動不足」，「楽しみ・気晴らし」となっている（表7-9）。

　実施頻度の減少や，実施回数を増やせない理由としては，「仕事や家事が忙しい」が最も多く，働く世代や子育て世代である20 〜 40歳代での回答率が高い。運動不足を感じている割合は，全体で

表7-8　年代別運動実施率

年代別運動実施率　週1日以上　n＝20,000　　　（％）

	全体		男性		女性	
	令和3年度	令和2年度	令和3年度	令和2年度	令和3年度	令和2年度
全年代平均	56.5	60.0	58.3	61.4	54.7	58.7
18, 19歳	59.3	64.1	62.5	65.1	55.7	63.0
20代	53.5	58.3	57.6	61.3	49.3	55.1
30代	50.7	55.1	55.4	59.0	45.7	51.0
40代	51.0	52.8	52.8	53.7	49.1	51.9
50代	51.7	54.2	52.8	55.3	50.4	53.1
60代	59.6	65.1	60.1	65.3	59.1	65.0
70代	71.7	74.8	72.3	76.3	71.2	73.6
成人のみ	56.4	59.9	58.5	61.8	54.1	58.3

年代別運動実施率　週3日以上　n＝20,000　　　（％）

	全体		男性		女性	
	令和3年度	令和2年度	令和3年度	令和2年度	令和3年度	令和2年度
全年代平均	30.4	30.9	31.7	31.0	29.2	30.8
18, 19歳	30.5	29.4	30.7	28.6	30.2	30.3
20代	24.5	25.2	28.5	25.4	20.3	24.9
30代	23.0	23.5	25.9	24.3	20.1	22.6
40代	24.2	23.8	25.4	24.1	22.9	23.5
50代	26.6	27.5	27.0	27.5	26.5	27.5
60代	35.7	36.9	36.8	36.7	34.5	37.0
70代	47.3	48.5	48.2	50.2	46.5	47.0
成人のみ	30.4	30.9	32.0	31.4	28.5	30.4

資料：スポーツ庁，令和3年度「スポーツの実施状況等に関する世論調査」（表7-9, 10も同じ）

77.9％，男性74.1％，女性81.6％であり，運動不足の認識は女性で高い。年代別では，30〜50歳代で8割以上と高く，60〜70歳代においては低い。実施種目に関しては，ウォーキング（散歩・ぶらぶら歩き・一駅歩きなどを含む）が64.1％と最も多く，次いで体操が15.2％，トレーニング14.4％，階段昇降が13.7％の順となっている（表7-10）。

表7-9　運動・スポーツを実施した理由　（％）

	全　体	男　性	女　性
健康のため	76.2	75.6	76.7
体力増進・維持のため	52.0	52.4	51.6
運動不足を感じるから	48.1	43.3	53.2
楽しみ，気晴らしとして	42.1	41.7	42.6
筋力増進・維持のため	35.7	35.3	36.2
肥満解消，ダイエットのため	29.9	25.7	34.3
友人・仲間との交流として	14.7	15.2	14.2
家族のふれあいとして	9.4	7.7	11.1
美容のため	9.6	3.5	15.9
精神の修養や訓練のため	7.1	7.8	6.4
自己の記録や能力を向上させるため	6.9	8.5	5.1

（すべての理由を複数回答）n＝16,012

表7-10　この1年間に実施した運動・スポーツ （令和3年度と令和2年度との比較）	全　体		男　性		女　性	
	令和3 年度	令和2 年度	令和3 年度	令和2 年度	令和3 年度	令和2 年度
ウォーキング（散歩・ぶらぶら歩き・一駅歩きなどを含む）	64.1	65.4	64.0	65.3	64.3	65.4
体操	15.2	16.9	11.1	12.5	19.2	21.2
トレーニング	14.4	16.9	17.4	19.1	11.5	14.7
階段昇降	13.7	16.3	14.6	17.9	12.8	14.7
ランニング（ジョギング）・マラソン・駅伝	12.8	14.0	19.1	20.5	6.6	7.6
自転車（BMX含む）・サイクリング	11.8	12.5	14.7	15.2	8.9	9.9
エアロビクス・ヨガ・バレエ・ピラティス	6.6	7.5	1.8	2.0	11.4	12.9
ゴルフ（コースでのラウンド）	6.2	6.6	10.4	11.5	1.9	1.8
ゴルフ（練習場・シミュレーションゴルフ）	5.6	5.8	9.2	9.8	2.0	1.9
釣り	4.0	4.3	6.5	7.0	1.6	1.7

（2）　健康への影響

　身体活動や運動が体力の維持・向上，および健康の保持・増進におよぼす効果については明らかとなっている。しかし，利便性が高まった現代においては，労働における身体活動量とともに家庭における日常生活での身体活動量も減少してきている。この身体活動量の減少がメタボリックシンドロームを含めた生活習慣病の要因ともなり，また加齢に伴うロコモティブシンドローム（運動器症候群）を加速させる可能性が高まる。2019（令和元）年国民生活基礎調査によれば，要支援・要介護となった要因の23.3％は，骨折・転倒，間節疾患などの運動器障害が占めている。また運動は，疾病の予防にもつながることが報告されており，大腸がんのリスクは確実に低下させ，閉経後乳がんや子宮体部がんについても罹患リスクを低下させる（世界がん研究基金報告(2007)）。1日30分の早歩きで収縮期血圧は5〜10mmHg低下し（Urataら，Hypertension, 9(3)，p.24-52(1987)），さらに運動を継続していれば細胞のインスリン感受性が増加するため血糖値が下がり，糖尿病の予防・治療に役立つ。軽いジャンプなどによる骨密度の強化，ひいては骨粗鬆症の予防や治療にも役立ち，これらの罹患率，死亡率の低下が認められている。一方心理的ストレスの減少やうつ症状の改善などメンタルヘルスへの効果，さらには認知症の予防や改善などといった効果もある（第8章7.A主要な精神疾患7)認知症 p.133 参照）。

（3）　健康づくりのための身体活動基準および指針

　身体活動・運動分野における取り組みとして，1989（平成1）年の健康づくりのための運動所要量，1993（平成5）年の健康づくりのための運動指針の策定を経て，2006（平成18）年には健康づくりのための運動基準2006―身体活動・運動・体力が，そしてこれに基づき安全で有効な運動を広く普及する目的で健康づくりのための運動指針2006〈エクササイズガイド2006〉が策定された。

　その後，身体活動・運動に新たな知見の蓄積や日本人の歩数の減少傾向などを踏まえ，身体活動・運動の重要性に関して更なる啓蒙普及活動を進める必要性から，2013（平成25）に健康づくりのための身体活動基準2013および健康づくりのための身体活動指針（アクティブガイド）が策定された。

　例えば18〜64歳の人たちが生活習慣病を予防しながら健康づくりを進めていくために必要な1週間当たりの身体活動量（生活活動＋運動）は，歩行またはそれと同等（日常生活の労働，家事，通勤な

ど)以上の身体活動（3メッツ以上の強度）を1日当たり60分以上行い，そのうち息が弾み汗をかく程度の運動を60分行う（30分以上の運動を1週間に2日取り入れる習慣をもつ）というものである（図7-2）。

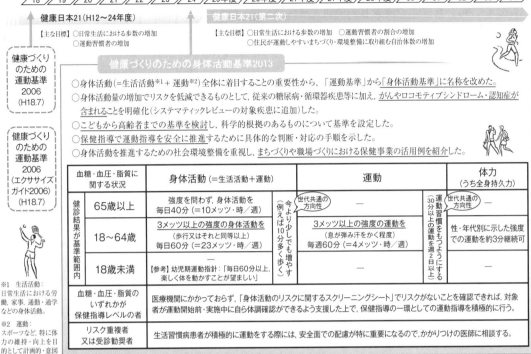

図7-2　健康づくりのための身体活動基準2013（概要）

C　睡　眠

(1)　睡眠と生活リズム

　ヒトは朝に起きて昼に活動し，夜は眠るという地球の自転周期に合った約24時間のリズムで生活しており，これを体内時計（サーカディアンリズム）という。本来この機能は25～26時間であり，これが太陽光により毎日リセットされ，24時間のリズムがつくられている。時差のある海外へ行っても数日でその地の時計に合う生活リズムに体が慣れることができるのも，この1～2時間の差を有しているためである。体内時計の中枢は視交叉上核であり，自律神経を介して全身の細胞へ時刻情報が伝達され，代謝，体温，血圧，ホルモンなどの生理機能が体内時計に従って調節される。睡眠に関与するホルモンメラトニンは，覚醒に伴う太陽光刺激により分泌が抑えられ，14～16時間後に再び分泌が始まり，副交感神経系が優位になるため心拍，血圧，体温などが低下して睡眠へと導かれる。

　睡眠には，比較的眠りの浅いレム（REM）睡眠と眠りの深いノンレム（NON‐REM）睡眠がある。ノンレム睡眠はその深さにより4段階（S1～S4）に分けられ，約1.5時間程度の時間で深くなったり浅くなったりを4～5回程度繰り返して覚醒する（図7-3）。乳幼児期や学童期では，睡眠時間に占めるレム睡眠の割合が多く，加齢に伴い減少していく。高齢になるとともにS4，S3などの深い眠りが減少し，さらには中途覚醒が増加していくため，睡眠が全体的に浅くなり，睡眠の質が低下していく。

睡眠時間は加齢とともに減少し，15歳前後で
は8時間程度であるが，25歳で7時間程度，45
歳で6.5時間程度，65歳では6時間程度と成人
後は20年で30分程度ずつ減少し，早朝覚醒へ
と繋がっていく。夜間に強い照明を浴びるとメ
ラトニンの分泌が抑制され，睡眠の質を低下さ
せる。成年以降の睡眠の質の低下には，加齢に
伴うメラトニンの分泌量の減少も影響している。

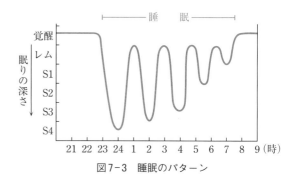

図7-3　睡眠のパターン

（2）　睡眠不足の現状および睡眠指針

　健康を保つうえで質のよい睡眠をとることは年齢に関係なく必要なことである。近年は，就寝時刻
の遅さに加え，パソコン，携帯電話などの光刺激が睡眠の質を低下させており，これが慢性疲労や各
種の疾病につながることが懸念されている。

　2003（平成15）年に健康づくり
のための睡眠指針が策定されてい
たが，その後の科学的知見を踏ま
え，2014（平成26）年には新たに
健康づくりのための睡眠指針2014
が策定された（表7-11）。

　2019（令和元）年度国民健康・栄
養調査によれば，1日の平均睡眠
時間は男女ともに「6時間以上7時
間未満」が最も多く，男性32.7％，
女性36.2％であり，「6時間未満」
は男性37.5％，女性40.6％であっ
た。睡眠時間が6時間未満の者
は，睡眠が十分でなく，日中に眠
気を感じる割合が高い。

　また，摂食行動やエネルギー代

表7-11　健康づくりのための睡眠指針2014
〜睡眠12箇条〜　　　　　　　　　　平成26年（'14）3月

第1条　良い睡眠で，からだもこころも健康に
第2条　適度な運動，しっかり朝食，ねむりとめざめのメリハリを
第3条　良い睡眠は，生活習慣病予防につながります。
第4条　睡眠による休養感は，こころの健康に重要です。
第5条　年齢や季節に応じて，ひるまの眠気で困らない程度の睡眠を
第6条　良い睡眠のためには，環境づくりも重要です。
第7条　若年世代は夜更かし避けて，体内時計のリズムを保つ。
第8条　勤労世代の疲労回復・能率アップに，毎日十分な睡眠を
第9条　熟年世代は朝晩メリハリ，ひるまに過度な運動で良い睡眠
第10条　眠くなってから寝床に入り，起きる時刻は遅らせない。
第11条　いつもと違う睡眠には，要注意
第12条　眠れない，その苦しみをかかえずに，専門家に相談を
この指針では，睡眠について正しい知識を身につけ，定期的に自らの睡眠を見直して，適切な量の睡眠の確保，睡眠の質の改善，睡眠障害への早期からの対応によって，事故の防止とともに，からだとこころの健康づくりを目指しています。

資料：（財）厚生労働統計協会，「国民衛生の動向」2022/2023

謝の制御に関与するとされたオレキシンも，睡眠・覚醒の制御に関わっている。オレキシンの増加は，
覚醒レベルを高め，摂食量の増加，飲水量の増加，交感神経系を活性化させる。逆にオレキシンの減
少は，脳の覚醒状態を低下させ，睡眠状態へと促す。日中の耐え難い眠気や入眠時幻覚などのナルコ
レプシー（睡眠発作）は，オレキシン系の機能障害により発症する。不眠症には，寝床に入っても眠れ
ない入眠困難，夜中に何度も目が覚めてしまう中途覚醒，眠りの浅い熟睡障害，寝ていたいと思って
も朝早く目が覚めてしまう早朝覚醒などがある。また，薬の影響による薬原性不眠，身体・精神疾患
による不眠などがある。一方，十分な睡眠をとっても日中に眠気がくる過眠症は，服用した薬剤やナ
ルコレプシーなどの覚醒機能の低下によるものと，交代性勤務や睡眠時無呼吸症候群など睡眠の質的
低下や悪化の影響によるものがある。過眠症は，学習や仕事の効率の低下，さらには交通事故をはじ
めとする重大事故の要因にもなり得る。

D 休　養

　休むことには，睡眠やごろ寝など身体を動かさずに休む完全休息と軽く身体を動かすことにより全身の血流を増加させて疲労物質の代謝を促進させる，あるいは外出することにより気分転換を行うなどの積極的休息（アクティブレスト）がある。休養には，身体的・精神的疲労を回復して元の状態に戻していくための休むという側面と，人間性の育成や社会・文化活動，創作活動などを通じて自己表現を図る，養うという側面もある。1994（平成6）年には，健康づくりのための休養指針（表7-12）が策定され，生活のリズムを保つことの重要性や，長期休暇をとることの効用などについての普及を行っている。

E ストレス対策

（1）　ストレスの概念

　ストレスとは，生体に有害な外部刺激（ストレッサー）によって生じる障害と，それに対する非特異的な防御あるいは適応反応をいう。ストレッサーには，死別，事故，仕事，人間関係，家族関係，経済状況など多種多様なものが存在するが，その受け止め方は，人により様々である。ストレス反応の特徴としては，個人差が大きいことであり，特に精神的ストレッサーではこの傾向が強まる。男性勤労者におけるストレスランキング調査（夏目誠：精神経誌110(3)，p.182-188(2008)）では，対象喪失や職場ストレスにおいて点数が高い傾向を示している（表7-13）。

　生体にストレッサーが加わると，それに対して適応反応が現れる。視床下部を介して神経抹消からアドレナリンが，副腎皮質からはノルアドレナリンが放出され，心拍数や呼吸数の増加，血圧や血糖

表7-12　健康づくりのための休養指針

平成6（'94）年4月

1　生活にリズムを
　・早めに気づこう，自分のストレスに
　・睡眠は気持ちよい目覚めがバロメーター
　・入浴で，体も心もリフレッシュ
　・旅に出かけて，心の切り換えを
　・休養と仕事のバランスで能率アップと過労防止

2　ゆとりの時間でみのりある休養を
　・1日30分，自分の時間をみつけよう。
　・活かそう休暇を，真の休養に
　・ゆとりの中に，楽しみや生きがいを

3　生活の中にオアシスを
　・身近な中にもいこいの大切さ
　・食事空間にもバラエティを
　・自然とのふれ合いで感じよう，健康の息ぶきを

4　出会いときずなで豊かな人生を
　・見出そう，楽しく無理のない社会参加
　・絆の中ではぐくむ，クリエイティブ・ライフ

資料：（財）厚生労働統計協会，「国民衛生の動向」2022/2023

表7-13　勤労者のストレス点数のランキング（1,630名を対象に調査）

順　位	ストレッサー	全平均	性　別		年齢別				
			男	女	～19歳	20歳～	30歳～	40歳～	50歳～
1	配偶者の死	83	83	82	82	85	84	80	78
2	会社の倒産	74	74	74	72	72	75	77	78
3	親族の死	73	71	78	74	72	77	72	73
4	離　婚	72	72	72	75	74	71	70	67
5	夫婦の別居	67	67	69	67	67	70	67	68
6	会社を変わる	64	64	62	61	61	66	67	70
7	自分の病気や怪我	62	61	67	63	60	64	63	65
8	多忙による心身の疲労	62	61	67	62	61	64	62	59
9	300万円以上の借金	61	60	65	70	63	59	56	59
10	仕事上のミス	61	60	65	62	58	61	64	66

資料：夏目誠，出来事ストレスの評価，日本精神神経学雑誌，10(3)，p.184(2008)
　　　https://journal.jspn.or.jp/jspn/openpdf/1100030182.pdf

注〕　点数が高いほどストレス度は強い。基準点以上を示した。

の上昇などが起こる。また副腎皮質刺激ホルモンの分泌が亢進し，糖質コルチコイドの分泌が増加して細胞や組織に同化作用を示し，生体の障害を抑えるようにはたらく。これらのストレスホルモンは，生体防御のために有用な役割を果たすが，ストレッサーが強い，あるいは長時間にわたって作用し続けると過剰に分泌され，逆に生体にとっては有害作用となる場合がある。アドレナリンが過剰分泌されれば，高血圧や心不全の原因となり，コルチコイドの過剰分泌は胃潰瘍や十二指腸潰瘍を起こしやすくなる。また胸腺萎縮による免疫機能の低下も引き起こし，各種の感染症やがんなどにも罹患しやすくなる。このストレッサーの種類に関わらずみられる共通した一連の生理的反応を汎適応症候群という（ハンス・セリエ：「現代社会とストレス」法政大学出版局（1988））。

（2）　ストレスマネジメント

　ストレスに対する抵抗力（ストレス耐性能力）は，生まれながらに備わっているものではなく，日々の生活のなかで適度なストレスを受けながらそれらに対処，克服することによりその能力を向上させていく。多種多様なストレッサーに対する処理（ストレスマネジメント）能力を高めておくことは，生涯にわたって健康的な生活を送るための基礎となる。しかし，同程度のストレッサーでも，そのときの心身の状態により受け止め方は全く異なったものとなる。そのため，上手な休養を取り入れることにより心身をリフレッシュし，常にベストな心身の状況を保つよう心がけておかなければならない。文部科学省では，ストレスに対処するためにストレス反応の発生メカニズムの各要因であるストレッサー，認知的評価・対処能力，ストレス反応へのはたらきかけの必要性と各要因への対処法を示している（図7-4）。休息や睡眠，運動などによる身体機能の正常化が精神機能の安定へと繋るため，ストレス反応への具体的行動として以下の項目を日々実施することが重要であるとしている。①運動：1日15分，からだを動かす。歩くこと・体操がよい。からだの緊張を解きほぐし，リラックスする。②仕事：楽しく働く。働き過ぎない。無理を続けない。③睡眠：毎日十分な睡眠をとる。眠れないときが続くと要注意である。④休息：活動の合間に休みをとる。気持ちを切り替え，心にもゆとりと栄養を補給する。⑤栄養：栄養のバランスを考える。三食味わって楽しく食べる。⑤入浴：適度な入浴は，心身の新陳代謝を促進する（文部科学省：在外教育施設安全対策資料　心のケア編，第2章心のケア各論）

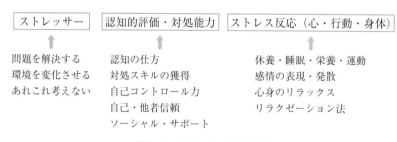

図7-4　ストレスへの対処法

（高橋弘彦）

F　公衆歯科保健

（1）　歯の健康と食生活

　口腔の形成と維持に特異的な栄養素があるわけではなく，歯を構成するカルシュウム，リン酸，アミノ酸の補給はもとより，身体の成長維持に必要な栄養の過不足ない摂取が求められる。

なお，フッ素は歯質の耐酸性向上に寄与することから豆，海藻，魚介類の摂取が推奨される。

　人類の狩猟・採取時代には繊維質の清掃性食物が口腔の清潔に関与していた。しかし，農耕生活に移行した頃から加熱調理が主体になり，経験したことのない軟食と低分子の炭水化物や糖が直接口に入るようになった。そのため，口内に食渣が滞留し，細菌叢（そう）が増加した。細菌は，これらの糖質を分解して乳酸を作ることで，歯の無機質を構成するアルカリ塩のハイドロキシアパタイト $\{Ca_{10}(PO_4)_6(OH)_2\}$ が溶出するう歯が急増した。

　糖や低分子炭水化物は口内細菌により多糖体を作り，歯の表面や歯と歯肉の境界部（歯肉溝）にバイオフィルム（歯垢：デンタルプラーク）となって附着する。特にミュータンス連鎖球菌は，蔗糖から不溶性グルカンを作り，歯面に付着し，厚いバイオフィルムを形成する。こうなると洗浄効果のある唾液が歯の表面に到達できず，脱灰が進行し，う歯を引き起こす。

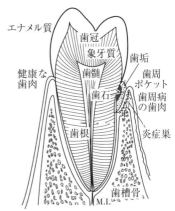

図7-5　歯周病によって形成された歯周ポケット

注〕　ポケット内には細菌叢があり一部石灰化した歯石が附着。放置すればポケットは深く侵入し歯を支える組織を壊し歯の喪失に至る。

　さらに，バイオフィルムから放出される起炎性物質で歯周組織に炎症が起こり歯肉炎，進行すれば歯の周囲歯肉が歯の根に添って侵入する歯周ポケットをつくり，歯を支える組織を破壊する歯周病（歯槽膿漏）に至る。これは歯を失うだけでなく膿を排出して口臭をもたらし社会生活にも影響を与える。今日では歯の喪失原因の3割がう歯，4割が歯周病，2割が破折，1割がその他である（図7-5）。

（2）　歯と全身の健康

　歯の喪失は，咀しゃく不全をもたらし，栄養摂取を妨げ，歯の残存歯数と寿命には正の相関関係が認められる。健康寿命の維持のためにも経口摂取ができる口腔の健康は栄養学上の要点である。
う歯が進行すると，歯の根から歯槽骨に細菌が侵入して感染巣を作る。歯周病も歯周ポケットを作って炎症巣を拡げ血流中に細菌が供給される。これを歯性病巣感染といい動脈硬化，早産，糖尿病などの発症・増悪要因となる。う歯と歯周病は頻度の上では人体最大の感染源であり，その予防や進行阻止は公衆衛生学上の大きな課題である。

（3）　歯科保健行動

　う歯は歯髄炎を起こすとき以外は痛みもなく，歯周病も慢性経過をたどるため病識をもたないまま進行する傾向があり，感染源となり歯の喪失に至れば摂食障害をもたらす。
食事の都度に口は汚れ，それを防ぐには毎日欠かさず効果のある歯口清掃が必須である。
　乳児期から養育者は，口に指を入れて遊びながら馴らすことで歯が萌出しても円滑に歯口清掃がで

Column　なぜ"歯みがき"ではなく"歯口清掃"なのか

　汎用されている"歯みがき"は語感からブラシでゴシゴシ磨くイメージとなり，毛先が大きくスライドするために，う歯になりやすい歯と歯の間（歯間部）や，歯周病が始まる歯と歯ぐきの境目など歯垢が溜まりやすい場所を清掃できない。本来歯ブラシだけでなくフロス（細い糸を束ねたもの）を用いて歯間清掃を行うことが推奨される。また舌背に滞留する舌苔も口臭原因の一つで，歯だけでない口腔全体の清掃が必要なことから"歯口清掃"という用語を用いる。

（岩倉政城）

き，やがては子ども自身による清掃の自立を促す。歯口清掃は臥床者となっても他律的に続けなければ口腔はう歯と歯周病，粘膜炎症で荒れ放題になり，口内に増殖した細菌が原因の誤嚥性肺炎を誘発するので終生の歯口清掃が必要である。

　口の健康維持には個人による清掃（セルフケア）と，歯垢が石灰化した歯石などブラッシングでは取り切れない汚れを歯科医師や歯科衛生士による定期管理（プロフェッショナルケア）の組合せで予防することが望ましい。

（4）　歯科保健の現状

　国は歯科保健状況の把握のため歯科疾患実態調査を5年に一度行っている（2016年までは6年に一度）。1958年に国民皆保険が実現すると歯科医療は急激に国民に普及したが保健活動は低迷し，1970年代には小学生のう歯罹患者率が8割に達していた。母子保健の整備が進み3歳児歯科健康診査での保健活動（パブリックケア）が普及するに従って歯口清掃習慣が定着した。「健康日本21」でも歯科保健の目標値を定めて，2016（平成28）年では一日2回以上の歯口清掃習慣を国民の77％がもつようになった。その結果2021（令和3）年度で小学生のう歯罹患者率も39.0％にまで低下した。

　歯科保健の疫学的な指標に永久歯のう歯経験歯数を表すDMFT指数がある。未処置う歯（D：decayed teeth），う歯による喪失歯（M：missing teeth），充填歯（F：filled teeth）の和で表す。12歳児は1993（平成5）年の3.6から2016（平成28）年0.2と減少している（図7-6：数百人調査）。2021年学校保健統計でも同様傾向だが，0.63と報告されている。

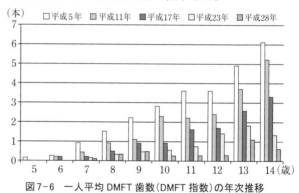

図7-6　一人平均DMFT歯数（DMFT指数）の年次推移
（永久歯：5〜15歳未満）　　資料：平成28年歯科疾患実態調査報告より

　高齢化社会が進行していた1989年，厚生省（当時名称）と日本歯科医師会が80歳になっても自分の歯を20本もっていれば摂食に大きな支障がないとして，8020（ハチマルニイマル）運動を推進し，当初1割だった該当者が2018年の歯科疾患実態調査では51.2％に達した。しかし，歯は残っても清掃を怠れば高齢者の歯周病は進行し，半数が4mm以上の歯周ポケットをもっている。

（5）　歯科保健対策

　2011（平成23）年には「歯科口腔保健の推進に関する法律」が制定され，国と自治体が歯科保健施策の策定と実施の責務を負うことが明記されている。

　以上をまとめると以下の分野を統合的に進めることが望まれる。

1. 糖の過剰摂取を避け，軟食に偏らない口の健康を意識した食生活
2. 歯質強化につながるフッ素の安全で合意に基づく活用
3. 歯口清掃の柱はセルフケア，それを支えるプロフェッショナルケアの活用と，特に高齢臥床者へのプロフェッショナルケアの制度的保障
4. セルフケア啓発や歯周病増悪因子の喫煙対策など行政を軸にしたパブリックケアの促進

（岩倉政城）

**7章
問題**　ちょっと一休み！　生活習慣病予防行動について，問題を解いてみよう！

1. 健康日本21（第二次）に関する問題である。近年の動向として正しいのはどれか。1つ選べ。

   (1) 健康寿命の延びは，平均寿命の延びを下回っている。
   (2) 生活習慣病予防活動が進展し，糖尿病が強く疑われる人の割合は減少している。
   (3) 足腰に痛みのある高齢者は増加している。
   (4) 健康情報を発信する民間企業の登録数は増加している。
   (5) 20-64歳では運動習慣者の割合が増加している。

2. 喫煙と飲酒に関する記述である。誤っているのはどれか。1つ選べ。
   (1) ニコチン依存管理には，医療保険が適用される。
   (2) 受動喫煙対策により急性心筋梗塞患者は減る。
   (3) 健康増進法では，学校・病院などでの受動喫煙防止対策の実施を義務としている。
   (4) 生活習慣病のリスクを高める量を飲む成人過剰飲酒者割合は，男女とも近年減少傾向にある。
   (5) 日本人で普通に飲酒できる体質の者の割合は5〜6割程度である。

3. 栄養・食品摂取に関する記述である。誤っているのはどれか。1つ選べ。
   (1) 食物摂取頻度調査法は，被調査者と調査者の負担が大きい。
   (2) 食事バランスガイドは，厚生労働省と農林水産省の2省合同で策定された。
   (3) 日本人の食事摂取基準（2020年版）は，エネルギーの指標が1つ，栄養素の指標が5つで構成されている。
   (4) 国民健康・栄養調査の結果における食塩摂取量は，女性に比べ男性の方が多い。
   (5) 食品表示法は，食品衛生法，JAS法，健康増進法の食品の表示に関する規定を統合した制度である。

4. 健康増進行動に関する記述である。誤っているのはどれか。1つ選べ。
   (1) 運動不足を感じている割合は，勤労・子育て世代に多く，高齢者では少ない傾向にある。
   (2) 不眠症には，入眠困難，中途覚醒，熟睡障害，早朝覚醒などがある。
   (3) 積極的休息とは，睡眠やごろ寝など身体を動かさずに休むことである。
   (4) 同程度のストレッサーでも，心身の状況によりその影響力は異なる。

5. 歯科保健に関する記述である。誤っているものはどれか。1つ選べ。
   (1) 近年，う歯は増加している。
   (2) 近年，高齢者の歯の喪失は抑制されている。
   (3) 歯が多いほど健康寿命は延びる。
   (4) 近年，高齢者の歯周病罹患率が高まっている。
   (5) 食生活のコントロールはう歯予防につながる。

第8章　主要疾患の疫学と予防

この章のねらいとまとめ　＊　＊　＊　＊　＊　＊　＊

ねらい：公衆衛生は人の健康を守るためのものであるので，健康の現状を把握することが必要である。そのために，まず日本人には，どんな疾患が多いのかなどの基本をおさえ，それらの原因とされるものを知る。

まとめ：①現在，がん，心臓病，脳卒中の３大生活習慣病が死因の約５割を占め，糖尿病，精神疾患を加え５大疾患という。その他，代謝・運動器・免疫・消化器・腎・肺・肝疾患・難病など生活の質に関わる疾患もある。

②共通の原因として，食生活の欧米化，運動不足などが挙げられる。

③日本人の長寿を支えてきた伝統的食生活，"早寝早起き朝ごはん"の習慣などの重要性も再認識しよう。

④感染症は大流行し，社会に大きな影響を与えることがある。感染源，感染経路，宿主感受性への対策として滅菌，消毒，遮断，検疫，隔離，予防接種などが必要である。

⑤精神疾患患者は増加している。職場のメンタルヘルス，自殺予防，虐待対策が大切である。

1.　がん（悪性新生物）

A　主要な部位のがん

　がんは死因の約３割を占め日本人の最大の死亡原因であり（図8-1），生涯に２人に１人ががんに罹る（罹患）。がんは細胞の異常増殖と転移を特徴とする。がんの粗死亡率は増え続けている（図4-4 p.44参照）。これから人口高齢化の影響を取り除くために，がんの推移を年齢調整率でみると，死亡率は減少傾向（図4-5 p.45参照），罹患率は2010年頃まで増加し，その後横ばいであるが，部位により傾向に差異がある（国立がん研究センター最新がん統計年次推移：http://ganjoho.jp/reg_stat/statistics/stat/summary.html）。

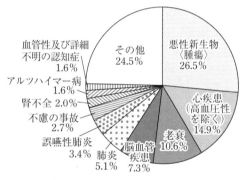

図8-1　主な死因別死亡数の割合（令和3年（2021））
資料：厚生労働省，「人口動態統計月報年（概数）の概況」

　男女別では，男性の方が多い（図4-5 p.45，第7章 2. 生活習慣病のリスク行動 p.95〜97参照）。部位別では胃，大腸，肺，乳房（女），前立腺（男）などに多い（表8-1）。

　がんリスクが減るものとして，運動（大腸がんなど），リスクが増えるものとして，アルコール飲料（口腔・咽頭・喉頭・食道・肝臓・大腸・乳がん），赤肉（牛・豚・羊など）や加工肉（大腸がん）などが挙げられている。表8-2（A, B）に世界および日本で示されている「がん予防法」を示す。

　日本は男女ともに比較的胃がんの多い国であり，塩分が危険因子（リスク）となっている。塩分で胃粘膜が傷害されたり，ヘリコバクターピロリの持続感染を起こしたりするためと考えられる。また，塩蔵食品には，亜硝酸やニトロソ化合物などの発がん物質を含むことも関連があると考えられている。塩分は高血圧の要因でもあり，日本人の食事摂取基準（2020）では，１日当たりのナトリウム（食塩相当量）は18歳以上の男性は7.5g未満，女性は6.5g未満が望ましいとされている。

表8-1　がんの多い部位 （　）内は人数

		1位	2位	3位	4位	5位	
死亡[1] (2021年)	男　性	肺	大腸	胃	膵臓	肝臓	全がん
		(53,278)	(28,080)	(27,196)	(19,334)	(15,913)	(222,467)
	女　性	大腸	肺	膵臓	乳房	胃	全がん
		(24,338)	(22,934)	(19,245)	(14,803)	(14,428)	(159,038)
罹患[2] (2019年)	男　性	前立腺	大腸	胃	肺	肝臓	全がん
		(94,748)	(87,872)	(85,325)	(84,325)	(25,339)	(566,460)
	女　性	乳房	大腸	肺	胃	子宮	全がん
		(97,142)	(67,753)	(42,221)	(38,994)	(29,136)	(432,607)

資料：1)　厚生労働省「人口動態統計」
　　　2)　国立がん研究センターがん情報サービス「がん統計」（全国がん登録）

表8-2（A）　がん予防のための推奨事項(2018)

・健康的な体重になる
・身体的にアクティブになる
・全粒穀物，野菜，果物，豆を食べる
・ファーストフードの摂取を制限する
・赤肉（牛肉，豚肉，子羊肉）と加工肉の摂取を制限する
・砂糖で甘くした飲料の摂取を制限する
・アルコール摂取を制限する
・がん予防のためにサプリメントを使用しない
・赤ちゃんにできれば母乳を与える
・がんの診断後，可能であればこの推奨事項に従う

資料：世界がん研究基金・米国がん研究機関(2018)
https://www.wcrf.org/wp-content/uploads/2021/02/Summary-of-Third-Expert-Report-2018.pdf, Diet, Nutrition, Physical Activity and Cancer (2018) 5.1節
参考：https://www.wcrf.org/diet-and-cancer/cancer-prevention-recommendations

表8-2（B）　日本人のためのがん予防法(2017)

・禁煙する
・節酒する
・食生活を見直す
　減塩する，野菜と果物を摂る，熱い飲食物は冷まして
・身体を動かす
・適正体重を維持する
・感染
　肝炎ウイルス，ヒトパピローマウイルス，ヘリコバクターピロリ菌等に注意

資料：国立がん研究センター，「科学的根拠に基づくがんリスク評価とがん予防ガイドライン提言に関する研究」(2017)
https://epi.ncc.go.jp/files/11_publications/Can_prev_A5booklet.pdf
注〕　赤肉・加工肉については，日本人のためのがん予防法では「ハム，ソーセージなどの加工肉 および赤肉（牛・豚・羊など。鶏肉は含まない）は，大腸がんのリスクを上げる"可能性がある"と評価しています。国際的な基準では赤肉の摂取は1週間に500gを超えないようにすすめています。」としている。
参考：https://epi.ncc.go.jp/can_prev/
　　　https://epi.ncc.go.jp/files/11_publications/Can_prev_pamphlet_4p.pdf
　　　https://epi.ncc.go.jp/files/11_publications/Can_prev_A2poster.pdf
　　　https://ganjoho.jp/public/pre_scr/cause_prevention/evidence_based.html

B　がん対策とがん検診

がん対策は，1984(昭和59)年度からの対がん10か年総合戦略等々で進められてきたが，がんが国民の生命および健康にとって重大な問題となっていることから，がん対策基本法が2007(平成19)年から施行された。これにより，国はがん対策推進協議会の意見を聴いて，「がん対策推進基本計画」を策定し，それを基に都道府県は「都道府県がん対策推進計画」を策定することとなった（第3章 4.A衛生法規 p.29参照）。

　同法の基本的施策は，①がんの予防と早期発見の推進，②がん医療の均てん化（平等に恩恵や利益を受ける）の促進など，③がん研究の推進などである。これらの具体的成果の一つとして，一部地域で行われていたがん登録が2016(平成28)年から全国で実施され，がんの正確な罹患情報が得られることとなった。すなわち，死亡については死亡診断書が届け出られているが，罹患（発生）については届け出義務がなかったために，全国のがん罹患率もあくまで推計値だったことが改善される。

　また，近年がん患者の就労支援が重要視されている。その背景として，①がん治療の進歩により生存率が高まっていること，②就労可能年齢のがん罹患が増えていること，③入院期間が短縮し外来通院が可能になってきたことが挙げられる。「事業場における治療と職業生活の両立支援のためのガイドライン」（厚生労働省，2016）などが作成されている。

2. 循環器疾患

血液が循環する器官の疾患で，高血圧，脳血管疾患，心疾患（心臓病）に3大別される。

現在，日本の高血圧者数は約4,300万人と推定されている。正常血圧（表8-3）を超えて血圧が高くなるほど，心血管病，脳卒中などのリスクが高くなる（高血圧治療ガイドライン2019）。

A 高血圧

血圧には，心臓が収縮した際の収縮期血圧（最高血圧）と拡張した際の拡張期血圧（最低血圧）がある。血圧はこの2つにより分類される（図8-2）。診察室で測った血圧が，収縮期血圧／拡張期血圧のどちらか一方，あるいは両方が140/90mmHg以上であれば，高血圧と診断される（家庭血圧値では5mmHg低い135/85mmHg以上を高血圧とする）（表8-3）。

2019（令和元）年の国民健康・栄養調査では，収縮期血圧が140mmHg以上の者の割合は，男性が29.9％，女性が24.9％で，この10年で有意に減少している。国民生活基礎調査の高血圧での通院者率は人口千対男性129.7，女性122.7（令和元年）と，全疾患のなかで最も高い。

表8-3 成人における血圧値の分類（診察室血圧）

分　類	収縮期血圧 (mmHg)		拡張期血圧 (mmHg)
正常血圧	＜120	かつ	＜80
正常高値血圧	120～129	かつ	＜80
高値血圧	130～139	かつ／または	80～89
Ⅰ度高血圧	140～159	かつ／または	90～99
Ⅱ度高血圧	160～179	かつ／または	100～109
Ⅲ度高血圧	≧180	かつ／または	≧110
（孤立性）収縮期高血圧	≧140	かつ	＜90

資料：日本高血圧学会，「高血圧治療ガイドライン2019」

注）　家庭血圧は上記の値より，5mmHg低い値を目安にする。ただし，家庭血圧のⅠ度高血圧は収縮期血圧（135～144）かつ／または拡張期血圧（85～89），Ⅱ度高血圧では各々（145～159）かつ／または（90～99），Ⅲ度高血圧では（≧160）かつ／または（≧100）である。

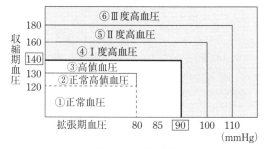

図8-2　血圧の分類

資料：日本高血圧学会，「高血圧治療ガイドライン2019」より作成

 がん検診受診率とがん死亡率

アメリカではがん死亡が1990年代から減少に転じた。その理由の一つが80％近いがん検診受診率である。そこで，日本では2012年「がん対策推進基本計画」において5年以内に40～69歳受診率を50％以上にすることを目標に掲げた。2019（令和元）年度国民生活基礎調査では，20歳以上の一般健診や人間ドックの受診率は男性で74.0％，女性で65.6％と年々高くなっている。40歳～69歳男女のがん検診受診率も増加した。男性の肺がん，胃がん，大腸がんとも40％を越え，特に肺がんでは53.4％になった。女性の受診率も肺がん，大腸がんの受診率は40％を超えている。過去2年間に受診したことのある人は乳がんで47.4％，20歳以上を対象とする子宮がん（子宮頸がん）で43.7％とやはり増えた。しかし，胃がんだけは37.1％とやや低い，健診や人間ドックを受けない理由として，「心配な時はいつでも医療機関を受診できるから」が約3分の1を占め，他には「時間が取れない」，「面倒」，「費用がかかる」，「入通院中」などが挙がった。40代から60代の約7％が「結果や検査に不安を感じて受診しない」などの理由で，受診のハードルを高くしている。とはいえ，2013（平成25）年にはがん検診受診率は3年前より10～20％増加し，がん年齢調整死亡率は4％減少した。また，男性肺がん検診で2016（平成28）年がん検診受診率50％超の目標を達成した。年齢調整死亡率も2013（平成25）年86.8から82.6へと着実に減少した。早期発見・早期治療の成果が徐々にみえてきている。

資料：厚生労働省，がん対策推進基本計画(2012)／がん年齢調整率の年次推移，国立がん研究センターがん情報サービス(2020)
　　厚生労働省，平成25年度国民医療費(2015)／厚生労働省，国民生活基礎調査(2013, 2016, 2019)　　　　　　（山本玲子）

塩分過剰摂取による体内水分貯留は高血圧症の要因であるので，治療・予防とも食塩の制限が重要である（1. がん A 主要な部位のがん p.110参照）。またウォーキングなどの有酸素運動（呼吸により酸素を取り込みエネルギーを産生しながら続けて行う運動）の継続により降圧作用がみられる。

　これは筋肉に毛細血管が発達し血管の血液容量が増えること，運動により血中 HDL コレステロールが増加し動脈硬化が改善されることなどによる。高血圧症は，また動脈硬化，脳血管疾患，虚血性心疾患，腎疾患などの危険要因でもある（図8-3），（コラム「メタボリックシンドローム」p.115参照）。

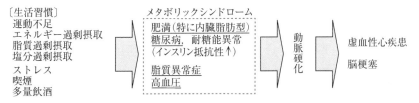

図8-3　生活習慣と生活習慣病の関連概略図

B　脳血管疾患

　脳血管疾患とは，脳血管の病変により脳障害を呈する疾患である。脳血管疾患の多くは突然の激しい頭痛，意識障害等で発症するので，いわゆる“あたる”という意味で脳卒中ともよばれる。脳血管疾患の死亡率は低下傾向にあり，現在の死因順位は4位である（図8-1 p.110参照）。

　脳血管疾患には以下の3型があり，共通かつ最大の危険因子は高血圧である。図8-4に示すように脳内出血（脳出血）が減少，脳梗塞が増加から横ばい傾向にある。脳出血の減少は塩分摂取量の低下などによる。1995（平成7）年，ICD-10の適用に伴い死亡診断書改訂が行われ，原死因選択ルール変更もあり，死亡数が変化した（次項 C 心疾患参照）。

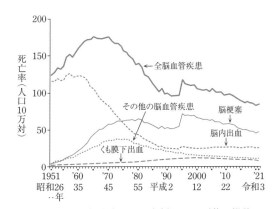

図8-4　脳血管疾患の死亡率（人口10万対）の推移

資料：厚生労働省，「人口動態統計」/(財)厚生労働統計協会，「国民衛生の動向」2022/2023
注〕　1）全脳血管疾患は，脳内出血と脳梗塞とその他の脳血管疾患の合計である。
　　　2）くも膜下出血は，その他の脳血管疾患の再掲である。
　　　3）令和3年は概数である。

1）脳出血

　高血圧性脳出血が多く，これは高血圧による細小動脈の破綻による。高血圧のほか，糖尿病，飲酒等がリスクとなる。

2）脳梗塞

　脳血管の血流障害により，脳組織が壊死をきたした状態で，以下の2種がある。高血圧，加齢，糖尿病，高脂血症などがリスクとなる。

　脳血栓症：動脈硬化による脳血管の閉塞により起こる。前駆症状として一過性脳虚血発作（Transient Ischemic Attacks：TIA）を伴う場合もあるが，脳梗塞の症状は，24時間以内に消失する。

　脳塞栓症：主に心臓でできた血栓が脳血管を閉塞することにより突発する。最も多い原因心疾患は，リウマチ性，動脈硬化性の心疾患，心房細動などである。

3）くも膜下出血

　くも膜下出血はくも膜下腔（脳を覆う軟膜とその外側のクモ膜の間に生じた腔）への出血で，原因の

約3/4が脳動脈瘤の破裂である。女性にやや多く，加齢，高血圧，喫煙などがリスクとなる。

　脳卒中は，早く治療を開始することが肝要である。米国脳卒中協会で，脳卒中が疑われる人に勧められている3つのテストの頭文字をとった **FAST** という標語もよく使われている（**F**ace：顔の麻痺，**A**rm：腕の麻痺，**S**peech：ことばの障害）（http://www.ncvc.go.jp/cvdinfo/disease/stroke.html）。

C　心疾患

心疾患には，虚血性心疾患，慢性リウマチ心疾患，心不全などがあり，死亡の約15％を占め，死因順位は2位である（図8-1 p.110参照）。

　虚血性心疾患は，心筋に血液を供給する血管（冠動脈）が動脈硬化により閉塞することにより起こり，心筋が虚血状態となるので冠動脈心疾患ともよばれる。現在，増加傾向にあり，心疾患全体のなかで重要な位置を占める（図8-5）。なお，平成7年頃の全心疾患および心不全の急激な減少は死亡分類ICD-10適用と死亡診断書様式の改正により原死因への安易な「心不全」の記載が減少したためである（心不全は終末の状態であり，原因ではない）。

　虚血性心疾患には，血管が完全に閉塞して心筋が壊死する心筋梗塞と労作などにより一過性に心筋虚血となり安静・服薬などにより改善する狭心症がある。

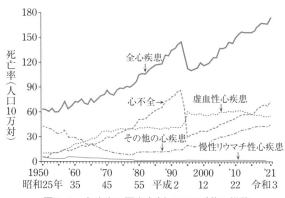

図8-5　心疾患の死亡率（人口10万対）の推移

資料：厚生労働省，「人口動態統計」/（財）厚生労働統計協会，「国民衛生の動向」2022/2023
注〕　1）「その他の心疾患」は，「全心疾患」から「虚血性心疾患」「心不全」「慢性リウマチ性心疾患」を除いたものである。
　　　2）令和3年は概数である。

表8-4　生活習慣の改善すべき項目

禁　煙：禁煙は必須。受動喫煙を防止。
体重管理：定期的に体重を測定する。BMI＜25であれば適正体重を維持し，BMI≧25の場合は，摂取エネルギーを消費エネルギーより少なくし，体重減少を図る。
食事管理：適切なエネルギー量と，三大栄養素（たんぱく質，脂質，炭水化物）およびビタミン，ミネラルをバランスよく摂取する。飽和脂肪酸やコレステロールを過剰に摂取しない。トランス脂肪酸の摂取を控える。n-3系多価不飽和脂肪酸および食物繊維の摂取を増やす。減塩し，食塩摂取量は6g未満/日を目指す。
身体活動・運動：中等度以上*の有酸素運動を中心に，習慣的に行う（毎日合計30分以上を目標）。日常生活の中で，座位行動**を減らし，活動的な生活を送るように注意を促す。有酸素運動の他にレジスタンス運動や柔軟運動も実施することが望ましい。
飲　酒：アルコールはエタノール換算で1日25g***以下にとどめる。休肝日を設ける。

表8-5　動脈硬化性疾患予防のための食事療法

1　過食に注意し，適正な体重を維持する
　総エネルギー摂取量（kcal/日）は，一般に目標とする体重（kg）*×身体活動量（軽い労作で25〜30，普通の労作で30〜35，重い労作で35〜）を目指す
2　肉の脂身，動物脂，加工肉，鶏卵の大量摂取を控える
3　魚の摂取を増やし，低脂肪乳製品を摂取する
　脂肪エネルギー比率を20〜25％，飽和脂肪酸エネルギー比率を7％未満，コレステロール摂取量を200mg/日未満に抑える
　n-3系多価不飽和脂肪酸の摂取を増やす
　トランス脂肪酸の摂取を控える
4　未精製穀類，緑黄色野菜を含めた野菜，海藻，大豆製品，ナッツ類の摂取量を増やす
　炭水化物エネルギー比率を50〜60％とし，食物繊維は25g/日以上の摂取を目標とする
5　糖質含有量の少ない果物を適度に摂取し，果糖を含む加工食品の大量摂取を控える
6　アルコールの過剰摂取を控え，25g/日以下に抑える
7　食塩の摂取は6g/日未満を目標にする

資料：日本動脈硬化学会編，「動脈硬化性疾患予防ガイドライン2022年版」より引用

*中等度以上とは3METs以上の強度を意味する。METsは安静時代謝の何倍に相当するかを示す活動強度の単位。
座位行動とは座位および臥位におけるエネルギー消費量が1.5METs以下の全ての覚醒行動。*およそ日本酒1合，ビール中瓶1本，焼酎半合，ウイスキー，ブランデーダブル1杯，ワイン2杯に相当する。

*18歳から49歳：［身長（m）］²×18.5〜24.9kg/m²，50歳から64歳：［身長（m）］²×20.0〜24.9kg/m²，65歳から74歳：［身長（m）］²×21.5〜24.9kg/m²，75歳以上：［身長（m）］²×21.5〜24.9kg/m²とする。

動脈硬化性疾患予防ガイドライン(日本動脈硬化学会(2022))は，動脈硬化性脳心血管疾患の予防を目的としているが，これは多因子により発症するので，危険因子の脂質異常症，メタボリックシンドローム，高血圧，糖尿病などが包括的に考慮されている(表8-4, 5)。

3. 代謝疾患

A 肥満，メタボリックシンドローム

肥満は体脂肪の過度の蓄積であり，指標として BMI(Body Mass Index ＝体重(kg)/身長(m)²)が使われている。日本肥満学会では BMI 25 以上を肥満としている。2019(令和元)年国民健康・栄養調査によると，肥満は 20 歳以上の男性の 33.0％，女性の 22.3％であった。特に内臓脂肪型肥満(リンゴ型肥満)が糖尿病，高血圧，脂質異常症，ひいては動脈硬化性疾患に関連すると考えられ，近年メタボリックシンドローム(内臓脂肪症候群)の概念が提唱された(図8-3 p.113 参照)。

診断基準は，ウエスト周囲長男性 85 cm 以上，女性 90 cm 以上(必須事項：軽く呼気をして臍の高さで測定)に加え，以下のうち 2 項目以上である。

①高トリグリセリド血症(150 mg/dL 以上)かつ，または低 HDL 血症(40 mg/dL 未満)

②収縮期血圧 130 mmHg 以上かつ，または拡張期血圧 85 mmHg 以上

③空腹時血糖　110 mg/dL 以上

これらの項目(危険因子)は密接に関連しており，個々が軽度の異常であっても重複すると動脈硬化を起こしやすい。食事制限や運動が予防に有効である。それに着目した検診(特定健康診査)，支援・指導(特定保健指導)も実施されている(第14章 1.B 特定健康診査・特定保健指導 p.207, 208 参照)。

なお，特定健康診査では，空腹時血糖は，さらに厳しい「100 mg/dL 以上」を基準値としている(資料：厚生労働省，e-ヘルスネット「メタボリックシンドロームの診断基準」，「高血糖」)。

B 糖尿病

糖尿病はインスリン分泌の障害とインスリン作用の障害の両者，または一方が原因で生じる高血糖を特徴とする症候群である。特に男性では，通院者率が人口千対 62.8(令和元年)と高血圧についで第2位と多く，以下に2大別される。

1) 1型糖尿病(インスリン依存型糖尿病)(Insulin-Dependent Diabetes Mellitus : IDDM)

若年発症型糖尿病ともよばれ，自己免疫などにより膵臓のインスリン産生細胞(β細胞)が破壊され，インスリンが産生されないことにより発病する。インスリンによる治療が必要である。

2) 2型糖尿病(インスリン非依存型糖尿病)(Non-Insulin-Dependent Diabetes Mellitus : NIDDM)

日本では糖尿病の大部分(90％以上)を2型が占める。2型糖尿病の病因としてインスリン抵抗性(細胞のインスリン感受性の低下)が重要である。食事により血糖値が上がると膵臓からインスリンが分泌され，細胞内にブドウ糖が取り込まれる。2型糖尿病では，過食・肥満・運動不足などにより細胞のインスリン感受性が低下し，ブドウ糖が細胞内で消費されないため高血糖となる。

2019(令和元)年の国民健康・栄養調査によると，糖尿病が強く疑われる人(HbA1c(ヘモグロビン・エイワンシー：最近，1, 2か月の血糖値を反映)の値が 6.5％以上，または質問票で現在糖尿病の治療を受けていると答えた人)は，男性 19.7％，女性 10.8％である(約 1,000 万人)。糖尿病の可能性が否定できない人(HbA1c の値が 6.0％以上，6.5％未満)を合わせると，おおよそ 2,000 万人と推定される。糖尿病は死因の上位ではないが，脳卒中や虚血性心疾患などの危険因子でもある。

合併症には3大合併症として，糖尿病性腎症(6.その他の疾患，免疫疾患B腎臓疾患 p.129参照)，糖尿病性網膜症，神経障害があり，いずれも高血糖による細小血管障害による。糖尿病を主原因として平成30年には1,228人が視覚障害と認定されている。糖尿病性網膜症は成人の失明原因として重要である。

動脈硬化の要因でもあり，糖尿病があると非糖尿病の場合より動脈硬化の頻度が高くまた重症である。大血管では心筋梗塞や脳梗塞，末梢血管では足の壊疽などを起こす。

予防・治療は食事と運動が基本である。軽い食事制限により栄養バランスを整え，高血糖状態を改善することにより，糖尿病を予防したり細小血管障害による合併症や動脈硬化を抑えることができる。また，運動は細胞のインスリン感受性を増加させる。一日平均歩数とインスリン感受性の正相関が認められるなどしている。また，動物実験などで運動の効果は，3日以内に低下し1週間でほとんど消失するという結果もあるので，運動習慣をもつことが重要である。

C 脂質異常症

脂質異常症は血液中の脂質が異常に増加あるいは減少した状態であり，動脈硬化の危険因子である。診断基準を表8-6に示す。

表8-6 脂質異常症診断基準

LDL コレステロール	140 mg/dL 以上	高 LDL コレステロール血症
	120〜139 mg/dL	境界域高 LDL コレステロール血症**
HDL コレステロール	40 mg/dL 未満	低 HDL コレステロール血症
トリグリセライド	150 mg/dL 以上(空腹時採血*)	高トリグリセライド血症
	175 mg/dL 以上(随時採血*)	
Non-HDL コレステロール	170 mg/dL 以上	高 non-HDL コレステロール血症
	150〜169 mg/dL	境界域高 non-HDL コレステロール血症**

資料：日本動脈硬化学会編，「動脈硬化性疾患予防ガイドライン2022年版」より引用

注〕 *基本的に10時間以上の絶食を「空腹時」とする。ただし水やお茶などカロリーのない水分の摂取は可とする。空腹時であることが確認できない場合を「随時」とする。
　**スクリーニングで境界域高 LDL-C 血症，境界域高 Non-HDL-C 血症を示した場合は，高リスク病態がないか検討し治療の必要性を考慮する。
● LDL-C は Friedewald 式(TC-HDL-C-TG/5)で計算する(ただし空腹時採血の場合のみ)。または直接法で求める。
● TG が400mg/dL 以上や随時採血の場合は non-HDL-C (= TC-HDL-C)か LDL-C 直接法を使用する。ただしスクリーニングで non-HDL-C を用いる時は，高 TG 血症を伴わない場合は LDL-C との差が+30mg/dL より小さくなる可能性を念頭においてリスクを評価する。
● TG の基準値は空腹時採血と随時採血により異なる。
● HDL-C は単独では薬物介入の対象とはならない。

血液中の脂質(コレステロールや中性脂肪)は，タンパクと結合してリポタンパクとして運搬されている。リポタンパクにはカイロミクロン，超低比重リポタンパク(VLDL)，低比重リポタンパク(LDL)，高比重リポタンパク(HDL)がある。カイロミクロンには中性脂肪(トリアシルグリセロール＝トリグリセライド)が多く含まれ，LDL にはコレステロールが多く含まれる。LDL はコレステロールを末梢の組織や血管に輸送し，HDL は末梢血管の過剰なコレステロールを肝臓へ運ぶ。LDL コレステロールが悪玉コレステロール，HDL コレステロールが善玉コレステロールとよばれる理由である。

脂質異常症の予防には食事改善，運動が重要である。

食品中の脂質の大部分は中性脂肪であるが，そのほかに，コレステロール，リン脂質，糖脂質などがある。中性脂肪はグリセリンに3つの脂肪酸が結合したものであり，脂肪酸は飽和脂肪酸，不飽和脂肪酸に2大別される。飽和脂肪酸は動物性脂肪(牛・豚脂，バターなど)に多く含まれ，飽和脂肪酸

からコレステロールが肝臓において生成されるので摂取を控える。

　不飽和脂肪酸は植物油に多く含まれコレステロールを減少させるが、その種類により特徴がある。すなわち、オレイン酸(オリーブ油などに多く含まれる)はHDLコレステロールも増加させる、リノール酸(オメガ6・n-6系脂肪酸：大豆油、コーン油などに多い)はHDLコレステロールを減少させ、発がんを促進する作用があるので摂りすぎに注意を要する、α-リノレン酸(オメガ3・n-3系脂肪酸：魚油、亜麻仁油、しそ油、エゴマ油などに多い)は抗酸化作用があるなどである。

　運動はHDLコレステロールを増加させる。一方、喫煙はHDLコレステロールを下げる。このほか、WHO(世界保健機関)の「食生活、栄養と慢性疾患の予防」に関する報告書(2003)で、心血管疾患の"確実なリスク上昇要因"としてトランス脂肪酸(マーガリンなどに含まれる)などが、"確実なリスク低下要因"として魚類と魚油(EPA：エイコサペンタエン酸とDHA：ドコサヘキサエン酸)などが挙げられている。血清総コレステロール(TC)が240mg/dL以上の者は、男性12.9%、女性は22.4%であり、女性は増加している(令和元年国民健康・栄養調査)。

4. 骨・関節疾患

A 骨粗鬆症，骨折

骨粗鬆症(全身的に骨折のリスクが増大した状態)は、①高齢期の骨折の原因となり、老後のQOL(生活の質)を著しく低下させる：心身が健康的で、がん、脳卒中、心臓病などの疾患がなくとも、骨の粗鬆化が進み骨が脆くなると、骨折をしたその日から寝たきり、車いすなどの生活となりQOLが激減する。②患者数が推計約1,280万人と多い(「骨粗鬆症の予防と治療ガイドライン2015年版」)という2点で問題となる疾患である。

　この疾患の予防には、若いうちから骨を丈夫にしておくことである。骨が極度に脆くなると、くしゃみやバスのバウンドでも背骨(椎体)などを骨折する。骨を丈夫にするには、まず、骨の構造を知る必要がある。骨のつくりは鉄筋コンクリートにたとえられるが、鉄筋がコラーゲン(タンパク質)であり、セメントがカルシウムなどである。骨密度・骨量はこのカルシウムの多寡を示す。カルシウムが少ないと、大根に"鬆が入った"ように骨に空洞・間隙が多くなり、脆くなる。骨密度を増やすには、運動による骨への刺激、カルシウムの十分な摂取などの栄養バランスが重要である。どのくらい運動したらよいかについては、厚生労働省エクササイズガイドで示されたエクササイズ数などに準じるが、骨密度増加にはハイインパクトな運動(軽いジャンプ運動など)が特に有効である。高齢者には、転倒による骨折を防ぐ転倒予防体操も勧められる。

　そのほか、女性においてはダイエットやスポーツで体脂肪率が過度に減少すると骨密度が低下する。これは、体脂肪が性ホルモンの生成に関わっており、不足するとホルモンバランスが崩れ月経が停止し閉経同様女性ホルモン(骨にカルシウムを蓄えるはたらきがある)が激減するからである(目崎登：「女性のスポーツ医学」p.133、文光堂(1997))。過度のダイエットはこの点からも要注意である。

B 変形性関節症など

変形性関節症(Osteoarthritis)は、関節軟骨の変性により、関節の痛みや動きの制限が生じる疾患である。中高年に多く、わが国の有病者数は、変形性膝関節症が約2,500万人、変形性腰椎症が約3,800万人とも推定される(吉村：ロコモの疫学、2011など)。国民生活基礎調査でも国民の有訴者(病気やけが等で自覚症状のある者)の症状で、1, 2位を占めているのは男女とも腰痛であり、これらの要因の一つとして、運動不足による脊椎

や膝関節を支える筋力の低下が考えられている。そのほかの関節疾患として関節リウマチがあり，自己免疫の異常による関節滑膜の炎症性疾患である。朝のこわばり，関節腫脹などがよく認められる。

C ロコモティブシンドローム

ロコモティブシンドローム（運動器症候群，略称：ロコモ）とは，「運動器の障害のために移動機能の低下をきたした状態」で要介護状態になる危険の高い状態を指す。運動器とは，骨，関節，筋肉等の運動・移動に関わる身体部分を指し（肺が"呼吸器"であるように），Locomotive（ロコモティブ）は「運動の」の意味である。

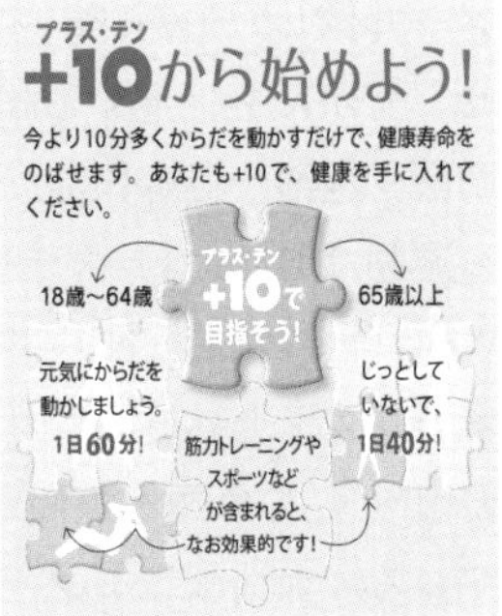

以下の7項目のどれかに当てはまればロコモに該当とされている。

①片脚立ちで靴下がはけない。

②家の中でつまづいたりすべったりする。

③階段をあがるのに手すりが必要である。

④家のやや重い仕事が困難である。

⑤2kg程度の買い物をして持ち帰るのが困難である。

⑥15分ぐらい続けて歩くことができない。

⑦横断歩道を青信号で渡りきれない。

高齢者の移動能力を障害する代表的疾患は，骨粗鬆症による骨折，変形性膝関節症，変形性脊椎症で，上記はその予兆とされる。アクティブガイドは図8-6のように，「＋10（プラス・テン）」から始めて，「元気に体を動かしましょう1日60分！（18〜64歳）」あるいは「じっとしていないで1日40分（65歳以上）」というわかりやすい基準で，ロコモティブシンドロームを含み広く生活習慣病の予防を意図している。

(小松正子)

図8-6 アクティブガイド

資料：厚生労働省，健康づくりのための身体活動指針（アクティブガイド）

5. 感染症

感染症は，プリオン，ウイルス，細菌，真菌，原虫，寄生虫などの生物学的病原体が，体内に侵入・増殖して，宿主に生じる望まれざる生体応答をいう。抗感染症薬（抗血清，サルファ剤，抗生物質など）の発見まで，人類の死因の多くは感染症であった。14〜18世紀にかけてヨーロッパで大流行し，14世紀に人口の1/3〜2/3が死亡したと伝わるペスト，19世紀初頭から1世紀間に世界的に流行したコレラ，産業革命とともに先進国で流行した結核（18世紀後半，ロンドンでの死亡率は人口10万人当たり900人超）などが歴史に刻まれている。

A 感染症の成立

感染症の成立には，感染源，感染経路，感受性宿主が必要である。

（1）感染源

特定の種に病気を引き起こしうる生物学的な病原体が存在する場所。患者，保菌者（臨床症状なく病原体を保有し排泄するヒト），接触者（患者や保菌者と接触したため病原体を排出するヒト），感染動物（中間宿主），病原巣（病原体の自然界における本来の棲家，土壌，有機物などのなか）などである。

（2）　感染経路

　生物学的病原体が感受性宿主の体内まで移行する経路。垂直伝播(母から子)，水平伝播(同種や異種間の直接伝播)，交差感染(患者から患者，患者から職員の直接・間接的な伝播)，介達感染(汚染物による伝播)に分類される。また，感染を媒介する条件により，以下のようにも表現される。

1）　経気道感染

　呼吸器からの侵入による感染。飛沫感染(5μ以上の粒子＝咳やクシャミによる感染。患者から1m以内の距離で感染する。インフルエンザ，ジフテリア，百日咳，流行性髄膜炎など)，飛沫核感染(5μ未満の粒子に付着した病原体による感染。5m以上離れても感染が成立する。麻疹，水痘，結核，レジオネラなど)，塵埃感染(塵埃に付着した病原体を吸入)などに分類される。

2）　経口感染

　消化管からの侵入による感染。水系感染(コレラ，赤痢，腸チフス，パラチフスなどに汚染された飲用水による感染症，ワイル病，鉤虫症，住血吸虫症などに汚染された水を含む土壌からの感染症，アデノウイルスに汚染されたプール水によるプール熱や流行性角結膜炎)，食品による感染(病原体に汚染された魚介類，肉などの食品摂取による，赤痢，腸チフス，パラチフスなど。2011(平成23)年には腸管出血性大腸菌O111に汚染された肉の生食により24人が発症，5名が死亡した。また，1984(昭和59)年には真空包装された辛子蓮根で嫌気性菌のボツリヌスが増殖し，36名が発症，うち11人が死亡)などがある。

3）　接触感染

　直接接触感染としては，性行為感染症(淋病，梅毒，HIVなど)や，動物から感染する狂犬病，鼠咬症，猫引っ掻き病などが挙げられる。一方，間接接触感染は食器，洗面器，タオル，寝具などの日用品を介する。戦前の繊維業の寮での寝具の共用が全国的な結核蔓延の主因の一つとなった。

4）　昆虫媒介感染

　ハエは赤痢，腸チフス，パラチフス，コレラ，急性灰白髄炎などを媒介する。蚊が媒介するのは日本脳炎，マラリア，フィラリア，黄熱病，デング熱，ジカ熱など。蚤によるペスト，発疹熱，虱による発疹チフス，回帰熱，ダニによる疥癬，野兎病，つつが虫による恙虫病などが知られている。

　ペストは，12世紀にペスト菌をもったケオプスネズミノミが付着したクマネズミがオリエントから帰還する十字軍の船でヨーロッパに上陸し，繁殖したため大流行した。オリエントからクマネズミより強いドブネズミが上陸し，クマネズミを駆逐したことで，4世紀におよぶ大流行は終息したといわれる(ケオプスネズミノミはドブネズミには寄生しない)。

　マダニが媒介する重症熱性血小板減少症候群の死亡例は2013(平成25)年にわが国で初めて報告さ

Column　感染症は過去の病気ではない

　2015(平成27)年度ノーベル医学・生理学賞は，アフリカや南米の熱帯地方のフィラリア感染症：オンコセルカ症(河川盲目症)に効く抗生物質・イベルメクチンを開発供与し，「2億人を失明から救った」と評される，大村智博士に授与された。イベルメクチンは，本来はイヌフィラリアの予防薬として開発，先進国で1981年に発売された。のちにヒトオンコセルカ症にも有効なことがわかった。すでに家畜用医薬品として十分な利益を上げたと判断した大村博士は発売元のメルクに開発の遅れた国の住民へは無料で供与することを提案し，実現した。なお本薬剤の開発には日本の企業は全く参加しなかったため，国内で販売されるペット用イベルメクチンは欧米の5倍以上の価格がつけられている。感染症は，決して過去の病気ではない。

（藤田博美）

れた。2014（平成26）年には蚊が媒介するデング熱が報告された。さらに，鳥類と蚊が媒介する西ナイル熱はシベリアまで広がっており，渡り鳥によるわが国への拡大が懸念されている。

その他にも動物由来感染症がある（第15章 2.B 健康に影響を与える生物的環境要因，表15‑7 p.236参照）。

5） 医療行為等による感染

輸血，注射，手術，歯科治療等による B 型肝炎，C 型肝炎，血友病に対する非加熱製剤による HIV（ヒト免疫不全ウィルス）感染などが知られる。また，院内感染ことに高齢者の日和見感染などが問題である。出産に関わる垂直感染は経胎盤感染（風疹，HIV，サイトメガロウイルス感染症など），経産道感染（B 型肝炎，HIV など），母乳感染（成人 T 細胞白血病：ATL など）に分類される。

（3） 感受性宿主

病原体が体内に侵入しても必ずしも発症しない。多くの場合，自然免疫（侵入直後から数日間の防御を担当）さらには獲得免疫（侵入後1週間ほどからの防御を担当）により病原体は排除される。排除に失敗した場合，病原体は定着して，増殖を始める。この状態を感染の成立といい，その個体には感受性があると表現する。感染が成立しても，症状が発現しない不顕性感染の状態で病原体を排出すれば健康保因者とよばれる。病原体が一定数に達すると発症する。感染から発症までに排菌すれば潜伏期保因者，症状が消えても残った病原体を排出する場合を回復期保因者とよぶ。

感受性を決定する因子には，非特異的な遺伝的背景（人種も含む），年齢，生活習慣，栄養状態などと，特異的な免疫が挙げられる。免疫系には植物，菌類，昆虫などから脊椎動物まで存在する自然免疫と，脊椎動物が進化させた獲得免疫がある。自然免疫は病原体の共通する成分を標的として貪食し，侵入直後の防御を行う。ほ乳類では，好中球やマクロファージなどがこの役割を担う。自然免疫では対処の難しい血液中の毒素や小さな病原体，細胞に入り込んだ病原体に対処するのが獲得免疫である。樹状細胞が獲得免疫の司令塔を担い，病原体の情報をヘルパー T 細胞，およびキラー T 細胞に伝達する。ヘルパー T 細胞の指令で B 細胞は抗体を産生し，キラー T 細胞は感染細胞を処理する。

獲得免疫により，水痘や麻疹，痘瘡などに1度罹患した者は同じ病気に感染しない（自動能動免疫）。紀元前，この現象をツキュディデスは「ある種の病気に罹患したヒトは，二度目には致命的な症状を呈しない」と記載し，19世紀末にパスツールは「二度なし現象」と命名した。紀元前1世紀のインドでは痘瘡患者の膿を腕に針で刺した傷にすりつけて予防していた（人痘接種）。10世紀の中国での人痘接種の言い伝えもある。人痘接種は17世紀後半にはトルコに伝わり，1721年に駐トルコ英国大使の妻のモンタギュー夫人によりヨーロッパに伝えられた。予防接種による人工能動免疫のルーツがアジ

Column　疫学から病態解明まで〜 HTLV 感染症と家族性高脂血症〜

1970年代に南西日本で予後不良の悪性リンパ腫が家族内に発生していること，リンパ腫から白血病化し急速に死に至ること，末梢血に花びら様の奇妙な核をもつ白血病細胞（花細胞）が認められることなどが，注目された。1976（昭和51）年，高月らがこれらの特徴をもつ疾患を成人 T 細胞白血病（ATL）と命名した。1981（昭和56）年には，日沼らにより，レトロウイルスに属するヒト T リンパ好性ウイルス（HTLV）が病因として同定された。一連の研究は，HIV の原因究明に大きな参考となった。同時にこれは，疫学から始まり病態解明まで進んだ，わが国20世紀後半を代表する医学研究である。同様な疫学から病態解明まで一貫した20世紀後半の世界的な研究としては，家族性高脂血症が挙げられよう。

資料：国立がん研究センターがん対策情報センター，成人 T 細胞白血病リンパ腫，ganjoho.jp/public/cancer/data/ATL.html（2006）
　　　日沼頼夫，成人 T 細胞白血病（ATL）のレトロウイルス病因発見の経緯，ウィルス，42：p.67〜69（1992）　　　（藤田博美）

アにあることは記憶されてよい。ジェンナーは牛痘（痘瘡に類似するが症状は軽い）に罹患した乳搾りの女性たちが痘瘡にかからないのは，牛痘の罹患経験のためと想像した。1798年，ジェンナーは牛痘に罹患した女性の腕の膿を少年に注射して痘瘡を予防した。人痘接種よりも安全な牛痘接種の成功である。この時点では「二度なし現象」が認められる疾患が感染症であることは判っていなかった。

　細菌学の祖パスツールは，無毒化した狂犬病の病原成分を狂犬病の犬に噛まれたヒトに注射し，発症を予防し（1885年），先駆者ジェンナーに敬意を表し，この予防法を雌牛（Vacca）に因んでワクチン（Vaccine）療法と命名した。今日的には，「二度なし現象」とはB細胞が感染源を貪食し断片化してヘルパーT細胞に提示，抗原提示を受け活性化したヘルパーT細胞から供給されたサイトカインによりB細胞が分裂・抗体産生細胞となり，そのごく一部が免疫記憶細胞としてリンパ節に保存され，二度目の感染時に速やかに大量の抗体を産生し感染を抑制することである。そして，予防接種では病原性の低い（あるいはない）抗原を用い擬似的に「二度なし現象」を起こし，発症を抑制する。

　なお，免疫系が未発達な胎児，乳児には胎盤や母乳を介し母体の抗体が移行する（自然受動免疫）。

B　感染症予防法

感染症予防法（感染症の予防及び感染症の意者に対する医療に関する法律）は，「伝染病予防法（1897年）」，「性病予防法（1948年）」，「エイズ予防法（1989年）」を統合して1998（平成10）年に制定された。2007（平成19）年には「結核予防法（1951年）」を統合し，「人権尊重」や「最小限度の措置の原則」が明記された。

（1）　感染症の分類

　感染力や罹患時の重篤度に応じて，危険性が高い順に1類から5類に分類（表8-7）。さらに，既知の感染症であっても，危険性が高く特別な対応が必要と判断された場合に政令により指定される指定感染症，既知の感染症と異なりヒトからヒトに伝染する新たな感染症が確認された場合に対応する新感染症，新型インフルエンザ等感染症を付加している。

　年次ごとの発症者が多い全数把握疾患は，第2類感染症の結核（20,000人以上），第3類感染症の腸管出血性大腸菌感染症（3,000人以上），細菌性赤痢（200〜900人），第4類感染症のA型肝炎（100〜800人），恙虫病（300〜800人），レジオネラ症（50〜900人），第5類感染症のアメーバー性赤痢（200〜900人），B型肝炎（200〜600人），HIV（600〜1,600人，無症候性保因者を含む），梅毒（600〜800人），風疹（400〜11,000人），新型インフルエンザ（多い年は13,000人）などである。新型コロナは2020年の1年間で23万人以上が感染，3,459人が死亡した。その後も幾何級数的に増えている。

（2）　感染症予防法の方針

　従来の事後対応型ではなく，日常的な感染症の発生・拡大の防止のために以下の3つの柱を軸とした対応行政に転換している。①感染症発生動向調査（1類〜5類感染症の半数は医師，獣医師から知事へ届け出る全数調査，5類の残りは知事が指定した届け出機関からの届け出に基づく定点調査），②国による基本指針（予防の基本方針，必要な医療体制，調査研究，医薬品開発，人材育成など）の策定や都道府県による予防計画（予防指針を具体化するための計画）の策定，③エイズや性感染症などに対し国が特定感染症予防指針を定める。上記のような感染症の1類〜5類の分類に対応して，必要な措置について分類している。任務を担う医療機関も，厚労大臣が指定する特定感染症指定医療機関，都道府県知事が指定する第一種および第二種感染症指定医療機関に法定化されている。

　1類から4類感染症，新型インフルエンザ，厚労省令で定める5類感染症を診断した医師には，最寄

りの保健所を介した都道府県知事への届け出義務がある。同様にエボラウイルス病(エボラ出血熱)やマールブルグ病などの人獣共通感染症を診断した獣医師にも届け出義務が付加されている。これらの発生情報は，厚労省，国立感染研のホームページ上に感染症週報として情報提供されている。

表8-7　感染症の分類　　　　　　　　　　　　　　　　　　　令和3年3月現在

1類(7)	エボラウイルス病(エボラ出血熱)，クリミア・コンゴ出血熱，痘そう(天然痘)，南米出血熱，ペスト，マールブルグ病，ラッサ熱	全数把握疾患
2類(7)	急性灰白髄炎(ポリオ)，結核，ジフテリア，鳥インフルエンザ(H5N1，H7N9)，中東呼吸器症候群(MERS)，重症急性呼吸器症候群(SARSコロナウイルスに限る)	
3類(5)	コレラ，細菌性赤痢，腸管出血性大腸菌感染症，腸チフス，パラチフス	
4類(44)	A型肝炎，E型肝炎，ウエストナイル熱，エキノコックス症，黄熱，オウム病，オムスク出血熱，回帰熱，キャサヌル森林病，Q熱，狂犬病，コクシジオイデス症，サル痘，重症熱性血小板減少症候群(SFTS)，腎症候性出血熱(HFRS)，西部ウマ脳炎，ダニ媒介脳炎，炭疽，チクングニア熱，つつが虫病，デング熱，東部ウマ脳炎，鳥インフルエンザ(H5N1およびH7N9を除く)，ニパウイルス感染症，日本紅斑熱，日本脳炎，ハンタウイルス肺症候群，Bウイルス病，鼻疽，ブルセラ症，ベネズエラウマ脳炎，ヘンドラウイルス感染症，発しんチフス，ボツリヌス症，マラリア，野兎病，ライム病，リッサウイルス感染症，リフトバレー熱，類鼻疽，レジオネラ症，レプトスピラ症，ロッキー山紅斑熱，ジカウイルス感染症	
5類(49)	アメーバ赤痢，ウィルス性肝炎(A型肝炎及びE型肝炎を除く)，急性脳炎(ウェストナイル脳炎，西部ウマ脳炎，ダニ媒介脳炎，東部ウマ脳炎，日本脳炎，ベネズエラウマ脳炎及びリフトバレー熱を除く)，クリプトスポリジウム症，クロイツフェルト・ヤコブ病，劇症型溶血性レンサ球菌感染症，後天性免疫不全症候群，ジアルジア症，侵襲性インフルエンザ菌感染症，侵襲性髄膜炎菌感染症，侵襲性肺炎球菌感染症，先天性風しん症候群，梅毒，播種性クリプトコックス症，破傷風，バンコマイシン耐性黄色ブドウ球菌感染症，バンコマイシン耐性腸球菌感染症，水痘(入院例に限る)，風しん，麻しん，薬剤耐性アシネトバクター感染症，カルバペネム耐性腸内細菌科細菌感染症，急性弛緩性麻痺(急性灰白髄炎を除く)，百日咳	全数把握疾患
	RSウィルス感染症，咽頭結膜熱，A群溶血性レンサ球菌咽頭炎，感染性胃腸炎，水痘，手足口病，伝染性紅斑，突発性発しん，ヘルパンギーナ，流行性耳下腺炎，インフルエンザ(鳥インフルエンザおよび新型インフルエンザ等感染症を除く)，急性出血性結膜炎，流行性角結膜炎，感染症胃腸炎(ロタウイルス)，性器クラミジア感染症，性器ヘルペスウィルス感染症，尖圭コンジローマ，淋菌感染症，クラミジア肺炎(オウム病を除く)，細菌性髄膜炎，ペニシリン耐性肺炎球菌感染症，マイコプラズマ肺炎，無菌性髄膜炎，メチシリン耐性黄色ブドウ球菌感染症，薬剤耐性緑膿菌感染症	定点把握疾患
新型インフルエンザ等感染症	新型インフルエンザ，再興型インフルエンザ，新型コロナウイルス感染症[1]，再興型コロナウイルス感染症	全数把握疾患
新感染症	人から人に伝染すると認められ，既知の感染症と症状等が明らかに異なり，その感染力及び罹患した場合の重篤度から危険性が極めて高い感染症	
指定感染症	既知の感染症の中で，一から三類及び新型インフルエンザ感染症に分類されない同等の措置が必要となった感染症(延長含め最長2年)	
疑似症[2]	発熱，呼吸器症状，発しん，消化器症状又は神経症状その他感染症を疑わせるような症状のうち，医師が一般に認められている医学的知見に基づき，集中治療その他これに準ずるものが必要であり，かつ，直ちに特定の感染症と診断することができないと判断したもの	定点把握

注〕　1)　新型コロナウイルス感染症(COVID-19)は2021年2月13日から新型インフルエンザ等感染症に分類された。
　　　2)　感染症法に基づき，疑似症を加えて，感染症発生動向調査が行われる。

C 主な感染症

1) 結核

わが国では明治後期から死因の2位あるいは3位に躍進し，昭和10年以後は死因首位を保ち，国民病とよばれた。しかし，欧米先進諸国の結核死亡率が人口10万人当たり300人近かった19世紀後半，日本の死亡率は70〜150人と低い値を維持していた。結核が蔓延した理由は紡績産業の急速な発達による（コラム「戦前，結核が増えたのは紡績産業のせい」下記参照）。

戦後，抗生物質（ストレプトマイシン）の普及，結核予防法によるツベルクリン反応とBCG接種，間接撮影の義務化，公費による入院などの制度が整備され，結核は死因十位からも姿を消した。しかし，現在でも，わが国の結核罹患率は欧米先進諸国の2倍から4倍であり，この四半世紀で結核患者致命率（診断1年以内に死亡する患者）が3倍以上に増えるなど，結核問題に関しては中進国を脱していない。この状況の主因の一つが耐性菌，ことに多剤耐性菌の増加である。

2) インフルエンザ

インフルエンザウイルスはオルトミクソウイルス科（エンベロープをもつマイナス鎖の一本鎖RNAウイルス）に属し，鳥類を宿主とし，腸内に感染する弱毒性ウイルスであった。一般にRNAウイルスは突然変異を起こし易いが（RNAの安定性はDNAよりも低い），インフルエンザウイルスも突然変異により，ヒト呼吸器への感染力を獲得した（コラム「パンデミックな病気，インフルエンザ」p.125参照）。

3) ヒトに感染するコロナウイルス感染症

コロナウイルス科は＋（プラス）鎖RNAウイルスで，エンベロープの太陽コロナに似たスパイクタンパク質突起から命名された。229E，NL63，HOKU1，OC43は感冒の10〜15％（流行期は35％）の病因である。21世紀に入りコロナウイルスによる3つの重症肺炎が世界的に流行した。2002〜2004年，中国広東省起源のSARS-CoVによる重症急性呼吸器症候群が拡大し30か国，8,422人が感染，916人が死亡した。2012年にはサウジアラビア付近からMERS-CoVによる中東呼吸器症候群が拡大，2019年までに27か国，2,494人が感染，858人が死亡した。2019年中国武漢からSARS-CoV-2による新型コロナウイルス感染症（COVID-19）*が広がり2022年に至るも収束をみせていない。

（Column）戦前，結核が増えたのは紡績産業のせい ───────────────

　　明治以降，殖産興業の名の下につくられた多くの紡績工場内では糸に最適な環境（高温多湿）を維持していたうえに，塵埃が多く，結核蔓延に最適な労働環境となっていた。しかも，1日2交代制の12時間労働（準備や食事の時間は含まない）と劣悪な食事（ある工場の副食は，朝，菜汁と香々，昼と夜，空豆と香々，夕，焼き豆腐と香々，翌朝，千切り汁と香々，昼と夜，水菜漬物と香々，夕，蒟蒻すまし汁と香々，と記録されている），両番使いの寝具（一つの寝具を昼番と夜番が共用するので，乾燥せず結核菌の温床となった）が蔓延に効果を発揮した。さらに，健康保険制度もないため働ける間は医療を受けることもなく働き，働けなくなると解雇され親元に帰された。帰郷した先の多くは結核の初感染地帯であったため，結核が各地域に拡散することになった。

　　こうした状態に対し，慈善事業に熱心な渋沢栄一は「工場の衛生環境をよくすることは不要である。なぜならば，職工の住んでいる住居そのものの衛生状況が悪いのだから，工場の環境をよくしても意味がない。また，工場の衛生環境をよくするとすれば，職工の賃金を引き下げなければいけない」との意の発言を残した。健康保険制度や労働条件の改善を求める労働法の制定は何度か試みられたが，負担を拒む財界の反対のために流産を繰り返した。

　　こうして，結核は国民病となり，ついには兵士の体力が目立って落ちる事態に陥った。この事態に驚いた軍部は結核対策を進めようとしたが，予算も人員も不足しており，戦前の結核対策は殆ど功を上げずに終わった。

資料：楡林達夫（中井久夫のペンネーム），「日本の医者」三一書房（1966）
　　　福田眞人，「結核の文化史：近代日本における病のイメージ」名古屋大学出版会（1995）

（藤田博美）

＊　COVID-19（CoronaVirus Disease, 2019：新型コロナウイルス感染症）：2019年末〜2022年11月中旬までに世界の感染者6億4千万人弱・死者662万人，日本では感染者2,370万人弱・死者4万8千人余とパンデミックな広がりで対策の難しさが示された新興感染症。2023年以降も流行の様相を呈している。

① **感染の経過**：2019年末，中国武漢でヒトへの感染性を獲得した新たなウイルス疾患の流行が報道され始めた。このウイルス（SARS - CoV - 2）は本来コウモリに感染し，ヒトへの感染性獲得の経緯は不明である。SARS - CoV - 2 には数千の変異種があり系統的に分類される。流行初期の李文亮医師（本症で死亡）によるアウトブレイク発生の警告に鑑みれば，より早い時期からの流行も頷ける。

日本では2020年1月頃から中国由来の B 型，3月には欧州由来の C 型が流行した（第一派；ピーク時の新規感染者749人）。6月には第二波が到来した。COVID - 19 は発病前二日の感染者や無症状保因者からも感染する。一方，早期診断に必須の PCR 検査（突然変異の検出）の国内実施数は先進諸国より極めて少ない。結果，検査なく自由に行動する無症状保因者が一定数存在し，第一波が終息しなかった東京で突然変異と他者への感染が繰り返された。10月に GOTO 政策が東京に適用され，第三波として全国的に拡大した。2021年5月上旬をピークとする第四波，続いてオリンピック開催の影響で8月下旬をピークとする第五波，感染力の高いオミクロン株（BA.1）による2022年2月をピークとする第六波，さらに8月をピークとする第七波（ピーク時新規感染者数258,531人/日）が到来した。

この爆発的感染拡大の主な原因は，感染力の高いステルスオミクロン株（BA.2）とハイブリッド株

Ⓒolumn　COVID - 19と社会 ──────────────────────────────────

　まだワクチンが充分に普及せず特効薬がない現状では，対策は公的な移動制限・接触制限と，個人的な消毒等が中心とならざるを得ない。公的制限には遠隔学習の整備，在宅勤務の推進が必要である。しかし，日本の遠隔学習の基盤整備，特に小中高校での遅れが強く指摘されている。これは本邦の教員配置が生徒（児童）数に比例し，業務の質と量（pupil-hour）に比例する欧米型と異なるためと考えられる。学校閉鎖による授業の遅れ，家庭負担の増加，交友関係の希薄化なども顕在化している。在宅勤務可能な業務の移行は順調にみえるが，孤立や仕事量の増加に起因する適応障害，不安障害などのメンタル不調が増加し始めている。また，業務成果の評価法に難があるとも仄聞する。一方，在宅勤務が不可能な職種や公的制限により損害を被る職種への支援・補償も必要である。また，貧困な文教政策に起因するアルバイト（営業自粛を要請された）頼みの学生の生活維持も問題となっている。しかし，補償の制度化は遅れている。個人的対策のマスクや消毒液でも国外製品への過度の依存や品不足の解消は不完全である。加えて，在庫不足のないエタノールが手に入らない状態が省庁間障壁により数か月続いたことも記憶されてよい。
　流行の実態を知ることが対策上重要であるが，PCR 検査の拡充は遅々として進まず，公表された感染者に加え潜伏者がどの程度見込まれるか，未だ不明である。欧州で十分な成果を得，フランス政府から表彰状の贈られた日本製の自動 PCR 装置が国内の医療検査に使える認可に半年以上を要したことは象徴的である。当初から PCR 検査の偽陽性・偽陰性が問題にされてきた。個人の技量に依存する検査では結果がバラつくことはある。また，人手不足のために検査が進まないとも報道されている。こうした欠陥を補完する自動 PCR 装置の認可に半年以上を要したスピード感のなさは理解し難い。病原体を検出する抗原検査では結果が短時間に判明し，陽性であれば感染は確実であるが，感度は劣る。また，過去の感染歴を示す抗体検査が陽性であれば，感染現場で安全に勤務できる可能性もあるが，抗 SARS-CoV-2 抗体は2か月程度で消失するとも報告されている。一方，陽性者の発生をその接触者に通知する接触者アプリも開発されている。しかし，情報セキュリティが甘く，プライバシー保護で十分な信用のないわが国の官公署が運営主体となっているためか利用率は低い。
　COVID - 19流行による医療機関の疲弊（COVID - 19院内感染による閉鎖，対策のための人員不足，病床の転用による医療収入の減少等）は当初から憂慮されていた。2020年4月には首相が医療機関への手厚い経済支援を公言したが，十分な支援は未だになく，廃業も報道されるに至っている。加えて，感染リスクの高い医療人の定期的検査も不十分である（欧州では理髪店も定期検査されている）。
　結核や SMON を挙げるまでもなく，感染症やそれを疑われる疾患の流行時の日本では患者への差別が顕在化する。今回も，感染者へのヒステリックな攻撃が散見され，ネット社会での悪質化が懸念される。日常は従順で気配りのできる国民性と評される分だけ，非常時には内攻したストレスが匿名条件下での過剰な攻撃性に転化する恐れがある。正確な情報や論理的帰結に基づいた具体的な対策の速やかで判り易く幅広い公開が重要である。　　（藤田博美）

（BA.4/5）という「感染力の強い新たな変異株の出現」，6月初めからの検疫緩和による「水際対策の後退」，「感染対策の緩み」にある。ワクチン効果に守られ，抗体カクテルや開発された治療薬によって，症状を抑えることは可能になり重症化割合も減少してはいるが，ウイルス検査能力が隘路となり感染後速やかに適切な投薬ができない例もある。ワクチン接種の遅れによる子どもの重症化も増加した。

　日本政府はまん延防止等重点措置や緊急事態宣言を出す水準を超えても，行動制限を行わないことを徹底する基本的対処方針を打ち出したが，2022年11月には第八波が始まった。脱マスクの動きもあるが，マスク着用励行解除とした地域で新型コロナ感染率は，マスク着用続行集団で3〜4割低い（NEJM 2022.11.9号）との報告からすれば，時期尚早であろう。

　②　**感染経路**：経気道の飛沫感染，飛沫核感染，閉鎖空間でのエアロゾル感染，経粘膜（鼻，目，口腔）の接触感染，経消化管が報告されている。

　③　**COVID-19の症状**：従来のコロナウイルス感染症は発熱や上気道症状に始まる呼吸器症状，消化器症状を呈する。COVID-19でも同様の症例があるが，初期の発熱や上気道症状を欠く例や，嗅覚障害・味覚障害，筋肉痛・関節痛，頭痛，倦怠感，吐気・嘔吐などの多彩な症状を示し診断が難しい症例がある。SARS-CoV-2はACE-2（アンギオテンシン変換酵素-2；循環系を調節するレニン・アンギオテンシン系の一員）を受容体として細胞内に侵入する。ACE2は肺，消化管，血管，心臓，腎臓，角膜，舌，肝臓などに幅広く発現しており，多彩な症状の基盤となっている。小児の血管系では川崎病に似た症例が報告されている。感染者の80％は軽い風邪症状や嗅覚味覚障害だけで1週間程度で治癒，20％程度は1週間を過ぎた頃から肺炎症状の憎悪により入院，5〜10％が10日を過ぎた頃から集中治療，5％が致命的といわれる。一方，感染者の半数以上が無症状との報告もある。回復者の2割がウイルスを保持し，1か月後に重症化した例もある。重症例では呼吸器不全や多臓器不全等を引き起こす。重症化にはサイトカインストーム（ウイルス防御のためのサイトカインが過剰産生され，炎症が亢進する現象）による尋常ではない血栓症が重要な役割を担っている。症状の有無に関わらず感染力は強い。小児患者のウイルス量は成人の10〜100倍と報告されており（無症候患児ですら多い），対策上一考を要する。約2割の患者で後遺症が発現し，慢性疲労症候群で通勤・通学が不可能になる場合もある。イタリアの報告では集中治療を受け回復した者の87％に後遺症があり，44％の

⬤ Column　**パンデミックな病気，インフルエンザ** ─────────────────

　　インフルエンザの症例は，古代エジプトの記録にすでに残されている。1510年にはジョンストン（英国）がマルター-シチリア-イタリア-スペイン-フランス-イギリスという流行経路の記録を残している。以後，ヨーロッパでは1580年，1729-33年，1781-82年，1830-33年，1889-91年などの大流行が記録されている。

　　1918-19年スペイン風邪とよばれるH1N1ウイルス亜型が世界的に大流行し（パンデミック），感染者数6億人（世界の人口の1/5-1/4），死者4,000-5,000万人の被害をだした。1957年にはH2N2亜型ウイルスによるアジア風邪が流行し100万人以上が死亡している。H3N2亜型ウイルスはブタを中間宿主とし，1968年に香港風邪とよばれる流行を起こし50万人の死者がでた。1977年ソビエト連邦ではH1N1型ウイルスによる局地的流行（エピデミック）が起きた（ソ連風邪）。

　　2009（平成21）年メキシコから始まった新型インフルエンザ（H1N1pdm）は日本にも飛び火した。その際に，感染者あるいは感染者の所属教育機関に対する差別や罵詈雑言が殺到した。結核が克服されるまで，結核の家系として差別したり，奇病といわれたキノホルムによる薬害スモンを奇病の家系として差別した日本人の国民性が，ネットの時代になり匿名性が高くなったことでより悪質化していることを象徴する出来事であった。このウイルスの毒性が高くなかったこともあり，社会医学的には付和雷同しやすい国民性への警鐘を鳴らした事件といえよう。

　　現在，日本で流行しているインフルエンザはH1N1pdmとH3N2亜型（香港型）であり，H1N1亜型（ソ連型）は2009年以後ほとんど姿を消している。

（藤田博美）

QOL が低下した。回復後 1 か月過ぎた軽症者の半数に症状が残るとの報告もある。

症状の軽重は自然免疫の個体差による可能性があり，獲得免疫の誘導に至らず治癒する例も多い。抗体検査の精度や集団免疫の成立に負の影響をもち，ワクチン製造の困難さに繋がるかもしれない。

4）新興感染症

社会生活の変化，ことに地球の隅々まで達する経済活動と交通手段の高速化，交易の自由化，森林破壊や地球温暖化，人口の都市集中などのため，未知の感染症が爆発的に流行するようになった。1990（平成 2）年の WHO の新興感染症の定義は，「かつては知られていなかった，この 20 年間（1970（昭和 45）年以後）に新しく認識され，局地的に，あるいは国際的に公衆衛生上の問題となる感染症」とされる。

新興感染症として，HIV，エボラウイルス病（エボラ出血熱），C 型肝炎，レジオネラ症，重症急性呼吸器症候群（SARS），中東呼吸器症候群（MERS），新型コロナウイルス感染症，腸管出血性大腸菌 O157 感染症，鳥インフルエンザ，西ナイル熱，クリプトスポリジウム症，クリミア・コンゴ出血熱，重症熱性血小板減少症候群（SFTS），ニパウイルス感染症，日本紅斑熱，バンコマイシン耐性黄色ブドウ球菌（VRSA）感染症，マールブルグ病，ラッサ熱などが挙げられる。1970 年にザイールで確認されたサル痘は，2022 年 5 月以降，欧米で患者が発生。天然痘ワクチンで約 85％発生を予防できる。1976（昭和 51）年にスーダン，コンゴ民主共和国で流行が発見されたエボラウイルス病は，2014（平成 26）年 2 月から西アフリカ諸国で大流行した。致死率が高いにも関わらず，40 年近く薬剤の開発がなかったのは，汚染地帯が裕福ではないので，薬剤を開発しても引き合わないという資本原理主義的な理由による。医療の完全な資本化への警鐘を鳴らす出来事である。一方で，国外でエボラウイルス病に感染した疑いのある患者が，大臣の指定する特定医療機関ではなく，一般開業医を受診していたことも発覚した。感染症予防法に云う国の対策が，絵に描いた餅になりかねず，感染症対策を政治や専門家任せにし，自己とは無関係と考えることで，不用意に流行を起こし得ることを示している。

5）再興感染症

すでに克服されたとされてきた感染症が，近年脅威を与え始めているものである。新興感染症同様に社会構造や環境の変化が大きな原因の一つである。一方，克服に用いた抗生物質に対する耐性菌が発生していることも大きい。2013（平成 25）年 11 月の国際的医学雑誌 Lancet 感染症特集や 2014（平成 26）年 4 月の WHO 報告は，ここ 30 年以上新規の機序による抗生物質の開発は滞っていること，さらには薬剤耐性の遺伝子がトランスポゾン化しており世代交代無く耐性菌が出現できるようになっていることなど，事態が切迫していることを世界に警告した。

 日和見感染と MAIT 細胞

健康な動物では感染症を起こさない病原体が原因で発症する場合を日和見感染という。代表的なものとして HIV 感染症が挙げられ，同症による死因の多くが日和見感染である。HIV は CD4 陽性の免疫細胞（ヘルパー T 細胞，単球，マクロファージ，樹状細胞など）に感染し，細胞を破壊し，免疫機能の低下をもたらす。同様に免疫抑制剤を使用中の臓器移植患者，免疫機能の低下した高齢者においても日和見感染が問題になっている。

筆者らの研究室（北大，現在は准教授が独立し獨協医大に移動）では初期化したヒト細胞を粘膜関連インバリアント T（**MAIT**）細胞へと誘導し，本細胞が結核感染初期の生体防御の中心を担っていることを明らかにした。本細胞はヒト末梢 T 細胞の 10％を占めるが，実験動物にはほぼ存在しないため動物実験が困難で，また試験管内で増殖しないため試験管内実験も難しく研究が遅れていた。ヒト体内において少年期にピークに達した MAIT 細胞は，加齢とともに減少する。HIV 患者は MAIT 細胞が消えると同時に死に至る日和見感染が発症する。高齢者における類似の現象も十分に想定される。今後，本細胞を応用した日和見感染の発症予防が期待される。　　　　（藤田博美）

抗生物質とは何かを考えれば，深刻さは明らかである。細菌は一つの培地(人体も培地の一つである)に定着したとき，その培地を独占できるように，他の細菌の増殖を押さえる物質を分泌することがある。これを精製し，薬剤としたものが抗生物質である。細菌の世代交代はきわめて迅速であり，種を残すために，ほかの細菌が分泌した抗生物質を無効にするような突然変異を繰り返してきた。70年前のペニシリンの発見以来，自然に細菌が分泌する抗生物質に加えて人為的な抗生物質が細菌の生育環境に投与された。この環境変化に対し，細菌の様々な突然変異のなかで，変化に適応できるものが世代交代によって選ばれ(選択され)た。耐性菌の出現である。生活環境に新たな抗生物質が加わるたびに，その環境に適応できる突然変異体が出現し，増えてきたことになる。言い換えれば，抗生物質による治療は，それに細菌が対抗できるような進化を促進したといえる。トランスポゾンは歩く遺伝子といわれる。様々な耐性遺伝子のトランスポゾン化により，突然変異なく，細菌が直接に耐性遺伝子を取り込み，発現できる。すなわち世代交代よりもさらに速い速度で耐性菌が増え続ける。

再興感染症は，結核，マラリア，コレラ，デング熱，エキノコックス，ジフテリア，サルモネラ感染症，狂犬病，黄熱，住血吸虫症，リーシュマニア症，ジカウイルス感染症(ジカ熱)などである。

最近ではブラジルで妊婦のジカ熱感染による少頭症児(先天性ジカウイルス感染症)が多発し，2016(平成28)年2月1日WHOは緊急事態宣言を出し，2月5日，日本もジカ熱を4類感染症に指定した。アフリカ，アジア，太平洋諸島，中南米などで多発していたジカ熱は，蚊が媒介するウイルス感染症で，約8割が不顕性感染，発症しても発熱，発疹，関節痛など比較的軽症で，あまり注目されなかった。日本でもポリネシア，タイからの輸入例が報告された。

D 感染症の予防

感染症の発症には感染源，感染経路，感受性宿主の三要因が必須である。したがって，いずれかの要因を断つことにより予防できる。感染源対策としては検疫や隔離病棟の設置，消毒などが挙げられる。検疫は1423年にベネチア共和国がペスト対策として市外に恒常的な交易船の検疫係留施設を作ったことに始まる。

感染経路対策としては媒介動物の駆除や上下水道の整備などが挙げられる。19世紀に猛威を振るったコレラに対して，細菌学が未発達のヨーロッパでは上下水道の整備で対応した。日本の開国からほどなく細菌学が勃興し，上下水道整備のような資金を必要としない消毒で対応できることが判った。その結果，わが国の感染症対策は消毒が中心となり，上下水道の普及が遅れた。

感受性宿主への対策として予防接種が挙げられる。近年，iPSなどの細胞工学的技術が目覚ましく発展しており，加齢に伴う免疫力の低下を初期化した細胞で補充できる可能性が高まっている。

(1) 予防接種

人痘接種に始まる予防接種は，多くの感染症の防止に寄与してきた。わが国を代表する医育機関，東京大学医学部が「お玉が池種痘所」として発足したことからも，近代医学において予防接種の果たした役割がうかがえる(5.感染症A p.120参照)。予防接種は大流行を阻止するうえで社会的に有効であり，予防接種法に基づいて施行される。定期予防接種と任意予防接種がある(巻末参考表 表-6 p.282参照)。ちなみに，新型コロナワクチンは特例臨時接種である(努力義務適用は除外)。

一方，医療につきもののリスクとして，予防接種の副反応が問題になっている。子宮頸がんに対するワクチン接種で予想外の被害が出て，国の責任を問う裁判が起こされた。予防接種が社会防衛の一環としての機能をもつ以上，副反応の被害者への十分な補償は国の必須の義務である。疑わしきは被害者の有利に，という社会医学の精神が問われている。

（2） 検 疫

　ベネチア共和国に始まる検疫の制度は，主たる移動手段が船から航空機に移行することによって困難性を増した。本来の検疫では疾病の潜伏期間に相当する時間，外国から寄港した船舶からの上陸を禁止した。わが国では1951（昭和26）年の検疫法により，国内に常在しない病原体の侵入を防止するとしている。検疫感染症としてエボラウイルス病（エボラ出血熱），クリミア・コンゴ出血熱，痘瘡，南米出血熱，ペスト，マールウルグ病，ラッサ熱，新型インフルエンザ等感染症などが指定されている。さらに検疫法施行令によりデング熱，鳥インフルエンザ（H5N1型），マラリアが取り上げられている。ただ，現状では，潜伏期のCOVID-19感染者が無自覚なまま検疫を通過した例もあり，不備もみられる。一方で，イヌの動物検疫では狂犬病やレプトスピラ症が対象で，第4類感染症のライム病（人獣共通感染症，1975年米国で発見）は対象外になっている。

（3） 院内感染防止

　医療施設内で患者が原疾患と別に，あるいは医療従事者などが新たに感染した場合を，院内感染という。19世紀初頭，草創期の社会医学が示したように，社会的弱者が集まる地区（スラム街）や，集団生活が行われる兵営では，感染症が流行しがちである。医療施設もまた健康弱者が集団生活を行っており，一方では感染症の患者が治療に訪れるため，感染症が流行しやすい。

　2005（平成14）年の厚労省「医療施設における院内感染の防止について」では，施設内各部門の代表職員が構成する「院内感染対策委員会」の設置，院内感染対策マニュアルの整備，感染情報の共有が求められている。具体的な対策として防護具などの配備，手指消毒，安全器材の活用，環境整備，医療器具などの消毒・滅菌，手術部門や新生児集中管理部門の衛生管理，感染性廃棄物の処理などが記載されている。対策に目新しいものはなく現時点では，医療常識的なことを手抜きせず正確に励行することに過ぎない。

　2014（平成26）年には300床未満の中小病院から無床診療所までを対象とした医療関連感染制御策指針が改定された。ここでは規模に応じた各施設内指針の作成と遵守，感染制御委員会や感染対策チームの設置，アウトブレイクの危険性のある微生物の常時監視・発生時の感染経路および原因の迅速な究明が求められた。ただ，それらの措置に必要な費用負担のあり方には全く触れられておらず，在職者の労働時間に転嫁されることがCOVID-19流行でもみられた。同省の進める長時間労働の是正との整合性に疑義がもたれる。COVID-19の院内感染防止対策における不足は人員のみならず，隔離病棟などの施設，ECMOなどの設備，防護服などの消耗品にも及んでいる。　　　　　　（藤田博美／山本玲子）

アシネトバクター感染

　近年，国内のいくつかの大学病院でアシネトバクターの多剤耐性菌による集団感染（院内アウトブレイク*）が報告された。アウトブレイクしやすいインフルエンザ，ノロウイルス，流行性角結膜炎と異なり，無害な常在菌として扱われてきたアシネトバクターは土壌など湿潤環境を好み広く自然環境中に存在し，常在菌として健常人の皮膚でもみつかっている（健康保因者となり得る）。ただ，免疫力が低下した患者では日和見感染を引き起こし重篤な症状になることもあった。本菌はトランスポゾン化した耐性遺伝子の取り込み機構をもっており，速やかに多剤耐性化する可能性が高く，今後，更なるアウトブレイクの危険性が懸念される。同時に多剤耐性アシネトバクターが薬剤耐性トランスポゾンの供与体として，更なる拡散の原因となることも憂慮される。　　　　　　（藤田博美）

6. その他の疾患，免疫疾患

A 消化器疾患

胃潰瘍，十二指腸潰瘍などの消化性潰瘍が挙げられるが，その病因について従来の酸分泌過多説に代わり，近年はヘリコバクター・ピロリ（HP）菌が胃炎を起こすことなどが重要視され，治療もHP除菌治療が保険適用になった。また，潰瘍性大腸炎（大腸粘膜にびらんや潰瘍ができる慢性腸炎）やクローン病（消化管に潰瘍を伴った炎症性病変が単発あるいは多発）など原因不明の難病もある。

B 腎臓疾患

日本の腎疾患患者は増加しており，腎機能障害が進行し腎不全になると，人工透析や腎臓移植が必要となる。人工透析患者は約35万人である。新規の人工透析患者の40.7％は糖尿病に伴う糖尿病性腎症である（2020年）。

そこで，腎不全患者を減らすことなどを目指し，慢性腎臓病（Chronic Kidney Disease：CKD）という概念がつくられた。腎臓では，微細な血管で大量の血液のろ過が行われ，最終的に尿がつくられる。この腎臓のはたらきが健康な人の60％以下に低下する，あるいはタンパク尿が出るなどの異常が続く状態がCKDである。末期腎不全や心血管疾患になるリスクが高いため，人類の健康を脅かすものと位置づけられている。加齢，肥満，糖尿病，脂質異常症，高血圧などは動脈硬化を進め，CKDの発症・重症化の危険因子となるので，日頃からの原疾患罹患の回避とともに，早期発見・早期治療・早期生活習慣改善（食生活・栄養コントロールなど）を心がけることが大切になってくる。CKD対策により腎不全患者の減少のみならず，心筋梗塞や脳血管疾患患者の減少にもつながると考えられている。なお，腎機能の評価にはe-GFR（推算糸球体ろ過量）などが用いられる（日本腎臓学会HPなど）。

C 呼吸器疾患，慢性閉塞性肺疾患

肺炎は，死因5位であり（2021年），高齢者に多く誤嚥が関与している。慢性閉塞性肺疾患（Chronic Obstructive Pulmonary Disease：COPD）は進行性の閉塞性換気障害が特徴であり，慢性の咳，痰，呼吸困難などの症状がある。これに含まれる疾患として，慢性気管支炎，肺気腫がある。閉塞性換気障害とは1秒率（最大努力で呼出した際の肺活量に対する1秒間の呼出量の割合）の低下した状態で，喫煙などにより肺胞等が傷害されることにより起こる。COPD患者の約9割が喫煙者であるので，喫煙者の減少によりCOPD患者は減少すると考えられる。

気管支喘息は，閉塞性肺疾患の一つであるがCOPDとは異なり，主な病因がアレルギーであること，可逆的であることなどの点で区別される。

D 肝臓疾患

肝臓疾患の主要なものに肝硬変が挙げられる。肝硬変は肝細胞の壊死を伴う肝機能不全状態である。成因の大半をウイルス性肝炎が占め（C型肝炎約60％，B型肝炎約15％），アルコール性が1割強である。肝炎を起こすウイルスには，A型，B型，C型，D型，E型などがある。

A型肝炎は食物（生牡蠣など魚介類）・飲料水などからの経口感染により平均約30日の潜伏期ののち急激に発症するが，慢性化せず予後は良好である。症状は，発熱，悪心・嘔吐，腹痛，全身倦怠感，黄疸などである。

B型肝炎は血液，唾液などを通して感染し，乳幼児が感染した場合は持続感染者（キャリア）とな

りやすいが，成人は慢性化することはまれとされる。かつては出産時における母子感染などが多く，B型肝炎ウイルスキャリアは推定110〜140万人いるが，昭和60年度から妊婦検診でHBs抗原検査を行い，子に対するワクチン投与などの適切な予防措置を講じたため（B型肝炎母子感染防止事業），キャリアの数は減少している。

一方，C型肝炎は血液により感染し（輸血，入れ墨，注射器など），感染年齢に関わらず高率に慢性化しキャリアとなる。日本には推定190〜230万人のキャリアがおり，そのうち一定の割合（6割という推定もある）が20年をかけて肝硬変に移行し，さらに肝がんへと移行する。したがって，C型慢性肝炎患者にはインターフェロンなどによりウイルスを駆除する治療などが必要となる。感染予防のためには，日常生活において剃刀，歯ブラシ，爪切りなどの共用を避けることが重要である。

2010（平成22）年，肝炎対策推進のため，肝炎対策基本法が施行された。

E **アレルギー疾患** **アレルギー疾患**には，**アトピー性皮膚炎**，**アレルギー性鼻炎**，**食物アレルギー**，**気管支喘息**などがあり，国民の約半数が関わりがあるとされる。

アレルギーでは，本来，有害な異物（病原体など）に対する生体防御作用（免疫反応）が食物，花粉などの無害なもの（抗原，アレルゲン）に対して起こる。

また，原因となる食品を食べた後の運動により起こる，食物依存性運動誘発アナフィラキシーなどもある。アナフィラキシーでは，一つの症状にとどまらず複数の臓器に重篤な症状が現れる（呼吸困難，血圧や意識の低下など）。

国は，アレルギー疾患の健康上の重要性を考慮し，2015（平成27）年にアレルギー疾患対策基本法を施行した。また，食物アレルギー等への具体的な対応ガイドブックを提供しているサイトもある（例：「大気環境・ぜん息などの情報館」，https://www.erca.go.jp/yobou/pamphlet/form/index.html）。

F **難病法と難病対策** 難病対策は，1995（昭和30）年ごろから多発したスモン病（整腸剤キノホルムによる神経障害）に始まる。その後変遷を経て，2015（平成27）年にいわゆる難病法（難病の患者に対する医療等に関する法律）が施行された。難病は，「発病の機構が明らかでなく，かつ，治療方法が確立していない希少な疾病であって，当該疾病にかかることにより，長期にわたり療養を必要とすることとなるもの」で，338疾患が指定されている（2021年現在）。同法により難病対策として，医療費助成制度の確立，難病の医療に関する調査および研究の推進，療養生活環境整備事業などが進められている。

2020年度末で約103万人が，医療費助成の対象となる一定程度以上の重症度等の医療費受給者である。人数が多い疾患は，パーキンソン病，潰瘍性大腸炎，全身性エリテマトーデスなどである（難病情報センターホームページ，http://www.nanbyou.or.jp/）。 （小松正子）

7. 精神疾患

　2008（平成20）年，精神疾患の患者数は約323万人と，糖尿病（約237万人）やがん（約152万人）をはるかに上回った（厚生労働省「患者調査」）。特にうつ病や認知症患者の増加，自殺や長期入院に関して，早期治療や医療連携の重点化が必要な状況になった。そこで厚生労働省は2013（平成25）年4月から精神疾患をがん，脳卒中，急性心筋梗塞，糖尿病とならぶ「5大疾患」と位置づけ，「5疾患5事業」をスタートさせた。2017（平成29）年には約419万人とさらに増え，ますます喫緊の課題となった。

　精神疾患には，現在，主に2つの診断基準が用いられている。①アメリカ精神医学会による精神疾患の診断・統計マニュアル（Diagnostic and Statistical Manual of Mental Disorders：DSM）で，最新版は2013年改定のDSM-5である。②世界保健機関（WHO）の疾病及び関連保健問題の国際統計分類（Internatio-nal Statistical Classification of Diseases and Related Health Problems：ICD）で，最新版は2022年改定のICD-11である。以下，主要な精神疾患について，DSM-5をもとに説明する。

A　主要な精神疾患

1）うつ病

　うつ病は，少なくとも抑うつ気分，興味または喜びの喪失の症状のいずれかあるいは両方存在し，加えて注意・思考力の低下，易疲労感，不眠，食欲・性欲の減退といった症状により病前の機能が低下あるいは障害されている状態を指す。世界精神保健日本調査（World Mental Health Japan：WMHJ）が2013年から2015年の間に調査したうつ病の生涯有病率は5.7％であった（Ishikawa,H. et al.: Journal of Affective Disorders, 241, p.554-562（2018））。なお，DSM-Ⅳまではうつ病と双極性障害は気分障害として分類されていたが，DSM-5からは，両者は生物学的に異なるとして明確に区別された。

　治療は，薬物療法や精神療法が主である。うつ症状は，様々な疾患（例：双極性障害，パーキンソン病などの神経疾患，甲状腺機能低下症などの神経内分泌的疾患）で起こりやすく病態が多様であるため，どの治療法が効果的であるかを見極めることが重要である。精神療法では認知行動療法が推奨されることが多い。

　うつ病は自殺の最も大きなリスクファクターの一つである。男性，重度のうつ症状，過去の自殺企図，不安障害などの併存疾患，アルコールやドラッグの不適切な使用に該当する者が自殺との関連が高い（Hawton, K. et al.: Journal of Affective Disorders, 147, p.1-3（2013））。

2）双極性障害

　双極性障害は，躁病エピソードとうつ病エピソードが反復する精神疾患である。日本における生涯有病率はWMHJ調査では0.16％である。青年期までに発症しやすく，うつ病よりも遺伝要因が高い。

　躁病エピソードでは気分が持続的に高揚し，多幸感・開放感が強まる。あるいは易怒性が高くなる。自尊心・誇大感の増大，睡眠欲求の減少，多弁，観念奔逸，注意散漫，困った結果になりやすい活動への熱中（例：制御のきかない買いあさり，性的無分別）も挙げられる。上記の症状が1週間続き日常生活に大きく支障をきたす，あるいは入院治療が必要であるほどの躁状態を呈する場合を双極Ⅰ型障害という。一方，気分の変化がみられるものの，日常生活に大きく支障をきたさない軽躁状態を双極Ⅱ型障害といい，"気分がすっきりする"，"仕事がはかどる"などと感じ病識を欠如しやすい。

　うつ症状を呈する患者に対しては，双極性障害かうつ病かを見極めることが必要である。なぜなら，

双極性障害の患者に抗うつ薬での治療を行うと躁転（躁状態に転ずること）や症状の悪化などを引き起こすリスクが高まるからである。

治療は，主に薬物療法であり，抗うつ効果のある強力精神薬や気分安定薬の炭酸リチウム，バルプロ酸やラモトリギン，カルバマゼピンなどの気分安定作用をもつ抗てんかん薬を単独または組合せて症状を改善させる。これらの薬物は再発予防効果ももつ。双極性障害は再発しやすいことから，再発予防や気分のコントロール，さらにセルフモニタリングに関する心理教育が有効である。

3) 統合失調症

統合失調症の生涯有病率は，0.7〜1％前後であり，この出現頻度は洋の東西を問わずほぼ一致している。発症率には性差がなく10代後半〜30歳代に発症することが多い。原因は不明であるが，病的素因または中枢神経系の脆弱性があり，これが環境因（心因）を誘因として症状を形成するというストレス脆弱性モデルの考え方がある。

症状は陽性症状，陰性症状，認知障害の3つに大別される。陽性症状では妄想（特に被害妄想）や幻覚（幻視・幻聴など）症状が，陰性症状では意欲の減退や喜怒哀楽の感情が乏しくなるなど，基本的な精神活動が減退する症状，認知障害としては注意障害・記憶の障害・概念形成障害などが認められる。世界規模の統合失調症患者を対象にした調査によると，66.1％が3年間のフォローアップ中に臨床的な寛解に至っている（Haro, J. M. *et al*.: W‐SOHO study. The British Journal of Psychiatry, 199(3), p.194‐201 (2011)）。しかし，服薬を中止すると社会的ストレスなどのために容易に再発する。病識欠如や治療アドヒアランス不良の問題が治療の中断につながるため，症状や治療に関する心理教育が重要となる。

4) 不安障害

不安障害は，過剰な恐怖や不安により，心身の機能に障害を来す状態を指す。主な不安障害として，**限局性恐怖症，社交不安症，パニック症，広場恐怖症，全般不安症**がある。なお，強迫性障害や心的外傷およびストレス因関連障害は，DSM‐5で不安障害群から独立した群となった。

限局性恐怖症は，特定の対象や状況への過剰な恐怖や不安が生じ，恐怖や不安および回避行動により生活上の機能に支障している状態を指す。例として，高所，閉所，特定の動物（蛇や蜘蛛）がある。

社交不安症（Social Anxiety Disorder：SAD）は，他者から注視される可能性がある社交場面（他者と雑談する，食事をするなど）で，他者からの否定的な評価や恥をかくことを予期して過剰な恐怖や不安が生じる状態を指す。生涯有病率はWMHJの調査では1.80％と高く，若年で発症しやすい。SADは自分の性格と捉えられやすく，未治療である場合が多い。

パニック症は，繰り返される，予期しないパニック発作が生じる状態である。生涯有病率はWMHJ調査で0.57％。パニック発作の症状には，動悸，発汗，窒息感，胸痛，眩暈，現実感喪失などがある。窒息感や動悸などの身体症状が呼吸促迫を起こして二次的に過呼吸症候群を生じ，四肢のしびれ感・冷感・苦悶感も加わることがある。パニック発作を体験すると，「また発作が起こるのではないか」という予期不安により，電車に乗れないなど活動が制限され，日常生活に支障をきたすこともある。

広場恐怖症は，公共交通機関（バス，電車など），広い場所，囲まれた場所（映画館，店など），人混み，家の外に一人でいるという状況で過剰な恐怖や不安が生じ，そのような状況を積極的に回避し誰かと一緒でないといられない状態を指す。生涯有病率はWMHJの調査では0.41％である（ただしパニック障害を併存しない広場恐怖症に限定）。広場恐怖はパニック症と併存する場合があり，その場合は両方の診断がなされる。

全般不安症（Generalized Anxiety Disorder：GAD）は，多数の出来事や活動に対する過剰な不安と心

配(予期憂慮)が毎日あり，その心配をコントロールすることが出来ない状態を指す。生涯有病率はWMHJ の調査では1.59％と高い。自身あるいは家族の健康，仕事，家庭に関する不安や，自分に直接関係しない災害や海外の紛争といった，あらゆるものが不安の種になる。

薬物療法には，抗うつ薬，選択的セロトニン再取り込み阻害薬(SSRI)が抗不安薬としても効果があり，依存性が少ないことから主な治療薬として使用されている。精神療法として認知行動療法があり，例えば，恐怖や不安を喚起させる状況に繰り返し暴露させ，患者が想定していた結果にならないことを実感させることで，恐怖や不安を軽減させるエクスポージャーという技法が用いられる。

5) 強迫性障害

強迫性障害(Obsessive - Compulsive Disorder：OCD)は強迫観念と強迫行為のいずれか，あるいは両方存在する状態である。松永(2012)によると，生涯有病率は1～2％であり，性差はみられない。強迫観念とは，繰り返し頭のなかで生じ持続する思考，衝動，イメージを指す。例えば "手が菌によって汚染されている" という考えが挙げられ，本人にとって苦痛で望んでいないにも関わらず，それを払いのけたり無視したりすることが出来ない。一方，強迫行為はある行為を何度も行いやめられない状態を指す。例えば，1日1時間以上，手洗いや確認行動を行うなど，明らかに生活に支障をきたし強い苦痛を体験している。また，人によっては家族など周囲の人を巻き込む場合があり，本人だけでなく家族や周囲への心理教育が必要となる。

6) 心的外傷およびストレス因関連障害

心的外傷後ストレス障害(Post Traumatic Stress Disorder：PTSD)は，強烈な精神的な衝撃体験(心的外傷体験)により，時間が経過してもその体験を何度も思い出し恐怖や苦痛が持続する状態を指す。心的外傷体験の例として，災害，事故，テロ，紛争，暴力，性的暴行，犯罪被害が挙げられる。直接体験するのみならず，他人に起こった出来事を目撃する，近親者や親しい友人に起こった心的外傷的な出来事を耳にすることも含まれる。また，職務の一環で悲惨な現場に暴露される(例：被災地での救援活動)ことによって PTSD を発症する場合もある。WMHJ 調査では生涯有病率は0.53％である。

症状として，①侵入症状(フラッシュバックや悪夢など不随意かつ反復的に出来事に関する記憶が蘇る)，②回避症状(出来事を思い出すことを回避する，出来事に関連する人・場所・物等を回避する)，③認知と気分の陰性的変化(興味や関心の低下，否定的な認知，周囲からの孤立感や疎隔感，陽性的な感情(喜び，幸福感など)を感じられなくなる)，④過覚度と反応性の著しい変化(怒り，イライラ感，自己破壊的な行動，過剰な警戒心，ちょっとした刺激にもビクッとなる(驚愕反応)，集中困難，睡眠障害など)，が挙げられる。PTSD は発症後，症状が1か月以上持続した場合に診断されるのに対して，1ヵ月未満に限定される場合，急性ストレス障害(Acute Stress Disorder：ASD)と診断される。

わが国では，1995年の阪神・淡路大震災や地下鉄サリン事件をきっかけに PTSD が注目された。認知行動療法や，EMDR(眼球運動による脱感作と再処理法)，SSRI を中心とした抗うつ薬治療が有効である(飛鳥井望：「エビデンスに基づいた PTSD の治療法」精神経誌，110 (3)，p.244～249(2008))。

7) 認知症

認知症(Dementia)は，いったん正常に発達した認知機能が後天的な脳の器質的要因により，持続的に低下した状態をいう。以前の呼称である「痴呆」は，侮蔑的な感じを伴うことから，2004年から「認知症」と変更された。DSM-5では「Dementia」の代わりに「Major Cognitive Disorder」という疾患単位に包括された。この表記によって，「認知症＝高齢者が罹患」というイメージから，より広範囲(例：若年の認知機能低下)な診断が可能となった。

認知症は症候群であり，様々な原因で生じ得る。例えば，脳の中枢神経変性により脳が委縮する認知症として，脳内にアミロイドβ蛋白やタウ蛋白が脳に蓄積して起きるアルツハイマー型認知症，前頭葉や側頭葉前方の委縮がみられ人格変化が目立つ前頭側頭型認知症，脳内にレビー小体という蛋白が蓄積して起きるレビー小体型認知症などがある。また，脳出血や脳梗塞などによる脳血管性認知症や性感染症であるHIVや梅毒，またアルコール多飲によって認知症になる場合もある。

中核症状として，注意・実行機能・学習および記憶といった認知機能の低下がある。ただし，実際の臨床上で問題となるのは幻覚・妄想・徘徊・暴言・抑うつなどの行動精神症状（Behavioral and Psychological Symptoms of Dementia：BPSD）である場合が少なくない。中核症状は塩酸ドネペジル，ガランタミン，メマンチンなどの薬物で症状の進行を遅らせることができるようになった。

2021年6月に世界で初めてアルツハイマー病の病理に作用する治療薬として「アデュカヌマブ」が米国食品医薬品局によって承認された。この薬は脳に蓄積されたアミロイドβを除去する作用があるが，その後症状改善の効果が不透明であるという理由から2022年4月に米国の公的保険適用が見送られた。2023年1月，アミロイドβの凝集を防ぐ効果をもつ「レカネマブ」による症状悪化の抑制効果が確認され，米国FDAで迅速承認，欧州医薬品庁（EMA）で販売承認された。

内閣府の平成29年度版高齢社会白書によると，2025年は65歳以上の高齢者の約5人に1人になると推計されている。厚生労働省では，団塊の世代が75歳以上となる2025年を見据え，認知症施策推進総合戦略である新オレンジプランを策定し，認知症高齢者が住み慣れている地域で暮らせるためのサポートを推進している。

8）物質使用障害

物質使用障害は，アルコール，カフェイン，大麻，鎮静薬や睡眠薬，揮発性溶剤，精神刺激薬（コカイン，アンフェタミン類），たばこなどの使用により病的な行動パターンを示す精神障害である。物質の使用により，関連する重大な問題を体験しているにも関わらず，その物質を使用し続けることが特徴である。これらの物質は，いずれも脳内報酬系を直接活性化し，快楽の感情をもたらす。その物質を強烈に渇望し，その物質の獲得や使用のために職場，家庭，学校などで果たすべき役割を果たせなくなる場合がある。なお，DSM-5では「依存」や「乱用」という表記を「使用障害」として包括した。

わが国で最も使用されている代表的な薬物は依然として覚せい剤であり，違法薬物関連の全検挙者の大半を占める。過去と比べてインターネット掲示板やSNSを通じた密売が増加している。揮発性溶剤や危険ドラッグの使用は減少傾向にあるが，大麻はむしろ増加傾向にある。また，市販薬の使用障害も増加傾向にあり，せき止め薬のブロン薬が最も多いことが報告されている（松本俊彦ら：「全国の精神科医療施設における薬物関連精神疾患の実態調査」，平成30年度厚生労働科学研究費補助金医薬品・医療機器等レギュラトリーサイエンス政策研究事業「薬物乱用・依存状態等のモニタリング調査と薬物依存者・家族に対する回復支援に関する研究（研究代表者：嶋根卓也）」総括：分担研究報告書，p.75～141（2019））。

9）非物質関連障害

DSM-5から，非物質関連障害としてギャンブル障害が新たに加えられた。また，ICD-11でゲーム障害（Gaming Disorder：GD）が国際疾病として追加された。DSM-5でもインターネット・ゲーム障害（Internet Gaming Disorder：IGD）を今後組み入れる候補に挙げている。

10）発達障害

2005年に施行された発達障害者支援法では「自閉症・アスペルガー障害，学習障害（LD），注意欠陥多動性障害（ADHD）」および関連する障害を支援の対象として定めている。

自閉症とアスペルガー障害は DSM‐5 で，自閉症スペクトラム障害（Autism Spectrum Disorder：**ASD**）として包括された。

ASD の症状としてローナ・ウィングが提唱した「**3つ組の障害**」，すなわち①**相互的な社会関係の質的障害**，②**コミュニケーションの質的な障害**，③**反復的・常同的な行動パターン**が挙げられる。ただし，DSM‐5 では①と②を「**対人コミュニケーションの障害**」に包括している。対人コミュニケーションの障害とは，他者との情緒的な相互交流や共感性に障害があることを指す。反復的・常同的な行動パターンとは，興味・関心が狭く，決まった行動様式を繰り返す，こだわりが強いということを指す。性差はおおむね男女比4：1である。

LD は，特定の学習や学業的技能に関わる能力の障害である。主な症状は**読字障害**，**書字障害**，**算数障害**である。DSM‐Ⅳ では上記3つに分類されていたが，DSM‐5 では包括され，「推測（言語あるいは数的推論や理解力）」の能力が追加された。全国公立小中学校の担任教員への調査では知的な遅れはみられないものの，学習面で著しい困難を示す児童生徒の割合が4.5％と報告された（文部科学省：「通常の学級に在籍する発達障害の可能性のある特別な教育的支援を必要とする児童生徒に関する調査」(2012)。

ADHD は，**不注意**，**多動・衝動性**により生活上の機能に支障をきたす障害である。不注意の症状として，忘れ物が多い，うっかりミスが多い，課題を先延ばしにするなどが挙げられる。多動・衝動性の症状として，じっとすることが苦手で絶えず体を動かす，衝動的な行動をとるなどが挙げられる。ADHD の有病率は，学齢期で3〜5％である。男女比は学齢期においては4〜5：1で男性に多いが，成人期ではおおむね男女差はなくなる。薬物療法としては行動を鎮静するために覚せい剤の一種であるメチルフェニデート（商品名：リタリン，コンサータ（徐放剤））やアトモキセチン（商品名：ストラテラ）などが効果を示す場合がある。臨床上，主症状よりも**二次障害**が重大な問題になるケースが多い。周囲の無理解や不適切な対応（頻繁な叱責，いじめなど）により，自尊心の低下を招き，抑うつ，対人恐怖といった精神症状が出現する場合がある。例えば，ADHD から，二次障害を来たし，**反抗・挑戦性障害**（Oppositional Defiant Disorder：**ODD**），**素行障害**（Conduct Disorder：**CD**），さらには反社会性パーソナリティ障害へと発展する可能性があり，これを**破壊的行動障害**（**Disruptive Behavior Disorder：DBD**）のマーチ，略して **DBD** マーチとよぶ。発達障害児・者の特性に応じた適切な対応や支援を行い，二次障害を防ぐことが求められる。

B ┃ 精神保健対策

厚生労働省は 2004（平成16）年に精神保健医療福祉の改革ビジョンとして「入院医療中心から地域生活中心へ」という基本理念を示した。精神障害者が地域，社会で生活していくためのこころの健康づくりやうつ病・自殺対策で重

Column 日本人は眠れていない？ ─────────────────────────────

OECD による 2018 年の睡眠時間の国際比較調査では，OECD 加盟国で最も平均睡眠時間が短い国は日本である。また，Philips 社による 2021 年の「Global Sleep Survey」では 13 か国のうち，睡眠に満足している割合が最低である国も日本である。つまり日本は世界的にみて睡眠の質と量双方で最低レベルであるといえる。新型コロナウイルスの感染拡大の影響で，日本人の睡眠事情に変化があったのだろうか。ブレインスリープ社の 2022 年の調査では 6 時間 48 分で，2020 年から平均睡眠時間は 20 分以上増加している。ただし OECD 加盟国の平均時間より 1 時間以上少ない状況である。また，ニチバン社の 2021 年の調査によると，3 割の者がコロナ渦で睡眠の質が下がったと回答した。したがって日本人の睡眠時間はやや増加したものの，新型コロナウイルス感染症パンデミックにより質が低下した。日本人の睡眠問題はまだまだ改善の余地がある状況である。　　　　　　　（横田悠季）

要な役割を果たすのが，精神保健福祉士や精神保健福祉センターである。職場のメンタルヘルス対策や悩みがある人を適切な支援につなげるゲートキーパーの養成も推進されている(第13章1.B 職場環境と健康の歴史 p.188参照)。

　精神疾患の早期発見・早期治療は上記の基本理念を実現するうえで重要なテーマである。精神疾患の未治療の期間は **DUP**(**Duration of Untreated Psychosis**)とよばれ，この **DUP** が短いほど症状の回復が早く，DUP が長いほど症状や障害が重症化・慢性化する可能性が高くなる。精神疾患の適切な治療がなされぬまま生活能力や対人コミュニケーション能力が低下し，社会で適応出来ず，精神症状が悪化し入院を繰り返すケースは少なくない。このような現象は「回転ドア現象」とよばれる。「精神保健及び精神障害者福祉に関する法律」(以下，精神保健福祉法)は，精神障害者の医療及び保護，社会復帰の促進・自立，精神障害の発生を予防や福祉の増進を目的(法第一条)とする。この法律において精神障害者の非自発的な入院の要否や入院患者の行動制限の要否の判定に関わり，患者の人権擁護に関する重要な責務を担っているのが，精神保健指定医(以下，指定医)である。

　①精神保健福祉法に規定された入院形態としては，任意入院(本人の同意に基づく)，医療保護入院(家族の同意に基づく)，措置入院(自傷他害の恐れのある場合，2名以上の指定医の診察により都道府県知事が入院させる)，応急入院(指定医が緊急性を要すると判定し，72時間に限り本人，家族の同意なしに入院させる)がある。精神病床における入院患者の内，任意入院は約53％，医療保護入院は約45％，措置入院は約0.5％である(2014年6月30日厚生労働省調べ)。また，2021年の病院報告では精神病床の平均在院日数は275.1日である。これは国際的に見ると非常に長い日数である。精神障害者への地域生活に根差した治療の推進は課題事項となっている。

　②精神保健福祉士(Psychiatric Social Worker：**PSW**)は精神保健福祉士法に基づき誕生した，精神保健福祉領域のソーシャルワーカーの国家資格である。精神科病棟における PSW の役割例として，精神障害者の退院後の外来通院先や入所先，住居，生活保護等の行政手続き等の支援がある。PSW としては精神障害者を医療・福祉や地域社会へつなげる役割を果たしている。

　③精神保健福祉センターは，精神保健福祉法6条に規定された，各都道府県・政令指定都市に設置されている地域における心の健康の保持増進の中核的な機関である。主な業務として，精神障害者またはその家族等への福祉に関する相談・助言，精神障害者の社会復帰促進のためのデイケアや集団プログラムの運営，精神保健福祉活動に携わる者への研修・指導，講演会やパンフレット等を通しての心の健康づくりに関する啓蒙活動などを精神科医師，精神保健福祉士等の専門家が連携して行う。身近な市町村における相談窓口である。

8. 自殺，災害・不慮の事故，暴力，虐待

A　**自　殺**

　わが国は世界でも特筆すべきほど，自殺の死因率が高い。厚生労働省の2021(令和3)年「人口動態統計」によれば，自殺は10～39歳までの死因の第1位である。警視庁の自殺統計によると，1998年以降，14年連続で3万人を超える状況が続いた。2010年から減少したが，2020年に11年ぶりに増加に転じた。年齢層でみると，特に40, 50代の中高年が多い。ただし，10, 20代の若年層が増加傾向にある。令和3年度では男性は減少傾向が続いているが，女性は増加している。しかし，男性自殺者の方が女性の2倍と多い状況である。自殺の原因・動機は「健康問題」，「経済・生活問題」，「家庭問題」が主である。COVID-19の感染拡

大において，自殺の問題は世界規模の重大事である。Dubéら（2021）による新型コロナウィルスと自殺の関連を調べた54研究・約30万人データのメタ分析から，パンデミック前の研究データに比べ自殺念慮（10.81％），自傷行為（9.63％），自殺未遂（4.68％）の発生率が上昇し，特に女性と若年者が自殺念慮との関連が高いとの結果が示唆された（Dubé, J. P. et al.: Suicide behaviors during the COVID - 19 pandemic: A meta - analysis of 54 studies, July 21, 2021. Psychiatry Research, 301, 113998（2021））。

B 災害・不慮の事故

災害とは，自然界に生じる台風，地震などによってもたらされる被害である（金吉晴：災害と精神医療．精神医学，60(12), p.1375〜1383 (2018)）。災害は広範囲に甚大な影響を与え，これまで正常に機能していた社会システムが機能しなくなる。個人においても，これまで経験したことのない極めてストレスフルな体験や死別や喪失体験に遭遇し，精神症状を呈する場合がある。

　また，COVID - 19のパンデミックにより，世界規模で精神疾患の発症数が増加した。OECD（2021）の調査によると，2020年においてCOVID - 19感染拡大前と比べて世界規模でうつ症状と不安症状の割合が増加し，一部の国では2倍以上に増加した。特に若年層，非正規雇用者のメンタルヘルスの問題が深刻化している（OECD. Tackling the mental health impact of the COVID - 19 crisis: An integrated, whole - of - society response,（2021））。

　不慮の事故とは，思いがけず・予測出来ずに遭遇する事故をいう。不慮の事故による死亡は約4万人で死因順位7位である。特に35歳未満で死因の2, 3位を占める。主な原因に「転倒・転落」，「窒息」，「溺死」，「交通事故」などがある（厚生労働省：令和3年人口動態統計）。0歳児では就寝中や吐物・食品による窒息が多いが，年齢が上がるにつれ浴槽での溺水，さらに交通事故（例：自転車利用中の事故）」や高所建築物からの転落が多くなる。また，毎年約30,000人の高齢者が不慮の事故で死亡している。特に，「誤嚥による窒息」，「転倒・転落」，「溺死」は「交通事故」より死亡者数が多い。高齢者の場合，「浴室での溺水」や餅や薬などの「誤嚥による窒息」など，不慮の事故のほとんどが住居内で生じている。事故防止には，まず保護者や周囲の人が，年齢によって起こりやすい事故の特徴を理解することが重要である。

C 暴力，虐待

暴力は，哲学的・心理学的・社会学的・政治的にも盛んに議論されており，厳密な定義は難しいが，個人または集団に対して強制，統制，破壊を加えることであるという認識は共通している。戦争やテロリズムなど事象は多岐にわたる。後述する虐待は保護者が監護する者に対して，繰り返し長期間にわたり，心身に暴力を与える行為である。ここでは児童虐待，高齢者虐待について取り上げる。

1）児童虐待

　2000年に施行された児童虐待防止法では，以下の4つに大別される。①子どもの身体に外傷が生ずる，または生ずるおそれのある暴行（蹴る，殴る，首を絞める，熱湯をかける，など）を加える身体的虐待，②心理的外傷を与える言動（児童に「死ね」，「生まれて来なければよかった」と言う，無視する，きょうだいで明らかに差別をする，子どもの前で家族に暴力をふるいドメスティックバイオレンス（DV）を目撃させること，など）を行う心理的虐待，③児童にわいせつな行為をすること，または見せる，させる行為（児童に性行為を強要する，性的行為を見せる，ポルノグラフィの被写体にするなど）といった性的虐待，④児童の心身の発達を妨げるほどの保護の怠慢や養育の放棄（食事を与えない，

衣服を着させない，学校や病院に行かせない，など）といったネグレクトが挙げられる。

児童虐待の通報は，すべての国民に課せられた義務である（法25条）。児童虐待の相談件数は増加傾向にあり2021年では207,659件と最多を更新した。内訳は身体的虐待が24.4%，心理的虐待は59.2%，性的虐待は1.1%，ネグレクトは15.3%であった（「令和2年度福祉行政報告例」）。

2) 高齢者虐待

高齢者虐待防止法（2006年施行）では，高齢者虐待とは，養護者および養介護施設従事者等が養護する高齢者に対して虐待を行うことを指す。高齢者虐待は以下の5つに大別される。その5つとは**身体的虐待，心理的虐待，性的虐待，介護・世話の放棄・放任，経済的虐待**である。このうち経済的虐待とは当該高齢者の財産を不当に処分することや，高齢者から不当に財産上の利益を得ることをいう。

令和2年度，高齢者虐待と認められた件数のうち，養護者によるものは17,281件，養介護施設従事者等によるものは595件であった。養護者による虐待の内，身体的虐待は68.2%，介護等放棄は18.7%，心理的虐待は41.4%，性的虐待は0.5%，経済的虐待は14.6%であった（「高齢者虐待防止法に基づいた地方自治体による対応状況等調査」）。

虐待の発生要因として，被虐待者の「認知症の症状」や虐待者の「介護疲れ・介護ストレス」などが報告されている。被虐待者の要介護度が高いほど，虐待の深刻度が高い傾向がみられた。介護者以外の家族のサポートの乏しさや無理解，希薄な近隣関係などの孤立が介護ストレスを促進させ，高齢者虐待につながり得る。このため当該高齢者だけでなく，養護者への心理社会的支援が求められる。

（横田悠季）

8章 問題　ちょっと一休み！　疾病の理解と予防について基本的な問題を解いてみよう！

1. 悪性新生物とそのリスク因子の組み合せである。誤っているものはどれか。

    (1)　食道がん―アルコール
    (2)　子宮頸がん―ヒトパピローマウイルス
    (3)　大腸がん―運動不足
    (4)　膵がん―肝炎ウイルス
    (5)　胃がん―高塩分食品

2. 循環器疾患に関する記述である。正しいものはどれか。

    (1)　正常血圧の定義は収縮期血圧120 mmHg 未満，または拡張期血圧80 mmHg 未満である。
    (2)　国民生活基礎調査によれば，通院者率が最も高いのは，男女とも高血圧症である。
    (3)　脳血管疾患の死亡率は増加傾向にある。
    (4)　心疾患の死亡率は減少傾向にある。

3. 下記の記述で誤っているものはどれか。

    (1)　糖尿病は炭水化物の摂りすぎなどにより起こる。
    (2)　糖尿病の合併症には腎症，神経障害のほか，網膜症による失明などがある。
    (3)　脂質異常症は血液中の脂質が高値であることで診断する。
    (4)　メタボリックシンドロームは，腹囲のほか，空腹時血糖値，血圧，血清脂質の軽度の異常の重なりの有無で判定する。

4. 感染症対策として有効だったものの組合せである。正しいものはどれか。

    a　コレラ　……………　上下水道
    b　エボラ出血熱　……　予防接種
    c　痘瘡　………………　種痘
    d　ペスト　……………　検疫

    (1)　すべて　　(2)　aとbとc　　(3)　aとbとd　　(4)　aとcとd　　(5)　bとcとd

5．発達性ディスレクシアの特徴として正しいものはどれか。

    (1)　知的障害を伴う。
    (2)　発症率は言語圏によって異なる。
    (3)　相手の会話を理解することが困難である。
    (4)　心的外傷が発症要因である場合がある。

第9章　地域保健—地域住民の健康と行政の役割

この章のねらいとまとめ　＊　＊　＊　＊　＊　＊　＊

ねらい：生活習慣病の予防などの公衆衛生活動を展開するにあたって，地域が重視される理由と考え方を理解し，地域住民の健康増進のために，行政機関はどのようなことを行っているのか。さらに，それらの地域保健活動の根拠となっている地域保健法について，概要を理解する。

まとめ：①地域保健活動は，地域保健法に規定されている保健所や市町村保健センターなどによって展開されている。
　　　　②都道府県，指定都市，中核市等が設置する保健所は，広域的・専門的業務を取り扱う。

1. 地域保健の目的と組織

A | 地域保健活動の概要 | 　地域保健活動とは，地域にくらす人々の健康を考え，その生活基盤のなかで，自らの健康の保持および増進を図ることを目的とし，その地域の特性を考慮したうえで，健康生活を支援していく一連の活動過程のことをいう。地域保健活動の対象となるのは，乳幼児，産業保健および学校保健の対象とならない成人，老人などである。しかし，学校や職場で健康管理を受けている人も地域住民の一員であることには変わりはないため，広い意味で考えれば，地域保健の対象は広いものとなる。

　地域保健活動における「地域」については，地理的環境を共有している「地域性」と，共通の関心事や帰属意識あるいは規範や制度を共有する「共同体」の2つの考え方がある。しかし，保健医療分野においては，次のようなレベルで「地域」が考えられている。

1）　小地区（近所・集落など）

　地域としては最小単位であり，いわゆる「町内会」とよばれるものも含め，自治会長，区長，組長，班長などを通して，健康教室や運動教室などの活動を行っている。また，健康推進員，民生委員などは，この単位で選ばれ保健活動を展開している。

2）　行政区（都道府県・市区町村など）

　各種の施策を行う単位でもある。地域保健は行政と深く結びついた活動でもあるため，行政サービスとしてどのような地域保健サービスを展開するかは，都道府県知事，市町村長などの首長の方針によることが多い。

3）　生活区（医療圏など）

　社会環境が色濃く反映する生活の場としての地域である。通勤・通学，病院などへの受診行動は，利用する交通手段によって影響されることが多い。現在では，交通機関の整備の拡大とともに生活圏も拡大しており，行政区である市町村の枠を超えた広域的な地域保健活動も必要になる。

　広域的な地域単位として，都道府県が病院の病床の整備を図るときに考慮する医療圏がある。医療法第30条の4に基づく医療計画の一部として，各都道府県が二次医療圏（広域市町村）を単位として地域保健医療計画を作成している。

B　**地域保健法**

私たちの健康の保持および増進を考えるにあたって，「地域」との
関わりが大変重要になってくる。なぜならば，健康や病気は，その地域における食習慣や文化，周囲の住民との関係，そして自然や社会経済環境などの影響が少なくないからである。

（1）　保健所法から地域保健法へ

　1937（昭和12）年に保健所法が制定され，翌年の1938（昭和13）年に厚生省が設置された。保健所は，環境衛生，急性伝染病や結核対策のみならず，富国強兵の流れのなかで，母子保健強化のため，公衆衛生を掌（つかさど）る第一線の機関として，都道府県および勅令で指定する市に設置された。戦後1947（昭和22）年に保健所法は生存権と生活向上を掲げ改正された。

　その後，地域保健は，総合保健または包括医療として，健康増進から疾病の予防・早期発見・治療・リハビリテーションまで体系的に，計画的かつ組織的な展開が世界的に提唱され，1978（昭和53）年には，WHOがアルマ・アタ宣言において，プライマリヘルスケアを提唱した。同年，わが国でも「国民健康づくり」が提唱され，市町村保健センターが設置された。そこで，地域保健活動における市町村と都道府県の役割が見直され，急速な少子高齢化の進展，疾病構造の変化と住民に身近なサービスの充実の必要性などに即応し，保健所法が全面改正され，1994（平成6）年に地域保健法が制定された。地域保健法は，保健所や市町村保健センターの設置，事業内容，そのほかにも地域保健の対策の推進に関する基本事項を定め，地域住民の健康の保持および増進に寄与することを目的としている。

（2）　地域保健活動の主な担当行政機関

　都道府県などが保健所を通じて，広域的対応や市町村への専門的・技術的支援を担い，市町村が市町村保健センターを通じて，母子保健事業などの住民に身近で頻度の高い地域保健サービスの提供を担っている。また，全国83か所（2022（令和4）年4月現在）に設置されている地方衛生研究所は，地域保健対策の科学的・技術的中核として調査研究，試験検査，研修指導，公衆衛生情報などの収集・解析・提供の4つの業務を行っている。近年は，特にサーベイランス機能強化，検査の迅速化が図られている。これらの活動は常に保健所や関係行政部局との連携の下で行われている。

C　**保健所と従事者**

（1）　保健所の役割と業務

　保健所は，地域保健対策の円滑な実施，および総合的な推進を図るための行政機関である。都道府県，地方自治法における指定都市，中核市，その他政令で定める市または東京都23特別区が保健所を設置することになっている。保健所設置数は，地域保健法が制定された1994（平成6）年には848機関だったが，その後，集約化が進み，2022（令和4）年には468機関となった。

　保健所の行う業務（表9-1）は，広い範囲にわたる。

　そのほかにも，都道府県が設置する保健所は，管轄している区域内の市町村の地域保健対策の実施に関して，市町村相互間の連絡調整を行い，市町村の求めに応じ，技術的助言，市町村職員の研修，その他必要な援助を実施することもできる（法第8条）。

　都道府県などが設置する保健所は，広域的で専門的な公衆衛生活動の技術拠点としての役割をもつ。対物保健（住宅，水道，下水道，廃棄物の処理，清掃その他の環境の衛生，試験検査）や対人保健

表9-1　保健所の行う事業

（地域保健法第6条）
1. 地域保健に関する思想の普及及び向上に関する事項
2. 人口動態統計その他地域保健に係る統計に関する事項
3. 栄養の改善及び食品衛生に関する事項
4. 住宅，水道，下水道，廃棄物の処理，清掃その他の環境の衛生に関する事項
5. 医事及び薬事に関する事項
6. 保健師に関する事項
7. 公共医療事業の向上及び増進に関する事項
8. 母性及び乳幼児並びに老人の保健に関する事項
9. 歯科保健に関する事項
10. 精神保健に関する事項
11. 治療方法が確立していない疾病その他の特殊の疾病により長期に療養を必要とする者の保健に関する事項
12. エイズ，結核，性病，伝染病その他の疾病の予防に関する事項
13. 衛生上の試験及び検査に関する事項
14. その他地域住民の健康の保持及び増進に関する事項
任意事業（地域保健法第7条）
1. 地域保健に関する情報の収集，整理，活用
2. 地域保健に関する調査，研究
3. 歯科疾患，その他厚生労働大臣が指定する疾病の治療
4. 試験検査の実施および試験検査施設を利用させること

活動（疾病予防，保健増進など）のなかでも専門性の強い難病・結核・エイズ対策など専門的な保健サービスの提供，地域の健康情報の収集・分析・提供，調査研究，医療機関の開設や施設の内容の変更についての許可の申請，届出の窓口機関，感染症をはじめとする各予防法などに関する衛生行政上の手続き窓口機関としての役割も担っている。

　近年の社会変化に伴い，保健所の大規模化・広域化が求められている。原則として，保健所は都道府県および東京特別区における二次医療圏に1か所の配置を目標として保健所設置市などの整備が進められてきている（現在の保健所設置数および推移は全国保健所長会ホームページ：http://www.phcd.jp/03//HCsuii/）。

（2）　保健所における職員

　地域保健に関わる者は，行政職に限らず，民間の病院などの医療従事者，またはNPO法人などの専門職もいるが，保健所には，行政機関として事務職が配置されているほかに，保健師をはじめ，各種専門職が配置されている。

　保健所の所長は，原則として医師でなければならず，かつ3年以上公衆衛生の実務に従事した経験がある者，国立保健医療科学院の養成訓練修了者など一定の要件を満たす者でなければならない（地域保健法施行令第4条第1項）。ただし，例外として，保健所長に医師を充てることが著しく困難である場合は，2年以内の期間に限り医師でない技術吏員を充てることができる（厚生労働省健康局総務課地域保健室：「保健所長の医師資格要件の見直しについて」（平成16年4月23日））。

　また，配置される職員は，地方の実情に応じて，医師，歯科医師，薬剤師，獣医師，保健師，助産師，看護師，診療放射線技師，臨床検査技師，管理栄養士，栄養士，歯科衛生士，統計技術者その他必要な職員とされている。

D | 市町村保健センターと従事者

（1） 市町村保健センターの役割と業務

　地域における保健ニーズが多様化する一方，都道府県などが設置する保健所は広い地域を管轄する。そのため，保健所のみで地域住民に密着した地域保健活動が困難となってきた。そこで，国は1978（昭和53）年度から，住民により身近な行政区として市町村を単位とする市町村保健センターの整備を推進してきた。2022（令和4）年4月の設置数は，2,432である。

　1994（平成6）年に制定された地域保健法において，市町村保健センターは，市町村によって設置することができ，地域住民に対し，健康相談，保健指導，健康診査，その他の地域保健に関して必要な事業を行うことを目的とした施設として定められている。その業務は，主に住民へのきめ細かなサービスの提供が必要な対人保健活動を行っている。具体的には，健康相談，健康教育，母子保健法による健康診断，保健師および栄養士による訪問指導，食育，歯科健診，感染症対策（予防接種），心の健康づくり，がん検診，その他，献血や休日診療体制の整備や運営などの事業である。

（2） 市町村保健センターにおける職員

　市町村保健センターの所長は医師である必要はない。また，配置される専門職員も保健師，看護師，管理栄養士，歯科衛生士，理学療法士，作業療法士などである。

2. 健康危機管理とソーシャルキャピタル

A | 地域における資源と連携

　地域保健は，その活動を行うにあたって，その地域の特殊性，地域性を考慮しながら展開される。その際，保健活動を行うための地域における資源を考慮し，機関同士，関係者同士の十分な連携を図り，健康なまちづくりを推

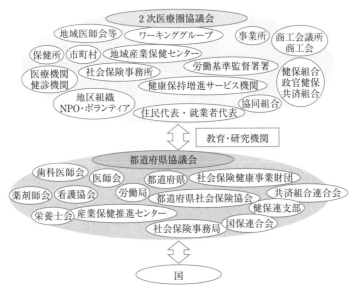

図9-1　地域・職域・教育機関連携の概念

資料：厚生労働省，「地域・職域連携推進事業ガイドライン」（平成17年3月），http://www.mhlw.go.jp/shingi/2005/05/s0517-6.html

進するためには，地域を基盤として①住民との協働，②市町村と保健所の重層的な取り組み，③地域にある学校や企業，NPO，医師会その他の専門職能団体など幅広い主体と連携するなど，地域のソーシャルキャピタルを活用することが必要である。例えば，地域・職域・教育機関との連携はより広範な人的，物的資源を巻き込むことになる(図9-1)。

　物的資源として，広域的かつ専門的な業務を担う保健所，一般的な対人保健活動を担う市町村保健センターがあり，さらにはその地域の医療機関などが関係してくる。そして，人的資源として，各機関に所属する保健師，栄養士，医師，歯科医師などが必要となる。

　より効果的な地域保健活動を展開するため，また限られた費用などで十分な効果を挙げるためにも，最近では，地域保健におけるPDCAサイクル(Plan 計画，Do 実行，Check 評価，Act 改善)に沿った活動が求められてきている(厚生労働省健康局がん対策・健康増進課地域保健室：「地域保健対策の推進に関する基本的な指針」(平成24年7月12日))。

B　地域における健康危機管理

保健所の役割の一つに，平常時の地域保健活動のほか，大規模な災害が発生した場合など緊急時の業務として有事対応，および事後対応などを含めた健康危機管理(厚生労働省：http://www.mhlw.go.jp/general/seido/kousei/kenkou/sisin/index.html)の新しい分野への対応もある。健康危機管理とは，厚生労働省健康危機管理基本指針のなかで，医薬品，食中毒，感染症，飲料水その他何らかの原因により生じる国民の生命，健康の安全を脅かす事態に対して行われる健康被害の発生予防，拡大防止，治療などに関する業務である。

　O157，インフルエンザ，SARSなどの新興感染症，再興感染症，和歌山毒物混入カレー事件，大規模災害などを経て健康危機管理に当たっては，各種の専門職が配置されている保健所が拠点としての役割を期待されるようになった。さらに2011(平成23)年3.11東日本大震災において地域のソーシャルキャピタル*(地域に根ざした信頼や社会規範，ネットワークといった社会資本等)が住民の心の支え合いなどに有効に機能すること，また住民が健康危機発生時にも状況を的確に認識したうえで行動できるようリスクコミュニケーションが必要であることが明らかとなった。これらを基に2012(平成24)年「地域保健対策の推進に関する基本的な指針」が改正され，保健所の医療計画・医療介護連携の推進機能，災害時のコーディネート機能，研修機能，市町村と保健所の連携機能，対物保健機能などの強化が打ち出された。保健所・市町村などが，平時からの地域活動や住民との協働の視点と，このことを通してソーシャルキャピタルを醸成することが健康危機管理においても重要であることが強調されたといえる。今後，健康づくりを通じて，地域の人々，諸行政機関，学校，企業などとのソーシャルキャピタルの醸成と結びつきを強めていく取り組みを推進することになるだろう。

　すでに実践されている例としては，机上演習として縮小地図を用いた火災時対応訓練，食品分析・飲料水放射性物質の結果の情報提供がある。また，化学テロの発生に際しての警察部隊と消防部隊の相互連携などが想定される。

＊ソーシャルキャピタル(Social capital)：人々がもつ信頼関係や人間関係などの社会的ネットワークである。人々の協調行動が活性化することにより，社会が効率性を高めることができるとの考えに基づきその重要性が説かれている概念

C　これからの地域保健活動の展開

現在，地域保健活動の例として，健康増進法による市町村ごとに作成した健康増進計画に沿った活動，高齢者の医療の確保に関する法律による特定健診・特定保健指導，新型コロナウイルス(コラム「新型コロナ

ウイルスに対する保健所の役割」下記参照)対策，データヘルス計画に基づく保健事業など様々な事業を実施している。特にデータヘルス計画は，市町村等の医療保険者が健診結果だけでなく医療レセプト情報なども分析し効果的かつ効率的な保健事業を実施する取り組みである。地域保健事業はこの計画に沿ってポピュレーションアプローチとハイリスクアプローチの2つの視点から展開されている。

これまでは，ハイリスクアプローチの観点から，健康診査の結果に基づき，糖尿病をはじめとする重症化の予防，介護予防などを目的とし，個々人に対する保健指導が重視されてきた。しかし，これからは，地域住民全体を見据えたポピュレーションアプローチの観点も当然必要とされる。

ハイリスクアプローチの場合は，健康診査の結果をはじめとするデータを通じて，目に見えるかたちで捉えることが可能であり，数値のうえでも地域保健活動の計画や評価も行いやすい。

一方のポピュレーションアプローチでは，一次予防を重視し，健康な住民も含んだ地域全体の特性，住民の生活習慣といった「質的データ」も扱うため，地域保健活動の効果などがわかりにくい。しかし，ポピュレーションアプローチは，健康日本21のなかでも，集団全体を対象とした健康増進，疾病予防を効果的・効率的に進めるものとして基本的概念として位置づけられており，その重要性は，健康日本21（第二次）のなかで目標とする社会環境の形成に関連して，ますます増してきている。

地域保健に関連する機関としては，地域保健法における保健所や市町村保健センターのほか，福祉事務所，子育て世代包括支援センター，児童相談所，婦人相談所，精神保健福祉センター，健康増進施設，介護支援センター，地域包括支援センター，それ以外にも図9-1に示した諸機関などが挙げられる。地域保健の重要性，住民のニーズが多様化するなか，これら諸機関の連携がさらに強く求められる。このように，母子，高齢者，そして全世代への包括支援は，これからの市町村保健センターの機能として期待されており，保健，予防だけではなく，福祉や介護，医療も縫合した機能が求められている。さらに，健康危機管理の機能として，避難所としての準備や物資の備蓄，医療救護所としての準備等など住民，被災者への保健活動の拠点としても期待されるところが大きい。一方，福祉事務所は，社会福祉法により都道府県・市・特別区に義務設置とされ（町村は任意），生活困窮者，児童や障害者の福祉に関する相談に応じ，施設への入所支援などを行っている。また，子育て世代包括支援センターは，母子保健法に基づき，妊娠期から子育てまでの総合的な相談支援を提供する拠点として市区町村に設置されている。

今後，地域保健活動の展開は，地域保健に関連する諸機関や専門職のみならず地方自治体における事務職員なども含め，より多角的な視点から地域の保健ニーズをとらえ，地域住民とともに健康な「まちづくり」を形成することが求められている。

（鈴木寿則）

（Column） 新型コロナウィルスに対する保健所の役割────────────────────

2020年2月にWHOは新型コロナウィルス感染症の世界的流行に対して疾患名を「COVID-19」と命名し，3月にはパンデミック（世界的な大流行）とみなすことができると発表した。日本では新型コロナウィルス陽性の1例目が1月に判明し，その後，感染症者数は増加をして，いまだ収束の目途がついていない。

厚生労働省は国内での検疫の強化，および流行拡大阻止のため，2020年3月に「帰国者・接触者相談センター」の設置等を各保健所に依頼し，COVID-19対策を講じてきた。しかし，感染拡大とともに保健所の業務が多くなったため，帰国者・接触者相談センターの業務を医療機関などに外部委託を可能とするなど，保健所の既存業務の軽減等に図られ，実施されている。

（鈴木寿則）

第10章　医療・福祉・介護・保健の制度とシステム

この章のねらいとまとめ　　＊　＊　＊　＊　＊　＊　＊

ねらい：医療・福祉・介護・保健は社会保障制度の枠組みでサービスが提供されている。公衆衛生学はこれらのサービスに深く関わっており，それらの理解を深める。医療，福祉，介護，保健はシステムとしてサービスが提供されており，これらのシステムについて理解する。

まとめ：①社会保障の枠組みは社会保険，社会扶助，公衆衛生（および医療），社会福祉の4つで構成される。

②医療保険制度は国民皆保険で，被用者保険，国民健康保険，後期高齢者医療制度がある。

③国民医療費が増加しているが，高齢者の医療費の伸びが大きい。

④社会福祉には生活保護，児童福祉，母子保健・福祉，障害者福祉，高齢者福祉がある。

⑤地域医療構想と地域包括ケアシステムの推進が求められている。

1. 社会保障の概念と枠組み

A 社会保障制度の概念

（1）社会保障制度の概念

社会保障の概念として，いくつかの見解があるが，社会保障制度審議会が1950（昭和25）年に出した「社会保障制度に関する勧告」では，「社会保障制度とは，疾病，負傷，分娩，廃疾，死亡，老齢，失業，多子その他の困窮の原因に対し，保険的方法または直接公の負担において経済保障の途を講じ，生活困窮に陥った者に対しては，国家扶助によって最低限度の生活を保障するとともに，公衆衛生及び社会福祉の向上を図り，もって，すべての国民が文化的社会の成員たるに値する生活を営むことができるようにすることをいう。」と定義されている。

わが国の社会保障の枠組みは，社会保険（年金，雇用，労働災害，医療，介護）・社会（公的）扶助・公衆衛生および医療・保健・社会福祉（児童，障害者，老人，母子，父子など）の狭義の社会保障概念に加え，恩給，戦争犠牲者援護を加えた広義の社会保障概念がある。住宅政策，雇用対策なども社会保障関連制度として考えられている。一般的に社会保障という場合，狭義の概念を適用することが多い。

（2）社会保障の対象者

社会保障のサービス対象者は普遍主義に基づいて全国民などの場合もあるが，障害の程度や所得制限など選別主義に基づいて条件により選択される場合もある。社会保障制度審議会の1962（昭和37年）勧告では，社会保障の対象者を①**貧困階層**（最低水準以下）→ 救貧 → 公的扶助，②**低所得層** → 社会福祉と社会保険の組合せ，③**一般所得層** → 社会保険，の3つの所得層に分類している。各所得層には，それぞれに応じた社会保障サービスの提供とともに，公衆衛生，生活改善，生活環境の改善整備の必要性が示されている。

B　社会保障制度の機能と財源

社会保障は，生活生存権を保障する憲法第25条2項の基本理念等に基づき，行財政の制度運用によって行われる。

（1）　社会保障制度の機能

厚生労働白書（平成29年度版）では，社会保障の主な機能として，1)生活安定・向上機能，2)所得再分配機能，3)経済安定機能の3つを挙げている。

①　生活安定・向上機能

生活のリスクに対応して，国民生活の安定を実現することを目指す。病気や障害，老齢，失業等による突発的，あるいは長期的な何らかの事象が発生した場合に，継続的な社会生活を送ることができるようにする。

②　所得再分配機能

社会全体で低所得者の生活を支える機能である。所得を個人間や世帯間で移転させることにより，国民生活の安定を図る。賦課方式は世代間の所得の再分配の例である。生活保護は，高所得者と低所得者間の所得の再分配機能といえる。

③　経済安定機能

経済変動の国民生活への影響を緩和し，経済を安定させることを図る。例えば，雇用保険制度には，失業中の家計収入を下支えする効果のみではなく，マクロ経済的には個人消費の減少による景気の落ち込みを抑制する効果(スタビライザー機能)がある。個人消費を過度に萎縮させないことで経済の安定を図っている。

（2）　社会保障サービスの財源

社会保障サービスの財源には租税・社会保険料・利用者自己負担分がある。運用方式には財源が租税中心の予算（公費租税負担）方式と保険料を中心に租税を加えた保険方式がある。

①公的扶助，社会福祉（介護保険を除く），保健　→　公費租税負担運用方式中心

②年金，医療（高齢者医療含む），介護，雇用，労働災害保障　→　社会保険運用方式中心

老人保健制度の構造改革として，2008（平成20）年，後期高齢者医療制度と企業の社員・家族などの健康管理も健康保険組合が担う特定健康診査・特定保健指導が導入された。

社会保障の充実には，財源の充実が不可欠である。財源の確保には租税負担や社会保険料負担を伴う。国民負担率（租税と社会保険料の国民所得に占める割合）の限度について議論されるのも，国民の負担能力を考慮しているためである。すなわち，租税や社会保険料，利用者負担が高額でも社会保障の充実を求めるのか，個々の選択を重視して，租税や社会保険料の負担を減らし，国民が民間サービスなども組み合わせてサービスを受けることを求めるのか，国民自身の選択にも影響される。

C　社会保障の歴史

社会保障には多くの源流があり，国によっても異なる。イギリスの救貧法，ウエッブ夫妻提唱のナショナル・ミニマム（国民最低限の保障），労働条件の改善を目指した工場法，近代的な社会保障制度のあり方に大きな影響を与えたベヴァリッジ報告，ドイツのビスマルクが導入した社会保険，アメリカでの世界最初の社会保障法などがある。日本でも大正11年に低賃金労働者等を対象とした健康保険法，昭和19年：厚生年金制度，昭和22年：児童福祉法，昭和25年：(現)生活保護法，昭和24年：身体障害者福祉法，昭和26年：社会福祉事業法，昭和33年：(新)国民健康保険法，昭和34年：国民年金法，昭和36年：国民皆

保険・皆年金制度が開始された。日本経済の成長期には社会保障の充実が推進されたが，急速な高齢化とバブル後の低経済成長，さらには約1,000兆円以上の国債等の国・地方政府の借金により，年金改革，医療制度改革，福祉制度改革が余儀なくされた。

1995（平成7）年に国内外における様々な社会的・経済的変遷を背景として出された「社会保障体制の再構築に関する勧告 ―安心して暮らせる二十一世紀を目指して―」（社会保障制度審議会，1995年勧告）では，社会保障の理念が国家責任から社会連帯を基礎とした国民が参加する制度へと変化している。

その後，2008（平成20）年に社会保障国民会議が開かれ，社会保障制度の方向性が示された。2012（平成24）年に社会保障・税一体改革の関連法案が成立し，社会保障制度改革推進法が制定された。この改革は，2019（令和元）年の消費税率10%への引き上げや給付改善策等につながっている。

社会保障制度改革推進法に基づき開かれた社会保障制度改革国民会議による報告書（2013（平成25）年）では，「日本の社会保障制度は，高齢世代を給付の対象とした「1970年代モデル」から，すべての世代を対象とし，すべての世代が支え合う全世代型の21世紀型（2025年）モデルに転換すべき」としている。この報告書を基に，「持続可能な社会保障制度の確立を図るための改革の推進に関する法律」（社会保障改革プログラム法）が制定された。

これまで，1989（平成元）年のゴールドプラン（高齢者保健福祉推進十か年戦略），1994（平成6）年の新ゴールドプラン，エンゼルプランによる子育て支援，1997（平成9）年の介護保険法制定（2000年施行）による介護保険制度創設，健康づくり21などの健康づくり対策，健康保険の3割負担化，「子どもと家族を応援する日本」重点戦略会議における少子化対策とワーク・ライフ・バランスの提言など，多くの政策，施策が実施されてきた。社会保障改革プログラム法は，それまでに示されてきた改革の方向性をさらに具現化していくことを目的としている。大きなテーマとして，子ども・子育て，医療・介護，年金が挙げられる。後述する「地域における医療及び介護の総合的な確保を推進するための関係法律の整備等に関する法律」（医療介護総合確保推進法）の制定にもつながっている。

D　社会保障の給付費・財源と課題

（1）　社会保障の給付費と財源

社会保障費用統計によると，2019（令和元）年度の社会保障給付費は123.9兆円で，前年度比伸び率は2.1%であった。内訳は，年金が55兆4,520億円で給付総額の44.7%，医療が40兆7,226億円で同32.9%，福祉のその他が27兆7,494億円で同22.4%で，年金が最も多くを占めた。国民一人当たりの社会保障給付費は98万2,200円で，対GDP比は22.1%と前年度（21.8%）よりも上昇した。

社会保障財源は，社会保険料が74兆82億円で収入総額の55%を占めた。公費負担は51兆9,137億円で39.2%，このうち国庫負担が34兆4,067億円で26%を占めた。測定方法の定義に着目しながら経済状況とともに変化を捉える視点が求められる。

（2）　社会保障制度の課題

社会保障制度の運用には，租税と社会保険料の財源が必要であるが，次のような理由から，財源の窮迫と問題が生じている。

①日本経済がバブル崩壊後低経済成長期に入り，租税や保険料徴収・財源確保が困難になっている。②高齢者の急速な増加と長寿化が社会保障の対象者の増加につながっている。③医学・医療技術

の進歩などにより，死亡率の抑制効果がみられる反面，長期療養による受療率や要介護者が増加し，医療費や介護給付費が増大している。④国債や借入金，政府短期証券を合わせた国の借金が，2022（令和4）年3月末で，1,241兆3,074億円となり，増加傾向にある。このような趨勢のため，政府は，財政構造改革を余儀なくされている。⑤社会保障財源の確保において世代間格差が大きくなり，若年層の租税・社会保険料の負担が大きくなっている。

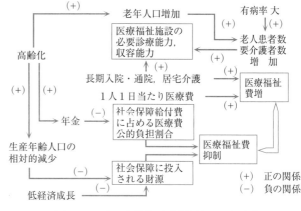

図10-1　人口高齢化が医療福祉に及ぼす影響

これらの問題は相互に関連しており，一つだけ解決しても解決に繋がらないし，人口高齢化も短期間で対応できるわけではない。図10-1はこの状況を示している。人口高齢化は医療・介護需要を増大させ，医療・介護費の高騰のリスクになる可能性があるが，経済成長の鈍化により社会保障費の財源確保が困難になっている。この結果，社会保障サービスの増加傾向に対して，社会保障給付能力が低下しており，財政面から年金，医療，福祉サービスの供給抑制が行われるようになった。

E　社会保障における公衆衛生の役割

（1）社会保障制度と公衆衛生の関連

　社会保障を給付の視点からみると，公衆衛生は医療保険，年金保険，雇用保険，保健，生活保護，社会福祉等とは別のサービスとして理解されている。しかし，公衆衛生は疾病予防の視点から医療保険や保健に関係し，傷病による失業は雇用保険に関わっている。年金もどこまで生存するかにより年金給付に影響する。このように，公衆衛生の状況は，社会保障に大きく影響を与える。

（2）社会保障における公衆衛生の役割

　貧困の原因の主要因として疾病罹患がある。感染症の多い時代には罹患自体が社会からの排除を意味し，都市化の進行でこのような傾向が一層強まった。貧困のために十分な食事ができず感染症に罹患することもある。疾病罹患と貧困には相互の関連性があり，現在でも生活保護の第1原因は傷病によることが多い。また公衆衛生は感染症や生活習慣病の予防などのサービス介入により疾患予防に貢献して社会保障の対象者の増加を抑制するなど社会の健全な発展を目指すための役割を担っている。

　特定健康診査・特定保健指導もメタボリックシンドロームの予防対策であるが，疫学データの蓄積を目指した政策でもあり，公衆衛生の役割が重要になっている。介護予防においても，栄養管理，運動機能低下防止，口腔の衛生など，公衆衛生の方法論が活用できる領域も多い。このように公衆衛生は社会保障の多くの領域で活用されている(第9章2.C これからの地域保健活動の展開 p.144参照)。

2. 医療制度と医療システム

A 医療保険制度の概要と特徴

(1) 医療保険制度の概要

わが国の医療保険制度は，1961(昭和36)年以来，皆保険制度であり，すべての住民が1枚の健康保険証で保険指定の医療機関を自由に受診することができる(フリーアクセス)。医療給付内容は診察，薬剤，治療材料，処置，手術，入院，看護，食事療養，在宅医療等で現物給付である。

医療保険は，被用者保険，国民健康保険，後期高齢者医療制度に分類される。被用者保険は会社などに雇用されているサラリーマンを対象とする保険である。保険者は規模の大きい企業では企業の健康保険組合が保険者になっている。中小企業は，全国健康保険協会が運営する全国健康保険協会管掌健康保険(協会けんぽ)に加入している。国民健康保険は，自営業者か無職の住民を対象にする保険で，地方自治体が保険者である。後期高齢者医療制度では，「高齢者の医療の確保に関する法律」により，75歳以上と65歳以上75歳未満で一定の障害がある高齢者を対象とした医療が提供されている。財源は公費5割，若年者の保険料が4割，高齢者の保険料が1割で構成されている。

受診時の患者負担は，被用者保険では被保険者，被扶養者は3割負担。ただし未就学児は2割，70歳以上は2割負担，現役並み所得者は3割負担。国民健康保険でも同様の負担になっている。後期高齢者医療制度では，自己負担は1割であるが，2022(令和4)年10月から，75歳以上の者等で一定以上の所得者は，自己負担が1割から2割に変更となった(現役並みの所得者は3割負担のままで，2割負担に変更になる者は1か月の外来の負担増加額を3,000円に抑える配慮措置がある)。

わが国の入院医療は包括支払いの方向に，外来は出来高払いの方向に進んでいる。入院医療については，特に急性期医療において **DPC***(Diagnosis Procedure Combination)という診断群分類が導入され，それに基づいた診療報酬包括支払システム DPC/PDPS (Per-Diem Payment System)ができている。

急性期医療を志向する病院の多くが DPC/PDPS を選択しており，3つの病院群からなる。DPC 病院Ⅰ群は大学病院本院群，Ⅱ群は一定以上の医師の研修実施や診療密度を有する医療機関群，Ⅲ群はそれ以外の病院群である。いずれも国に申請して認められる必要がある。2018(平成30)年から DPC Ⅰ群は大学病院本院群，DPC Ⅱ群は DPC 特定病院群，DPC Ⅲ群は DPC 標準病院群に名称が変更された。

保険制度で注目すべきは高額療養費制度である。高額療養であっても限度額以上は支払わなくてよいという，患者には恵まれた制度といえる。高額療養費は世帯単位の医療費，介護給付費で合算するので，家族にとっては家計負担が少ない制度になっている。高所得者でも月額30万円を越えるケースはほとんどない。低所得者や高齢者の負担はさらに少ない。

* DPC：DPC は14桁の数字で表現されており，診断群分類番号という。この番号の最初の2桁が主要診断名(MDC)，次の4桁が傷病名の細分類になっている。DPC は3層構造で，医療資源を最も投入した傷病名の選択，実施した手術・処置のコード，副傷病名・補助療法・重症度により分類番号が決まる。DPC/PDPS は1日定額払いになっており，入院期間が短い場合点数が高くなる。総点数は1日定額部分にそれぞれの病院の機能評価係数，入院日数を乗算したものに，手術や麻酔などの出来高部分を加えた点数になる。

(2) 医療保険制度の特徴

①国民皆保険制度により医療サービスがすべての住所を有する国民に提供されている。

②医療保険には，サラリーマンの加入する被用者保険(組合管掌健康保険，全国健康保険協会管掌

健康保険（協会けんぽ：前の政府管掌健康保険），共済組合保険など）と自営業者・無職者などが加入する国民健康保険（平成30年4月から都道府県も保険者に），後期高齢者医療制度があり，保険者は複数である。組合管掌健康保険は規模の大きい会社，協会けんぽは中小企業を対象に全国健康保険協会が運営する保険である。被保険者は職域（被用者保険），地域（国民健康保険）によって保険者が決定されるので，保険者を選択できない。

③保険診療では，医療機関と診療する医師両方の保険指定が必要で，被保険者は医療機関を自由に選択して（フリーアクセス）保険診療を受療することができる。

④保険診療の患者自己負担は，被用者保険，国民健康保険においては3割，義務教育就学前の子どもは2割，70歳以上の者については一般の者は2割（現役並み所得者は3割）。後期高齢者医療制度では1割（現役並み所得者は3割。ただし，2022（令和4）年10月より75歳以上の者等で一定以上の所得者は2割）。

⑤原則として保険と自由診療を組み合わせた混合診療は認めていない。例外として保険外併用療養費（選定療養，評価療養）があり，室料差額，予約診療，先進医療などに適用されている。

⑥医療機関のサービス提供に対して，診療報酬体系に基づく診療報酬が社会保険診療報酬支払基金（被用者保険の場合）や国民健康保険連合会（国民健康保険の場合）を通じて支払われる。そのとき保険診療の妥当性のチェックが行われ，妥当と認められなければ支払いがカットされる場合がある。

⑦診療報酬支払いは出来高払いが中心であったが，入院は包括支払い中心，外来や手術などは出来高払いの方向が示されている。

⑧医療費の医療機関への支払い報酬（診療報酬）は中央社会保険医療協議会（中医協）で審議される。

⑨国民医療費，特に70歳以上の高齢者の医療費が増嵩しており，低経済成長下と国の財政構造の悪化とが相まって，政府（国民医療費の約1/4負担）や保険者の負担額が大きくなっている。

⑩急性期医療を志向する病院の一部で，入院医療にDPCが導入されており，1日定額支払いシステムDPC/PDPSが診療報酬支払いに用いられている。DPC対象病院は，2022（令和4）年4月1日時点で，1,764病院となっている。

⑪高額療養費制度があり，所得により異なるが限度額以上は支払わなくてよい。

⑫医薬分業が推進され，薬価が引き下げられているので，薬価差益が縮小している。医療機関では技術料として処方箋料が評価され，薬局では調剤料が評価される。患者は複数の医療機関を受診し，多剤投与や長期の服用が多いので，調剤薬局が服薬管理の役割を果たす対応が求められている。医薬分業は国民医療費増加の抑制と医療費に占める薬剤費の割合を低下させているが，そのあり方についてさらに検討が行われている。

B 保険診療システムと医療施設，病床

（1） 保険診療システム

保険診療システムは，医療法や医療保険制度に基づき，国民，患者，被保険者，医療機関，医療従事者，保険者，診療報酬体系，社会保険診療報酬支払基金（支払基金）・国民健康保険連合会（国保連合会）等で構成される。国民は保険料を支払い，患者は医療サービスの一部負担額を支払う。患者は，このシステムの機能整備と運営により医療サービスを受給できる（図10-2）。

患者は，通常医療機関を自由に選択して受診し，医療サービスを受けることができる。医療給付の

大部分は保険負担であるが，自己負担分3割，75歳以上の高齢者は原則1割負担(現役並み所得者は3割負担)，義務教育就学前乳幼児は2割負担を医療機関に支払う。医療機関は，提供した診療サービスを診療報酬体系に基づいて，診療翌月の10日までに支払基金・国保連合会に請求する。これが診療報酬請求である。支払基金・国保連合会は請求を審査し，保険診療として不適正な部分は返戻する。支払基金・

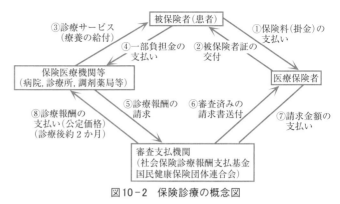

図10-2　保険診療の概念図

資料：(財)厚生労働統計協会，「国民衛生の動向」2022/2023を一部改変

国保連合会は審査後，医療機関に支払いをする保険者に請求し，保険者から支払基金・国保連合会を通じて医療機関に診療報酬が支払われる。被用者保険は支払基金，国民健康保険は国保連合会が対応する。請求から報酬支払いまで通常約2か月かかる。

(2) 医療施設と病床の種類

　医療施設の種類には，大きく病院，診療所(一般，歯科)がある。医療法上の病院と診療所の区分は，20人以上の患者を入院させることのできる施設を病院とし，入院させるための施設を有しない場合(無床診療所)，有している場合でも19人以下の患者を入院させることのできる施設(有床診療所)を診療所としている。病院は，医療法上の機能に着目すると，特定機能病院，地域医療支援病院，臨床研究中核病院などがある。

　これらの開設主体は，国，都道府県，市町村，日赤や済生会などの公的団体，社会福祉法人，医療法人，学校法人，個人などである。医療機関数，病床数ともに医療法人と個人が大きな割合を占めていて，わが国の特徴でもある。

　医療法で規定されている病床の種類は精神病床，感染症病床，結核病床，療養病床，一般病床の5種類である。病院はそれぞれの病床数を保健所に届けることが義務づけられている。療養病床は慢性期患者を収容し，一般病床は急性期患者を収容するとされている。しかし，日本は先進国のなかでも一般病床における平均在院日数が長く，平均在院日数の短縮が診療報酬などで誘導されている。

C　医療法と医療制度改革

(1) 医療法の改正

　医療供給体制の基本法である医療法は，社会状況の変化や医療技術の進歩に対応するために多くの改正が行われてきた。大きな改正は1985(昭和60)年の第一次から2018(平成30)年の第九次，2021(令和3)年の改正がある。第一次医療法改正では都道府県が医療圏を計画して医療資源の偏在を是正し，医療圏の病床数を管理する地域医療計画が導入された。1992(平成4)年の第二次改正では医療提供理念規定の明確化，高度医療を提供する特定機能病院と長期療養目的の療養型病床群の導入，広告規制の緩和，医療法人の付帯業務の規定などが行われた。1997(平成9)年の第三次改正では，インフォームド・コンセントの努力義務，診療所の療養型病床群の設置，地域医療支援病院の創設，医療法人付

帯業務の拡大などが行われた。2000(平成12)年の第四次改正では，病院病床の療養病床と一般病床への区分の届出，病院などの必置施設(臨床検査，給食，汚物処理など)，人員配置基準違反への改善措置などが行われた。

2006(平成18)年の第五次改正では，患者等への医療に関する情報提供の推進，医療機能の分化・連携の推進，医療安全支援センターの法制化，医療法人制度改革，医療従事者の資質の向上などが行われた。また，4疾病(がん，脳卒中，急性心筋梗塞，糖尿病)と5事業(救急医療，災害時医療，へき地医療，周産期医療・小児医療(小児救急医療を含む))について医療連携体制の整備が図られた。

2013(平成25)年には，4疾病に精神疾患が追加され，5疾病5事業になった。(2024(令和6)年からは6事業目として「新興感染症等の感染拡大時における医療」が追加された)。2014(平成26)年には「地域における医療及び介護の総合的な確保を推進するための関係法律の整備等に関する法律」(医療介護総合確保推進法)が制定され(第3章 4.公衆衛生活動関連法規 C 福祉の介護関連法規p.35参照)，効率的かつ質の高い医療提供体制と地域包括ケアシステムの構築が意図された。この法律により医療法等が改正(第六次)され，病床機能報告制度に基づく都道府県ごとの地域医療構想の策定，医療事故調査制度等が盛り込まれた。地域医療構想は，医療計画の一部として位置づけられる。

2015(平成27)年の第七次改正により，2017(平成29)年に地域医療連携推進法人制度が創設された。将来の地域の医療提供体制を構築するために，参加する法人の医療機関相互間の機能分担や業務連携などを推進する一般社団法人を知事が認定する制度である。2022(令和4)年4月1日現在，31法人が認定されている。

2018(平成30)年には「医療法及び医師法の一部を改正する法律」が成立し，医師少数区域等で勤務した医師を評価する制度の創設，都道府県における医師確保対策の実施体制の強化等が図られた。

2021(令和3)年には，「良質かつ適切な医療を効率的に提供する体制の確保を推進するための医療法等の一部を改正する法律」が成立した。長時間労働の医師の労働時間短縮及び健康確保のための措置の整備等，各医療関係職種の専門性の活用として，医療関係職種の業務範囲の見直し，医師養成課程の見直しが図られた。地域の実情に応じた医療提供体制の確保としては，新興感染症等の感染拡大時における医療提供体制の確保に関する事項の医療計画への6事業目として記載の位置づけ，地域医療構想実現に向けた医療機関の取組の支援，外来機能報告制度の創設等が主な内容となっている。

(2) 地域医療構想

2014(平成26)年の医療介護総合確保推進法の成立に伴い，医療機関は病棟機能の現状と今後の方向を都道府県に報告する病床機能報告制度が導入された。病床機能報告制度は，病院(一般病床，療養病床)，有床診療所が病床の担っている医療機能(高度急性期，急性期，回復期，慢性期)を今後の地域における自院等の役割として見据えながら病棟単位で都道府県に報告する。すなわち，自己申告的な特徴がある。都道府県は地域の医療需要の将来推計や医療機関の病床機能の情報を活用して，二次医療圏を原則とした構想区域における医療機能の必要病床数を推計する。さらに，地域の医療関係者との協議を通じて，病床の機能分化と連携を進め，資源利用効率を高める医療提供体制を実現する取り組みが地域医療構想である。当該構想区域の人口構造の変化，医療従事者の確保状況や所在医療機関の機能や配置，医療需要の動向等を考えなければならない。構想区域ごとに地域医療構想調整会議が開催され，2016(平成28)年度末にはすべての都道府県で地域医療構想の策定が終了した。

2015(平成27)年には新公立病院改革ガイドラインが示された。地域医療構想は，地域医療構想調

整会議において2017（平成29）年度から2年間は集中的な検討期間とされた。地域医療構想アドバイザーの任命，介護医療院の創設による介護療養，医療療養病床からの転換促進なども行われた。「経済財政運営と改革の基本方針 2019」等に示されたように公立・公的医療機関の地域医療構想への具体的対応方針と診療実績データの分析が実施された。その結果を情報資源として活用し，実現させていくためのリーダーシップとマネジメントが医療機関のみではなく，医師の派遣元である大学，医師会，病院協会，都道府県等の自治体といったすべての関係者に求められている。

（3）　医療従事者と働き方

　地域医療構想の実現に伴い重要なのは医療サービスを提供する医師や医療従事者の働き方改革と医師の偏在対策である。医師・医療従事者の働き方改革では，労働時間管理の適正化とマネジメント改革，国民に対する上手な医療のかかり方の説明と普及啓発，患者や家族への支援が不可欠である。2024（令和6）年からは医師の時間外労働に対する上限規制が始まることから時間的な制約条件も考えなければならない。方法の一つにはタスク・シフティングやタスク・シェアリングが考えられるが，専門職にかかる法的な規定や現場における実務的な対応など複雑な要素があるため課題は多い。現状把握に基づく業務整理が必要となる。また，各都道府県に設置されている医療勤務環境改善支援センターによる支援を活用し，働き方・休み方，働きやすい環境を確保するための取り組みが医療機関に求められている。

（4）　医療・介護連携

　医療サービスの提供者は医師，歯科医師，看護師，薬剤師，助産師，救急救命士，臨床検査技師，診療放射線技師，管理栄養士，栄養士，理学療法士（PT），作業療法士（OT），言語聴覚士（ST），臨床工学技士（ME），歯科衛生士，精神保健福祉士（PSW），診療情報管理士（HIM），公認心理士（国家資格）・臨床心理士（民間資格），医療ソーシャルワーカー（MSW）など職種が多い。これらの職種のほとんどは国家資格があり専門性が高いため組織管理が困難な面がある。

　これらの専門職が有機的な連携を行い，患者の医療・介護ニーズに対応するチーム医療として栄養支援チーム，感染症対策チーム，リハビリテーションチームなどで活動している。また，チーム医療は，一つの医療機関内に限ったことではない。社会構造の変化や医療技術の進歩にともない医療のあり方が病院完結型から地域完結型へと移行してきている。2006（平成18）年の大腿骨頚部骨折や2008（平成20）年の脳卒中，2010（平成22）年のがんに対する地域医療連携クリティカルパスとしての診療報酬上の評価は，その一例である。入院中心の医療ではなく，なるべく入院期間を短くして，在宅医療や介護で生活支援を可能にするような体制の構築が進められている。

（5）　医療安全と医療事故調査制度

　地域医療構想，医師・医療従事者の働き方改革，医師の偏在対策を考えるうえでも，医療の質と安全が基盤となっていなければならない。1999（平成11）年の横浜市立大学付属病院での患者取り違え手術事故や都立広尾病院での血管内消毒薬誤注射事故など，重大事故が立て続けに発生し，医療事故が社会問題化した。この後，国の安全施策が始まり，2001（平成13）年に厚生労働省医政局に医療安全推進室，都道府県には医療安全支援センターが設置され，それらの協議会により医療安全に関する情報交換が行われることになった。厚生労働省では，2004年から医療事故情報収集等事業を日本医

療機能評価機構に委託し，医療機関から報告された医療事故情報やヒヤリ・ハット事例を収集分析し提供している。また，医薬品医療機器統合機構（PMDA）でも医療安全情報の提供を行っている。

医療介護総合確保推進法において，医療事故調査制度が創設され，2015（平成27）年10月から施行された。この制度では，医療機関管理者（院長）は「提供した医療に起因し，又は起因すると疑われる死亡又は死産であって，当該管理者が当該死亡又は死産を予期しなかったもの」が発生した場合，遅滞なく医療事故調査・支援センターに報告し，遺族へ説明のうえ原因を明らかにするために必要な調査を行い，調査終了時に遺族へ説明したうえで医療事故調査・支援センターへ報告することが義務づけられた。制度は再発予防を目指したものであり，医療従事者の責任を問うものではない。また院内の調査委員会には中立的な外部からの委員の参加が義務づけられている。

D　国民医療費と医療費の3要素

（1）　国民医療費の定義

医療機関で医療保険適用の傷病治療サービスに対して保険財源が投入されるが，これらの保険サービスにかかわる給付費用（公的医療給付額，患者自己負担額を含む）合計が国民医療費とよばれるものである。このなかには，医科・歯科などの医療機関等に支払われる診療費，薬局調剤医療費，入院時食事生活医療費，訪問看護や健康保険支給の移送費等が含まれる。しかし，医療費の範囲を保険医療サービスに限定しているため，正常分娩，人間ドック，予防接種，入院時室料差額分，症状固定後の義眼や義肢等の費用は国民医療費に入らない。

（2）　国民医療費の動向

2020（令和2）年度の国民医療費は42兆9,665億円で，国内総生産（GDP）に対する比率は8.02％である（令和2年度国民医療費の動向）。国民医療費は1999（平成11）年度以降，30兆円を超えており，2013（平成25）年度には40兆円を超えた。2020（令和2）年度の国民1人当たりの医療費は約34万600円である。

（3）　高齢者の医療費

国民医療費の増嵩に影響しているのが高齢者の医療費である。2020（令和2）年度の65歳以上の医療費は約26兆4,315億円と，全体の61.5％を占めている。同様に，70歳以上では22兆4,296億円で52.2％，75歳以上では16兆7,784億円で39.0％である。総務省統計局によると，65歳以上の高齢者の総人口（2022年9月15日現在推計）に占める割合は29.1％（2021年では28.8％）であるので，約3割弱の人口で国民医療費の6割以上を占めていることになる。

（4）　医療費の3要素

医療費の3要素とは受診率，1件当たり日数，1日当たり診療費である。一人当たり診療費は，これらの3つの要素を用いて次のように示される。

一人当たり診療費＝受診率×1件当たり日数×1日当たり診療費

受診率は住民の受診確率に相当し，一人当たりの診療報酬明細書（レセプト）の数を用いている。1件当たり日数は，1か月に患者が医療機関を受診する平均通院日数（外来），平均入院日数で示される。また，1日当たり診療費は，患者が医療機関で治療を受けたときにかかった1日当たりの診療費

表10-1 医療費3要素比較：後期高齢者と若人の比較

(令和元年度)

	受診率	1件当たり受診日数	1日当たり診療費
入 院	6.2倍	1.4倍	0.8倍
外 来	2.3倍	1.2倍	1.2倍

資料：厚生労働省保険局調査課，「医療保険に関する基礎資料～令和元年度の医療費等の状況～」
注）1 後期高齢者医療制度の対象者は75歳以上，および65～74歳の障害者
　　2 若人とは，後期高齢者医療制度以外の医療保険加入者を指す。

用である。

一人当たり診療費＝受診率×1件当たり診療費＝一人当たり受診延べ日数×1日当たり診療費
と考えることもできる。

受診率は，医療内容と患者受療行動に関係する変量であり，1日当たり診療費は医療機関側に関連する変量である。1件当たり日数は，患者，医療機関双方に関係する変量である。3要素について，後期高齢者とそれ以外の倍率でみると2019(令和元)年度は，後期高齢者の入院受診率が6.2倍となっている(表10-1)。これは入退院の頻度が多いことを示している。

(5) 医療保険財政

医療保険財政が悪化し，医療保険の安定的運営が困難をきたしている。医療費の適正化は，この問題に対して医療需要，供給面から医療費の抑制を図ろうとしたものである。医療需要の抑制策としては，1997(平成9)年度に健康保険本人の一部負担を2割にし，2003(平成15)年から保険本人，家族とも3割負担となった。入院では，食事費や居住費が自己負担になった。180日を超える社会的入院については，患者の自己負担が増加する特定療養費を適用してきた。特定療養費制度は，2006年(平成18年)に廃止され，保険外併用療養費制度が新設された。これは，評価療養と選定療養から構成される。

医療供給側に対しては，処方期間の長期化(再診回数の抑制)，医療法や地域医療計画による病床規制，薬価引き下げ，検査料等の定額・包括化，入院期間の短縮化や在宅医療を誘導する診療報酬体系にシフトしている。医療指導監査も保険医療療養担当規則により厳しい対応がなされている。

2008(平成20)年4月から，都道府県単位で医療費適正化計画の作成が始まった。計画の基本理念は，住民生活の質の維持向上で，超高齢社会への対応を求めた医療費抑制の施策である。生活習慣病の予防などに重点を置いているが，健康関連の政策や計画を総動員した計画になっている。療養病床の削減，特定健康診査の実施率の数値目標設定，平均在院日数の数値目標など，実効性を重視しており，健康増進計画や地域医療計画，介護保険事業計画などと調和させて推進することになっている。

E　医療経済・経営分析

(1) 医療経済分析手法

ライオネル・ロビンズは経済学について，「代替的な用途を有する希少な諸資源と諸目的との間の関係としての人間の行動を研究する科学」であると述べている。すなわち，資源が有限であること，目的を達成するためには資源を運用しなければならないことが示唆される。資源を運用，評価するときに考えられる指標のひとつに効率がある。保健・医療・福祉領域は，有限の人材，施設などの資源を使うため経済学の対象となる。例えば，予防接種の時期や回数を決めるのは，医学的な根拠ととも

に資源の効率的活用を考えているからである。保健を重視しているのも，医療資源を使わないようにする経済的アプローチであり，DPC は医療資源を最も多く用いた疾病に着目している。14章で説明する介護保険の要介護認定でも，介護・医療資源の利用量（介護に要する時間など）を用いた経済的基準で判定している。経済では効率を重視するが，効率とは投入資源と成果の関係のことであり，投入資源が一定の場合成果が多い方を効率がよいという。また，成果が一定の場合，投入資源が少ない方を効率がよいという。費用対効果も効率の基準である。資源運用の評価方法には，費用効果分析（Cost-effectiveness analysis：CEA）や医療技術評価（Health technology assessment：HTA）があり，費用効果分析の分類と関連する分析方法については次のものがある。

費用最小化分析：同等のアウトカムをもたらすことがわかっている選択肢間でのみ使える方法。費用を比較して，どの選択肢の費用が最も小さいのかを分析する。

費用効果分析：アウトカムには自然でかつ臨床的にも意味がある効果単位（生存年数や発症を予防出来た人数など）を用いる。その一単位を得るために要した費用，または費用単位当たりの効果を比較する。

費用効用分析：費用効果分析のなかでもアウトカムを質調整生存年数（QALY）で評価する方法。QALY では，完全に健康な状態を1，死を0として，0～1の間の値で効用（QOL）を表現する。分析結果は，QALY 1単位あたりの費用で表される。

費用便益分析：要した費用のみではなく，アウトカムまで金額に換算して比較する方法。期待される効果や疾患が異なっても比較が可能であるが，アウトカムを金額に換算する方法が複数あるので，どの方法を用いるかで分析結果が異なる場合がある。

（2）　医療経営分析手法

　病院等の医療経営，介護サービス事業所等の介護経営などは，一般の企業と異なる経営環境にある。一般の企業は投入する資源や販売する商品の価格は市場価格で決まる。一方，医療・介護関連の経営体は，投入する資源は市場価格で購入するが，販売価格は公定価格（診療報酬や介護報酬）であり，価格設定はできない。さらに投入資源が販売価格や制度に大きな影響を受けるため，投入資源にも制約条件が増える。また，医師や看護師の確保は難しく，在宅復帰率や重症度，医療看護必要度，入院日数等のように制度の制約条件がある。同時に医療の質の確保も求められるため，難しい経営となる。

　医療機関は自由な宣伝広告ができなかったが，少しずつ情報公開が進んでいる。日本医療機能評価機構による病院の機能評価情報は，機構に認定されると評価内容を認定された病院のホームページに掲載できる。医療法人は配当が禁止されているので，直接金融による資金調達が困難である。しかし，医療は労働集約的で，かつ不動産設備，機器等への投資が不可欠な特性をもつ。このような環境において，地域の医療提供体制を面的に捉えて他の医療機関とともに構築していく経営が求められる。経営には理念が必要であり，病院の玄関付近には，理念や目標が掲げられていることが多い。組織にとって，職員が目指す方向を共有することが重要であり，理念や目標は組織の協力体制を構築するために不可欠である。理念や目標達成には戦略が必要である。戦略を具体化していくためには，自分たちの現状を把握するための分析が不可欠である。ここでは企業のみではなく医療・介護分野，都道府県や市町村等の行政分野でも応用できる考え方について紹介する。

　その方法の一つが **SWOT** 分析である。SWOT 分析は，医療機関を例にすると，自院の強み（Strengths），弱み（Weaknesses），機会（Opportunities），脅威（Threats）の頭文字をとったよび方である。これらに

内部環境	強み（Strengths）	弱み（Weaknesses）
	ex. ・医師・医療従事者が多い ・最新の設備機器が導入されている ・専門性の高い診療科がある	ex. ・医師・医療従事者が少ない ・新入院患者が少ない ・地域医療連携部門が弱い ・患者単価が減少
外部環境	機会（Opportunities）	脅威（Threats）
	ex. ・当該地域唯一の急性期病院である ・居住・保健・医療・介護連携の可能な情報システムが地域で整備されている ・周辺医療機関と役割分担が明確である	ex. ・当該地域の人口が流出している ・診療報酬改定等の制度上のリスク ・大学医局からの医師の引き上げ

		内部環境	
		強み（Strengths）	弱み（Weaknesses）
外部環境	機会（Opportunities）	強みを機会に活かす戦略	弱みを補完，克服して機会に活かす戦略
	脅威（Threats）	強みによって脅威に対応する戦略	弱みと脅威を最小限にする戦略

図10-3　SWOT 分析

ついて医療機関の外部と内部の2つの視点から経営環境を整理・分析する。外部環境分析では，自院を取り巻く経営環境をみて，自院に与える影響やこれまであまり注目していなかったようなことをリサーチすると同時に，自院にとって望ましくない影響を与えるリスクを検討する。内部環境分析では，周辺の医療機関と比較した時の自院の強み，弱みを把握する。次のステップとして，これらの要素を組み合わせて自院に適した戦略を考える（図10-3）。今後，自院が地域のなかで，どのような役割を担っていくのかを明確にしていくことがさらに求められる。

　これらの策定のなかで同時に考えておくと便利なものがマーケティングの考え方の3C（Company, Customer, Competitor）分析や7W2H2E（Who, Whom, What, Which, Where, When, Why, How to, How much, Evidence, Evaluation）などの主体や対象等の要素を明確に分けて考えるための視点である。3C分析で医療機関を例にすれば，Company が自院，Customer が患者や地域，Competitor が周辺医療機関を意味する。あくまで俯瞰するための概念であるが，今後は Competitor との協動や4C分析における Co-Operator（協力者）の存在をより強く考えていく必要がある。

　自院の財務情報のみではなく様々なデータを有しているのはもちろん，病床機能報告制度のように公開されているデータもあるので，根拠をもった議論をすることができる。これらは事前評価，計画，決定と実行に向けた調整，決定，実行，モニタリング・調整，事後評価，フィードバックといったマネジメントサイクルの時間軸の流れのなかで考えていくことで効果的で効率的な資源運用が期待される。

3. 福祉制度とシステム

A　社会福祉とシステム

社会福祉の概念

　第二次大戦前にも社会福祉制度の平等，法体系はみられたが，戦後の福祉制度は，生活困窮者の救済（生活保護などの所得保障）を重視し確立されてきた。経済成長後の少子・高齢化，核家族化，女性の積極的社会参加，国家財政の悪化などの社会的変化に伴い，現在変革の過程にある。

　福祉制度改革の枠組みは，選別主義による限られた対象者の救済と措置方式の考えから，①多数の

国民を対象者とする，②個人の自立の尊重，③サービスの利用者選択（契約方式），④サービスの質の向上，⑤在宅サービスの充実，⑥社会福祉事業の充実，活性化，⑦地域福祉の重視，など普遍主義の考えに変革されつつある。社会福祉の主な領域としては，①生活保護，②障害者福祉，③児童福祉，④母子保健，⑤老人福祉などが挙げられる。

　例えば，生活保護は生活に困窮するすべての国民に対し平等に保護を行う制度である。生活扶助，教育扶助，住宅扶助，医療扶助，出産扶助，生業扶助，介護扶助，葬祭扶助の8種類がある。生活保護は憲法25条の「健康で文化的な最低限度の生活水準」を保証するものであるが，自己努力・自立や家族の支援などが求められており，厳しい条件下で給付されている。この背景には劣等処遇の原則があり，勤労者よりも高い保護水準を提供することが困難である。生活保護の第一原因の多くは傷病（東北では震災による世帯の所得低下）になっており，保健・医療による介入も対象者数に影響する。

B　社会福祉制度・政策の変遷

　社会福祉は長期間に渡って措置制度により運用されてきた。措置制度における社会福祉サービスは，生活困窮者や障害者，母子，高齢者など，サービスを受けたいと希望する人が市町村等の窓口に申請して，サービス受給資格があると確認された場合に，サービスを受けることができる。したがって，社会福祉サービス受給には資格要件の審査が伴う。

　社会福祉サービスの主な財源は租税であり，サービスの供給量は国や地方自治体の予算などによる制約を受けることになる。社会福祉サービスの利用には制限があり，施設サービスなどの場合，利用者が自由に施設選択を行うことは困難な場合が多い。また，措置制度においては競争がないため，サービスの質の向上や資源利用の効率化が図られにくいと指摘されてきた。高齢社会の到来や国民ニーズの多様化，生活レベルの向上などからもサービスの選択方式と契約方式に移行しつつある。

　1989（平成元）年に，高齢者保健福祉推進十か年戦略（ゴールドプラン）が策定され全国市町村・都道府県において，将来の保健福祉サービスの具体的目標を設定する老人保健福祉計画が作成された。ホームヘルプ（在宅介護），デイサービス（通所介護），ショートステイ（短期入所），訪問看護，在宅介護支援センターなどの在宅福祉サービスの充実・整備や特別養護老人ホーム，ケアハウス，高齢者生活福祉センターなどの施設整備も推進された。

　1990（平成2）年には，福祉関係八法（老人福祉法，身体障害者福祉法，精神薄弱者福祉法（現・知的障害者福祉法），児童福祉法，母子及び寡婦福祉法，社会福祉事業法（現・社会福祉法）など）が改正され，福祉サービスの一元的供給や老人保健福祉計画の策定が市町村に義務づけられた。この他，身体障害者福祉の充実が図られるとともに，精神薄弱者福祉法（現・知的障害者福祉法），児童福祉法，母子及び寡婦福祉法（現・母子及び父子並びに寡婦福祉法）では在宅福祉サービスの推進が方向づけられた（第3章 4.公衆衛生活動関連法規 C p.35, 36参照）。

　1993（平成5）年には新障害者プランが策定され，リハビリテーションとノーマライゼーションの理念を継承し，国民が相互に尊重し合う「共生社会」の実現を目指した。1994（平成6）年には21世紀福祉ビジョンが策定され，新ゴールドプランとエンゼルプランが提言された。新ゴールドプランでは，①保健福祉サービス水準の向上，②利用者本位，③自立支援，④普遍主義，⑤統合的サービスの提供，⑥地域主義，⑦取り組むべき施策の枠組みの検討などが行われ，1999（平成11）年度で終了した。2000（平成12）年度から2004（平成16）年までゴールドプラン21が実施された。具体的施策として次の

ものを挙げている。①介護サービス基盤の整備，②痴呆性高齢者支援対策の推進，③元気高齢者づくり対策の推進，④地域生活支援体制の整備，⑤利用者保護と信頼できる介護サービスの育成，⑥高齢者の保健福祉を支える社会的基盤の確立と実施，⑦地方公共団体の自主事業支援。

　1997（平成9）年に介護保険法が成立し，2000（平成12）年度から介護保険制度が始まった。保険者である市町村は3年ごとの介護保険事業計画の策定と見直しにより，介護サービス整備を進めている。2005（平成17）年度には，介護予防重視型システムへの転換や地域密着型サービスの創設，地域支援事業など，新たなサービスが体系化された。地域支援事業には，介護予防・日常生活支援総合事業，包括的支援事業，各市町村の判断で行う任意事業がある。2011（平成23）年度の改正では，日常生活圏域で，住まい，医療，介護，予防，生活支援を切れ目なく行う，地域包括ケアシステム構築が推進され，24時間対応の定期巡回・随時対応型訪問介護看護や介護・看護を組合せた複合型サービス（現・看護小規模多機能型居宅介護）が創設された。2014（平成26）年度には，医療法や介護保険法等の整備を行う「医療介護総合確保推進法」が成立した。これにより地域包括ケアシステムを構築することを通じ，地域における医療および介護の総合的な確保を推進することになった。在宅医療・介護連携の推進などの地域支援事業の充実とあわせ，予防給付の一部（介護予防訪問介護と介護予防通所介護）を地域支援事業に移行し，特別養護老人ホームは中重度の要介護者を支える機能に重点化した。

　2016（平成28年）6月，「ニッポン一億総活躍プラン」において，地域のあらゆる住民が役割をもち，支え合いながら自分らしく活躍できる地域共生社会を実現する仕組みを構築することになった。このなかで，介護保険または障害福祉のいずれかの指定を受けた事業所がもう一方の制度の指定を受けることがきるように，共生型サービスが創設され，2018（平成30）年4月に報酬改定が行われた。その後，地域共生社会の実現のための社会福祉法等の一部を改正する法律が2020（令和2）年に公布され，一部を除き2021（令和3）年4月に施行された。

　他方，わが国で最初の少子化に関わる総合対策となる1994（平成6）年のエンゼルプランでは，①安心して出産・育児ができる環境整備，②家庭を子育ての基本とする子育て支援社会の構築，③子供の利益を最大限尊重する，という3つの視点から子育て推進施策を推進した。重点施策として，子育てと仕事の両立支援の推進，家庭での子育て支援，子育てのための住宅と生活環境の整備，子育て費用の軽減などが重点施策とされた。1999（平成11）年には新エンゼルプランが策定され，従来の保育サービスなどに加え，相談・支援体制，母子保健，教育，住宅などの総合的な計画が行われるようになった。2003（平成15）年には，少子化社会対策基本法と次世代育成支援対策推進法が制定され，2004（平成16）年には，少子化社会対策大綱が閣議決定された。実施計画として子ども・子育て応援プランが策定され，ワーク・ライフ・バランス（若者の自立，仕事と家庭の両立支援など）に関する目標が掲げられた。2010（平成22）年には少子化対策基本法に基づく施策の新しい大綱として，子ども・子育てビジョンが閣議決定された。2012（平成24）年には子ども・子育て関連の制度，財源を一元化して新しい仕組みを構築していくために，子ども・子育て支援法が制定され，2015（平成27）年には子ども・子育て支援制度が施行された。

　子ども・子育て支援法及び児童手当法は，2021（令和3）年に一部改正された。地域子ども・子育て支援事業を行う市町村等における子ども・子育て支援の提供を行う関係機関相互の連携推進に関する事項を，市町村子ども・子育て支援事業計画の任意的記載事項に追加することなどが定められた。

C | 障害者福祉

2000（平成12）年度には社会福祉事業や措置制度などの社会福祉基盤を改革する見直しが行われた。2003（平成15）年度には身体障害者福祉法，知的障害者福祉法，児童福祉法の改正により，行政がサービス利用者を選定しサービス内容を決定する措置制度から，利用者が自主的にサービスを選択し，サービス事業者と契約して利用する支援費制度に移行した。利用者は市町村にサービス支給の申請を行い，市町村は障害の程度やサービスの利用状況，住宅環境などを勘案して居宅支援サービスや施設支援サービスの支給決定を行う。サービス利用者が受給する支援費は，実際にはサービス提供者が代理受領できる仕組みになった。

この制度の導入により利用者が増加し，予算を上回る傾向が生じ，財源の維持が困難になってきた。また，サービス事業者の数も利用者が限定されているため増加の兆しはみられず，自立支援システムの整備が必要になった。このような経過から，2006（平成18）年4月に障害者の地域生活・就労を推進し，自立を支援する障害者自立支援法が施行され，新たなシステム整備の枠組みが作られた。

障害者自立支援法は，身体障害者，知的障害者，精神障害者，障害児などの障害種別に関わりのない共通の給付などに関する法律である。この法律では，障害者のサービスを一元化（サービス提供主体は市町村，身体障害，知的障害，精神障害に共通の福祉サービスの提供）し，就労移行と社会資源活用（空き店舗，空き教室等）の規制緩和，手続きや基準の透明化・明確化，サービス利用の応益負担，国の財政責任の明確化などが示されている。2012（平成24）年には障害者の日常生活及び社会生活を総合的に支援するための法律（障害者総合支援法）に改正され一定の難病患者も対象に加え，2013年4月1日から施行された。この法律は，最初は応益負担であったが，応能負担に修正された。

2012（平成24）年の「障害者の日常生活及び社会生活を総合的に支援するための法律」（障害者総合支援法）以降も，2013（平成25）年の障害者差別解消法による障害を理由とする差別解消の推進，障害者の雇用の促進等に関する法律（障害者雇用促進法）および精神保健及び精神障害者福祉に関する法律（精神保健福祉法）の改正等の施策が進められている。2022（令和4）年現在の障害者の法定雇用率は，民間企業で2.3％，国，地方自治体，特殊法人などで2.6％となっている。

障害者の状況については，身体障害，知的障害，精神障害の3区分について，厚生労働省による「生活のしづらさなどに関する調査」，「社会福祉施設等調査」または「患者調査」等に基づいた報告がある（厚生労働省「令和4年版　障害者白書」）。障害者数の概数は，身体障害児・者436万人，知的障害児・者109万4千人，精神障害児・者419万3千人。単純な合計ではないが，国民の約7.6％が何らかの障害をもっていると推計されている。

2021（令和3）年には障害者の重度化・高齢化を踏まえた地域移行・地域生活の支援，相談支援の質の向上，効果的な就労支援，医療的ケア児への支援などの障害児支援の推進，感染症等への対応力強化などの対応が図られている。また，ヤングケアラーの支援とその強化も本格的に取り組まれ始めた。

（1）身体障害者の福祉

身体障害者福祉法に基づく身体障害者とは，「身体上の障害がある18歳以上のものであって，都道府県知事から身体障害者手帳を交付された者」で，18歳未満の者は児童福祉法に基づき手帳が交付される。ここでいう身体障害とは，視覚障害，聴覚障害，平衡機能障害，音声，言語・咀しゃく機能の障害，肢体不自由，心臓，腎臓，呼吸器，膀胱，直腸・小腸の機能障害，ヒト免疫不全ウイルスによる免疫機能障害，肝臓機能障害である。1966（昭和41）年に身体障害の範囲が心臓や呼吸器などの内部障害に拡大された。生活のしづらさなどに関する調査によると，2016（平成28）年の身体障害者手帳所持者428万7千人のうち，肢体不自由が45.0％，内部障害が28.9％，聴覚・言語障害が8.0％と

なっている。主な障害の原因は，65歳未満，65歳以上ともに病気と事故である。身体障害の程度は1級から6級まであり，1級が最も重度の障害になっている。1級，2級の重い障害を有する者は65歳未満では全体の53.0％，65歳以上では45.8％を占めている。特に視覚障害と内部障害では，1級と2級の重度の者が全体の6割を超えている。0～9歳と10～17歳の身体障害者手帳所持者は，前者が31,000人，後者が37,000人と推計されている。1級と2級の重度者の割合は前者が22,000人（71.0％），後者が23,000人（62.2％）と高い。

2022（令和4）年の障害者白書によると，上記のうち65歳以上の身体障害者(在宅)は72.6％で，調査時点の2016（平成28）年の日本の老年人口割合27.3％と比べると約2.7倍となり，障害者の高齢化が進んでいる。

（2）　知的障害者の福祉

知的障害者福祉法により，知的障害児・者には療育手帳の交付とサービスの提供が行われる。しかし，知的障害は福祉用語であり法律による具体的な線引きがないため，自治体によって認定基準が異なる。知的障害児・者の調査で用いられる定義は「知的機能の障害が発達期（おおむね18歳まで）にあらわれ，生活に支障をきたしているため，何らかの特別な支援を必要とする状態にあるもの」である。

知的障害は，IQにより，軽度，中度，重度，最重度に分ける場合もある。手帳制度では重度とそれ以外に区分される。療育手帳を所持する知的障害者(児)は962,000人と推計されている。重度は373,000人（38.8％），その他は555,000人（57.7％）である（2016（平成28）年生活のしづらさなどに関する調査）。

知的障害者または介護を行う者に対する更生援護は，知的障害者の居住地の市町村が行い，援護，育成，更生に関する事務を都道府県と市に置かれている福祉事務所が行う。特に知的障害者に関する相談指導で，専門的な知識や技術を必要とする際には，知的障害者福祉司のいる知的障害者更生相談所が対応する。2020（令和2）年度の福祉行政報告例（厚生労働省）によると，知的障害者更生相談所における相談件数は10万5,122件で，取扱実人員は8万4,651人である。

（3）　精神障害者の福祉

精神障害者は，「統合失調症，精神作用物質による急性中毒または依存症，知的障害，精神病質その他の精神疾患を有する者」として，精神保健福祉法で定められている。障害の程度は1～3級まで分類されており，1級は精神障害があって日常生活に常時援助を必要とする状態，2級は精神障害があって日常生活が著しい制限を受けるか，または著しい制限を加えることを必要とする状態，3級は精神障害があって日常生活もしくは社会生活が制限を受けるか，または制限を加えることを必要とする状態，とされている。

精神疾患を有する者のうち精神障害のため長期にわたり日常生活や社会生活に制約があって希望する者には，精神障害者保健福祉手帳が交付される。統合失調症，気分障害，てんかん，高次機能障害を含む器質性精神障害などが対象になっている。精神障害者保健福祉手帳交付者数は，2020（令和2）年度末で1,180,269人。1級10.9％，2級58.8％，3級30.3％である（令和2年度衛生行政報告例）。

精神科の入院期間が短縮化され，精神障害者の在宅での治療や社会復帰が政策誘導されている。入院中心のケアから，地域社会での自立支援，社会復帰を目指すサービス支援体制ができている。都道府県では，「障害福祉計画」に基づき，退院可能な精神障害者の支援を精神障害者地域移行・地域定着支援事業として行っている。保健所では，精神障害者の早期治療の促進，社会復帰と自立および社

会経済活動への参加の促進，相談指導，デイケア事業を行っている。自殺の増加の社会問題などを減少，解決するための心の健康づくりは，わが国の課題である。保健所は市町村の精神障害者支援事業を支援していて，その役割はより大きなものになってきている。

D　児童福祉

児童福祉は，児童福祉法をもとに市区町村と専門機関が様々な取り組みを行っている。児童は18歳未満を意味しており，児童相談所は児童福祉の専門機関として都道府県，指定都市に設置が義務づけられている（2022（令和4）年4月1日現在で全国に228か所設置）。児童相談所は，児童に関する様々な相談を受ける施設で，必要に応じて一時保護を行う。相談件数は増加傾向がみられ，2020（令和2）年度は約52万件となっている。

　2016（平成28）年の児童福祉法等の一部を改正する法律により，児童福祉法の理念の明確化（子どもが権利の主体である，家庭養育優先等），母子健康包括支援センターの全国展開，市区町村および児童相談所の体制強化等が図られた。都道府県は児童相談所に対して，①児童心理司，②医師または保健師，③指導・教育担当の児童福祉司を置き，弁護士の配置またはこれに準ずる措置を行うようになった。これらの職種間の連携が重要であり，児童虐待への迅速かつ的確な対応が求められている。

　2018（平成30）年の児童虐待防止総合強化プランでは，地域において児童相談所と市区町村が役割分担しながら，すべての子どもに対して切れ目のない支援を提供するために，2019～2022年度までにそれぞれの専門職の配置を図るための取り組みが進められ，「児童虐待防止対策の抜本的強化について」（2019（平成31）年3月19日の関係閣僚会議決定）を受け，児童虐待防止対策の強化を図るための児童福祉法等の一部を改正する法律が2019（令和元）年6月19日に成立した。児童の権利擁護（体罰の禁止の法定化等）や児童相談所の体制強化と設置促進，関係機関の連携強化等が主な内容である。

　対象を限定的に捉えることなく，地域における子育てや子育ち（子ども自身の内発的な育ち）を普遍的，総合的，積極的に支援するための施策がより求められている。

E　母子保健

母子保健は，思春期から妊娠，出産，新生児期，乳幼児期を通じた体系の下での総合的かつそれぞれの時期に最も適したサービスが行われるように体系化が目指されている。（第11章 3. 母子保健事業 p.170～172参照）

　母子保健法により，市区町村が次のような母子保健施策サービスを妊産婦等の対象者に提供する。

①健康診査等（妊産婦（産婦：産後1年以内），乳幼児（就学前），1歳6か月児，3歳児童，新生児スクリーニングなど）

②保健指導等（母子健康手帳の交付，マタニティマークの配布，保健師等による訪問指導等，乳児家庭全戸訪問事業（こんにちは赤ちゃん事業），養育支援訪問事業，母子保健相談指導事業，思春期保健対策の推進，食育の推進など）

③療養援護等（未熟児養育医療，不妊に悩む方への特定治療支援事業など）

④医療対策（妊娠・出産包括支援事業（子育て世代包括支援センター，

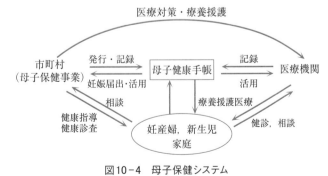

図10-4　母子保健システム

産前・産後サポート事業，産後ケア事業等），児童虐待防止医療ネットワーク事業など）

これらの母子保健サービス情報は，妊娠の届出により交付される母子健康手帳により統合管理されている。母子保健をシステムとして捉えると，妊産婦，新生児，医療機関，市区町村などを構成要素として考えることができ，母子健康手帳は，構成要素間での共有情報となる。医療機関ではこの母子健康手帳の情報を参考にして治療や健診，相談を行い，再び手帳に情報を記入する。このように母子健康手帳は妊産婦と子どもの情報管理の機能を担ったシステムコーディネート機能をもつ（図10-4）。

近年ひとり親家族が増加傾向にあり，所得の低さから子どもの貧困が社会問題になった。2013（平成25）年に，子どもの貧困対策の推進に関する法律が公布され，子どもの貧困対策会議が設置された。これを受けて，2014（平成26）年には，子どもの貧困対策に関する大綱が閣議決定されている。2015（平成27）年の「すべての子どもの安心と希望の実現プロジェクト」には，ひとり親家族・多子世帯等自立支援プロジェクトと，児童虐待防止プロジェクトが含まれている。両親や3世代で子どもを養育するモデルが変化しており，変化に対応したモデルやシステムが必要になっている。2016（平成28）年の母子保健法改正により，2017（平成29）年4月から子育て世代包括支援センター（法律の名称は母子健康包括支援センター）を市区町村に設置することが努力義務化された。ここでは，児童虐待予防・防止のための支援，妊産婦および乳幼児ならびにその保護者のQOLの改善・向上等が理念として掲げられている。連続的で継続的な支援をこれらの対象者に提供することを機能として担っていて，安心して妊娠・出産・子育てができる地域づくりが期待されている。

子どもの貧困対策の推進に関する法律と大綱は，2019（令和元）年に一部改正され，目的の規定や基本理念が見直された。大綱では，子どもの貧困に関する指標の設定や指標の改善に向けた重点施策が示されている。

F 社会福祉施設等

多くの社会福祉施設があるが，ここでは保護施設，老人福祉施設，介護保険施設，児童福祉施設，障害児施設などを中心に説明する（表10-2），（「国民の福祉と介護の動向」2022/2023）。

保護施設

救護施設：身体上または精神上著しい障害があるために日常生活を営むことが困難な要保護者を入所させて，生活扶助を行う。

更生施設：身体上または精神上の理由により養護および生活指導を必要とする要保護者を入所させて，生活扶助を行う。

医療保護施設：医療を必要とする要保護者に対して，医療の給付を行う。

授産施設：身体上若しくは精神上の理由または世帯の事情により就業能力の限られている要保護者に対して，就労又は技能の修得のために必要な機会および便宜を与えて，その自立を助長する。

老人福祉施設

養護老人ホーム：65歳以上の者であって，環境上の理由および経済的理由により居宅において養護を受けることが困難な者を入所させ，養護するとともに，自立した日常生活を営み，社会的活動に参加するために必要な指導および訓練その他の援助を行う。

特別養護老人ホーム：65歳以上の者であって，身体上または精神上著しい障害があるために常時の介護を必要とし，かつ，居宅においてこれを受けることが困難な者を入所させ，養護する。

表10-2　介護保険施設の比較

		介護療養病床	介護医療院		介護老人保健施設	特別養護老人ホーム
			Ⅰ型	Ⅱ型		
概要		療養病床を有する病院・診療所であって，長期療養を必要とする要介護者に対し，医学的管理の下における介護その他の世話，必要な医療等を提供するもの	要介護高齢者の長期療養・生活施設		要介護者にリハビリ等を提供し，在宅復帰を目指す施設	要介護者のための生活施設
設置根拠		医療法（医療提供施設）				老人福祉法（老人福祉施設）
		医療法（病院・診療所）	介護保険法（介護医療院）		介護保険法（介護老人保健施設）	
配置	医師	48対1（3名以上）	医師：48対1（3名以上）	医師：100対1（1名以上）	100対1（常勤1名以上）	健康管理および療養上の指導のためで必要な数
	看護職員	6対1（うち看護師2割以上）	看護職員：6対1（うち看護師2割以上）	看護職員：6対1	3対1（うち看護職員を2／7程度を標準）	3対1
	介護職員	6対1〜4対1（療養機能強化型では5対1〜4対1）	介護職員：5対1〜4対1	介護職員：6対1〜4対1		
面接		6.4㎡以上	8.0㎡以上1) 2)		8.0㎡以上2)	10.65㎡以上
設置期限		令和6年3月末	—	—	—	—

資料：厚生労働省，「全国厚生労働関係部局長会議資料」（平成30年1月）

注〕　1）　多床室の場合も，家具やパーテーション等による間仕切りの設置など，プライバシーに配慮した療養環境の設備を検討
　　　2）　大規模改修まで6.4㎡以上で可

軽費老人ホーム（ケアハウス）：無料または低額な料金で，老人を入所させ，食事の提供その他日常生活上必要な便宜を供与する。

| 介護保険施設 |

介護老人福祉施設：老人福祉施設である特別養護老人ホーム。要介護3以上の寝たきりや認知症のために常時介護を必要とし，自宅での生活が困難な者に生活全般の介護を行う施設

介護老人保健施設：病状が安定期にあり入院治療の必要はないが，看護，介護，リハビリを必要とする要介護状態の高齢者を対象に，慢性期医療と機能訓練によって在宅への復帰を目指す施設

介護療養型医療施設：脳卒中や心臓病などの急性期の治療が終わり，病状が安定期にある要介護状態の高齢者のための長期療養施設であり，療養病床や老人性認知症疾患療養病棟が該当する。2012年の廃止が2018（平成30）年3月末まで延長されていたが，2017（平成29）年の法改正によって2024年3月末まで延長された。

介護医療院：主として長期にわたり療養が必要である要介護者に対し，療養上の管理，看護，医学的管理の下における介護および機能訓練その他必要な医療ならびに日常生活上の世話を行う施設。2018（平成30）年4月に創設

乳児院：乳児(保健上，安定した生活環境の確保その他の理由により特に必要のある場合には，幼児を含む)を入院させて，これを養育し，あわせて退院した者について相談その他の援助を行う。

保育所：日々保護者の委託を受けて，保育に欠けるその乳児または幼児を保育する。

児童館：屋内に集会室，遊戯室，図書館等必要な設備を設け，児童に健全な遊びを与えて，その健康を増進し，又は情操を豊かにする。

児童養護施設：保護者のいない児童(乳児を除く。ただし，安定した生活環境の確保その他の理由により特に必要のある場合には，乳児を含む)，虐待されている児童その他環境上養護を要する児童を入所させて，これを養護し，あわせて退所した者に対する相談その他の自立のための援助を行う。

障害児施設サービス(児童福祉施設の一部)

＜障害児入所支援＞

福祉型障害児入所施設：保護，日常生活の指導，独立生活に必要な知識技能の付与を行う。

医療型障害児入所施設：保護，日常生活の指導，独立生活に必要な知識技能の付与や治療を行う。

＜障害児通所支援＞

児童発達支援：児童発達支援センターなどに通わせ，日常生活における基本的な動作の指導，知識技能の付与，集団生活への適応訓練などの支援を行う。

医療型児童発達支援：医療型児童発達支援センターや指定発達支援医療機関に通わせ，日常生活における基本的な動作の指導，知識技能の付与，集団生活への適応訓練などの支援や治療を行う。

放課後等デイサービス：授業の終了後や休業日に児童発達支援センターなどの施設に通わせ，生活能力の向上のために必要な訓練，社会との交流の促進などの支援を行う。

居宅訪問型児童発達支援：居宅を訪問し，発達支援(日常生活における基本的な動作の指導，知識技能の付与，生活能力の向上のために必要な訓練などの支援)を行う。

保育所等訪問支援：保育所，乳児院，児童養護施設などを訪問し，障害児以外の児童との集団生活への適応のための専門的な支援を行う。

4. 保健予防システムモデルと機能

A 制御機能の基本概念　健康の維持，回復，改善を支援する保健・医療・福祉システムには，適正な目標水準に健康状態を維持，回復する支援機能が必要である。また，健康状態を悪化させないように支援する機能も必要である。

(1) フィードバック・コントロール

システム理論の概念であるフィードバック・コントロールの制御機能は，健康状態の維持と回復機能の基本概念である。目標範囲を定め，その範囲をはずれた場合にコントロールを開始し，目標範囲に入るとコントロールを停止する。保健・医療・福祉におけるこの制御機能は，病気の治療，介護などがある。

(2) フィードフォワード・コントロール

フィードフォワード・コントロールの制御機能は，健康を害するリスクの発生や病気の罹患を回避

する基本概念である。リスクの発生を予防し、病気のリスク・ファクターを減少させるためのコントロールにより、病気の罹患を予防する（図10-5）。この予防制御には、検診、健診、介護予防などがある。フィードバック・コントロールとの相違は、予防のためのリスク・ファクターが明確になっている場合に有効な点である。集団全体を対象とするフィードフォワード・コントロール（ポピュレーションアプローチ）の場合は、費用のかからない方法が必要となる。

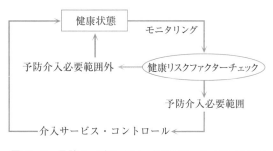

図10-5　予防サービス・フィードフォワード・コントロール

5. 保健・医療・福祉の機能分化・連携と効果

　保健・医療・福祉はそれぞれ病気の予防や健康増進・病気の治療・生活復帰のリハビリや生活支援を主に担当する機能であり、機能分化によりサービスが提供されている。医療機能においても、高度急性期、急性期、回復期、慢性期などで、患者特性に対応した機能分化の推進と整備が行われている。

　現在、高度急性期や急性期に偏った病床構成の是正や入院期間の短縮化が誘導されており、高度急性期、急性期、回復期、慢性期の病棟構成バランスが再考され、病院完結型の医療から地域完結型の医療が志向されている。しかし退院患者の住まい、在宅医療介護の提供システム、生活支援サービスがないと生活が難しくなる。ポストアキュート機能（急性期経過後の治療や回復期リハビリを要する患者の受け入れ）とサブアキュート機能（在宅や介護施設療養者の急性憎悪時の受け入れ）を有する地域包括ケア病棟が整備されたが、本質的には地域の人口構成や将来の地域の医療需要等を踏まえた医療機能の分化と連携が医療提供体制整備の要となっている。福祉機能でも、施設機能、通所機能、短期入所機能、訪問機能等で、利用者特性に対応した機能整備が行われている。

　保健・医療・福祉の連携には、垂直連携と水平連携がある。垂直連携は、脳血管疾患・血管性認知症の予防、治療、リハビリテーション、介護サービスなどのように、サービスの時系列的な流れに応じた連携方式である。水平連携として、糖尿病のように複数の医療機関（内科、眼科等）で機能間の連携が行われた場合などが事例として想定される。

　医療施設や福祉施設の立場から連携を考えると、前方連携、施設内（院内）連携、後方連携がある。前方連携は、紹介患者や利用者を受け入れる連携であり、施設内（院内）連携は、施設内（院内）の部門間の連携であり、クリティカルパスが知られている。後方連携は、退院支援機能であり、福祉施設や病院への紹介や在宅復帰支援などを行う。病院には地域医療連携室が設置されるようになってきており、地域連携機能の拠点として活動している。入院時から退院後を見据えた取り組みが求められている。この他にも保健・医療・福祉連携を集積することにより、対話、情報の共有、時間の節約、資源運用の効率化などが達成できる。この効果を求めて保健・医療・福祉の集積化が進展している。

　どのような患者がどういった治療を受け、どのような転帰をたどったのか、そこにどの程度の資源が投入され、どのようなアウトカムが得られたのかはレセプトなどのデータで把握可能になってきている。アウトカムの指標をどのように設定するのかは標準化の問題など課題が多いが、患者にとっても社会全体にとっても望ましい評価指標となることが期待される。　　　（柿沼倫弘／関田康慶）

9, 10章
問題　ちょっと一休み！　地域保健と社会保障制度について，問題を解いてみよう！

1. **保健所に関する記述である。正しいものの組合せはどれか。**

    a　地域保健法に基づいて設置されている。
    b　すべての市町村は保健所を設置できる。
    c　住民に身近で利用頻度が高い保健サービスを提供する機関である。
    d　地域における健康危機管理の拠点として位置づけられている。
    　　(1)　aとb　　(2)　aとc　　(3)　aとd　　(4)　bとc　　(5)　cとd

2. **社会保障制度について，正しいのはどれか。1つ選べ。**

    (1)　社会保障サービスの財源は，すべて租税である。
    (2)　貧困階層の救貧は社会福祉手当で行われている。
    (3)　社会保障制度には，所得の再分配機能がある。
    (4)　賦課方式は，所得間格差是正のためである。
    (5)　国民負担率は，国民所得に占める租税の割合である。

3. **医療提供体制について，正しいのはどれか。1つ選べ。**

    (1)　在宅での医療提供は，認められていない。
    (2)　病院開設は厚生労働省への届け出が必要である。
    (3)　地域医療支援病院は第二次医療法改正で制度化された。
    (4)　地域医療構想では病院の経営効率を高めることが禁止されている。
    (5)　医療介護総合確保推進法により，医療法が改正され医療事故調査制度が創設された。

4. **医療保険制度に関する記述である。正しいものの組合せはどれか。**

    a　高額療養費制度を利用できるのは，低所得の患者に限定されている。
    b　医療保険は，被用者保険，国民健康保険，後期高齢者医療制度に分類される。
    c　国民健康保険の診療報酬請求の審査は社会保険診療報酬支払基金で行っている。
    d　診療報酬改定の答申は中央社会保険医療協議会(中医協)が行う。
    e　原則として保険診療と自由診療の組み合わせは認められている。
    　　(1)　aとb　　(2)　aとd　　(3)　bとd　　(4)　cとe　　(5)　dとe

5. **医療費に関する記述である。正しいものの組合せはどれか。**

    a　予防接種は国民医療費に含まれる。
    b　令和2年度の国民医療費は40兆円を超えている。
    c　急性期の入院医療には一部の病院でDPCが導入されている。
    d　令和2年度の国民医療費の国内総生産(GDP)に対する比率は約5%である。
    e　医療費の3要素とは，受療率，1件当たり日数，1日当たり医療費である。
    　　(1)　aとb　　(2)　aとd　　(3)　bとc　　(4)　cとe　　(5)　dとe

第11章　母子保健―母と子の健康ケア

この章のねらいとまとめ　＊　＊　＊　＊　＊　＊　＊

ねらい：母子保健の概念，その法的根拠となる母子保健法，母子保健対策としての内容や母子保健対策において保健
　　　　行政が担う役割，今後の少子化に向けてのビジョンについて理解する。特に，子ども・子育て支援関連3法
　　　　に基づき，「子ども・子育て支援新制度」が実施されている。その背景や課題について理解する。

まとめ：①行政の母子保健活動は，保健指導，健康診査，療養援護，医療対策など幅広い。
　　　　②母子保健活動の基本的サービスは市町村保健センターが，専門的サービスは保健所が担っている。
　　　　③成育基本法や子ども・子育て支援法の拡充，健やか親子21の推進や，子ども家庭庁の創設が進められて
　　　　　いる。
　　　　④妊娠期から子育て期までの様々なニーズに対して，総合的相談支援を提供するワンストップ拠点（子育て
　　　　　世代包括支援センター）の整備が始まっている。

1. 母子保健の概念

　母子保健の目的は，次世代を担う子どもたちを健やかに生み育てることである。妊娠，出産，産後（授乳期）女性の健康増進は，胎児や乳幼児の健康と密接に関わっている。また，胎児期から乳幼児期は人の一生のなかで最も著しい発育・発達を示す時期であり，この時期の健康が生涯にわたる健康に影響を及ぼすことが示されている。このように母子保健は，胎児期から乳幼児期，学童期，思春期にいたる子の健やかな発達と，妊婦やこれから出産を経験する女性（母体）の健康を支援する活動である。1990（平成2）年に合計特殊出生率が1.57まで低下したことを契機として，少子化が大きな問題となっている。女性の社会進出を支援する制度も必要とされており，乳幼児や妊産婦を病気や異常から守るだけではなく，子どもを健全に生み育てる環境づくりが求められている。

2. 母子保健法

　わが国では，1965（昭和40）年に母子保健法が制定され，この法律に基づいて各種の母子保健事業が実施されている。母子保健法では，法の目的として「母性並びに乳児及び幼児の健康の保持及び増進を図るため，母子保健に関する原理を明らかにするとともに，母性並びに乳児および幼児に対する保健指導，健康診査，医療その他の措置を講じ，もって国民保健の向上に寄与することを目的とする」（第1条）と定めている（第3章 4.A衛生法規 p.29参照）。

Column　DOHaD (Developmental Origins of Health and Disease)学説

　胎生期から乳幼児期にいたる栄養環境が，成人期以降の様々な生活習慣病の発症リスクと関連することが指摘され，DOHaDという概念が提案された。提唱者の名前からBarker仮説ともいわれる。まだ完全に実証された概念ではないが，子どもの成長と発達を考えるうえで，周産期・新生児期，さらには妊娠前の母体の栄養管理の重要性が示唆されている。
　　（仲井邦彦）

3. 母子保健事業

　わが国の主な母子保健対策は，健康診査等，保健指導等，療養援護等，医療対策等の4つの大きな分野に分かれている（図11-1）。このうち専門的な内容は都道府県（保健所）が主体となり，住民全体への一般的な内容については市町村（市町村保健センター）が実施している（表11-1）。

表11-1　都道府県と市町村の役割

都道府県 （専門的母子保健サービス）	市町村 （基本的母子保健サービス）
・先天性代謝異常検査 ・小児慢性特定疾患治療研究事業 ・保健師による個別支援 ・健康相談・健康教育 ・結核児童療育 ・不妊特定治療支援事業（国庫補助事業）	・母子健康手帳の交付 ・両親学級等の開催 ・妊産婦健康診査 ・乳幼児健康診査（1歳6か月児，3歳児） ・妊産婦，新生児訪問指導 ・未熟児養育医療 ・B型肝炎母子感染防止事業

A　健康診査

　妊婦および乳児は市町村が定める方法で健康診査を受けることができる。妊産婦健康診査は，妊産婦死亡の減少を図り，心身の障害を残す可能性があるハイリスク児などの発生を予防するうえで重要である。近年，高齢やストレスなどをかかえる妊婦が増加傾向にあり，就業などの理由により健康診査を受診しない妊婦もみられることから，妊婦健診の重要性が益々高まっている。そこで，地域子ども・子育て支援事業に妊産婦健

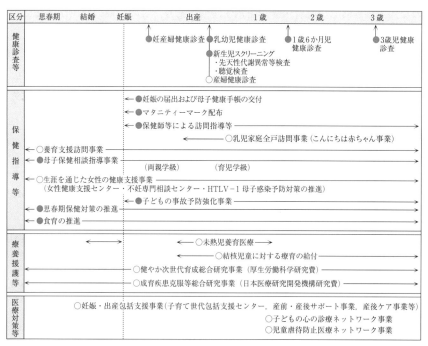

図11-1　母子保健対策の体系

　資料：(財)厚生労働統計協会，「国民衛生の動向」2022/2023
　注〕○国庫補助事業　●一般財源による事業

診の充実が位置づけられている。国庫補助による公費負担により，HTLV-1(ヒトT細胞白血病ウィルス-1型)抗体検査，性器クラミジア検査の導入や，必要な回数(14回程度)の妊婦健診の受診が可能となった。この健診には，血液型，血糖のほか，B型肝炎抗体，C型肝炎抗体，HIV抗体，梅毒血清反応，風疹ウイルス抗体，子宮頸がん検査，超音波検査，B型溶血性連鎖球菌検査なども含まれる。乳幼児に対しては，乳幼児健康診査，1歳6か月児健康診査(心身障害の早期発見)，3歳児健康診査(精神発達面および斜視，難聴などの視聴覚などの早期発見)が行われている。新生児を対象として先天性代謝異常や先天性甲状腺機能低下症(クレチン症)などの早期発見・早期治療のためにスクリーニング検査が行われている。また，B型肝炎母子感染防止事業も行われている。

B 保健指導

保健指導は，婚前学級，新婚学級，両親学級，育児学級などの集団指導とともに，必要に応じて保健師，助産師などによる妊産婦や新生児に対する訪問指導のような個別指導が行われている。保健指導は市町村で実施されるが，必要に応じて病院，診療所，助産所などに委託される。また，産後ケアを必要とする出産後1年を経過しない女子および乳児に対して，心身のケアや育児のサポートなどが法制化された。その他に母子の健康教育，家族計画の普及，思春期に特有の身体および精神的問題に対応するための相談事業が地域の実情に応じて取り組まれている。母性の生命健康を保護することを目的として制定された母体保護法により，不妊手術および人工妊娠中絶に関する事項が定められている。

C 医療援護

妊娠高血圧症候群(妊娠中毒症)は妊産婦死亡やハイリスク児発生の原因となるため，訪問指導や入院療養のための医療援護が行われている。母子保健法により，体重2,500g未満の新生児は低出生体重児として届出ることになっており，届出を受けた市町村は保健師などによる訪問指導を行う。出生時体重2,000g以下の場合や，呼吸器や消化器系などに異常がある場合には医療を受けるよう指導する。養育に医療が必要な未熟児には入院医療給付も行う(未熟児養育医療)。また，身体に障害がある児で確実に治療効果が期待できる場合には，児童福祉法による育成医療の給付が行われる。

治療が長期にわたり，医療費の負担も高額になる小児慢性特定疾患に対しては，負担の軽減を図るため児童福祉法により医療費の補助が行われてきた。2015(平成27)年1月からは，さらに医療費助成の対象疾病が拡大したほか，小児慢性特定疾病児童等自立支援事業も実施されることとなった。

D 母子健康手帳

妊娠した者は市町村に妊娠の届出をすることになっており(母子保健法15条)，届出をした者に対して母子健康手帳が交付される(同16条)。母子健康手帳は，妊婦の健康状態，胎児の発育状況，分娩経過，児の発達成長に関する健康記録，予防接種の接種状況の記録という面で重要な役割をもっている。そのほかに妊婦および乳

Column　B型肝炎母子感染防止事業

　B型肝炎ウイルスをからだのなかにもっている母親が妊娠した場合，妊娠時や出産時に母親の血液が子どもにふれることによってウイルスが垂直感染することがある。このため，新生児が出生後直ちに抗HBs人免疫グロブリン筋注とB型肝炎ワクチンによる発症予防対策が行われる。2016(平成28)年10月から，リスクがない新生児でもワクチンの定期予防接種が公費で受けられるようになった。　　　　　　　　　　　　(仲井邦彦)

幼児に関する行政サービスの情報，妊娠・分娩のリスクや新生児の便色に関する情報など保健・育児に関する情報も記載されるようになり，情報提供という意味でも重要である。母子健康手帳は，一定の様式に則ってはいるが，それぞれの市町村がその地域の実情や特性を盛り込んで作成している。

E 乳幼児健康診査

乳幼児健康診査は疾病予防や育児支援に結びつく大事な事業であり，市町村が実施主体である。乳児については指定医療機関や市町村保健センターで，幼児については主に市町村保健センターで実施される。

①乳児健康診査：3〜6か月，9〜11か月にそれぞれ1回行われる。児の疾病や障害の早期発見と早期治療を目指すもので，医師の診察のほか必要に応じて保健指導，栄養指導が行われる。

②1歳6か月児健康診査：1歳6か月以上2歳未満の児が対象である。身体発育，栄養状況，身体や歯の疾病異常，行動・言語・発達の異常，予防接種実施状況などの検査および調査が行われる。

③3歳児健康診査：3歳以上4歳未満の児が対象である。身体発育，栄養状態，疾病異常，四肢運動障害，精神発達，視聴覚障害，予防接種実施状況などの検査および調査が行われる。

F 新生児マス・スクリーニング

わが国では1977（昭和52）年以来，早期発見をすれば重篤な障害の予防が可能な疾患について，生後数日後の新生児に血液検査を行う新生児マス・スクリーニング検査（先天性代謝異常等）が，都道府県・指定都市において実施されている。2014（平成26）年度から，タンデムマス法を用いた新生児マス・スクリーニング検査が導入されている（表11-2）。

自動聴性脳幹反応検査を用いた聴覚に関する新生児スクリーニング（聴覚検査）がすべての新生児で実施され，検査結果に応じ適切な療育等の支援が行われるよう体制が整えられつつある。

表11-2　タンデムマス法を用いた新生児マス・スクリーニング（先天性代謝異常など）の対象疾患

アミノ酸代謝異常	有機酸代謝異常	脂肪酸代謝異常
• フェニルケトン尿症 • メープルシロップ尿症 • ホモシスチン尿症 • シトルリン血症1型 • アルギニノコハク酸尿症	• メチルマロン酸血症 • プロピオン酸血症 • イソ吉草酸血症 • メチルクロトニルグリシン尿症 • ヒドロキシメチルグルタル酸血症（HMG血症） • 複合カルボキシラーゼ欠損症 • グルタル酸血症1型	• 中鎖アシルCoA脱水素酵素欠損症（MCAD欠損症） • 極長鎖アシルCoA脱水素酵素欠損症（VLCAD欠損症） • 三頭酵素／長鎖3-ヒドロキシアシルCoA脱水素酵素欠損症（TFP/LCHAD欠損症） • カルニチンパルミトイルトランスフェラーゼ-1欠損症 • カルニチンパルミトイルトランスフェラーゼ-2欠損症
内分泌疾患		
• 先天性甲状腺機能低下症（クレチン症） • 先天性副腎過形成症	**糖質代謝異常**	
	• ガラクトース血症	

Column リプロダクティブ・ヘルス／ライツとバースライツ

リプロダクティブ・ヘルス／ライツとは，「性と生殖に関する健康・権利」と訳される。リプロダクティブ・ヘルスは，生殖システムとその機能や活動過程において，単に疾病，障害がないというばかりでなく，身体的・精神的・社会的に完全に良好な状態にあることを指す。リプロダクティブ・ライツは，すべてのカップルと個人が，自分の子どもの数，出産間隔，出産する時期などを自由にかつ責任をもって決定できる基本的権利を指す。バースライツとは，「よい出産を選ぶ権利」とされ，施設における定型化された医療的介入分娩に対して，妊婦自身がよい出産を選ぶ権利があるとする考えである（第2章2.Cミレニアム開発目標と持続可能な開発目標 p.17参照）。日本には母性の生命健康保護のため不妊手術および人工妊娠中絶について定めた母体保護法がある。

（仲井邦彦）

4. 少子化対策，子育て支援

A 健やか親子21

2000（平成12）年，21世紀の母子保健の取り組みの方向性を示し，関係機関・団体が一体となって推進する国民運動計画として「健やか親子21」が策定された（2001（平成13）年から2014（平成26）年を第1次期間）。そのなかで設定された74項目の目標のうち，全体の約8割で一定の改善がみられたことから，「健やか親子21（第2次）」が，2015（平成27）年4月に開始された。2024（令和6）年度までの計画であり，10年後に目指す姿を「すべての子どもが健やかに育つ社会」として，地域や家庭環境などの違いにかかわらず，すべての国民が同じ水準の母子保健サービスを受けられることを目指している（図11-2）。

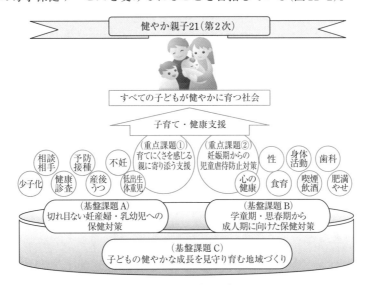

図11-2　健やか親子21（第2次）イメージ図

資料：(財)厚生労働統計協会，「国民衛生の動向」2021/2022

B 成育基本法

わが国の出生数は，1975（昭和50）年から減少を続け，合計特殊出生率（1人の女性が一生の間に生む子どもの数）は2005（平成17）年に1.26と過去最低を更新し，今日に至っている（2021（令和3）年は1.30）（厚生労働省：令和3(2021)人口動態統計）。また仕事をもちながら育児をする女性の増加など，子どもを取り巻く環境も大きく変化している。このような状態に対応するため，国は1994（平成6）年に「今後の子育て支援のための施策の基本的方向について（エンゼルプラン）」など様々な施策に取り組むとともに，2015（平成27）年には妊娠期から子育て期までの様々なニーズに対して，総合的相談支援を提供するワンストップ拠点（子育て世代包括支援セン

Column　成育基本法

「成長過程にある者及びその保護者並びに妊産婦に対し必要な成育医療等を切れ目なく提供するための総合的な推進に関する法律」（成育基本法）が平成30年12月に公布された。成育過程とは，出生に始まり，新生児期，乳幼児期，学童期および思春期の各段階を経て大人になるまでの一連の成長過程を意味する。子どもたちの健やかな成育を確保するため，成長過程を通じて切れ目ない支援，科学的な知見に基づく適切な成育医療等の提供，安心して子どもを産み育てることができる環境の整備などを基本理念としている。　　　　　　　　　　（仲井邦彦）

ター）の整備が始まっている。少子化対策では，希望出生率1.8の実現に向け，それに相応しい環境整備や国民が結婚，妊娠・出産，子育てに希望を見い出せる社会の構築が急務である。

2012年（平成24年）8月には「子ども・子育て支援法」が成立し，「認定こども園法の一部改正」などを含め，子ども・子育て支援新制度が実施されている。認定こども園は，就学前の子どもに幼児教育・保育を提供し，地域における子育て支援を行うとともに，待機児童の解消が期待されている。

保育施設や地域の子育て支援事業などの具体化のため，区市町村が主体となり，子ども・子育て会議などを設置し，地域のニーズに基づいた子育て支援の事業計画の策定が図られる（図11-3）。新しい支援制度では，「施設型給付」（認定こども園，保育園，幼稚園）と「地域型保育事業」（家庭的保育，小規模保育など）を組合せた保育サービスが提供される。

平成30年12月に成育基本法が公布され，子どもたちの健やかな成育を確保するための新たな取り組みが始まっている。さらに，2023（令和5）年に子ども家庭庁が設置され，子ども政策の総合的な実施が開始される。

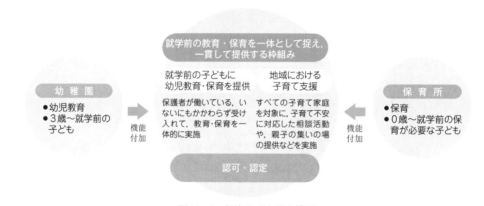

図11-3　認定こども園の機能

資料：内閣府．http://www.8.cao.go.jp/shoushi/kodomoen/gaiyou.html

C　児童虐待防止

児童虐待に関する児童相談所への相談件数は増加しており，虐待による子どもの死亡事例が発生するなど，対策が急務となっている。児童虐待とは，殴る，激しく揺さぶるなどの身体的虐待，子どもへの性的行為などの性的虐待，家に閉じ込める，食事を与えないなどのネグレクト，言葉による脅しなどの心理的虐待がある。

児童虐待防止に向け，発生の予防，発生時の迅速・的確な対応，虐待を受けた子どもの自立支援の取り組みなどが進められている。発生の予防対策として，子育て世代包括支援センターでは，妊娠期から子育て期までの支援を切れ目なく提供するための相談支援等を行っている。そのほかに，乳児家庭全戸訪問事業（こんにちは赤ちゃん事業）では生後4か月までの乳児のいるすべての家庭を訪問し，子育て支援を行うことで，乳児家庭の孤立化を防ぎ，乳児の健全な育成環境の確保を目指している。

健やか親子21（第2次）でも，子どもの心の問題への取り組みを強化するため，育てにくさを感じる親に寄り添う支援の強化を重点課題①として掲げている（第8章 8.C 暴力・虐待 p.137参照）。

D　子どもの貧困対策

子どもの貧困率（相対的貧困率）は，1990年代半ば頃からおおむね上昇傾向にあったが，2018（平成30）年には13.5％まで改善した（表11-3）。子どもがいる現役世帯の相対的貧困率は12.6％であり，そのなかでも，大人が2人以

上いる世帯の相対的貧困率が10.7%であるのに対して，大人が1人の世帯（ひとり親家庭）の相対的貧困率は48.1%と非常に高い水準となっている。子どもの貧困対策が急務となっている。

表11-3　子どもの相対的貧困率

	昭和63	平成3	6	9	12	15	18	21	24	27	30	30（新基準）
全体	13.2	13.5	13.7	14.6	15.3	14.9	15.7	16.0	16.1	15.7	15.4	15.9
子どもの貧困率	12.9	12.8	12.1	13.4	14.5	13.7	14.2	15.7	16.3	13.9	13.5	14.0
子どもがいる現役世帯（全体）	11.9	11.7	11.2	12.2	13.1	12.5	12.2	14.6	15.1	12.9	12.6	13.1
大人が1人	51.4	50.1	53.2	63.1	58.2	58.7	54.3	50.8	54.6	50.8	48.1	48.3
大人が2人以上	11.1	10.8	10.2	10.8	11.5	10.5	10.2	12.7	12.4	10.7	10.7	11.2

資料：厚生労働省，「国民生活基礎調査」（2019）

注〕　1）相対的貧困率とは，OECDの作成基準に基づき，等価可処分所得（世帯の可処分所得を世帯人員の平方根で割って調整した所得）の中央値の半分に満たない世帯員の割合を算出したものを用いて算出
　　　2）平成6年の数値は兵庫県を平成27年の数値は熊本県をそれぞれ除いたものである。
　　　3）平成30年の「新基準」は，平成27年に改定されたOECDの所得定義の新たな基準で，従来の可処分所得からさらに「自動車税・軽自動車税・自動車重量税」，「企業年金・個人年金等の掛金」および「仕送り額」を差し引いたものである。
　　　4）等価可処分所得金額が不詳の世帯員は除く。

このような背景のなか，2013（平成25）年6月に成立した「子どもの貧困対策法」により，経済的に貧困の状況にある子どもが健やかに育つ環境の整備と教育の機会均等が図られることとなった。教育支援では，幼児教育の段階的無償化，地域による学習支援などの義務教育段階の就学援助が行われる。生活支援では，住宅の確保から物質的・精神的な課題，悩みに対する総合的な解決を目指し，ひとり親家庭に対する総合的支援などが行われる。保護者に対する就労支援では，ひとり親を重点的に就業相談から学び直しや職業訓練の促進，ライフワークバランスを考慮した就業機会の獲得まで，トータルな支援が盛り込まれている。経済支援では，親などの就労では十分な収入が得られない場合には，公的な支援を活用し，最低限の経済基盤を保つことを目標としている。

E　女性の活躍

2015（平成27）年に女性活躍推進法が成立し，働く希望をもつすべての女性が，その個性と能力を十分に発揮できる社会を実現するために必要な環境整備が始まった。1986（昭和51）年に男女雇用機会均等法が施行され，職場における男女の差別を禁止することが明示され，その後，育児介護休業法や次世代育成支援対策推進法が整えられ，家庭と仕事の両立支援も行われるようになった。それでも出産を機に離職したり，育児後に再就職する際はパートやアルバイトになる場合が多く，女性の管理職も国際的にみて低い水準である。女性活躍推進法は，国，自治体，事業主にそれぞれ行動計画の策定を求めており，今後，より子育てしやすい社会環境が確立されることが期待される。

2022（令和4）年には育児介護休業が改正され，"産後パパ育休"や育休の分割取得といった制度がスタートし，従業員数1,000人超の企業は，育児休業の取得状況を公表することも義務づけられる。育児休業を取得しやすい環境の整備が進められている。　　　　　　　　　　　　　　　（仲井邦彦）

Column　相対的貧困率とは

　世帯収入を世帯人数の平方根（2人なら$\sqrt{2}$）で割って算出した等価世帯所得を，その世帯内のすべての世帯員がその生活水準であると仮定する。全人口の等価世帯所得の中央値の半分未満の所得の世帯員について，総人口に対して何パーセントいるのかを示す指標である。子どもであれば，すべての子どものうち，何パーセントの子どもが相対的に貧困かを示す。所得ベースで推定する貧困率であり，所得格差に注目する指標と考えられる。一方，絶対的貧困率とは，必要最低限の生活水準を維持するための食糧・生活必需品を購入できる所得・消費水準に達していない絶対貧困者を指す指標である。　　　　　　　　　　　　　　　　　　　　　　　　　（仲井邦彦）

第12章 学校保健 ― 児童・生徒・学生・教職員の健康

この章のねらいとまとめ ＊ ＊ ＊ ＊ ＊ ＊ ＊

ねらい：児童・生徒の健康の現状と課題，および学校保健対策などについて概説できる。また，学校保健の真の発展こそが，地域社会および国民全体の健康レベルを高めることにつながることを認識できるようになる。

まとめ：①学校保健の法律上の根拠は，学校保健安全法である。

②学校保健とは，学校における保健教育と保健管理のことを指す。

③学校保健の対象は，幼稚園から大学に至る教育機関と，そこに学ぶ幼児・児童・生徒・学生，および教職員である。

④学校保健の目的は，学校に通っている人たち(子どもと教職員)の心身の健康の維持・増進を図ることである。

⑤学校保健の最終目標は，健康かつ幸福な国民の育成である。

1. 学校保健の概要

学校保健とは，文部科学省設置法(平成11年7月公布)の第4条12項によって，「学校における保健教育及び保健管理をいう」と定められている。また，現在のような学校保健制度の基盤が築かれたのは1958(昭和33)年公布の学校保健法によるが，同法律名も2009(平成21)年4月1日には学校保健安全法と改称され，これまで以上に学校保健および学校安全の充実が図れるよう整備された。

A 学校保健の目的

学校保健安全法の第1章総則の第1条に，「この法律は，学校における児童生徒及び職員の健康の保持増進を図るため，学校にお

表12-1 学校数・在学者数・教職員数(国・公・私立)　　　令和3年('21) 5月

	学 校 数	在 学 者 数(人)			教 員 数 (本務者)(人)	職 員 数 (本務者)(人)
		総 数	男	女		
総　　　数	56,651	18,346,502	9,441,750	8,904,752	1,462,191	476,399
幼 稚 園	9,420	1,009,008	510,361	498,647	90,173	16,115
幼保連携型 認定こども園	6,268	796,882	407,829	389,053	129,100	26,068
小 学 校	19,336	6,223,394	3,183,676	3,039,718	422,864	61,055
中 学 校	10,076	3,229,698	1,651,676	1,577,932	248,253	27,500
義務教育学校	151	58,568	30,083	28,485	5,382	726
高 等 学 校	4,856	3,008,172	1,520,519	1,487,653	226,721	44,430
中等教育学校	56	32,756	16,037	16,719	2,721	414
特別支援学校	1,160	146,285	96,412	49,873	86,141	14,116
大　　　学	803	2,917,998	1,620,942	1,297,056	190,448	258,811
短 期 大 学	315	102,232	12,608	89,624	7,015	3,887
高等専門学校	57	56,905	44,976	11,929	4,085	2,707
専 修 学 校	3,083	662,135	291,734	370,401	40,620	16,602
各 種 学 校	1,070	102,469	54,807	47,662	8,668	3,968

資料：文部科学省，「学校基本調査報告書」/(財)厚生労働統計協会，「国民衛生の動向」2022/2023

注〕 1)「学校数」は，本校と分校の合計数である。

2)「在学者数」は，①特別支援学校は，それぞれ幼稚部・小学部・中学部・高等部の合計数，②高等学校は，本科・専攻科・別科の合計数，③大学，短期大学，高等専門学校は，学部，本科のほか大学院・専攻科・別科・その他の合計数である。

ける保健管理に関し必要な事項を定めるとともに，学校における教育活動が安全な環境において実施され，児童生徒等の安全の確保が図れるよう，学校における安全管理に関し必要な事項を定め，もって学校教育の円滑な実施とその成果の確保に資することを目的とする」とあるように，学校保健の目的は "学校に通っている人たち(子どもと教職員)の健康を守り，かつ育てることである" ともいえる。またその対象は，幼稚園から大学に至る教育機関と，そこに学ぶ幼児，児童，生徒，学生および教職員であり，全国民の約6分の1に当たる人たちをその傘下に置いている(表12-1)。

B　学校保健の制度

(1)　学校保健法の位置づけ

　わが国の学校保健は，制度として構築された社会システムの一つである。また，この制度は法律によってその存立が保証され維持されている。

　学校保健法(昭和33年4月公布)が制定されたのは，学校教育法第12条の「学校においては，別に法律で定めるところにより，学生，生徒，児童及び幼児並びに職員の健康の保持増進を図るため，健康診断を行い，その他その保健に必要な措置を講じなければならない」を受けている。したがって学校教育法が学校保健法(現在の学校保健安全法)の上位に当たる法律である。さらにその上位には教育基本法があり，同法第1条には「教育は，人格の完成を目指し，平和で民主的な国家及び社会の形成者として必要な資質を備えた心身ともに健康な国民の育成を期して行われなければならない」と明記している。この条文が学校保健の法的根拠でもある。

　さらに教育基本法の根拠を，日本国憲法第25条の「すべての国民は，健康で文化的な最低限度の生活を営む権利を有する。国は，すべての生活部面について，社会福祉，社会保障，及び公衆衛生の向上及び増進に努めなければならない」に求めることもできる。

　つまり，学校保健の法体系は，日本国憲法，教育基本法，学校教育法，学校保健安全法という順序構造としてみることができる。

(2)　学校保健安全法の構成

　学校保健安全法の主な内容構成は，以下のようになっている(第3章 4.A衛生法規 p.32参照)。
　①目的
　②学校保健計画
　③学校環境衛生
　④保健室
　⑤健康診断
　⑥健康相談
　⑦感染症予防
　⑧学校保健従事者(学校保健関係職員)
　⑨地方公共団体の援助及び国の補助
　⑩学校保健安全計画，他雑則など
　学校保健安全法は，同法の総則第1条の「学校教育の円滑な実施とその成果に資することを目的とする」に示されているように，すべての教育活動の基底に「学校保健」を置いている。

学校は多数の児童・生徒が集団生活をする場であるから，特に健康状態が良好でなければならず，児童・生徒らの健康状態そのものが，その教育効果に多大な影響を与える。

さらにこの法律を実際に行うために，学校保健安全法施行令と施行規則が定められている。

（3）　学校保健に関連した法規

その他，学校保健に関連した法規としては，以下のようなものがある。

①教育職員に関する法規として，国家公務員法，地方公務員法，教育公務員特別法など

②教育機会の均等に関する法規として，僻地教育振興法，児童福祉法など

③教育組織・運営に関する法規として，文部科学省設置法

④児童・生徒の安全，栄養に関する法規として，日本スポーツ振興センター法

⑤保健教育に関する告示(法規)として，学習指導要領

2. 学校保健の現状と対策

A　学校保健の現状と対策の概要　学校では教育効果があがるように環境を調整することが学校経営の重要な仕事であるが，学校経営は学校組織の運営と教育計画の立案・実行の両面を含んでいる。学校内においては管理的機能と教育的機能が同時に併存しているが，学校保健についても保健管理と保健教育があり，それらはいずれも学校経営の一環として位置づけられている。

（1）　学校保健の構造とその主な内容

学校保健の構造とその内容については，従来から保健教育(保健学習・保健指導)と保健管理(主体管理・環境管理・生活管理)の2本柱(2領域)で構成されていると認識されてきたが，近年ではこれら2領域の活動を円滑に進めるための組織活動が存在すると理解されている(図12-1)。

さらに，学校安全(安全教育・安全管理)と学校給食(学校給食指導・学校給食管理)も学校保健の領域に含められており，今後はこれらを総合的に考えていくことが重要である。

1）　保健教育

保健教育は，保健学習と保健指導に大別される。

保健学習は，小学校の体育や中学校・高等学校の保健体育の教科のなかで実施されるものが中心である。また，生活科(小学校)や理科，社会科，家庭科など，保健に関係した内容を取り扱う教科での学習，さらに道徳(小学校・中学校)や各学校の創意工夫によって実施される総合的な学習の時間でも，"健康"に関する学習が実施されることが期待されている。

一方の保健指導は別称「教科外保健学習」ともいわれ，学級活動(ホームルーム)，学校行事，児童(生徒)会活動，クラブ活動などのいわゆる特別活動において実施される指導を指す。なお，担任や養護教諭などによる個別指導(健康相談など)もこの範疇に入る。

2）　保健管理

保健管理は，児童・生徒や教職員を対象とした主体管理と，それを取り巻く周囲の環境を整備する環境管理，学校内外での生活行動の適正化を意図する生活管理の3つの領域に大別される。

3） 組織活動

　組織活動を担うのは，児童・生徒で構成される保健委員会，教員の保健組織とこれらを含めた学校保健委員会および地域学校保健委員会である（図12-1）。

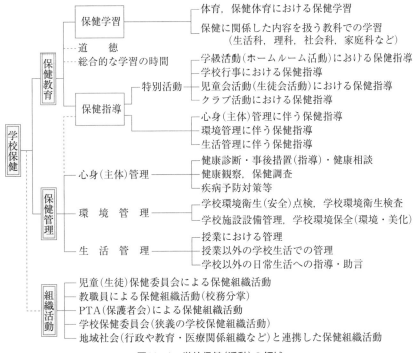

図12-1　学校保健（活動）の領域

4） 保健教育と保健管理との関連

　とりわけ保健教育と保健管理の2領域は，それぞれ独自の目的，内容，そして方法によって展開されるが，これらは相互に関連性をもちながら，全体として学校保健活動の目的を達成していくものでなければならない（表12-2）。

表12-2　保健教育と保健管理の対比

	目　標	自律的か他律的か	効　果	関係職員	学校運営の過程
保健教育	保健の科学的認識と実践的能力の発達 ＊特に保健学習は将来の健康生活における能力の基礎をつくる	学習効果として，児童生徒が自律的に判断・行動によって健康が保持増進されることを期待する	より間接的，しかし永続的	学級担任 保健（体育）教師 養護教諭 栄養教諭	教授＝学習過程（教育課程）
保健管理	心身の健康の保持増進 ＊学校管理下における健康問題の発見・改善・予防，健康増進が中心	専門職のリーダーシップのもとに他律的に児童生徒の健康に関する世話（care）をする	より直接的，しかし非永続的（管理下から広げにくい）	学級担任 保健主事 養護教諭 栄養教諭 （以下，非常勤） 学校医 学校歯科医 学校薬剤師	管理＝経営過程

B | **学校保健従事者**　　　　学校保健従事者のことを，学校保健関係職員と言い換えることも
できる。

　保健教育に関係する職員としては，学校保健の総括責任者である学校長はもちろんのこと，学級担任を含むすべての教職員を挙げることができる。また一方の保健管理に関係する職員については，学校に常勤する保健主事(学校教育法施行規則に規定されている学校保健活動の企画・調整にあたる教員)や養護教諭のほか，非常勤の学校医，学校歯科医，学校薬剤師(総称して学校三師ともよぶ)を置くことが学校保健安全法で義務づけられている。以下では，学校保健関係職員における各職務内容等について概説する。

（1）　学校長

　学校保健活動の内容を充実させ，円滑な学校運営のためにも学校長の果たす役割は重要である。学校長の役割のなかで特に学校保健に関係し重要なものとしては，以下の内容が挙げられる。

①学校職員に対して学校保健計画を提出，説明し，もって保健主事その他のすべての職員の仕事の責任を明らかにする。

②保健主事を監督し，その仕事のための時間を割り当てる。

③学校保健計画の諮問機関として学校保健委員会を組織する。

④学校医・学校歯科医・学校薬剤師を推薦し，その仕事を割り当てる。

⑤学校の保健計画について地域社会の理解を深め，かつその計画を支持・協力するよう指導する。

⑥学校伝染病の発生や気象条件の悪化など，子どもたちの保健・安全上の緊急事態が発生した場合，学校保健安全法の定めるところにより，関係機関に連絡するとともに，児童・生徒の出席停止など適切な措置をとる(学校保健安全法第19条)。

　いずれにせよ，「学校保健の活動性は"学校長の熱意"によって左右される」といっても過言ではない。

（2）　保健主事

　保健主事とは，校長の監督を受け，学校保健に関する事項の管理に当たる教員のことである(学校教育法施行規則)。保健主事は，教諭または養護教諭をもって充てられる職であり，小学校，中学校，高等学校，中等教育学校，特別支援学校に原則として置くものとされている。

（3）　養護教諭

　養護教諭は，保健管理・保健指導の専門職としてその運営，実施に当たり，前述の保健主事を兼ねることもできる重要な職務を担っている。

　養護教諭の職務のなかで特に重要なものとしては，以下の内容が挙げられる。

①学校保健情報の把握に関すること

　児童・生徒の体格・体力・疾病・栄養状態や心身の健康状態の実態など

②保健指導・保健学習に関すること

　心身の健康あるいは健康生活の実践に問題を有する児童・生徒の個別指導・健康相談，学級活動や学校行事での集団指導など

③救急処置および救急体制の整備に関すること

④保健室の運営に関すること，など

　このように，養護教諭の職務は多く，また近年では特に不登校や保健室登校にみられる深刻化した

心の健康問題への対応として，ヘルスカウンセリング(健康相談活動)などの機能の充実を進めていくことも求められている。

（4） 学校医，学校歯科医，学校薬剤師，スクールカウンセラー

非常勤の学校医，学校歯科医，学校薬剤師は，学校における健康診断や健康相談，環境衛生検査，保健教育などに従事するほか，学校保健計画の推進に当たり，実際の活動が適切に行われるよう，学校長をはじめとする関係者に専門の立場から指導・助言を行う役割を担っている。

また，スクールカウンセラーは試行的導入(平成7年度より5年間)からその必要性が望まれ，現在では文部科学省も全国すべての中学校への配置計画を進めている。

（5） 学校栄養職員，栄養教諭

学校栄養職員とは，国庫補助対象となる自校方式学校給食の小・中学校と学校給食協同調理場に配置されている栄養士を指す。

また，2005(平成17)年度より栄養教諭制度がスタートしている。この背景としては，肥満，偏った栄養摂取，朝食欠食など，近年における子どもたちの食生活の乱れが深刻化する現状に対応するためにも，専門的な立場で栄養状態の管理や食育を推進する栄養教諭を配置することが必要になったことが挙げられる。

栄養教諭の職務については，「児童の栄養に関する指導及び管理をつかさどる」と学校教育法(第28条；小学校)に規定されており，具体的には学級担任や教科担任などと連携・協力し，関連教科や特別活動(給食を含む)での指導，および個別的な栄養相談・指導などを行う。また，栄養教諭は正規教員であり，栄養教諭普通免許状(専修，一種，二種の3種類あり)を有してなければならない。

C 　学校保健統計　　学校保健統計調査は，学校における幼児，児童及び生徒(満5〜17歳)の発育・健康状態を知るため，全都道府県で層化無作為抽出された学校 (発育状況では約69.5万人：抽出率約5.3%，健康状態では約333.6万人：同25.5%)を対象に，毎年行われている。結果は，子どもたちの発育・健康に関する基礎資料として広く活用されている。

（1） 身体発育（体格の推移）

第二次世界大戦後の最初の約20年間で，児童・生徒の身長・体重は急激によくなった。しかし近

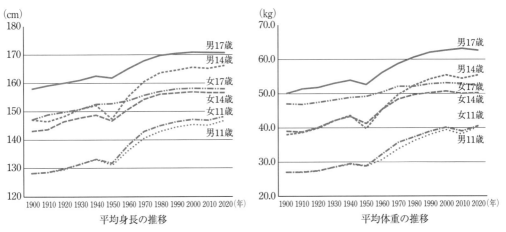

図12-2　身長・体重の推移(1900〜2020年)

年は身長，体重ともに平均値で比較してみると前年値を下回る年齢が目立ち，日本人の体格向上もピーク（限界）に達したとみてもよい状況を示している（図12-2）。

他方，体格の偏位としては肥満傾向児（者）が一定程度みられる一方で，極端に痩せた子どもも少なからずみられることも見逃してはならない。

一般に発育（growth）とは，身長が伸びたり体重が増えたりするといった，いわゆる形態的・量的変化（向上）を意味する。一方の発達（development）とは，力が強いとか，速く走れる，平衡感覚が優れているといった，いわゆる機能的・質的変化（向上）を意味し，子どもたちの正常かつ健全な発達には，正常かつ健全な発育が基礎となる。特に第二次成長（性徴）期に位置する子どもたちの身体的特徴を概観する際には，身体的な発育状況が重要なポイントとなる。

ヒト（人間）の発育・発達の特殊性と特徴について概観する際，これまで幅広く活用されてきたものに

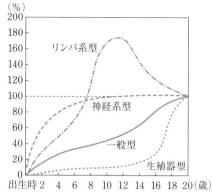

図12-3　臓器別発育パターン（Scammon）

一　般　型：全身の外形計測値（頭径をのぞく），呼吸器，消化器，腎，心大動脈，脾，筋全体，骨全体，血液量
神 経 系 型：脳，脊髄，視覚器，頭径
生 殖 器 型：睾丸，卵巣，副睾丸，子宮，前立腺など
リンパ系型：胸腺，リンパ節，間質性リンパ組織
資料：松尾保編，『新版小児保健医学』第5版，日本小児医事出版社（1996）
注）体組織の発育の4型。図には20歳（成熟時）の発育を100として，各年齢の値をその100分比で示す。

Scammonの発育曲線がある（図12-3）。出生時の新生児から20歳の成熟期（完成期）に至るまで，からだの各組織や各器官などがどのような発育パターンを示すかについて，大きく4つのパターン（型）に分類して説明したものである。子どもたちの遊びや運動指導（体育），あるいは学習・学力面での教育・指導のあり方などを考えていく際にも，子どもたちの各年齢段階における発育・発達の特徴・特性等を踏まえていくことが重要である。

（2）　体　力

文部科学省では，人々が自分の体力や運動能力の現状を確かめることができるようスポーツテストの実施方法を定めており，これに基づき，毎年，新体力テストを実施している（第14章1.A加齢と健康図14-2, 3 p.206参照）。

また，平成27年度の全国体力・運動能力，運動習慣等調査結果（小学2年生と中学2年生の悉皆調査）によると，小・中学生ともに「運動（体を動かす遊びを含む）やスポーツが好きな生徒ほど」，「1週間当たりの総運動時間が長い生徒ほど」，体力テストの合計点が高い（体力的に優れている）ことが明らかである（文部科学省：http://www.mext.go.jp/a_menu/sports/kodomo/zencyo/1364874.htm 参照）。

（3）　健康状態（主な疾病異常）

子どもの健康に関わる社会的環境は，近年の経済の高度成長，産業の高度化に伴い大幅に変わり，その影響で児童・生徒が罹る病気および異常の様相も変化してきている。

2019（令和元）年度の学校保健統計調査（学校における定期健康診断の結果）より，最近の幼児・児童・生徒における主な疾病・異常の実態とその推移についてみると，被患率が特に高いのはむし歯（う歯）と裸眼視力1.0未満の近視であり，次いで鼻・副鼻腔疾患となっている。この順位傾向は当分続くと思われるが，近年，むし歯（う歯）は減少傾向にある（図12-4，表12-3）。

12歳児(中学1年生)の永久歯における平均むし歯数(DMFT指数＝未処置歯＋処置完了歯＋喪失歯)の推移(図12-4)をみると，近年の改善傾向が読みとれる。

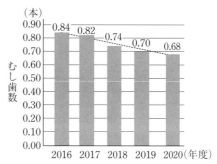

図12-4 12歳の永久歯の1人当たり平均むし歯数等(DMFT指数)の推移

資料：文部科学省，「学校保健統計調査」(2020)

(4) 負傷状況

学校の管理下における負傷は，その多くが校庭や体育館などで起き，保育所・幼稚園・小学校では保育中や休み時間に挫傷・打撲が最も多く，中学校・高等学校・高等専門学校では体育的部活動での骨折が最も多い(日本スポーツ振興センター「学校の管理下の災害(令和3年版)」)。

(5) 死亡状況

学齢期における死亡の動向について，各種調査結果に基づき概述すると，以下のとおりである。

人口動態統計によると，5～19歳の年齢層の死亡率は，すべての年齢層のうち最も低い。死因の主なものは，不慮の事故，自殺，悪性新生物，心疾患である。2020(令和2)年の死亡者数は1,994人であり，医学的対応だけではその予防が十分にできない死因(不慮の事故，自殺)が計1,095人と，その約半分を占めているのがこの年齢層の特徴である。

また，2020(令和2)年度の学校管理下での死亡について，日本スポーツ振興センターの災害共済給付件数でみると，幼稚園・保育所から高等学校および高等専門学校まで合わせて44人であり，主な死因は突然死19人(全体の43.2％；心臓系9人(20.5％)，中枢神経系(頭蓋内出血)5人(11.4％)，大

表12-3 主な疾病・異常被患率の推移　　　　　　　　　　　　　　　(単位　％)

	裸眼視力1.0未満の者	耳疾患	鼻・副鼻腔疾患	むし歯(う歯)	心電図異常	蛋白検出の者	ぜん息
幼　稚　園							
平成28年度('16)	27.9	2.8	3.6	35.6	…	0.7	2.3
29　　　('17)	24.5	2.3	2.9	35.5	…	1.0	1.8
30　　　('18)	26.7	2.3	2.9	35.1	…	1.0	1.6
令和元　('19)	26.1	2.6	3.2	31.2	…	1.0	1.8
2　　　('20)	27.9	2.0	2.4	30.3	…	1.0	1.6
小　学　校							
平成28年度('16)	31.5	6.1	12.9	48.9	2.4	0.8	3.7
29　　　('17)	32.5	6.2	12.8	47.1	2.4	0.9	3.9
30　　　('18)	34.1	6.5	13.0	45.3	2.4	0.8	3.5
令和元　('19)	34.6	6.3	11.8	44.8	2.4	1.0	3.4
2　　　('20)	37.5	6.1	11.0	40.2	2.5	0.9	3.3
中　学　校							
平成28年度('16)	54.6	4.5	11.5	37.5	3.3	2.6	2.9
29　　　('17)	56.3	4.5	11.3	37.3	3.4	3.2	2.7
30　　　('18)	56.0	4.7	11.0	35.4	3.3	2.9	2.7
令和元　('19)	57.5	4.7	12.1	34.0	3.3	3.4	2.6
2　　　('20)	58.3	5.0	10.2	32.2	3.3	3.3	2.6
高　等　学　校							
平成28年度('16)	66.0	2.3	9.4	49.2	3.4	3.3	1.9
29　　　('17)	62.3	2.6	8.6	47.3	3.3	3.5	1.9
30　　　('18)	67.2	2.5	9.9	45.4	3.3	2.9	1.8
令和元　('19)	67.6	2.9	9.9	43.7	3.3	3.4	1.8
2　　　('20)	63.2	2.5	6.9	41.7	3.3	3.2	1.8

資料：文部科学省，「学校保健統計調査」，「国民衛生の動向」2022/2023

注〕　1）心電図異常については，6歳，12歳，15歳のみ実施している。

血管系など5人(11.4%))が最多であり，以下，全身打撲10人(22.7%)，窒息死(溺死以外)6人(13.6%)，頭部外傷5人(11.4%)，溺死2人(4.6%)などであった。

D 　学校保健安全対策　　21世紀に入っても，学校を取り巻く社会の健康問題は，生活習慣病，エイズなどの感染症，環境汚染，自然災害時などにおける防災課題など，対策を急がなければならない課題が山積している。このようなときにこそ，学校における保健活動(学校保健)は，次代を担う子どもたちに明るい未来の夢を託して大いに充実・発展して行かなければならない。

(1) 健康診断
　学校保健活動としての健康診断には，就学時の健康診断，児童生徒等の定期・臨時の健康診断，職員の定期・臨時の健康診断があり，これらは学校保健安全法に基づいて実施されている。

1) 時 期
1) 就学時の健康診断は，学齢簿が作成された後，翌学年の始めから4か月前(就学に関する手続の実施に支障がない場合にあっては，3か月前)までの間に行うものとされている。
2) 児童生徒等の定期の健康診断は，毎学年6月30日までに実施することになっている。
3) 臨時の健康診断は，特に必要があるときに実施される(学校保健安全法第13条)。

2) 検査の項目
1) 就学時の健康診断については，施行令第2条に定められている。
2) 児童生徒などの定期の健康診断については，施行規則第6条に定められている。
　　近年における児童生徒などの健康上の問題の変化などを踏まえ，直近では2014(平成26)年4月の学校保健安全法施行規則の一部改正に伴って児童生徒などの健康診断の検査項目などの見直しが行われた。
　　2016(平成28)年度からは，必須項目より座高測定と寄生虫卵検査が削除され，「四肢の状態」検査が必須項目として追加された(巻末参考表 表-7 p.284参照)。
3) 臨時の健康診断については，必要な検査の項目を実施する。
　　これらの健康診断は，病気の早期発見・早期治療のためのスクリーニング(ふるい分け)を目的としているが，同時に子どもたちの発育・発達の確認のため，また保健教育(健康教育)の機会としても考えられている。

(2) 学校感染症
　学校において予防すべき感染症の種類，および当該者の出席停止の期間の基準を表12-4に示す。新型コロナウイルス感染症(COVID-19)は，2020年2月感染症法による指定感染症に定められたため，学校感染症では第一種とみなされ，出席停止期間も医師の判断において治癒するまでとある(表12-4注参照)。
　学校長は，学校保健安全法第19条に定めるところにより，感染症にかかっている者，あるいはその疑いのある者およびかかるおそれのある者の出席を停止させることができる。また，感染症予防上必要があるときは，学校の設置者(国または地方公共団体，学校法人)は，学校の全部または一部の臨時休業(学校閉鎖や学級閉鎖)を行うことができることが，学校保健安全法第20条に規定されている。

表 12-4　学校において予防すべき感染症　　　　　　　　　　　平成27('15)年1月改正

	感染症の種類	出席停止の期間の基準	考え方
第一種	エボラウイルス病(エボラ出血熱)，クリミア・コンゴ出血熱，痘そう，南米出血熱，ペスト，マールブルグ病，ラッサ熱，急性灰白髄炎，ジフテリア，重症急性呼吸器症候群(SARS コロナウイルス)，中東呼吸器症候群(MERS コロナウイルス)および特定鳥インフルエンザ(感染症の予防及び感染症の患者に対する医療に関する法律6条3項6号に規定する特定鳥インフルエンザをいう。なお，現時点で病原体の血清亜型はH5N1 および H7N9)，新型インフルエンザ等感染症(新型コロナウイルス感染症)，指定感染症，新感染症	治癒するまで	感染症法の一類感染症および二類感染症(結核を除く)
第二種	インフルエンザ(特定鳥インフルエンザおよび新型インフルエンザ等感染症を除く)	発症した後5日を経過し，かつ解熱した後2日(幼児にあっては，3日)を経過するまで	空気感染または飛沫感染する感染症で児童生徒のり患が多く，学校において流行を広げる可能性が高いもの
	百日咳	特有の咳が消失するまでまたは5日間の適正な抗菌性物質製剤による治療が終了するまで	
	麻しん	解熱した後3日を経過するまで	
	流行性耳下腺炎	耳下腺，顎下腺または舌下腺の腫脹が発現した後5日を経過し，かつ，全身状態が良好になるまで	
	風しん	発しんが消失するまで	
	水　痘	すべての発しんが痂皮化するまで	
	咽頭結膜熱	主要症状が消退した後2日を経過するまで	
	結　核　髄膜炎菌性髄膜炎	病状により学校医その他の医師において感染のおそれがないと認めるまで	
第三種	コレラ，細菌性赤痢，腸管出血性大腸菌感染症，腸チフス，パラチフス，流行性角結膜炎，その他の感染症*	病状により学校医その他の医師において感染のおそれがないと認めるまで	学校教育活動を通じ，学校において流行を広げる可能性があるもの

資料：学校保健安全法施行規則第18条などにより作成，(財)厚生労働統計協会，「国民衛生の動向」2022/2023 を一部改変

注〕　＊溶連菌感染症，手足口病，伝染性紅斑，ヘルパンギーナ，マイコプラズマ感染症，流行性嘔吐下痢性(ノロウイルスなどによる感染性胃腸炎)

(3)　環境検査

　学校保健安全法第6条には，「文部科学大臣は，学校における換気，採光，照明，保温，清潔保持その他環境衛生に関わる事項について，児童生徒等及び職員の健康を保護する上で維持されることが望ましい基準(「学校環境衛生基準」という)を定めるものとする」と規定されており，主に学校薬剤師が定期的に環境衛生検査を行うこととされている(学校保健安全法施行規則)。また近年では，コンピュータ学習が導入されるなど学校環境も大きく変化していることから，その環境に応じた改善を図るための基準も新たに加えられている(平成4年6月の「学校環境衛生の基準」；体育局長通知)。

(4)　安全管理

　学校は教育の場であると同時に，豊かな人間性を育む快適かつ安全な環境でなければならない。しかし最近では，学校への不審者の侵入による児童・生徒を標的とした傷害・殺傷事件あるいは教師殺傷といった凶悪事件も多発しており，子どもたちの健康・安全に関わる課題が多く指摘されている。その意味でも，多くの子どもたちが長い時間を過ごす学校という場においては，学校環境の安全管理

（学校安全）の徹底による健康・安全な環境を確保することが求められている。

　2009（平成21）年4月に施行された学校保健安全法では，学校管理下（学校施設内および通学路等を含む）での事故等（事故，加害行為，災害）への学校の対応等の規定を加え（学校保健安全法第26条〜30条），国および地方公共団体に対しても各学校における保健および安全に関わる取り組みが確実かつ効果的に実施されるよう，連携して必要な施策を講ずることを努力義務とし，また学校設置者は，学校保健，学校安全に関わる各学校の施設設備・管理運営体制の整備充実などの措置を講ずるよう努めるものとしている。また，各学校においては学校保健安全計画を策定・実施する旨も規定されている。

　一方，児童・生徒自身においても，安全な行動選択の必要性，安全な行動の実践方法などを理解させるとともに，必要に応じて危険を予測できる能力や安全を尊重する規範意識形成を促すべく指導の徹底とその継続が重要である。

（5）　学校給食と保健教育

　学校給食は，学校給食法（昭和29年制定）に基づき，児童・生徒の心身の健全な発達に資し，かつ国民の食生活の改善に寄与することを目的として，学校教育活動の一環として実施されているものである。また，2008（平成20）年6月には学校給食法の一部改正法が成立し，2009（平成21）年4月より施行されている。主な改正点は以下のとおりである。

　①学校給食法の目的（第1条）…「学校における食育の推進を図ること」を明記した。

　②学校給食の目標（第2条）…食育推進の観点から

- 食に関する正しい知識と適切な判断力を養う。
- 食を通じて生命および自然などを尊重する精神や態度を養う。

　③わが国や各地域の優れた伝統的な食文化の理解，などの事項を新たに規定した。

　このように，現行の学校給食法では，現代の子どもたちの食をめぐる状況の変化や食生活・食習慣の改善の必要性を踏まえたものとなっている。したがって，今後はとりわけ学級担任による給食指導（食事を通じての健康教育）の充実はもちろんのこと，学校栄養職員や栄養教諭などとの連携・協力が必要である。また他方では，食事に問題を抱えた子どもへの指導のあり方や"ゆとりある給食時間の確保"など早急に改善すべき課題も多い。

（6）　これからの学校保健活動（学校健康教育）への期待

　現代の健康問題は，いずれもいったん発生・発症するとその後の対応が難しいという共通の特性をもっている。このため一次予防が重視される。その意味でも，現代の健康問題解決に向けての学校保健活動の果たすべき役割は大きい。

　学校における一次予防の具体的方法は，健康教育と環境改善であろう。しかしそれが学校内のみの作業に留まるものであれば，その効果は著しく低いものになってしまう。その意味でも，これからの学校健康教育は，家庭や地域との有機的な連携を重視しつつ行われていくべきである（図12-5）。　　　　　　　　　　　　　（土井　豊）

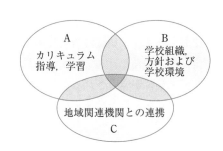

図12-5　Health-Promoting School Model
資料：勝野眞吾，「現代の健康課題と学校健康教育—期待と可能性—」，学校保健研究，Vol.45，p.479-484

11, 12章
問題　　ちょっと一休み！　母子・学校保健について，問題を解いてみよう！

1. 母子保健に関する記述である。正しいのはどれか。1つ選べ。

  (1)　母子健康手帳は，都道府県知事より交付される。

  (2)　新生児訪問指導は，母体保護法に基づき実施される。

  (3)　出生の届出は，出生後1週以内に行わなければならない。

  (4)　未熟児養育医療は，障害者自立支援法(障害者総合支援法)に基づき実施される。

  (5)　妊産婦の健康診査は，市町村の業務である。

2. 母子保健法に規定されている事項である。誤っているのはどれか。1つ選べ。

  (1)　母子健康手帳の交付

  (2)　新生児の訪問指導

  (3)　1歳6か月児健康診査

  (4)　3歳児健康診査

  (5)　人工妊娠中絶

3. 学校保健に関する学校長の役割に関する記述である。正しいのはどれか。1つ選べ。

  (1)　臨時休業の決定

  (2)　職員の健康診断の実施

  (3)　感染症発生時の児童・生徒の出席停止

  (4)　保健主事の任命

  (5)　学校医の任命

4. わが国の学校保健についての記述である。正しいのはどれか。1つ選べ。

  (1)　小学校入学予定者に対し，入学前年の11月に就学時健康診断を実施した。

  (2)　児童の定期健康診断を，毎年夏休み直前に行う。

  (3)　学校の環境衛生検査を，養護教諭が行う。

  (4)　インフルエンザに罹患した児童を，学校医が出席停止とした。

  (5)　インフルエンザに罹患する児童の急増に伴い，学校長が学校を休業(学校閉鎖)とした。

5. 最近の学校保健統計調査結果に関する記述である。正しいのはどれか。2つ選べ。

  (1)　小学生児童の被患率で最も高かったのは，う歯であった。

  (2)　中学生の被患率で最も高かったのは，う歯であった。

  (3)　小学生と中学生では，う歯のうち未処置歯のある者の割合は30％を超えていた。

  (4)　中学1年生(12歳)の「う歯＋喪失歯」の平均本数は，2本を越えている。

  (5)　11歳の女子の平均身長は，男子を上回っている。

第13章　産業保健─働く人々の健康

この章のねらいとまとめ　　＊　　＊　　＊　　＊　　＊　　＊　　＊

ねらい：産業保健は働く人の健康と安全を守る領域である。国民の約半数が労働者であり，労働者は1日の大半を職場で過ごす。本章では，労働者の衛生と安全に配慮し，疾病を予防し，健康を維持増進するための法制度，および実践活動について理解する。

まとめ：現在の産業保健では，従来から問題となっている職業病，作業関連疾患，労働災害に加え，過労死対策とメンタルヘルス対策が重要な課題となっている。これらの障害が発生する背景を知り，労働安全衛生法の下に展開する労働衛生管理体制や産業保健活動を理解することが，労働者の健康の維持増進に結びつく。

1.　産業保健とは

A　産業保健の目的

保健は，「健康を保つ」と書き，健康を守ることを意味する。保健には対象とする領域による種類があり，学生を対象とする学校保健，母親と子どもを対象とする母子保健，高齢者を対象とする高齢者保健，そして産業保健がある。産業保健は労働者を対象として労働者の健康を守る領域で，労働保健あるいは職業保健ともいう。

　総務省統計局によれば，現在の日本の総人口は1億2,483万人（2022（令和4）年10月時点での概算値），就業者数は6,766万人（同年9月）であり，全人口のほぼ半数以上が労働者である。職種によっては健康に悪影響を及ぼす物質を取り扱う場合があり，有害物質の濃度や量は一般環境に比べて高い。そのため労働者に生じる作業関連疾患を医学的に解明・予防して労働者の健康を維持する必要がある。また労働者は1日の大半を勤労に費やし，就労年数は平均して40年を超えることから，人生の大半を職場で過ごすことがわかる。現代社会では，肉体的な面に加え，精神的な面でもストレスを感じる人が多い。そのため労働者の健康と労働の調和を図り身体的，精神的ストレスを与えない職場づくりが大切になっている。すなわち，産業保健活動の目的は，労働環境に起因する健康障害を予防すること，労働者の健康を維持増進すること，そして職場環境の福祉の向上に寄与することにある。

B　職場環境と健康の歴史

働く人々の集団的健康問題は，土器・石器時代から鉄器・青銅器時代に移行した古代ギリシャ，エジプト，中国などで金・銀・鉄・鉛などの鉱山の発掘と利用の過程ですでに存在していたと考えられている。ヒポクラテス（紀元前370年）は，鉛疝痛について記述している。16世紀イタリアルネッサンスの時代には，アグリコラが鉱夫や金属溶解工の職業病を報告し，17世紀末にはラマッティーニ（B. Ranazzini, 1633～1714）が，化学者や陶器工，鉱夫，印刷工，兵士など53種の職業の病気について「働く人々の病気」（1700年刊，北海道大学出版会からの邦訳あり）を著し，現代の産業保健の出発点をなした。18世紀から19世紀のイギリスの産業革命により，産業都市への人口の流入はスラム化による伝染病の流行，劣悪な労働環境からくる職業病の多発，長時間労働を生みだした。そこでイギリスでは1802年，職業保健に関する最初の法律が制定され，さらに工場法の整備により19世紀末から20世紀初頭，職業病の届出，医

学監督官制度，職業病への補償などが実施された。医学監督官トーマス・レッグ（1863 ~ 1932）により刊行された著書で示された3原則，①経営者責任の原則，②環境管理優先の原則，③被雇用者への危険通知義務などの職業病予防原則は，その後の職業保健（産業保健）活動の基本原則となった。

　日本では，過去8世紀に奈良の大仏の表面に金泊を張る工程で大量の金属水銀が使われ，多数の中毒者が発生した。金属鉱山では高い濃度の岩石の粉塵を吸入するため鉱夫の鼻孔は真っ黒になり数年で重い珪肺になったなど，佐渡の金山，生野銀山で記録が残っている。江戸後期の国学者菅江真澄（1753 ~ 1829）は，秋田に紀行し，大葛金山で聞いたことを書き記した。『鉱山の金堀工は「煙り」（「煙毒」，「よろけ」ともいった）という病気（今の珪肺）にかかり早死する。夫に先立たれるため，女性は一生の間に7，8人の夫をもつことも多いという』。

　明治維新になって明治政府は，「富国強兵・殖産興業」の国策にそって，蒸気機関による製糸産業を起こすため，群馬県の養蚕地域富岡にフランスの技術者と産業医・製糸女工を招き，1871（明治4）年，官営富岡製糸所をつくった。これにならい全国にも近代的製糸工場が広まって行った。この頃には全国の農村から集められた若い女工の1日16時間にもおよぶ長時間労働と結核が全国に広がった。この「女工哀史」にみられる過酷な労働条件の改善は，1911年制定の工場法（1916（大正5）年実施）により，労働時間を12時間に制限したものの，本格的には第2次世界大戦後の1947（昭和22）年，労働基準法の制定によりようやく行われ，これ以降労働条件，労働者の保護体制が整えられた。この職場環境と健康の歴史は，人間が職場だけでなく生活環境，地域環境をより安全に，より健康的に展開する基礎ともなっている。現在では，より快適に働くための環境づくり，健康づくり（トータル・ヘルスプロモーション・プラン）が目指されている。2017年からは健康寿命延伸のためのスマート・ライフ・プロジェクトとの運動・食生活・禁煙・健診受診推進を通じた連携も行われている。

2．労働と健康

A　有害物質と健康障害

（1）　有害物の侵入と排泄経路

　労働現場における有害物質のヒトへの侵入には，曝露経路を考慮する必要がある。曝露経路は，①経気道曝露（呼吸などによる。吸入曝露ともいう），②経口曝露（飲食物の摂取や，口内に入り込むことによる），③経皮曝露（皮膚との接触による）に大別され，さらに粘膜（口腔粘膜や創傷部位など）からの侵入もある（図13-1）。経気道で侵入した物質は肺胞から血中に，経口では腸管から血中に移行する。このように体内に物質が取り込まれる過程を吸収という。皮膚からは脂溶性物質が吸収され，粘膜からは水溶性物質も吸収される。物質が曝露されて排泄されるまでには「吸収→代謝→分布→排泄」の過程をたどる。物質の排泄経路は呼気，尿，糞便，汗，毛髪などであり，例えば，経気道で曝露された有害物質でも吸収されなかったものはそのまま呼気に排泄され，また体内で代謝された揮発性の物質も呼気を介して体外排泄される。多くの有機性化学物質のうち肝臓で薬物代謝酵素のはたらきにより水溶性となったものは，腎臓でろ過され尿中に排泄される。経口曝露した物質で消化管吸収されず素通りした物質や，代謝を受け胆汁中に排泄された物質は糞便として排泄される。

　「吸収→代謝→分布→排泄」の過程を体内動態といい，有害物質の体内動態は曝露経路・物質の構造や化学的性質により大きく異なるため取り扱う物質の性質や曝露される可能性のある経路を把握す

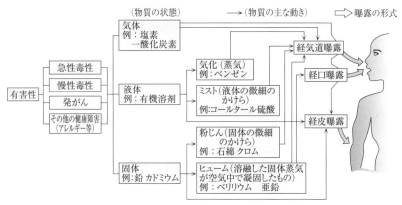

図13-1　化学物質の曝露の経路

資料：労働基準監督局，「労働のしおり」中央労働災害防止協会

る必要がある。なお，曝露量(体負荷量)から排泄量を差し引いた量が体内蓄積量であり，その割合(体内蓄積量／曝露量)が吸収率である。体内蓄積量が半分にまで減少する時間を生物学的半減期という。

(2)　許容濃度・許容基準と衛生基準，管理濃度

　許容濃度とは，労働者に有害な健康影響が発生しないようにするために，作業環境中の有害因子の平均曝露濃度がこの数値以下であれば，健康上の影響がみられないとされる濃度である。作業を1日8時間，週40時間，肉体的に激しくない労働強度で有害物質に曝露された状態を想定している。なお，曝露濃度とは，呼吸保護具を装着していない状態で労働者が作業中に吸入するであろう空気中の化学物質の濃度である。日本産業衛生学会の許容濃度等委員会が毎年1回，化学物質の許容濃度や生物学的許容値，発がん物質と物理的環境因子の許容基準について勧告している。

　騒音，振動，高温などの物理的因子には許容基準が設定されている。これらは健康な成人が健康管理を受けて作業することを前提に定められた勧告値で，一般環境基準とは異なる。労働安全衛生法に基づく衛生基準は事務所など，特に有害因子の発生しない職場での環境基準で，①空気環境調整，②給水および排水管理，③清掃および鼠・昆虫などの防除の規定がある。労働衛生における管理濃度は，作業場所の作業環境管理の良否を判断する際の管理区分を決めるために職場の環境を評価する指標で，行政的立場から設定されたものである。

B　職業と健康障害

職場での健康障害には，職業病，産業疲労，作業関連疾患，労働災害がある。

(1)　職業病

　職業病は，特定の職業に従事することによって発生する病気の総称である。労働基準法では「業務上疾病」，医学用語では「職業性疾病」と表現される。職業病の特徴として労働中の単要因が主たる原因となって発症し，特殊な作業従事者に発生する特異な疾患であること，主体要因や他の生活要因の関与は小さくまた発症頻度も小さいこと，原因究明が解決策につながることが多いことなどがある。

　職場での健康障害因子を大別すると，作業環境における物理的因子(放射線，紫外線，温度，騒音など)，化学的因子(化学物質，金属化合物，発がん性物質，ナノ粒子など)，生物的因子(細菌，ウイルスなど)に加え，作業様態(交代勤務，不規則作業など)や作業条件(重量物運搬，身体に過度の負担

表13-1　業務上疾病と発生関連要因(健康障害因子・職場環境)

障害の形態など	健康障害因子	環境条件	対象作業など
(a)物理的因子によるもの			
熱中症		異常温湿度	炉前作業，野外作業
凍傷			冷凍作業
減圧症		異常気圧	潜水作業時
難聴	可聴域	音波	さく岩機，鋲打ち，諸鉱工業など
耳鳴　叶気など	超音波域		超音波機器の取扱い作業
白ろう病(レイノー症)	局所振動	振動	さく岩機，鋲打ちなど振動工具取扱い
胃腸障害など	全身振動		フォークリフト，トラクターの運転など
白内障，中心暗点	赤外線	電磁波・放射線	乾燥，焼付塗装など
角膜炎	紫外線		溶接，殺菌灯の使用など
網膜損傷，失明	可視域のレーザー光		通信，測距，金属加工など
X線障害，がん	X線		医療，非破壊検査など
放射線障害，がん	$\alpha, \beta, \gamma,$ 線 }中性子線 }		放射性物質の取扱い，非破壊検査など
(b)化学的因子によるもの			
塵肺，がん	鉱物性粉塵	粒子状物質	鉱業，鋳物業など
神経障害	各種有害ガス・蒸気	ガス・蒸気	
貧血，がん	有機溶剤		塗装，印刷作業など
			ベンゼンを含む化学物質の取扱い作業など
酸素欠乏症		酸素欠乏	マンホール，タンク内作業など
皮膚疾患		接触	浸漬，塗装など
(c)生物的因子によるもの			
喘息，アレルギー症	木材粉塵 }獣毛 }	粒子状物質	木工など獣毛取扱い作業
感染症	病原微生物		病院の検査室など
(d)作業様態・作業条件によるもの			
不眠症	夜勤を伴う交替勤務	作業形態	
情緒不安定	監視作業		
心因性疾病	不規則作業		
精神的肉体的疲労	静的作業		
	作業姿勢 }	作業条件	
腰痛	作業強度 }		港湾労働，介護，保育
頸肩腕症候群	作業時間 }		コンピューター操作などVDT作業

資料：市川厚ほか，「衛生薬学」東京化学同人(2016)より一部改変

のかかる業務など)が挙げられる(表13-1)（労働基準法施行規則・別表第1の2参照)。

　例えば，アスベスト(石綿，いしわた，せきめん)は，その耐熱性・電気絶縁性が高いことなどから，建材，断熱材，ブレーキ，セメントなど，様々な工業原料に長年にわたって使用されてきた。悪性胸膜中皮腫は，アスベスト(石綿)吸入が原因のがんで，発症は曝露から20～50年とされている。2005年大手機器メーカーのクボタが，従業員および周辺住民にアスベストが原因と思われる中皮腫などの疾病が多数発生していることを発表し，社会問題となった。悪性中皮腫のほか，肺が繊維化してしまう，じん肺(肺繊維症)の一つである石綿肺と肺がんも，アスベスト吸入が原因となる疾病である。

　また塩化ビニル(クロロエチレン)は，WHO の IARC (国際がん研究機関)により発がん性があると評価されている。1974年に塩化ビニル樹脂製造に関わる労働者から肝血管肉腫(肝がんの一種)による死亡例が報告され，その後多くの疫学調査および動物実験でも関連性が認められている。2014年ジクロロメタン，1,2-ジクロロプロパン(印刷機洗浄剤)も胆管がんの原因物質であると認定された。

(2)　産業疲労と作業関連疾患

　労働を原因として生じる心身の疲労を産業疲労という。産業疲労の原因は身体的，精神的に様々に

考えられる（表13-2）。産業疲労により仕事の効率が落ちるだけでなく，ヒューマンエラーやシステムエラーを引き起こす危険性・頻度を高め，重篤な災害に結びつく可能性があり，その予防は重要である。疲労は自覚的なものであるが，疲労の判定には種々の項目を測定して客観的に判断する（表13-3）。

　産業疲労には急性的な疲労から慢性的な疲労まで種類があるが，特に慢性疲労はその改善に長期間を要するため事前での予防が重要となる。職場で簡便にできる予防対策とともに疲労判定により早期に労働者の状況を把握し，労働者への負荷・負担・疲労度合を考慮した労働条件や労働環境の改善を図り，かつ労働者の休養・栄養・運動などの適切な対策を立てる必要がある。また残業時間を含む労働時間や交代勤務（シフトワーク）などの勤務体制についても考慮することに加え，職場における適正業務配置，人間関係の快適化などの精神的ストレスへの対応も重要である。

　近年，過労死が大きな社会問題となっている。長時間労働は身体的・精神的疲弊を引き起こし，過労死の発生と密接に関連するため長時間労働の是正が重要視されてきた（コラム「時間外労働と36（サブロク）協定」p.193参照）。そこで，2018（平成30）年，働き方改革法案が制定されることになった。しかし，2018年4月から有期契約非正規職員（5年以上更新）の雇止め不安を解消するために導入された無期転換申込み制度も，目的に反し，逆にむしろ早めの雇止めを増やすという結果をもたらした。同じ轍を踏まぬよう，高度プロフェッショナル制度や新たな時間外労働（年720時間，月100時間）上限設定により，再び労働過重問題を発生させない実効的対応が求められる。

表13-2　産業疲労の原因とその予防対策

	原　　因（発生要因）	予　防　対　策
作業要因	1. 労働時間，休憩，交代制 2. 作業時間，作業速度，作業方式，作業姿勢 3. 作業組織，作業人員	1. 労働時間，休憩，交代制の適正化 2. 作業強度・速度・姿勢および人員配置の適正化 3. 作業方式，作業組織の合理化
環境要因	1. 温度，湿度，照明，色彩，換気，騒音，振動，有害物質 2. 職場人間関係，家庭内人間関係 3. 福利厚生	1. 作業環境の整備 2. BGMの活用 3. 人間関係の調整 4. 福利厚生の充実
個体要因	1. 性，年齢，健康度，労働意欲，身体的精神的適性 2. 睡眠，余暇，自由時間，生活様式	1. 職場適正配置 2. 睡眠，休憩，レクリェーション，栄養の配慮 3. 労働意欲（モラル）の向上 4. 入浴，マッサージ，体操の励行 5. 薬物利用（補助的手段） 6. 一般的健康増進

資料：山本玲子，「衛生・公衆衛生学」アイ・ケイコーポレーション（2002）

表13-3　主な産業疲労の測定法

種　　類		項　　　　目　　　　例
自覚的疲労の質問調査法		①自覚症状しらべ（日本産業衛生学会）　②蓄積的疲労徴候インデックス（CFSI）
現場統計資料の解析		①作業量，作業能率，作業ミスの統計　②欠勤・疾病統計，災害統計と事例調査
機能検査法	連続測定法	①心血管機能測定（心拍数，血圧，血流）　②呼吸機能測定（呼吸曲線，酸素摂取量） ③筋活動測定（筋出力，筋電図）　④眼球運動測定（角膜反射　EOG）・VRT検査 ⑤皮膚抵抗，皮膚電位測定　⑥脳波測定　⑦作業行動記録
	生理学的心理学的方法	①認知いき法　②弁別いき法（触二点弁別）　③フリッカー検査　④反射いき法 ⑤筋力検査　⑥エルゴグラフィー　⑦協応動作検査　⑧精神作業検査 ⑨ブロッキング検査（色名呼称）　⑩集中維持機能（TAF）検査　⑪自律神経検査
	生化学的方法	①血液（血色素量，赤血球容積，血漿たん白濃度，カテコールアミンその他血中物質）　②尿（たん白，電解質，17-OHCS，カテコールアミン）　③唾液（pH）　④汗
動態観察法		①作業行動の意義の解析　②作業行動の時間・空間配分調査 ③休息，生活時間構造調査

資料：山本玲子，「衛生・公衆衛生学」アイ・ケイコーポレーション（2002）

作業関連疾患は，特定の職業に限って発生する職業病のような病気ではなく，「一般の疾患ではあるが，作業条件や作業環境の状態によって発症率が高まったり悪化したりする疾患」と定義される。1976年のWHO総会で提唱され1982年に採択された国際用語である。公衆衛生学的意義をもつ疾患の例として，①メンタル不全（うつ状態，神経症，不定愁訴），②循環器疾患（高血圧，虚血性心疾患），③慢性非特異性肺疾患（気管支炎，気管支喘息，肺気腫），④運動器系障害（腰痛，肩こり，VDT障害），⑤脳血管疾患（脳梗塞，くも膜下出血），⑥高脂血症，糖尿病，⑦突然死（過労死）などがある。作業関連疾患の特徴として，複数の要因が重なり発症し多くの労働者に発生する可能性があること，主体要因や他の生活要因も関与し発生頻度は高いこと，病因究明のみでは解決しないことが多いことが挙げられる。しかし，職場の環境を変えることで疾患を予防，回復促進，合併症が予防できる可能性がある。

C 労働災害の現状

労働災害（労災）とは，労働者が業務中または通勤時に受ける災害（負傷・疾病・障害・死亡）のことであり，業務災害と通勤災害に大別される。業務と労働者が受けた災害に因果関係がある場合に労働災害として認められ，労働者災害補償保険の給付対象となる。労働災害の発生原因は，作業・環境・個人要因が関連している。

労働災害統計は，労働災害発生状況の実態（発生原因，被害対象，死傷者数・被害範囲などの規模，発生期間，発生場所，被害総額など）の把握を目的として，常用労働者30人以上の事業所からの報告をまとめて厚生労働省が作成・公表している統計である（鉱山災害については経済産業省が「鉱山保安年報」として鉱山災害統計を公表）。労働災害対策のためにも労働災害統計は必要である。労働災害の発生状況を評価する際には，被災者数に加え，3種の指標（度数率，強度率，年千人率）が用いられる。度数率は，100万延べ実労働時間当たりの労働災害による死傷者数で求められ，災害発生の頻度を表す。強度率は，1,000延べ実労働時間当たりの労働損失日数で，災害の重さの程度を表す。年千人率は，在籍労働者1,000人あたりに，年間でどのくらい死傷者が発生しているかという割合を表す。

労働災害による死亡数・休業者数は年々減少しており，また業務上疾病者数も同様に減少している（厚生労働省「業務疾病調べ」）（図13-2）。令和3年の「労働災害動向調査」から，度数率が最も高い業種は「漁業」であり，災害件数が多いことが分かる。また，強度率が最も高い業種も「漁業」であり，深刻な災害が発生していることを示す（図13-3）。業務上疾病のなかで，災害性腰痛の発生率は例年際立って高い（令和元年統計では61.8%）ことが大きな特徴であったが，令和2年の統計では37.1%と前年より数値が大幅に減少した（図13-4）。これは，令和2年は新型コロナウイルス感染症の罹患による疾病の割合が大きい（40.2%）ことによる。

疲労の蓄積をもたらす過重労働と脳・心臓疾患の発症には関連性があることが医学的に指摘されている。脳・心臓疾患は発症の基礎となる血管病変等が，加齢や生活習慣，遺伝等の要因により徐々に

Column 時間外労働と36（サブロク）協定 ────────────

現代社会では長時間残業（時間外労働）による身体的・精神的疲弊に伴う健康障害が大きな問題となっている。この時間外労働は，労働基準法第36条に基づく労使協定（いわゆる36（サブロク）協定）に定められており，その限度時間は1週間15時間，1か月45時間，1年間360時間と設定されている。しかし，「特別条項付36協定」（臨時的な事情が予想される場合は残業時間を延長できるとする協定）を労使で結ぶと，残業時間が事実上無制限となり，過労死基準である「1か月80時間超100時間以下」を超える事例が多発したため上限規制を設けることとなった。このような背景から長時間労働の是正を目的として，労働基準法に関わる最大の骨子である「時間外労働の上限規制」が「働き方改革関連法案」に盛り込まれた。
（三浦伸彦）

増悪して発症するものと考えられてきたが，仕事が主原因となり発症する場合もあり，これらを「過労死」とよぶ。過重労働対策（過労死等予防対策）に関する施策として，2002（平成14）年，「過重労働による健康障害防止のための総合対策について」が各都道府県労働局長に通達された。2006（平成18）年には刷新され，2020（令和2）年までに5回改正されている。過労死が社会問題となっているなか，脳・心臓疾患の労災認定数は2012（平成24）年以降は漸減している（図13-5）。そのため過労死の労災判断要因が見直され，脳・心臓疾患に対する労災認定基準が2021（令和3）年9月に改正された。主な改正点は，1）過重業務の労働時間以外の負荷要因の見直し，2）長期間および短期間の過重業務について，労働時間以外の負荷要因の明確化，3）対象疾病として「重篤な心不全」の追加である。本改正により，より柔軟に，脳・心臓疾患の労災認定ができるようになると考えられる。

　一方，精神障害による認定数は増加傾向にあり，2010（平成22）年には脳・心臓疾患を上廻った。この結果はメンタルヘルスによる労災認定数の増加を示すと考えられ，今後も増加する可能性があり対策が必要であろう（図13-5）。

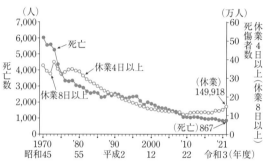

図13-2　労働災害による死傷者等の推移（死亡災害と休養4日以上）

資料：厚生労働省，「労災保険給付データおよび労働者死傷病報告」/（財）厚生労働統計協会，「国民衛生の動向」2022/2023

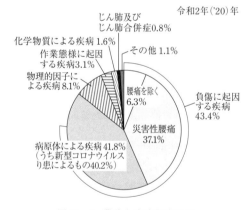

図13-4　業務上疾病発生状況

資料：厚生労働省，「業務上疾病発生状況等調査」/（財）厚生労働統計協会，「国民衛生の動向」2022/2023

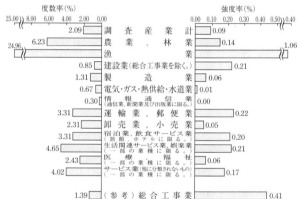

図13-3　産業別労働災害率（事業所規模100人以上）

資料：厚生労働省，「令和3年労働災害動向調査」
注〕1）「生活関連サービス業，娯楽業」は，洗濯業，旅行業及びゴルフ場に限る。
　　2）「医療，福祉」は，病院，一般診療所，保健所，健康相談施設，児童福祉事業，老人福祉・介護事業及び障害者福祉事業に限る。
　　3）「サービス業（他に分類されないもの）」は，一般廃棄物処理業，産業廃棄物処理業，自動車整備業，機械修理業及び建物サービス業に限る。
　　4）「鉱業，採石業，砂利採取業」は調査対象数が少ないため掲載していない。

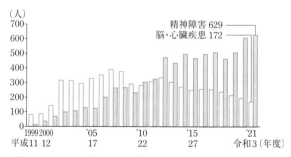

図13-5　脳・心臓疾患，精神障害の労災認定数の推移

資料：厚生労働省，「過労死等の労災補償状況」/（財）厚生労働統計協会，「国民衛生の動向」2022/2023

D 働く人々の健康を守る法制度

日本国憲法に基づき労働者保護の理念から1947（昭和22）年に「労働基準法」が制定され，労働条件の最低基準が定められた。その後，安全面および衛生面の充実を図るため労働基準法から独立した法規として「労働安全衛生法」が1972（昭和47）年に定められた（第3章4.A衛生法規 p.32参照）。その他，関連する法律としては労働者災害補償保険法（労災保険法），作業環境測定法，労働災害防止団体法，じん肺法などがあり，さらに行政の規制および支援システムなどが機能している。これらの法規制は，働く人々の健康を守るとともに，安全衛生教育も交え，職業病の減少に寄与している。

1) 労働基準法

労働基準法（労基法）は，労働者保護の立場から労働時間や最低賃金，休暇，各種補償など，労働者の勤務条件の最低基準を定め，その遵守を罰則つきで課すことを目的とする。本法はすべての事業所に適用され，事業主や現場で本法の遵守義務を負う立場の者をも使用者として定め，法的責任を課している。

労働基準監督署（労基署，労基）は，労働基準法の遵守について事業者等の監督および労災保険の給付などを行う厚生労働省の第一線機関である。労働基準監督署は全国に321署あり，都道府県労働局の指揮監督を受ける。都道府県労働局は全国に47局あり，厚生労働省の内部部局である労働基準局の指揮監督を受ける（図13-6）。

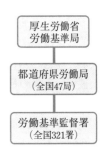

図13-6　労働基準法関連行政の組織

2) 労働安全衛生法

労働安全衛生法（安衛法，労安衛法）は，職場の安全管理体制や健康診断をはじめとした安全衛生すなわち労働環境を定め，労働災害を防ぎ労働者の安全と健康を確保するとともに，快適な職場環境の

表13-4　労働安全衛生法の一部を改正する法律（平成26年法律第82号）の概要

項　目	内　容	備　考
1. 化学物質管理のあり方の見直し	特別規則(1)の対象にされていない化学物質のうち，一定のリスクが確認されている化学物質(2)について，危険性または有害性等の調査（リスクアセスメント）の実施を事業者に義務づけ	(1)特別規則：有機溶剤中毒予防規則（有機則），特定化学物質等障害予防規則（特化則），四アルキル鉛中毒予防規則（四アルキル則），鉛中毒予防規則（鉛則）の4則 (2)安全データシート（safety data sheet：SDS）の交付義務対象である640物質が対象
2. ストレスチェック制度の創設	労働者の心理的な負担の程度を把握するため，医師，保健師等によるストレスチェックの実施を事業者に義務づけ	労働者数50人未満の事業場は，当分の間「努力義務」とする
3. 受動喫煙防止対策の推進	室内等の環境下で労働者の受動喫煙を防止するため，事業者および事業場の実情に応じた適切な措置を講ずる。事業者の努力義務	措置の例：全面禁煙，禁煙室の設置等による空間分煙，たばこの煙を十分低減できる換気扇の設置など
4. 重大な労働災害を繰り返す企業への対応	重大な労働災害を繰り返す企業に対し，厚生労働大臣が指示，勧告，公表を行う制度の導入	厚労大臣による「特別安全衛生改善計画」の企業への作成指示。不適切な場合は必要な措置を取ることを勧告，勧告に従わない場合は企業名を公表する
5. 外国に立地する検査機関等への対応	ボイラーなどの特に危険性が高い機械等の検査・検定を行う機関について，日本国内に事務所のない外国機関も検査・検定機関として登録が可能となる	登録を受けた外国立地機関による検査・検定が行われていれば，日本国内で改めて検査・検定を受ける必要はない
6,7. 規制・届出の見直しなど	規模の大きい工場等で建設物または機械等の新設を行う場合の事前届出の廃止	規模の大きい工場等において生産ラインの新設・変更する場合の事前届出は不要
	粉じん濃度が高くなる作業に従事する際に着用義務のある電動ファンつき呼吸用保護具を型式検定・譲渡制限の対象に追加	電動ファンつき呼吸用保護具が型式検定・譲渡制限の対象となる

形成促進を目的としている。本法の特徴は，労働条件の最低基準の確保に加え，より適切なレベルの職場環境の実現を目指す点である。

労働安全衛生法は2005（平成17）年に改正され過重労働・メンタルヘルス対策が盛り込まれた。さらに2014（平成26）年には「労働安全衛生法の一部を改正する法律」（平成26年法律第82号）が公布された。これは胆管がん事案など最近の労働災害の発生状況から労働災害を防止する仕組みの充実を図ったもので，リスクアセスメントおよびストレスチェックの実施が義務づけられたことに加え，受動喫煙防止措置の努力義務が課せられた。7項目の改正を一覧にした（表13-4）。

3） 労働者災害補償保険法

労働者災害補償保険法（労災保険法）は，労災保険を規定し，労働者の福祉の増進に寄与することを目的とする。労災保険は本法に基づく制度であり，業務上の災害や通勤上の災害により労働者が負傷，疾病，障害，死亡などに陥った場合，被災労働者またはその遺族に対して必要な保険給付を行い，また被災労働者の社会復帰の促進や遺族の援護を行う。

4） 働き方改革

現在の日本は少子高齢化が進行し，国の経済を支える生産年齢人口の減少が懸念されている。また長時間労働をはじめ，休暇がとりづらい就労状況など，労働環境が問題視され見直しが求められている。そのため政府は労働に関わる法律の見直しを行い，「働き方改革関連法案」（正式名称：働き方改

表13-5　働き方改革関連法案「労働時間法制の見直し」の概要

項　目	内　容
時間外労働の上限規制の導入* （労基法，安衛法）	時間外労働時間の上限は，原則として月45時間・年360時間とする。臨時的な事情がある場合でも，年720時間・複数月平均80時間（休日労働含む）・月100時間（休日労働含む）を超えることはできない。法律による規制
割増賃金率の引き上げ** （労基法，安衛法）	残業時間が月60時間を超えた場合にかかる割増賃金率（大企業50％，中小企業25％）を，大企業・中小企業ともに50％となるよう中小企業の割増賃金率を引き上げ。法律による規制
年次有給休暇取得の義務化 （労基法，安衛法）	有給休暇が年10日以上付与されるすべての労働者について，毎年5日，時季を指定して取得させる必要がある。企業に義務付け
労働時間の把握 （安衛法）	健康管理の観点から，裁量労働制適用者や管理監督者を含め，すべての労働者の労働時間の状況が把握されるよう企業に義務付け
高度プロフェッショナル制度の新設 （労基法，安衛法）	高度専門職で高所得者（1,075万円以上を想定）を対象とし，本人の同意などを条件に労働時間規制（36協定）から外す制度。時間外・休日手当や，深夜の割増賃金は支払われないが，勤務時間に縛られずに自律的に働くことが可能となる。
フレックスタイム制の拡充 （労基法，安衛法）	労働時間の調整が可能な時期（清算期間）の上限を1か月から3か月に延長。子育てや介護などの生活のニーズに合わせて労働時間が決められるため，より柔軟な働き方が可能となる。
勤務時間インターバル制度の導入（時間改善）	1日の勤務終了後，翌日勤務までの間に一定時間以上の休息時間（インターバル）を確保する仕組み 労働者の生活時間や睡眠時間を十分に確保する。企業の努力義務
産業医・産業保健機能の強化 （安衛法，じん肺法）	産業医が労働者の健康管理を適切に行うために必要な情報（労働時間や業務状況など）の提供を企業に義務付け。産業医の活動と衛生委員会との関係を強化し，実効性のある健康確保対策を充実。

資料：厚生労働省ホームページより作成
注〕　1）施行日は2019年4月（＊は中小企業のみ2020年4月，＊＊は中小企業のみ2023年4月）
　　　2）項目の（　）内は，主に関係する法律
　　　3）労基法：労働基準法，安衛法：労働安全衛生法，時間改善：労働時間等設定改善法，じん肺・じん肺法

革を推進するための関係法律の整備に関する法律）として成立した。

　本法案は8法の労働法（雇用対策法，労働基準法，労働安全衛生法，労働時間等設定改善法，じん肺法，パートタイム労働法，労働契約法，労働者派遣法）の改正を行う法律の通称であり，①働き方改革の総合的かつ継続的な推進，②長時間労働の是正と多様で柔軟な働き方の実現，③雇用形態にかかわらない公正な待遇の確保，を主軸とする。本法案の第一の柱である労働政策指針は，雇用対策法に定められている。第二の柱である労働時間法制の見直しでは，主に労基法と安衛法が関係し，働き過ぎを防ぐことで労働者の健康を守る（表13-5）。第三の柱である，公正待遇の確保では，同一企業内における正規雇用労働者と非正規雇用労働者との不合理な待遇の差をなくし，どのような雇用形態を選択しても待遇に納得して働き続けられるようにすることを目的とする（表13-6）。

表13-6　働き方改革関連法案「公正な待遇の確保」の概要

項　目	内　容
不合理な待遇差をなくすための規定の整備（パート，契約，派遣）	同一企業内において，正規雇用労働者と非正規雇用労働者との間で，基本給や賞与などに不合理な差を付けることを禁止。「同一労働同一賃金ガイドライン案」が2016年12月に策定，今後確定予定。
労働者に対する待遇に関する説明義務の強化（パート，契約，派遣）	非正規雇用労働者は自身の待遇について，「正規雇用労働者との待遇差の内容と理由」などの説明を求めることができ，事業主は説明義務がある。
行政による事業主への助言・指導や裁判外紛争解決手続の規定の整備	都道府県労働局において，無料・非公開の紛争解決手続きを行う。「均衡待遇」や「待遇差の内容・理由」に関する説明についても裁判外紛争解決手続（行政ADR）の対象となる。

資料：厚生労働省ホームページより作成
注〕　1）施行日は2020年4月（中小企業のみ2021年4月）
　　　2）項目の（　）内は，主に関係する法律
　　　3）パート：パートタイム労働法，契約：労働契約法，派遣：労働者派遣法，じん肺：じん肺法

3.　労働災害の予防と措置

A　**産業保健従事者**　労働者の健康管理には産業医を中心とした産業保健従事者による労働衛生管理体制が確立されている（労働安全衛生法）。産業医は労働者が健康で快適に労働が行えるよう指導・管理等を行う。一定規模の事業所への産業医の選任が義務づけられている。保健師は健康教育・保健指導などを通じて疾病の予防や健康増進などを業務とし，看護師免許を有することが厳格化されているので，看護師としての仕事に従事することもある。看護師は患者の治療補助や入院生活の援助を行う。衛生管理者は職場における疾病予防や健康な労働環境づくりに寄与し，労働者の労働衛生面の教育を行うなど労働衛生に関する専門的事項を管理する。

B　**労働安全衛生対策**

（1）　労働安全衛生管理体制

　労働安全衛生法により，事業者は事業場の規模に応じて総括安全衛生管理者，安全管理者，衛生管理者，産業医等を選任し，労働衛生管理業務を行わせること，および衛生委員会を設け，毎月1回以上委員会を開催することなど労働安全衛生管理体制の整備が義務づけられている（図13-7）。

　常時50人以上の労働者を使用する事業者は産業医を選任し労働者の健康管理を行い，衛生に関する技術的事項の管理には事業場の規模に応じて衛生管理者を選任する。常時1,000人以上の労働者を

使用する事業場や特定の業務に常時500人以上の労働者を従事させる事業場では専属の産業医を置くことが規定されている。産業医は，法定の健康管理のほか，少なくとも毎月1回作業場を巡視し，衛生状態など有害のおそれのあるときは，直ちに労働者の健康障害を防止するため必要な措置を講じなければならない。また，林業，鉱業などでは100人以上，製造業などでは300人以上，その他の業種では1,000人以上の労働者を使用する事業場においては，総括安全衛生管理者を選任しなくてはならない。高圧室内作業，ボイラー，放射線，特定化学物質などを扱う有害作業場では，一定の技能を有する作業主任者を選任する必要がある。

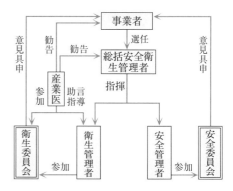

図13-7　労働安全衛生法に基づく安全衛生管理体制(例)

資料：(財)厚生労働統計協会，「国民衛生の動向」2021/2022

(2)　労働衛生の3管理と5管理

労働衛生の3管理とは，作業環境管理，作業管理，健康管理の3つをいい，労働衛生管理の基本となる(図13-8)。なお，労働衛生教育と総括管理を加えて5管理とすることもある。

1)　作業環境管理

作業環境管理とは，労働者が安全に仕事を行えるように作業場の「環境」を整えることである。有害因子の状態(量，濃度，種類)を把握・除去して労働災害が生じないよう管理し，必要な改善措置を実施する。例えば，温度や湿度の管理，空気中の有害因子や粉じんの量・濃度の管理，さらに騒音や作業面の照度の管理などがある。作業環境中の有害因子の状

	使用から影響までの経路	管理の内容	管理の目的	指標	判断基準
労働衛生管理 / 作業環境管理	有害物使用量	代替 使用形態，条件 生産工程の変更 設備，装置の負荷	発生の抑制	環境気中濃度	管理濃度
	発生量	遠隔操作，自動化，密閉	隔離		
	気中濃度	局所排気 全体換気 建物の構造	除去		
作業管理	曝露濃度 体内侵入量	作業場所 作業方法 作業姿勢 曝露時間 呼吸保護具 教育	侵入の抑制	曝露濃度 生物学的指標	曝露限界
健康管理	反応の程度 健康影響	生活指導 休養 治療 適正配置	障害の予防	健康診断結果	生物学的曝露指標(BEI)

図13-8　労働衛生管理の対象と予防措置の関連

資料：(財)厚生労働統計協会，「国民衛生の動向」2022/2023

態を把握するためには作業環境測定を行う。有害因子の除去と快適な作業環境維持のためには，必要に応じた措置(発生源の密閉，自動化，隔離，局所排気装置，全体換気装置の設置など)を施す。

2)　作業管理

作業管理とは，労働者の健康を阻害するおそれのある要因を作業から除去し，労働者が健康や安全を損ねないように管理すること，いわば労働者個人の管理である。作業効率がよく生産性も上がり，また実施が容易で安全な作業の管理が求められる。そのために，作業手順や方法を定め，有害因子曝露を防ぐための保護具の適正使用，作業負荷の軽減や作業姿勢の見直しなどを行う必要がある。

3)　健康管理

健康管理とは，労働者の健康状態を健康診断によりチェックし，安全で健康的に仕事ができているか確認することである。事業者は労働者に1年に1回の一般健康診断を実施しなければならない。

また，特定の有害物を取り扱うなど有害な業務に従事する労働者には特殊健康診断を受診させる必要がある。健康診断の受診結果を労働者に通知して結果を記録・保存すること，また診断結果について医師の判断を仰ぐとともに指導などの必要な処置を行う必要がある（次項 C 健康診断 p.200 参照）。

4） 労働衛生教育

労働災害を防止するためには，「労働安全衛生管理体制」や「労働衛生の3管理」について，労働者自身に正しく理解させる必要がある。この教育を労働衛生教育という。労働衛生教育は人的要因（ヒューマンエラー）の排除に結びつき，物理的な有害因子の排除とともに労働災害発生の抑制に重要である。

5） 総括管理

総括管理は，「作業環境管理」，「作業管理」，「健康管理」，「労働衛生教育」の4つの管理を総括的に捉え，労働衛生管理体制を構築する土台となる。総括管理を効果的に進めるためには，産業医や衛生管理者などの労働衛生専門スタッフが連携をとる必要がある。

（3） 労働安全衛生マネジメントシステム

労働安全衛生マネジメントシステムとは，労働災害発生の防止や，労働者の健康増進および快適な職場環境の形成促進を目的として，安全衛生管理を計画的かつ継続的に推進するためのシステムである。**OSHMS**（**Occupational Safety and Health Management System**）という。本システムの指針は2006（平成18）年に改正された「労働安全衛生マネジメントに関する指針」で，1999（平成11）年の告示以来，多くの事業場で積極的に導入が進められている。労働安全衛生マネジメントシステムの構築には決まった方法や順序はないが，その基本は，計画（Plan）－実施（Do）－評価（Check）－改善（Act）の PDCA サイクル構造である（図13-9）。それぞれの事業所が主体的に安全衛生管理を進めることで，事業場の安全衛生水準の向上を図ることが可能となる。

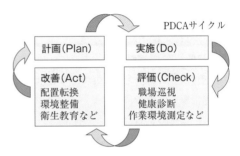

図13-9　労働安全衛生マネジメントシステムの PDCA サイクル

Column　**VDT 症候群と行政指導による特殊健康診断**

現代社会に際立つ作業関連疾患として VDT（Visual Display Terminals）障害が挙げられる。急速な IT 化の推進に伴い，職場において誰もが VDT 作業を行うようになったことが背景となっており，パソコンなどを使うことによって生じる一連の症候群を **VDT 症候群**という。VDT 症候群は眼精疲労や頸腕症候群のほか，女性に多い自己免疫疾患の一つであるシェーグレン症候群を引き起こす恐れがある。また同一場所・状態で作業することから精神的なストレスもかかる。厚生労働省は2002年（平成14年）に労働者が VDT 作業を支障なく行えるよう支援するために事業者が講ずべき措置等について「VDT 作業における労働衛生管理の新ガイドライン」を策定したが，これは2019年（令和元年）7月に廃止され，新たに「情報機器作業における労働衛生管理のためのガイドライン」が策定された。内容的には VDT 作業環境の維持管理（作業環境管理），1日の作業時間や連続作業時間（作業管理），そして健康診断の実施（健康管理）である。

健康診断には，"法令に基づく一般健康診断"と"法令に基づく特殊健康診断"に加え，"行政指導による特殊健康診断"がある。これは特定の業務に就いたり，特定の物質を扱ったりする場合に行政からの通達により事業者に指導勧奨されている健康診断であり，VDT 作業のほか，騒音，振動，重量物取り扱いなどの作業に加え，各種化合物の取り扱い作業など30項目ほどが努力目標として定められている。（p.200 C 健康診断参照）

（三浦伸彦）

（4） トータル・ヘルスプロモーション・プラン

トータル・ヘルスプロモーション・プラン(Total Health Promotion Plan：THP)は，すべての労働者を対象とした，心と身体の健康づくりを推進する運動のことで，労働による疲労やストレスの軽減を図ることを目的としている。1988年の労働安全衛生法の改正により，「事業場における労働者の健康維持増進のための指針」として企業の努力義務として導入された。THPの進め方としては，図13-10に示すように産業医が健康測定を行い，その結果に基づき健康づくりを全般的に指導する。必要に応じ，THPのスタッフが4つの健康指導（運動指導，保健指導，メンタルヘルスケア，栄養指導）などを行う。

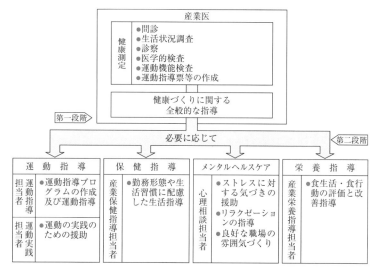

図13-10　THPにおける健康づくりスタッフと役割

資料：(財)厚生労働統計協会，「国民衛生の動向」2019/2020

　THP導入の背景には，労働人口の高齢化，職場環境の高度技術化，生活習慣病増加などによって，職場での健康管理が健康診断による健康状態の把握のみでなく，より積極的な健康増進を図った環境づくりの重要性が増したことがある。職場でストレスを感じる労働者の割合は6割を超え，特に職場での人間関係，仕事の質・量についての不安感や不満感が増加している。このような現状に対応するため，過重労働対策やメンタルヘルス対策を含め職業性疾病予防の一層の推進を図るとともに，職場における労働者の健康確保対策を推進して行くことが重要である。具体的な動きとして，2015(平成27)年12月から従業員50人以上の事業所でストレスチェック制度が義務化されている。職場で定期的に労働者のストレス状況を検査し環境改善につなげるものである。

C　健康診断

労働安全衛生法により，事業者は労働者に対して医師による健康診断を実施する義務が，また労働者は，事業者が行う健康診断を受診する義務がある。健康診断には，一般健康診断と特殊健康診断がある。

（1） 一般健康診断

　労働安全衛生規則が定める一般項目(11項目ある)について実施される健康診断であり，主なものに雇入時の健康診断，定期健康診断，特定業務*従事者の健康診断，海外派遣労働者の健康診断，給食従業員の健康診断（検便）がある(表13-7)。定期検診は，多くの場合1年に1回の実施であるが，坑内作業や深夜労働などの特定業務に従事する場合は6か月以内ごとに1回実施しなければならない。

＊特定業務：労働安全衛生規則第13条第1項第2号に掲げられている。暑熱，寒冷，有害放射線，じんあい，異常気圧，振動，重量物取扱い，騒音，坑内業務，深夜勤務，有害物取扱い，病原体取扱いなどが列記されている。

　一般健康診断の実施により労働者の健康状態を把握でき，また疾病の早期発見が期待できる。安衛法では，健診結果を労働者に通知するとともに記録・保存すること，健診後の事後措置として，専門

知識を十分にもった産業医の勧告を基に事業者がその従業員に対して，必要に応じ労働時間短縮など
の適切な就業上の措置や，専門家による栄養指導，運動指導，メンタルヘルスケア，保健指導などを
実施することを規定している（図13-10）。近年，定期健康診断の有所見率が高い項目は，血中脂質で
あり，次いで血圧，肝機能，血糖検査，心電図となっている（表13-7，図13-11）。

表13-7　定期健康診断実施結果（項目別の有所見率）

（単位%）　　　　　　　　　　　　　　　　　　　　　　　　令和2年（'20）

項　目	有所見率	項　目	有所見率
聴力（1000 Hz）	3.9	肝機能	17.0
聴力（4000 Hz）	7.4	血中脂質	39.3
胸部 X 線検査	4.5	血糖検査	12.1
喀痰検査	2.1	尿検査（糖）	3.2
血　圧	17.9	尿検査（蛋白）	4.0
貧血検査	7.7	心電図	10.3
		有所見率・全体	58.5

資料：厚生労働省，「定期健康診断結果調べ」

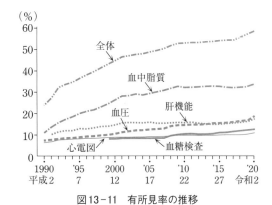

図13-11　有所見率の推移

資料：厚生労働省，「定期健康診断結果調べ」

（2）　特殊健康診断

　有害な業務に常時従事する労働者に対し，雇入れ時および配置替えの際または6か月以内ごとに1
回，特殊健康診断を実施*しなければならない（表13-8）。じん肺健診は，管理区分に応じて1〜3年
ごとに1回の健診を実施する。特殊健康診断の実施義務は，労働安全衛生法およびじん肺法に定めら
れ，さらに労働安全衛生法の下に，有機溶剤中毒予防規則（有機則），鉛中毒予防規則（鉛則），四アル
キル鉛中毒予防規則（四アルキル則），特定化学物質等障害予防則（特化則），高気圧作業安全衛生規則
（高圧則），電離放射線障害防止規則（電離則），東日本大震災により生じた放射性物質により汚染され
た土壌等を除染するための業務などに係る電離放射線障害防止規則（除染電離則），石綿障害予防規則
（石綿則），および労働安全衛生規則（安衛則）がある。

　＊特殊健康診断の実施：「労働安全衛生規則等の一部を改正する省令」（2022年5月31日公布）を受け，作業環境管理
　　やばく露防止対策が適切に実施されている事業所においては，特殊健康診断の実施頻度を従来の6か月以内ごと
　　に1回から，1年以内ごとに1回に緩和できることになった。

（3）　生物学的モニタリング

　生物学的モニタリングとは，労働者が曝露された有害因子の量を尿検査などで間接的に類推し有害
物への曝露の程度を把握する手法である。有機溶剤などの有害物が体内に取り込まれると代謝を受け
て取り込まれた物質は化学的に変化しほとんどが尿中に排泄される。排泄された物質（代謝物）の量を
分析することで体内に蓄積された有害物の量をある程度推定することができる。体内に摂取された有
害物の量と排泄された量との関係が明らかな場合に成立する手法である。特殊健康診断においては有
機溶剤8物質，金属1物質について生物学的モニタリング検査が義務づけられている（表13-9）。

　生体試料に含まれる作業環境中の化学物質または代謝物濃度を生物学的曝露指標（Biological
Exposure Indices：BEI）といい，個人の曝露程度（生物学的曝露モニタリング）および健康への危険度
（生物学的影響モニタリング）を示す。

　生物学的許容値は，生物学的モニタリング値がその範囲内であれば，ほとんどすべての労働者に健

表13-8　有害業務従事者が受診する健康診断の種類

	対象労働者	実施期間
特殊健康診断	屋内作業場における有機溶剤取扱い業務に常時従事する労働者（有機則第29条）	・雇入れの際 ・左記業務への配置替えの際 ・6月以内ごとに1回
	鉛業務に常時従事する労働者（鉛則第53条）	
	四アルキル鉛業務に常時従事する労働者（四アルキル則第22条）	
	特定化学物質を製造または取り扱う業務に常時従事する労働者，および過去に従事した在籍労働者（一部の物質に係る業務に限る）（特化則第39条）	
	高圧室内業務または潜水業務に常時従事する労働者（高圧則第38条）	
	放射線業務に常時従事する労働者で管理区域に立ち入る者（電離則第56条）	
	除染等業務に常時従事する除染等業務従事者（除染則第20条）	
	石綿等の取扱い等に伴い，石綿の粉じんを発散する場所における業務に常時従事する労働者，及び過去に従事した在籍労働者（石綿則第40条）	
じん肺健診	粉じん作業に常時従事する労働者，および過去に従事した在籍労働者で管理区分が管理2または管理3の者[1]（じん肺法第3条，第7～10条）	・常時粉じん作業に従事：1年以内ごとに1回 ・過去に粉じん作業に従事：3年以内（管理2）または1年以内（管理3）ごとに1回
歯科医師による健診	塩酸，硝酸，硫酸，亜硫酸，フッ化水素，黄りんその他，歯又はその支持組織に有害な物のガス，蒸気又は粉じんを発散する場所における業務に常時従事する労働者（安衛則第48条）	・雇入れの際 ・左記業務への配置替えの際 ・6月以内ごとに1回

資料：厚生労働省・都道府県労働局・労働基準監督署，「健康診断を実施しましょう」リーフレット（2015）
注〕　1）じん肺法の管理区分：管理1から管理5の5段階に区分される。管理2以上はじん肺の有所見を表し，数字が大きいほどじん肺が進行していることを示す。管理区分は，地方じん肺検査医による審査を受け都道府県労働局長により決定される。

表13-9　特殊健康診断における生物学的モニタリング検査の曝露指標

物質名	検査内容
トルエン	馬尿酸（尿中）
キシレン	メチル馬尿酸（尿中）
スチレン	マンデル酸（尿中）
テトラクロロエチレン	トリクロロ酢酸または総三塩化物（尿中）
1,1,1-トリクロロエタン	トリクロロ酢酸または総三塩化物（尿中）
トリクロロエチレン	トリクロロ酢酸または総三塩化物（尿中）
N,N-ジメチルホルムアミド	N-メチルホルムアミド（尿中）
ノルマルヘキサン	ヘキサンジオン（尿中）
鉛	鉛（血液中），デルタアミノレブリン酸（尿中）

資料：厚生労働省，「職場のあんぜんサイト」，安全衛生キーワード，生物学的モニタリング（2015）

康影響がみられないと判断される濃度である。生物学的モニタリング値と曝露濃度の関係を示す知見に基礎をおき，有害曝露の下限値で特に諸健康診断に際して健康影響判定に用いられる。

（4）　職場復帰

　労働者が職場を休職する要因は，怪我や病気，出産などが主であったが，近年はメンタル面を原因とする休職者が増加している。うつ病の患者数は1996（平成8）年では43.3万人（人口10万人当たり48人）であったが，2005（平成17）年には92.4万人（同82人），そして2014（平成26）年には111.6万人（同

88人）と増加している（厚生労働省2014（平成26）年，患者調査の概況（統計表5及び9））。うつ病は適切な薬物治療によって緩和が可能となっているが，生活環境が劇的に変わるため職場復帰がスムーズに進まない事例が多い。職場復帰支援への社会的ニーズが高まったことを受け，厚生労働省は2004（平成16）年に「心の健康問題により休業した労働者の職場復帰支援の手引き」を作成した（平成24年改定）。この「職場復帰支援プログラム」は，休業の開始から通常業務復帰までの流れを明確にし，その流れが組織的・計画的に行われるように支援するものである。

（5）　労働時間と余暇

　労働基準法に示された法定労働時間は，1日8時間，1週40時間であり，職種による適用除外はあるもののこれを基準とする。また時間外労働時間は一定期間ごとに定められ，例えば，1か月間で45時間，1年間で360時間が上限である。日本人一人当たりの総実労働時間（年間平均）は1990（平成2）年では2,031時間，2013（平成25）年では1,735時間との調査結果がある（労働政策研究研修機構：データブック国際労働時間比較2015，第6-1表）。しかし，これは全労働者の平均値であり，フルタイムの職員に対してパートタイムや非正規雇用職員の割合が増加してきている近年，フルタイム雇用者の平日の労働時間は週休二日制の導入によるしわ寄せのためか，逆に増加傾向にあることに注意を払う必要がある（黒田祥子：内閣府規制改革会議雇用ワーキンググループ資料「日本人の働き方と労働時間に関する現状」(2013)）。

　余暇は，1日を考えた場合，労働の合間に設けられる休息時間である。労働基準法では，労働時間が6時間を超える場合は45分以上，8時間を超える場合は60分以上の休憩時間の設定が義務づけられている。多くの場合，食事や休息に費やされ，最近では労働のパフォーマンスを上げるために15〜20分程度の昼寝が推奨されている（厚生労働省「健康づくりのための睡眠指針2014」）。一方，休日・休暇も余暇時間である。日本人の余暇活動の現状は，2011〜2014年は国内観光旅行が外食や読書を抜き首位となっている（日本生産性本部「レジャー白書2015」）。余暇は，労働者が精神を解放させ自分自身をとり戻し，仕事への活力を養うために重要である。

（6）　コロナ禍と産業保健

　2020年のコロナ禍（COVID-19）を受け，働き方が劇的に変化した。失業や内定取り消しについては労働基準法や労働契約法が，テレワークにおける就業時間や残業時間については労働安全衛生法が関わる。さらにテレワークの導入率が大幅に増え（1,000人以上の企業では61.7％：NTTデータ経営研究所），ストレスや不安からのうつ症状，不規則生活による運動不足やメタボおよび睡眠不足，そしてVDT障害（コラム「VDT症候群と行政指導による特殊健康診断」p.199参照）など，労働者の健康管理が問題視されている。これらメンタルヘルスや健康障害は，職場の感染予防を含め労働衛生管理の考え方が必要となる。ウィズコロナの時代へ変遷するが，産業保健の役割は大きい。　　　　　　　（三浦伸彦）

（Column）　放射線事故—人的災害による事故例と影響—

　1986年にチェルノブイリ（旧ソ連）で発生した原子炉事故は，被曝により28名が死亡。200名以上に急性放射線障害を引き起こした。機器の構造欠陥に加え，タービン試験における運転規則違反という人的要因が関与していた。1999（平成11）年に東海村で発生したJCO臨界事故では，被爆者3名でそのうち2名が死亡した。ウラン粉末の溶解にステンレスバケツを用いるなどずさんな作業工程管理が発生原因であった。2017（平成29）年には原子力研究開発機構（大洗町）でプルトニウムの内部被爆が生じ，プルトニウムの管理体制が問題視された。数例を挙げただけであるが，放射線事故は本人のみならず，周辺住民への影響，さらには染色体障害に伴う次世代影響も生じる可能性があり甚大な被害に結びつく。人的事故の発生を防止するには，システム化した管理方法を構築して相互に確認することや，ミス（ヒヤリハット）を起こさないための労働環境の構築が重要である。　　　　　　　（三浦伸彦）

第14章 成人・高齢者保健 ─ 成人・高齢者の健康管理とケア

この章のねらいとまとめ ＊ ＊ ＊ ＊ ＊ ＊ ＊

ねらい：加齢に伴う身体機能や健康状態の低下からは逃れられないが，可能な限り生活行動を自立して営み，健康寿命を延ばすためには，若いときからの運動，栄養，休養に対する健康管理とケアが必要となる。その基礎知識を理解するとともに社会制度について概説できるようにする。

まとめ：①加齢によって身体諸機能，体力，知的精神能力，社会経済能力などが変化する。これに伴い姿勢の変化，日常生活所作への影響，有訴者率の増加など健康状態も変化する。

②後期高齢者医療制度は75歳以上もしくは65～74歳障害認定者を被保険者とする。収入・年齢により自己負担は1～3割となる。

③各医療保険者は，壮年期以降の40歳以上75歳未満者を対象としてメタボリックシンドロームを中心とした生活習慣病予防を目的として，特定健康診査・特定保健指導を義務づけられている。

④介護保険制度は原則市町村が保険者であり，65歳以上の第1号被保険者と40歳以上65歳未満の第2号被保険者に対し，要介護・要支援状況によりサービスが提供される。

1. 成人の健康管理

A 加齢と健康

ヒトを含む生物の形態や機能は，時間の経過とともに変化し，誕生から，成長，成熟，退縮の過程を経て死亡に至る。

加齢とは年齢を重ねることである。

身体的な活動・運動能力は10歳代の後半から20歳代前半にかけてピークをむかえ，その後は徐々に低下していく（第7章3.B 身体活動・運動 p.101，第12章 2.C 学校保健統計 p.181～184参照）。知的精神能力としての暗記力などは，若いときにピークをむかえるが，理解力，判断力，総合力などは社会活動の経験とともに高まり，衰えがみられるようになるのは高齢になってからである。社会的経済能力は仕事による収入と社会における活動の度合いに伴って増していくが，定年などの退職により社会活動量とともに収入も減少する（図14-1）（日本建築学会編：「高齢者のための建築環境」，彰国社（1994））。

細胞レベルでは生まれたときから老化が始まっているともいえる。しかし，健康との関連では，一般的には成熟期以降の生理的機能の衰退，適応能力の低下などのプロセス，すなわち老化の諸現象が問題となる。老化による変化は個人差が大きく，またそれぞれの世代の栄養状態などの影響も大きい。

老化現象は，その進行の速さや程度の差こそあれ，すべてのヒトに共通して現れてくるものである。加齢による心身の機能低下や健康状態の低下からは逃れられないが，自立して健康に生活できる期間を延ばす，すなわち寿命の質を高めること（健康寿命）が重要となる。そのためにも個々が加齢に伴う老化の諸現象に関する知識はもちろんのこと，日本における医療保険制度や介護保険制

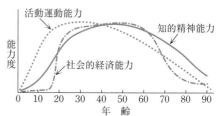

図14-1 年齢による各種能力の変化

資料：日本建築学会編，「高齢者のための建築環境」，彰国社（1994）

度の現状や将来展望に関する知識を持ち合わせ，いずれ訪れる老年期において自らの寿命の質を高め，幸せな生活を送るための能力を備えていく必要がある。

（1）　老化のメカニズム（細胞・個体）

　身体を構成する細胞は限られた回数しか分裂・増殖することができない。ヒトの胎児から採取した細胞では，およそ50回程度の分裂が限界とされ，限界まで分裂した細胞を老化細胞，その状態を細胞老化という。胎児の細胞に比べて高齢者の細胞では分裂可能な回数が少ない。細胞の分裂寿命と個体の寿命の関係は深く，細胞の老化と個体の老化が関連している。最近では個体の老化の進行を調節するはたらきをもつ遺伝子も解明されてきており，これらが細胞老化に対して関与していることも示されている。さらに細胞老化は，放射線や酸化ストレスなどによっても促進される。一方，神経，筋肉などの組織は，ほとんど分裂をしない細胞によって形成されている（健康長寿ネット：http://www.tyojyu.or.jp/hp/menu000000100/hpg000000002.htm）。

（2）　加齢に伴う機能の変化

1）　血　液

　赤血球の数およびヘモグロビン濃度が減少し，また赤血球の寿命そのものも若年者よりも短くなる。白血球や血小板は加齢の影響は受けないとされる。

2）　神経機能

　脳重量は大脳，小脳，脳幹を含むが，加齢によりその重量減少が最も大きいのは大脳である。心肺機能を制御する脳幹部は萎縮が最も遅延する。脳重量の減少は，肝臓や脾臓などの臓器と比較すれば小さい。脳の萎縮には，動脈硬化などによる脳への血液供給量の減少が影響する。

3）　呼吸機能

　全肺気量は加齢による減少は小さいが，肺活量や最大換気量の減少は顕著となる。これは胸郭の弾性低下や外肋間筋，内肋間筋，横隔膜などの呼吸筋の機能低下の影響による。

4）　循環機能

　一般に臓器の細胞は加齢とともに減少し，臓器組織は萎縮していくが，心臓は左心室肥大による心肥大を起こし，重量が増していく。これは，加齢に伴い動脈硬化が進行し，末梢血管抵抗が増大していくためである。安静時心拍数，1回心拍出量は軽度に減少していくため，安静時心拍出量も減少していく。また運動時の最高心拍数も減少する。収縮期血圧は次第に上昇していくが，拡張期血圧の変化は小さいために脈圧は加齢とともに増加する。

5）　内分泌機能

　男性の精巣から分泌されるテストステロンは30歳代から徐々に減少し，80歳代ではピーク時の20%程度にまで低下する。睾丸容積は60歳代からの減少が大きい。女性の卵巣は内分泌系臓器のなかで最も早く老化が始まり，30歳代後半には萎縮が始まる。60歳代ではエストロゲンやプロゲステロンの分泌がピーク時の20%程度にまで低下し，重量も40%程度にまで減少する。

6）　免疫機能

　胸腺の重量低下は非常に大きく，これにより免疫系のはたらきが低下して病原菌への感染率が高まる。また日常生活や自身の健康問題などから受けるストレスも免疫機能を低下させる要因となっている。

7）　骨格筋機能

　骨格筋の衰えは筋量に反映される。20歳代と70歳代で筋量を比較すると，上腕前部で10%程度，

上腕後部で20%程度の減少がみられる。大腿前部では40%程度，大腿後部では20%程度，下腿は前部，後部共に30%程度の減少がみられ，上肢に比較して下肢での筋量減少が顕著となる(中川巧哉他：「高齢者の生活・運動と健康・体力」紫峰図書(2008))。

（3）　加齢と健康変化

1）　姿　勢

　加齢に伴い姿勢の変化が大きくなってくるが，これは脊柱の弯曲の変化による影響が大きく，骨粗鬆症や椎間板の狭小化などが関係する。胸椎後弯は増強し，その代償性変化として頸椎前弯が増強される。胸椎後弯の増強により腰椎前弯は小さくなり，高齢者特有の前傾姿勢が現れてくる。これらには背筋などの筋力の低下も関与する。

2）　体力の特徴

　体力や運動能力は機能によって低下に差異がみられる。新体力テストの成績からは，上肢の筋力(握力)や柔軟性(長座体前屈)の低下は比較的小さいが，体幹部の筋持久力(上体起こし)や全身持久力(20mシャトルラン)の低下は非常に大きい。物をつかんだり体幹を前傾させる動作など，日常生活に必須の所作が影響する(図14-2, 3, 図7-2 p.103も参照)。

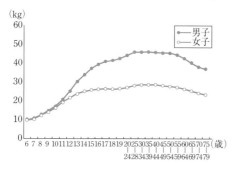

図14-2　加齢に伴う握力の変化

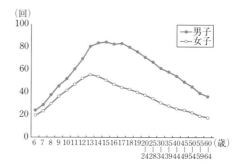

図14-3　加齢に伴う20mシャトルラン(往復持久性)の変化

資料：スポーツ庁，「令和2年度の体力・運動能力調査結果の概要及び報告書」
注〕　図は，3点移動平均法を用いて平滑化してある。

（4）　加齢による健康状態の現状

　日本人の3分の2程度は生活習慣病を要因とした疾患で死亡している。生活習慣病は，加齢に伴う退行性変化が基盤となり，それに個々の生活習慣が複雑に関与して発症してくるため，その病因の特定が容易ではない。また初期には自覚症状がないことも多く，発症には個人差が大きい。そのため予防とともに定期的な検診による早期発見，治療が重要となる。

　病気やけがなどで自覚症状のある者の割合(有訴者率：千人対)は，10歳代では低いが，加齢とともに増加する。男女ともに75歳以上では約半数が何らかの身体症状に関する自覚がある。10歳以上においては，すべての年齢階級において男性よりも女性の有訴者率が高い。また，通院者率(千人対)も20～69歳においては男性より女性が高い。加齢により，認知症も増加(厚生労働省：2019年度国民生活基礎調査の概況)。骨粗鬆症や転倒後の寝たきり，運動器疾患，骨，関節，脊椎，脊髄の痛みによる身体活動の低下が加齢によって増えている。この防止のため健康づくり21(第2次)で，ロコモティブシンドローム対策が提唱された(第8章4.C ロコモティブシンドローム p.118参照)。開眼片脚立やスクワット，ストレッチ，ウォーキングだけでなく文化活動やボランティア活動の参加にも予防効果がある。

加齢とともに心身の活力が低下している状態を**フレイル**(体重減少，倦怠感，活動量の低下，握力の低下，通常歩行速度の低下のうち3項目以上に該当)という。**ロコモ**は身体的フレイルにおいて運動器の障害による移動機能低下をきたす病態として重要である。ロコモの基礎疾患のうち，筋肉の減少によるものを**サルコペニア**という。ちなみに，運動器不安定症は保険収載された疾患概念である(運動機能低下をきたす疾患またはその既往が存在すること，日常生活自立度判定がランクJ(生活自立)またはA(屋内自立)であること，運動機能評価テストの項目を満たすこと，が条件)。　　　　　(高橋弘彦)

B　特定健康診査・特定保健指導

老人保健法が「高齢者の医療の確保に関する法律(高齢者医療確保法)」に全面改正され，2008(平成20)年度から特定健康診査および特定保健指導が導入された(図14-4)。この結果，生活習慣病予防の観点から地方自治体が，老人保健事業として実施してきた基本健康診査等の実施主体が医療保険者に変更され，特定健康診査・特定保健事業として実施が義務づけられた。40歳から75歳未満がこの事業の対象者になったが75歳以上の者については，後期高齢者医療広域連合会が努力義務を課されている保健事業の一環として，健康診査を実施することになった。

特定健康診査・特定保健指導は，メタボリックシンドローム(内臓脂肪症候群)を対象にしたもので，糖尿病，虚血性心疾患，脳血管疾患などの生活習慣病の有病者や予備軍を減らすことを目指して

平成30年('18)から

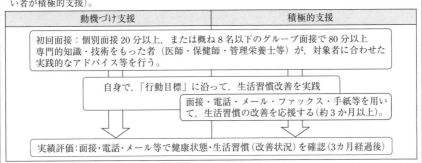

図14-4　特定健康診査・特定保健指導の概要

資料：(財)厚生労働統計協会，「国民衛生の動向」2022/2023

いる(第8章 3. A 肥満，メタボリックシンドローム p.115参照)。糖尿病については，合併症の結果として増加する人工透析患者を減らすという目的が背景にある。

　特定健康診査では，質問票(服薬歴，喫煙歴など)，身体計測(身長，体重，BMI，腹囲)，血圧測定，理学的検査，検尿(尿糖，尿たんぱく)，血液検査(脂質，血糖，肝機能)の基本的項目と医師が必要と認めた場合に実施する詳細な健診項目について検査が行われる(図14-4)。(コラム「メタボリックシンドローム」p.115参照)。健診結果は異常値の項目，程度，意義などについて，各受診者に通知される。

　その結果に基づき，生活習慣病のリスクが高い受診者を，リスクの程度に応じて，情報提供レベル，動機づけ支援レベル，積極的支援レベルの3段階に階層化して，医師，保健師，管理栄養士による保健指導が行われる。腹囲とBMI情報のステップ1と血液情報(血糖，脂質)血圧，喫煙歴のステップ2の情報から階層化を行う。特にリスクの高い受診者は医療機関への受診勧奨となる。効果的な特定健診・特定保健指導を実施するため，現在では「標準的な健診・保健指導プログラム(平成30年度版)」が作成され，エビデンスとなる特定健診関連データの集積が行われている。

2. 高齢者保健・介護

A　高齢者保健・介護の概要

(1)　老人保健法から後期高齢者医療制度へ

　老人医療費は1973(昭和48)年，老人福祉法の改正により，70歳以上は無料となったが，財政悪化のため1983(昭和58)年，老人保健法施行に伴い，無料は廃止され，一部負担となった。老人保健法を基に国民の老後における健康の保持と適切な医療の確保を図るため，また，生活習慣病予防の重要性から，高齢になる前の40歳以上の壮年期を主たる対象者として様々な保健事業が行われた。

　保健事業には，①健康手帳の交付，②健康教育，③健康相談，④健康診査，⑤医療等，⑥機能訓練，⑦訪問指導があり，市町村が実施主体となった。2006(平成18)年度から65歳以上を対象とする健康教育，健康相談，機能訓練，訪問指導は，地域支援事業へ移行した。また，これまで老人保健事業として実施してきた歯周疾患検診，骨粗鬆症検診などの健康診査については，2008(平成20)年度から健康増進法に基づく事業として市町村が引き続き実施することとされた。保健事業の財源については国，都道府県，市町村がそれぞれ1/3ずつ負担した。老人保健法では，75歳以上(または65歳以上75歳未満の老人で寝たきりの老人)を対象として医療等が提供された。それらの費用負担は，国，地方公共団体のほか，保険者が共同で費用を拠出する共同負担制度にした。しかし，少子高齢化の急速な進展により医療費負担が増大し，制度の維持が困難になった。このため2008(平成20)年に同法は廃止され，高齢者の医療の確保に関する法律に全面改正され，特定健診・特定保健指導，後期高齢者医療制度が始まった(第3章 4. A 衛生法規 p.32参照)。

(2)　老人福祉法の概要

　老人福祉法は1963(昭和38)年に制定され，わが国の老人福祉対策の基本法になった。この法律により，老人福祉の向上を図る施策が総合的・体系的に推進されるようになり，養護老人ホーム，特別養護老人ホーム，軽費老人ホーム，老人福祉センターなどが創設された。養護老人ホームは低所得者向けの施設であるが，特別養護老人ホームは要介護者を対象とした施設である。2015(平成27)年の

介護保険法改正により，原則要介護3以上の入居基準が示された。

　1962(昭和37)年に現在の訪問介護事業の前身となる事業が創設され，1978(昭和53)年に短期入所生活介護(ショートステイ)事業，1979年(昭和54)年に日帰り介護(デイサービス)事業が創設された。訪問介護事業は1980年代頃からホームヘルプサービス事業ともよばれるようになった。このデイサービス(通所介護)は，介護事業者が居宅の要介護者を送迎して，事業所内で入浴・食事・日常生活動作・日常生活の支援や機能訓練を行う。ホームヘルプサービス事業，ショートステイ事業，デイサービス事業は要介護者の在宅生活を支える在宅福祉3本柱とよばれ，その後の1989(平成元年)の高齢者保健福祉推進十ヵ年戦略(ゴールドプラン)や新ゴールドプラン以降においても在宅介護を支えた。

B　後期高齢者医療制度

2008(平成20)年4月より，後期高齢者(75歳以上)への医療は，高齢者の医療の確保に関する法律(高齢者医療確保法)により提供されている。後期高齢者医療制度の運営主体は都道府県単位で，すべての市町村が加入する後期高齢者医療広域連合であり，医療の給付や保険料を決定する。現行制度における医療給付の財源負担は，公的負担が約5割，現役世代からの保険料が約4割，後期高齢者の保険料が約1割となっている。後期高齢者の保険料は診療報酬の改定に合わせて2年ごとに改定される。

　被保険者は，75歳以上もしくは65〜74歳で障害状態にあり，広域連合の認定を受けた者である。保険料は世帯主ではなく，すべての被保険者が支払うことになった。保険料の支払いは所得に応じて，年金天引き(所得が一定水準以上の人)と口座振替・銀行振り込み(所得が一定水準以下の人)に分かれる(図14-5)。

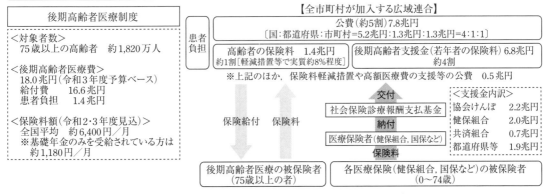

図14-5　後期高齢者医療制度の運営の仕組み(令和3年度)

資料：(財)厚生労働統計協会，「国民衛生の動向」2022/2023

C　介護保険制度が創設されるまで

福祉，介護サービスにおいても専門性が求められるようになった。1987年(昭和62年)に社会福祉士や介護福祉士が国家資格として制度化された。1989年(平成元年)の高齢者保健福祉推進十か年戦略(ゴールドプラン)ではホームヘルプ，ショートステイ，デイサービスの整備目標が設定され，在宅介護支援センターがこれらの在宅サービス利用の調整を行うこととなった。市町村では，福祉八法の改正により老人福祉計画の策定が義務づけられたが，ゴールドプランを上回る介護ニーズが明らかになった。このため，1994年(平成6年)に目標値を引き上げた新ゴールドプランが策定された。

同年，高齢社会ビジョン懇談会が，誰もが介護を受けることができる新たな仕組みの構築を21世紀福祉ビジョンとして提言した。これが1997年（平成9年）の介護保険法につながった。1990年代前半のバブル崩壊を契機として租税収入が減少し，国債依存度が高まったこと，今後の介護費用の増大の見込みなどから高齢者の保健福祉分野の基盤整備のために新たな財源を確保する必要があった。

D　介護保険法の概要

わが国の社会保険制度の一つである介護保険制度は，2000年（平成12年）に施行された介護保険法に基づいている。その創設の背景には，少子高齢化の進行，それに伴う要介護者の増加，核家族化と介護者の高齢化による家族の介護支援機能の縮小，医療技術の進歩，従来の老人福祉制度と老人医療制度における問題点の克服，新たな財源の確保の必要性といった多くの事項が挙げられる。

　介護保険法第一条には，「加齢によって生ずる心身の変化に起因する疾病などにより要介護状態となり，入浴，排せつ，食事などの介護，機能訓練並びに看護及び療養上の管理その他の医療を要する者等について，これらの者が尊厳を保持し，その有する能力に応じ自立した日常生活ができるよう，必要な保健医療サービス及び福祉サービスに係る給付を行うため，国民の協同連帯の理念に基づき介護保険制度を設け，その行う保険給付等に関して必要な事項を定め，もって国民の保健医療の向上及び福祉の増進を図ることを目的とする」とあり，介護の給付のみを対象とした法律でないことが分かる。このような記載になった理由は，要介護には原因疾患があり，要介護者は保健・医療と関連が深く，福祉サービスを受ける機会があるためである。

　介護サービスの利用は，措置制度により行政が利用者を選ぶ選別主義とは異なり，利用者主体の普遍主義に基づいている。介護サービス利用者は介護事業者を選べ，契約に基づいて介護サービスが受けられる。制度運用は，社会保険方式ではあるが，財源には保険料や利用者の負担以外に，国，都道

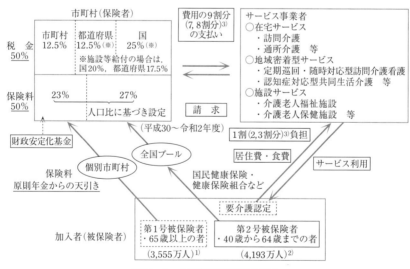

図14-6　介護保険制度の仕組み

資料：(財)厚生労働統計協会，「国民衛生の動向」2022/2023を一部改変

注〕 1）第1号被保険者の数は，令和元30年度「介護保険事業状況報告」によるものであり，元年度末の数である。
　　 2）第2号被保険者の数は，社会保険診療報酬支払基金が介護給付費納付金額を確定するための医療保険者からの報告によるものであり，令和元年度内の月平均値である。
　　 3）平成27年8月移行，一定以上所得者については費用の8割分の支払いおよび2割負担。平成30年8月以降，特に所得の高い層は費用の7割分の支払いおよび3割負担

府県，市町村による租税が財源の半分投入されており，40歳以上の加入が義務づけられている。

　保険者は通常市町村(特別区を含む。広域組合の場合もある)で，3年ごとの介護保険事業計画に基づいて介護サービスを提供する。被保険者は65歳以上の第1号被保険者と40歳以上65歳未満の第2号被保険者で，第1号被保険者は要支援，要介護認定により，原因に関わらず介護サービスを受けられる。第2号被保険者は加齢により生じる16の特定疾病のみに限定して介護サービスが利用できる(p.213参照)。

　介護保険サービスの種別には，居宅介護サービス，施設介護サービス，地域密着型サービスがある(図14-6)。給付という観点からは，介護給付と予防給付によるサービスに分けられ，指定・監督という観点からは，都道府県と市町村に区分することができる。

3. 介護保険制度とシステム

A 介護保険制度の構成

介護保険制度は，保険者(市町村)，被保険者(40歳以上の住民)，介護サービスの利用者，利用者の家族，介護支援専門員(ケアマネジャー)，サービス事業者，介護認定審査会，地域包括支援センター，主治医などから構成されているシステムである。今後は制度のみではなく，制度外の地域資源を制度内の資源とどのように組合せ，保険者機能をどのように強化していくかが問われている。

　ここでは介護保険制度を次の6つのシステムで整理している。

①介護保険事業計画と財源管理システム　　②要介護認定システム
③介護サービス利用システム　　　　　　　④介護サービスの種類とサービス提供システム
⑤ケアマネジメントとモニタリング評価システム　⑥被保険者管理システム

　狭義のモニタリングシステムはケアマネジメントの評価を行うシステムであり，広義のモニタリングシステムは地域の介護資源や介護の質など介護サービス提供システム全般の評価システムである。

B 介護保険事業計画と財源管理システム

(1) 保険者・被保険者と運用方式

　介護保険の保険者は，原則市町村や特別区であり，複数の市町村が組合として介護保険を運用する場合もある。保険者は3年を1期として，3年ごとに(2005(平成17)年までは5年を1期)介護保険事業計画の策定を義務づけられて，3年間の介護供給量を推計し給付費を予測して保険料を定める。2021年度からは第8期である。2018年度には第7次医療計画がスタートしている。第7次医療計画からは周期を合わせて6年ごとの計画期間としたので，介護保険事業計画とより一体的に推進されることとなった(医療計画は3年ごとに中間見直しが行われる)。被保険者は，65歳以上の第1号被保険者と40歳以上65歳未満の医療保険加入者である第2号被保険者に区分される。介護保険は社会保険方式で運営されている。地域分析に基づく計画が重要となる。

(2) 介護保険財源

　介護保険財源は，被保険者，サービス利用者，国，都道府県，市町村により賄われており利用者の負担分を除いて保険料50%，公費50%である。居宅介護の公費は国が全体の25%，都道府県，市町

村がそれぞれ12.5%を負担。施設介護では，国20%，都道府県17.5%，市町村12.5%の負担である。

2014年6月に医療介護総合確保推進法により各都道府県に設けられた地域医療介護総合確保基金は，介護資源の整備や確保における財源にもなっている。

（3）　介護保険料

介護保険料は，第1号被保険者の場合，市町村ごとに所得段階別の保険料が設定されている。保険料徴収では，一定額以上の所得者は年金からの特別徴収（天引き）される。それ以外の者は，市町村が個別に徴収する普通徴収になる。第2号被保険者については，医療保険者が介護納付金（被保険者1人当たり全国均一の額に各医療保険加入者の第2号被保険者数を乗じた額）を社会保険診療報酬支払基金に納付することとされていたが，2017年（平成29）年の法改正で被用者保険間での総報酬割（報酬額に比例した）負担が導入された。つまり，保険料は介護サービス利用による介護給付に対応して決定されるので，サービス給付額が大きい施設利用者が増加すると，保険料が高くなる。

C　要介護認定システム　介護保険制度では，市町村の要介護認定を受けないと介護サービスが利用できない。手続きは，まず介護サービス希望者が市町村に要介護認定の申請を行う。訪問調査員が心身の状況に関する74項目の基本項目調査を行い，調査時に特記事項があれば記載した結果を基に一次判定が，次いで二次判定により要介護認定が決定する。訪問調査は，通常地域包括支援センターの介護支援専門員や市町村の職員などが担当している。

市町村は，国が提供する全国一律のコンピューターソフトを用いて要介護の程度（介護の必要な時間）を一次判定する。要介護度判定は，必要と思われる介護サービス投入時間を参考にしており，障害の程度を必ずしも反映していない。一次判定では，自立か否か，自立でない場合は，要支援1，2と要介護1から5までの7段階の要介護判定が自動的に行われる。二次判定は市町村の介護認定審査会（医療，介護職等有識者計5名程度）で行われ，一次判定結果，訪問調査の特記事項，主治医の意見書などを参考にして要介護度を最終判定する。この時点で最終的に自立か否か，自立でない場合は，要支援1，2と要介護1から5までの7段階の要介護認定が決定され，その結果が市町村から申請者に通知される。要介護の区分は，5つの分野ごとに計算される要介護認定等基準時間の長さによって決まる。この基準時間は，介護の手間が相対的にどの程度かかっているのかを示すもので，医学的基準によるものではない。要介護認定方法については，適宜見直しが行われている。要介護認定の更新・変更認定時の調査の場合は，介護支援専門員（ケアマネジャー）に委託することができる。

要介護認定の有効期間は，原則6か月であるが，2012（平成24）年度からは，新規の要介護認定や要支援認定の有効期間は12か月まで延長された。2018年（平成30）年度からは，更新の場合は上限36か月に延長され，2021年度からは最長48か月に延長された。

D　介護サービス利用システム

（1）　介護サービス受給者（利用者）

65歳以上の第1号被保険者は，要介護状態または要支援状態と判断された場合，介護保険に基づく給付を受けることができる。第2号被保険者は，老化に起因する16の特定疾病*に限り，要介護状態または要支援状態になると判断された場合に給付される。

＊特定疾病：がん，関節リウマチ，筋萎縮性側索硬化症，後縦靱帯硬化症，骨折を伴う骨粗鬆症，初老期における認知症，進行性核上性麻痺・大脳皮質基底核変性症・パーキンソン病，脊髄小脳変性症，脊柱管狭窄症，早老症，多系統萎縮症，糖尿病性神経障害・糖尿病性腎症・糖尿病性網膜症，脳血管疾患，閉塞性動脈硬化症，慢性閉塞性肺疾患，両側の膝関節または股関節に著しい変形を伴う変形性関節症

（2） 介護サービス利用限度額・利用量と利用計画・介護報酬

　介護給付費は要介護度に対応して決められる。要支援・要介護者は介護サービスの給付限度額（区分支給限度基準額）内で1～3割負担で介護保険サービスを利用することができる。限度額を上回る費用はすべて自己負担となる。

　介護サービスの利用に際しては，利用者の選択と自己決定を前提として種類や利用量，利用スケジュールについて介護サービス計画（ケアプラン）が作成される。要支援・要介護者のアセスメント，利用者側の所得制約，家族介護などを考慮した介護サービス計画が作成され，それに基づいて介護サービスが提供されている。所得制約などにより，利用者がニーズ・アセスメントに適合した介護サービスを使わないこともある。

　介護サービス計画に基づいて介護サービスが利用者に提供されると，介護サービス提供事業者は，サービス対価として，介護給付費単位数表に基づいて介護報酬（介護保険から7～9割，利用者から1～3割）を受けとる。この単位数表は，厚生労働大臣が社会保障審議会介護給付費分科会の意見を聞いて定めることになっている。介護報酬改定は3年ごとに行われる。

E　介護サービスの種類とサービス提供システム

（1） 介護サービスの種類と指定・監督

　介護サービスには，予防給付サービス（要支援対象）と介護給付サービス（要介護対象）がある。いずれのサービスにも都道府県と市町村がそれぞれ指定監督を行うサービスがある。介護保険制度におけるサービスは，要介護認定に応じて利用することができる（図14-7）。介護保険では，人員・設備・運営基準などが設定され，この基準に合致する施設や事業者を都道府県や市町村が指定・監督している。

　都道府県が指定・監督を行う予防給付サービスには，介護予防サービスとして，介護予防訪問看護，介護予防通所リハビリテーション，介護予防短期入所生活介護などがある。介護給付サービスには，居宅サービス等として訪問介護，訪問看護，通所介護，短期入所生活介護，居宅介護支援，特定施設入居者生活介護等があり，施設サービスとして介護老人福祉施設や介護老人保健施設，介護療養型医療施設，介護医療院がある。介護療養型医療施設は2018（平成30）年3月末で廃止予定であったが，経過措置期間が2024（令和6）年3月まで延長された。2018（平成30）年4月に主に長期にわたり療養が必要である要介護者を対象とした介護医療院が創設された。特定施設入居者生活介護は，有料老人ホームやサービス付き高齢者向け住宅等にも一部適用されている。これらの居住系サービスのあり方に関する議論は医療やまちづくりの視点からも今後より重要になってくる。

　2006（平成18）年度の介護保険制度改正では，市町村が指定・監督する地域密着型サービスが提供されることになった。地域密着型サービスにも予防給付と介護給付がある。予防給付サービスには，地域密着型介護予防サービスとして，介護予防小規模多機能型居宅介護，介護予防認知症対応型通所介護，介護予防認知症対応型共同生活介護（グループホーム）がある。また，介護給付では，地域密着型サービスとして定期巡回・随時対応型訪問介護看護や小規模多機能型居宅介護，認知症対応型共同

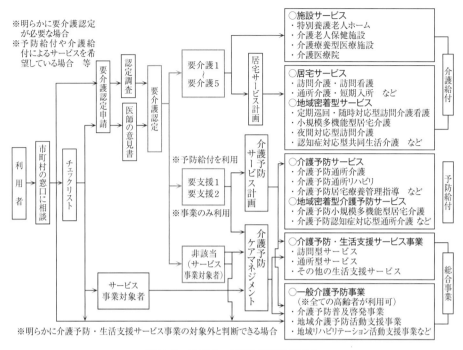

図14-7 介護サービスの利用の手続き

資料：(財)厚生労働統計協会，「国民の福祉と介護の動向」2022/2023

生活介護(グループホーム)などがある。2011(平成23)年には介護保険法が改正され，翌年に定期巡回・随時対応型訪問介護看護，複合型サービス(平成27年度に看護小規模多機能型居宅介護に名称変更)が追加された。2018(平成30)年度からは居宅介護支援についても市町村が指定・監督を行うサービスとして権限が移譲された。

　また，地域密着型介護予防サービスとして，介護予防小規模多機能型居宅介護，介護予防認知症対応型通所介護，介護予防認知症対応型共同生活介護がある。

(2) 地域包括支援センター

　2005(平成17)年の介護保険法の改正により創設された地域包括支援センターは市町村の機能として日常生活圏域ごとに設置されている。また，総合相談支援業務，包括的・継続的マネジメントの権利擁護業務，支援業務，介護予防ケアマネジメントという4つの機能等を担っている(図14-8)。2021(令和3)年4月末現在で全国に5,351か所(ブランチ等を含めて7,386か所)が設置されていて，その運営形態は市町村直営が20.5%，社会福祉法人等への委託型が79.5%で委託型が増加傾向にある。

　当初は大部分のセンターが過去に在宅介護支援センターを運営していた事業者であったが，新たな事業者も参入している。これらの事業者は市町村からの委託を受けて運営しており市町村直営は少ない。標準的なセンターでは保健師または看護師，社会福祉士，主任ケアマネジャーが配置されている。

　このセンターの運営では，市町村，地域のサービス事業者，関係団体，被保険者の代表などで構成された地域包括支援センター運営協議会が設置され，地域のサービス実態や課題を共有している。2011(平成23)年の介護保険法の改正により，地域の実情に沿った地域包括ケア実現のため多職種がケアプランを話し合う地域ケア会議の開催も役割の一つとして位置づけられた(表14-1)。

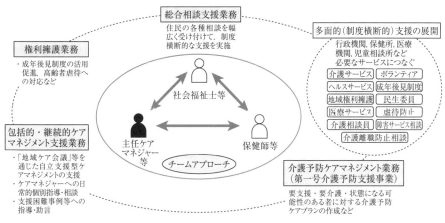

図14-8　地域包括支援センターについて

資料：(財)厚生労働統計協会，「国民の福祉と介護の動向」2022/2023

表14-1　地域包括支援センターの設置・体制と基本機能

地域包括支援センターの設置と運営体制

運営主体	市町村，在宅介護支援センターの運営法人(社会福祉法人，医療法人等)その他の市町村から委託を受けた法人
エリア	市町村ごとに担当エリアを設定。小規模市町村の場合，共同設置も可能
職員体制	保健師(または地域ケアに経験のある看護師)，主任介護支援専門員，社会福祉士の3つの専門職種またはこれらに準ずる者(65歳以上の高齢者3,000〜6,000人ごとに，3人の専門職種を配置)

地域包括支援センターの基本機能

共通的支援基盤構築	地域に，総合的，重層的なサービスネットワークを構築する
総合相談支援・権利擁護	高齢者の相談を総合的に受け止めるとともに，訪問して実態を把握し，必要なサービスにつなぐ。虐待の防止など高齢者の権利擁護に努める
包括的・継続的ケアケアマネジメント支援	高齢者に対し包括的かつ継続的なサービスが提供されるよう，地域の多様な社会資源を活用したケアマネジメント体制の構築を支援する
介護予防ケアマネジメント	介護予防事業，新たな予防給付が効果的かつ効率的に提供されるよう，適切なケアマネジメントを行う

資料：(財)厚生労働統計協会，「国民の福祉と介護の動向」2022/2023を一部改変

（3）　地域支援事業

　地域支援事業は，2005(平成17)年の介護保険改正で創設され，市町村による介護予防の推進と地域における包括的・継続的なマネジメント機能の強化が図られた。2011(平成23)年の介護保険法改正で，各市町村の判断で実施される介護予防・日常生活支援総合事業(以下，総合事業)が加わった。2014(平成26)年には，ポピュレーションアプローチの考え方も含めた通いの場等の取り組みを推進するために一般介護予防事業が創設された。2017(平成29)年4月以降，総合事業は全市町村で実施されている。

　地域支援事業には，総合事業，包括的支援事業，任意事業(各市町村の判断で実施)があり，市町村は地域支援事業の利用者に利用料を請求することができる。

　総合事業は，①介護予防・生活支援サービス事業と②一般介護予防事業に区分される。包括的支援事業は，①地域包括支援センターの運営と②社会保障充実分に分けられる。詳細は次の通りである。

　①総合事業は要支援者と虚弱高齢者に対して，介護予防・生活支援サービス事業(訪問型サービス，通所型サービス，その他の生活支援サービス，介護予防ケアマネジメント)と一般介護予防事業

（介護予防把握事業，介護予防普及啓発事業，地域介護予防活動支援事業，一般介護予防事業評価事業，地域リハビリテーション活動支援事業）を行う。

②包括的支援事業（地域包括支援センターの運営）では，総合相談支援事業（地域の高齢者の実態把握，介護以外の生活支援サービスとの調整など），権利擁護業務（虐待防止，権利擁護に必要な支援等），包括的・継続的ケアマネジメント支援業務（支援困難事例に関する介護支援専門員への助言，地域の介護支援専門員のネットワークづくりなど），地域ケア会議推進事業が実施される。

③包括的支援事業（社会保障充実分）では，住み慣れた地域で最期まで自分らしく暮らせるよう在宅医療・介護連携推進事業や，認知症総合支援事業（認知症初期集中支援チーム，認知症地域支援推進員など），生活支援体制整備事業（生活支援コーディネーターの配置，協議体設置）などを対象とする。

④任意事業は市町村が地域特性に応じて創意工夫する事業であり，市町村の力量が問われる。

　　介護予防を市町村の地域支援事業に移行する国の方針が示されているが，介護予防対策にも新たな発想が必要である。例えば，脳卒中は要介護の主な原因の一つである。このため脳卒中予防は重度の要介護者を減らす主要対策となるが，現状は一次予防やリスクグループの発見と生活指導による1.5次予防が主流であり，効果がみえにくい。

　　脳卒中は二次予防の早期発見・早期治療で要介護者を減らす可能性がある。脳卒中の多くを占める脳梗塞では，超急性期脳梗塞患者に対して遺伝子組換え組織プラスミノーゲンアクチベーター（rt‐PA）静注投与が有効であり，予後が要介護になる患者を減らす効果が期待されている。しかし，この適用を受ける患者割合は脳卒中専門病院でも10％以下という報告もある。適用が少ない理由として，既往歴や画像診断結果などによる禁忌や，慎重投与などの投与不適当や軽症者には治療適用しないなどの他に，rt‐PA投与の制限時間が4.5時間であることにも起因している。

　　発症時間がわからない場合や発症から4.5時間を超えて受診する患者がいてrt‐PA投与ができない事例を減らすためには，脳梗塞の症状を住民が理解するような啓発対策が重要である。脳梗塞の症状理解には，国立循環器病研究センターが作成したFAST（F：顔のゆがみ，A：両腕のバランス，S：言葉の異常，ろれつ，T：発症時間の確認，病院到着までの時間を早くすること）が用いられており，要介護者を減らす介護予防対策として期待できる。

F　ケアマネジメントとモニタリング評価システム

（1）　ケアマネジメント

　　介護保険では，利用者がサービス事業者を選択することができる。居宅サービスでは，自分もしくは介護支援専門員（ケアマネジャー）が居宅サービス計画を作成する。施設サービスでは，施設の介護支援専門員が施設サービス計画（ケアプラン）を作成する。介護予防サービスについては，主に地域包括支援センターが介護予防サービス計画（介護予防ケアプラン）を作成する。居宅サービス計画作成には，要支援・要介護者のニーズ・アセスメント（事前評価）が必要で，どのようなサービスが必要か課題分析が行われる。ニーズ・アセスメントの後，関係するサービス担当者とのカンファレンスなどを通じて調整を進めながら計画を作成する。介護支援専門員は介護サービス計画が適正に実施されているか評価して，問題があれば改善策などを考えて関係者への適切な対応や介護サービス計画の見直しなどを行う。これら一連のプロセスをケアマネジメントとよぶ。

（2） モニタリング評価

　サービス提供後には，サービスが適正に行われているか，利用者はサービスに満足しているかなど利用者のケアマネジメントを対象にした狭義のモニタリング評価が行われる。モニタリング評価は，ケアマネジメントの過程で実態情報を収集し，介護サービスが適正に行われているかを評価し，改善していく過程でもある。モニタリング評価には，事前評価，プロセス評価，事後評価がある。事前評価（ニーズ・アセスメント）はニーズ・アセスメントやモニタリングが行われる仕組みがあるかの検証評価，プロセス評価はケアプランが適正に行われているかの検証評価，事後評価（アウトカム評価）はケアプランで意図した成果が達成できているかの検証評価である。

　行政が行うモニタリングは，ケアプランの妥当性について検証（ケアプラン適正化事業など）することが多い。他方，地域のケアマネジメントが全体的に適正に運用されているかの検証評価には，地域のケアマネジメントの情報収集が必要で，地域ケア会議や地域包括支援センター協議会で得られた情報を参考に評価判断する。ここでは，この過程を広義のモニタリングとよぶ。

　ケアマネジメントの評価は狭義・広義2つのモニタリングの視点でみることができるが，利用者の所得制約や，地域の介護資源不足などで必ずしも十分機能していない。ある介護サービスが地域で不足している場合，狭義のモニタリングでは，サービス利用資源が不十分なケアプランが作成されても，ケアプランが適正と評価される可能性は大きいが，広義のモニタリングの立場からは，地域の介護資源が不足気味なので，地域の資源不足解消が必要という評価になる。介護保険制度の枠にとらわれず，これら2つのモニタリングを行う仕組みをモニタリングシステムとして地域で構築していく必要がある。

G 被保険者管理システム

　保険者である市町村は，65歳以上の第1号被保険者と40歳以上65歳未満の医療保険加入者（本人および家族）である第2号被保険者の情報把握を常時行っている。被保険者は「所在地主義」であり，第1号被保険者は住所地の市町村の被保険者となる。ただし，介護老人福祉施設等に入所する被保険者は「住所地特例」が適用され，施設の住所に転居しても，もとの市町村の被保険者になる。これは介護施設のある市町村に高齢者が転居して住民になると，介護施設のある市町村の介護給付費負担が大きくなるからである。地域密着型サービス利用は原則市町村居住者を対象とするので，これらサービスの管理も市町村で行われている。

　介護保険運用では被保険者の年齢管理や介護サービス給付限度額の範囲の確認が必要で，市町村は住民基本台帳を基礎として被保険者の管理システムを用いている。市町村はこのシステムを用いて住民が被保険者であることを確認して，被保険者証を発行する。

H 介護保険制度の見直し

　介護保険制度は，制度が安定的に機能すること，超高齢社会で高齢者が健康で活動的な生活を送ること，社会保障制度間の機能分担を進めることなどの視点から，法律に基づいて時々見直しが行われている。

　2005（平成17）年の見直しでは，栄養管理，運動機能低下防止，口腔の衛生など，介護予防を重視した対応がなされた。また，地域密着型サービスや地域包括支援センター創設，介護保険施設での食費・居住費の見直しなど大幅な改正になった。

　2011（平成23）年の見直しでは，高齢者が住み慣れた地域で生活できる地域包括ケアシステム（後述）の取り組みが推進されることになり，独居要介護者でも生活しやすいよう24時間対応の定期巡回・随時対応型訪問介護看護や複合型サービス（平成27年度から名称変更：看護小規模多機能型居宅介

護)が創設された。また研修・教育を受けた介護職員がたんの吸引を行うことが可能になった。専門職種間のタスクシェアやタスクシフトは今後も議論していく必要がある。

2014(平成26)年の見直しでは，地域包括ケアを推進するため，①サービスの充実を目指した地域支援事業の充実。具体的には在宅医療・介護の連携，認知症施策の推進，地域ケア会議の推進，生活支援サービスの充実・強化など，②サービスの重点化・効率化のため，予防給付の訪問介護と通所介護を2017(平成29)年度末までに市町村の地域支援事業に移行する。また特別養護老人ホームの新規入所者を原則要介護度3以上に限定して，中重度者対応の施設対応とする。③低所得者の保険料の上昇負担を減らすため，保険料設定の標準段階を2017(平成29)年度から9段階に見直す。④介護サービス利用の自己負担割合を，一定以上の所得者は2割負担とする。また施設入所費用の補足給付(住民非課税世帯の入所者の居住費・食費の負担限度額を設定)については，介護保険で負担する。また支援要件に資産を追加し，一定額の預貯金を保有するものを支給対象から除外することになった。

2017年(平成29年)の改正では，社会保障改革プログラム法等の内容を踏まえ，主に①地域包括ケアシステムの深化・推進，②介護保険制度の持続可能性に焦点があてられた。①では自立支援・重度化防止に向けた保険者機能の強化等の取り組みの推進が図られた。市町村は保険者として，都道府県は保険者を支援する立場として，地域をマネジメントする役割が求められた。ここには介護保険制度に限らない地域づくりの視点も含まれている。また，介護医療院の創設，介護保険と障害者福祉における共生型サービスの位置づけも行われた。②では利用者負担2割の方のうち，特に所得が高い層の負担が3割となった。

2020(令和2)年の見直しでは，地域共生社会の実現のための社会福祉法等の一部を改正する法律により，介護保険法等の一部が改正された。次の5つの内容から構成されている。

①地域住民の複雑化・複合化した支援ニーズに対応する市町村の包括的な支援体制の構築の支援(社会福祉法，介護保険法)，②地域の特性に応じた認知症施策や介護サービス提供体制の整備等の推進(介護保険法，老人福祉法)，③医療・介護のデータ基盤の整備の推進(介護保険法，地域における医療及び介護の総合的な確保の促進に関する法律：医療介護総合確保推進法)，④介護人材確保および業務効率化の取り組みの強化(介護保険法，老人福祉法，社会福祉士及び介護福祉士法等の一部を改正する法律：社会福祉士・介護福祉士法)，⑤社会福祉連携推進法人制度の創設(社会福祉法)

2021(令和3)年4月からは，第8期介護保険事業が開始され，介護報酬とともに介護保険料も改定された。介護報酬の改定内容は5つの事項に整理されている。①感染症や災害への対応力強化，②地域包括ケアシステムの推進，③自立支援・重度化防止の取組の推進，④介護人材の確保・介護現場の革新，⑤制度の安定性・持続可能性の確保である。業務継続計画 (BCP) の策定や科学的介護情報システム (LIFE) の運用等が盛り込まれている。

4. 地域包括ケアシステムの意義と課題

A **在宅ケアの意義と課題** 慢性疾患が増加し，平均寿命が延びていることから入院の長期化や要介護者の増加傾向が顕著になっている。入院・入所の長期化は，社会復帰への意欲低下や社会復帰後の生活を困難にするなどの弊害もある。介護老人保健施設や短期入所(ショートステイ)が介護老人福祉施設の待機待ちの場所として利用されているケースも多く，緊急時の入所が困難になっている実態もある。長期入院・入所は国民医療費や介護給付費の面か

らも保険財政を圧迫することになり課題が多い。

しかし，急性期入院の短縮化を進めるには，いくつかの問題点を解決する必要がある。第1に独居や高齢者世帯の患者の退院には生活ができる十分な在宅支援体制が必要になる。第2に病院の紹介連携部門を充実しないと入院期間の短縮が困難になるが，入院期間が短縮すれば，病床利用率が低下し病院経営リスクが発生する。第3に入院期間短縮は退院患者や新入院患者数の急速な増加につながり，医療業務の生産性を上げることになるが，病院側の大幅な人員増加が必要になる。

このような問題点があるにもかかわらず，在宅ケアが重視されているのは，長期入院や長期療養施設よりも住み慣れた自宅で過ごしながら医療や介護を受ける方が，患者や利用者のQOLを向上できると考えているためである。身体機能が低下しても家族や住み慣れた地域で過ごしたいと願う高齢者は多い。最期を自宅で迎えたいと考える人も多い。2014（平成26）年度からの地域医療計画では，都道府県が推進する地域医療構想のもとで，在宅医療の達成，医療連携体制，人材確保などを記載する計画策定が必要になった。在宅医療の整備は不可欠で，積極的に推進され始めている。

介護保険制度では，訪問系サービス，通所系サービス，短期入所系サービス，居住系サービス，入所系サービスが体系化されている。また地域支援事業には，地域包括支援センターの運営も含まれ，必須事業として要支援者や健康リスクの高い高齢者を対象に市町村からの委託で高齢者の介護予防や自立支援を行っている。任意事業として介護給付費用の適正化や家族介護支援なども行われている。

在宅ケアは推進されているが，問題・課題もある。家族介護力が低下していることに加えて，24時間体制のケアサービスや医療介護人材が不足傾向であることも在宅ケアの推進阻害要因となっている。高齢独居患者では住まいが確保できないために，入院が長引く事態も起こっている。加えて在宅ケアでは，訪問者の移動時間が施設より多くなるので，サービス時間が少なくなってしまう。いわゆる動線費用が発生して結果的に，医療介護サービス提供が非効率になるという問題がある。動線費用を減らすため，集合住宅を活用した新たな対応も求められている。

B　地域包括ケアの必要性とシステム

（1）　地域包括ケアの概念とシステム

地域包括ケアの概念は，2014（平成26）年6月に成立した医療法改正案と介護保険法改正案の一括法案である医療介護総合確保推進法の介護保険改正部分に示されている。この法案は団塊の世代が後期高齢期の75歳以上になる2025年までに，在宅で生活できるニーズに応じた住宅の提供，健康を確保するための医療・予防・介護・福祉，生活支援サービスとしての見守り・配食・買い物などの整備を日常生活圏で目指している。ここで日常生活圏は，約30分以内に必要なサービスが提供される圏域（中学校区を基本）を指す。地域包括ケアを実現する地域包括ケアシステムは，市町村や都道府県が推進しており，地域特性に応じることが求められる。特に都市部の高齢化が急速であるため，首都圏など都市部の地域包括ケアシステムの構築が急がれている。

地域包括ケアシステムでは医療や介護，予防のネットワーク化を目指しているが，住まいや生活支援がないと在宅での生活は困難である。退院時に住まいがないと社会的入院を余儀なくされるケースや独居で周辺に生活支援サービスがないと施設退所困難のケースもある。在宅医療・介護の環境が変わってきた背景には，核家族化の進行や独居の増加，高齢世帯の増加，入院期間の短縮化による医療依存度の高い患者や要介護者の増加，介護老人福祉施設の待機者の増加などがある。従来の在宅ケア

は家族介護を前提にしたモデルであったが，今後はこれらの環境変化に対応したモデルが必要になる。これらの基盤は住宅にあり，そのあり方が地域包括ケアシステムに大きく影響する。

(2) 高齢者の住まい

高齢者の住まいには，有料老人ホーム，認知症のグループホーム，高齢者住宅などがある。高齢者向け賃貸住宅として高齢者円滑入居賃貸住宅(高円賃)(高齢者の入居を拒まない住宅として都道府県に登録)，高齢者専用賃貸住宅(高専賃)，高齢者向け優良賃貸住宅(高優賃)，シルバーハウジング(60歳以上)などが提供されてきた。しかし，行政指導が不十分，住まいの制度の複雑さなどにより，2011年に高齢者住まい法が改正された。この結果サービス付き高齢者向け住宅制度が創設され，高円賃，高専賃，高優賃が廃止された。

サービス付き高齢者向け住宅(サ高住)には，床面積の基準，安否確認，生活相談が義務づけられ，食事などの生活支援サービスも考慮されている。地域包括ケアでは住まいの機能に加えて介護や医療，生活支援サービスの機能を住宅に併設し，施設と同等のサービスが期待される。介護保険の24時間対応の定期巡回・随時対応型訪問介護看護や小規模多機能型居宅介護の創設により，在宅生活の限界点を高めることができ

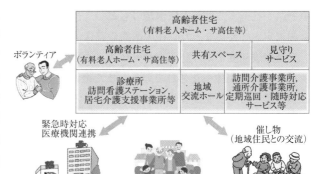

図14-9　地域包括ケアにおける集合住宅のコミュニティ

た。図14-9は，今後普及が予想される集合住宅を示している。住宅には同居者や地域との交流を深めるスペースがあり，ミニコミュニティの構築が期待される。また診療所や介護事業者が近接していて見守りなどの生活支援や医療介護が充実しているモデルが考えられる。

2020(令和2)年の「地域共生社会の実現のための社会福祉法等の一部を改正する法律」で有料老人ホームとサ高住の設置状況を介護保険事業(支援)計画への記載事項に追加すること，有料老人ホームの設置状況を都道府県と市町村で情報共有することが規定されたように，高齢者の住まいと介護や医療が法的にもより一体的に取り組まれてきている。

(3) 地域包括ケアの推進

地域包括ケアを推進していくには，地域に総合的，重層的なサービスネットワークの構築や高齢者の総合的な相談・訪問，包括的継続的なサービス提供支援のケアマネジメントなどの機能が必要になる。これらの機能は地域包括ケア推進に不可欠で，医療介護の連携が重視されている。認知症施策や地域ケア会議の推進，生活支援サービスの充実強化も必要である。また，地域包括ケア推進のために地域ケア会議が介護保険法で位置づけられているが，この運営には地域包括支援センターの役割が期待されている。一方で，地域住民の健康に対する意識の改革も重要な要素である。これがないとサービス提供体制を充実させたとしても適切な利用に結びつかない可能性があるためである。地域住民を対象とした行動経済学のナッジ*などを活用した取り組みの工夫が自治体主導で求められている。

*ナッジ：経済的なインセンティブを用いることなく，また選択することを禁止したりせずに，選択の自由を残したうえで，人々の行動が変容するようにすること，引き起こすこと。

（柿沼倫弘／関田康慶）

1. **労働衛生管理に関する記述である。正しいものはどれか。1つ選べ。**
   (1)　労働基準法は労働安全衛生法から独立した法規である。
   (2)　すべての事業者に対して，安全衛生管理のため，産業医を置くことが義務づけられている。
   (3)　健康管理にあたる特殊健康診断は，1年ごとに1回実施する義務がある。
   (4)　労働衛生の3管理(作業環境管理，作業管理，健康管理)は，労働安全衛生法に定められている。
   (5)　就労に関係する災害で補償される労災保険は，労働安全衛生法に定められている。

2. **労働災害発生の要因となり得る健康障害に関する記述である。正しいものはどれか。1つ選べ。**
   (1)　作業関連疾患は，特定の作業に従事した場合に発生する疾患である。
   (2)　職業病の発生には就労時だけでなく生活要因も関わる可能性があるため，原因が特定されにくい。
   (3)　労働災害とは労働者が業務中に受ける災害であり，通勤時における負傷等は労働災害とは認められない。
   (4)　過重労働と脳・心臓疾患との関連性が医学的に報告されている。
   (5)　脳・心臓疾患の労災認定数は300人前後の高水準で推移しているが，精神障害による労災認定数は減少している。

3. **労働衛生の3管理についての記述である。正しいのはどれか。1つ選べ。**
   (1)　健康診断の結果を労働者に説明するのは作業管理である。
   (2)　有機溶剤を取り扱う部屋に換気装置を設置するのは作業管理である。
   (3)　作業面を上げることで中腰作業をなくすのは作業環境管理である。
   (4)　呼吸保護具を使用するのは作業環境管理である。
   (5)　放射線物質取扱作業室で放射線物質の濃度を測定するのは作業環境管理である。

4. **加齢に伴う体力の変化として正しいのはどれか。1つ選べ。**
   (1)　上肢の筋力や柔軟性の低下は大きい。
   (2)　上肢の筋力の低下は小さいが柔軟性の低下は大きい。
   (3)　体幹部の筋持久力や全身持久力の低下は小さい。
   (4)　体幹部の筋持久力や全身持久力の低下は大きい。
   (5)　体幹部の筋持久力の低下は小さいが全身持久力の低下は大きい。

5. **介護保険制度について，正しいのはどれか。1つ選べ。**
   (1)　介護保険の第1号被保険者は40歳以上65歳未満の者である。
   (2)　ケアプランは介護支援専門員(ケアマネジャー)のみ作成可能である。
   (3)　要介護度の判定には，介護資源投入量(分野別介護時間等)が反映されている。
   (4)　地域包括支援センターは主に障害福祉の支援を行っている。
   (5)　要介護認定の一次判定は保険者により判定ルールが異なる。

第15章　環境保健—環境システムと健康

この章のねらいとまとめ　＊　＊　＊　＊　＊　＊　＊

ねらい：環境システムと健康の関連について，くらしの環境レベル，地域の環境レベル，地球規模の環境レベルでそれぞれ捉え，理解し，概説できるようにする。様々な環境要因が健康に影響することを理解し，それらを評価するリスク分析などの方法や防止する方法および関連する法律制度について理解する。

まとめ：①人間は環境と相互に作用しあい，生態系を形成する。
　　　　②人の健康に影響を与える外的環境要因には，化学的環境要因や物理的環境要因，生物的環境要因，社会文化的要因があり，それによって様々な健康障害を被る。
　　　　③環境や食品の安全性・安心の確保にはリスク分析を行い，ゼロリスクはないことをふまえ，いかにリスクを小さくするかの視点を身につけることが重要である。
　　　　④社会文化的環境要因でもある衣服環境・住環境・食環境などのくらしの環境にも健康障害要因がある。
　　　　⑤地球規模や地域の環境汚染によって引きおこされる健康障害は種々の原因によって起こるが，いずれも人間の社会経済活動によってもたらされている。

1. 生態系の中の人間生活

A 人間と環境の相互作用

（1）環境とは何か

　環境問題についての世界で初めての大規模な会議である国連人間環境会議が，キャッチフレーズ「かけがえのない地球」を掲げて，1972年にストックホルムにおいて開催された。そこで，「人間環境宣言」および「環境国際行動計画」が提出され，環境は，個体（主体）を取り巻くすべてのもの（everything except me）と定義された。つまり，環境（environment）とは，主体を取り巻く外的環境の総体と考えることができる（狭義の環境）。

（2）主体－環境系

　ヒトを含む生物は，環境の下で環境の影響を受けつつ成長・生活していく。これを環境（影響）作用（environmental action）という。また，環境に対し，生物（ヒト）がそこに生活することによって環境を変えていく作用を環境形成作用（reaction）という。このように生物（ヒト）は，その環境と密接で切り離せない相互作用をもっており，両者は切り離せない一つの系（システム）として存在する。これを主体-環境系（host - environmental system）という。

（3）生態系の中の生物のくらし

　ある地域のすべての生物群集とその生活に関わる無機的環境を含めた系を生態系という。機能的には，①無機的環境（気候や土壌など），②生産者（植物など），③消費者（植物を食糧とする草食動物，草食動物を食べる肉食動物など），④分解者（動植物の排泄物や死がいなどの有機物を分解する細菌，菌

類など)により構成される。生物群集
の生活・生存の場とその糧(かて)の循環が行
われる。生産者が光合成により固定し
たエネルギーが一次消費者，二次消費
者，高次消費者，分解者へと循環する。
これを食物連鎖(food chain)という。
環境影響では，例えば，ヒトにとって
有害な金属や農薬・ダイオキシンなど
が，空気や土や水から各種の小動物や
植物に取り込まれ，食物連鎖を通じて，
濃縮・蓄積(生物濃縮)が行われ，ヒト
への健康障害をもたらす(図15-1)。

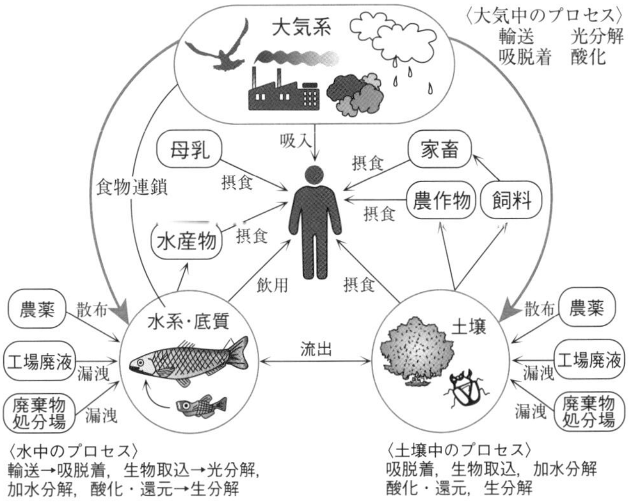

図15-1　化学物質の発生，移動，影響の経路（食物連鎖，生物濃縮）

資料：環境省，「環境白書13年版」

（4）　環境によるヒトへの影響

環境によるヒトへの影響を次のよう
に個人レベル，次世代影響のレベル，個体群レベルで考える。

1）　個人への影響

急性影響(短期間で求められる生理的機能の変化や障害の発現，生化学的変化，形態学的変化，精
神的・心理的作用とそれによる行動変化など)，慢性影響(繰り返しあるいは比較的長い間曝露されて
発現)，晩発的影響(当初は何等影響がないようにみえるが，長い期間をおいた後，影響が出る発がん
性物質への曝露，電離放射線被曝などによる悪性腫瘍など)がある。

2）　次世代への影響

環境から様々な曝露を受けた本人ばかりでなく，催奇形性など胎児にも影響を与える。発達過程に
ある胎児は感受性が高く，妊婦にはほとんど影響を与えない化学物質などへの曝露でも生まれてくる
子に形態学的奇形(見た目の奇形・臓器・器官の奇形)や行動奇形(形態学的異常はないが行動上の偏
りがある)がみられることがある。

3）　個体群への影響

個体群とは同一種の生殖，再生産を繰り返すことが可能な集団を指す。その集団の構成員数の増減
は，種の生き残りに関わる。不妊，胎児の死亡などは生殖段階での直接的影響である。性行動の変化
あるいは人口過密によるストレスからくる内分泌・神経系の調節機能の撹乱により，若年死・突然死
の増加や生殖行動・機能の変化という間接的影響によっても個体群に影響がでる。

（5）　環境要因

人の健康に影響を与える環境要因は，物理的環境要因，化学的環境要因，生物学的環境要因，社会
文化的環境要因の4つに分類することもできる(表15-1)。

表15-1　人の健康に影響を与える環境要因

物理的環境要因	温度，湿度，気圧，電磁波など
化学的環境要因	空気の組成，水の組成，土の組成等，化学物質全般
生物学的環境要因	動植物，微生物(ウイルス，細菌，真菌)，媒介昆虫など
社会文化的環境要因	政治，経済，社会制度，教育，宗教，生活習慣，文化など

B 　環境保全

日本では環境保全のための環境行政として，環境基本法制定以前は，1967（昭和42）年制定の公害対策基本法，1972（昭和47）年制定の自然保護法を基本としてきた。また，1971（昭和46）年には，環境庁が設置（2001年，環境省）され，環境行政を進めてきた。

（1）　環境基本法と環境基本計画

自然環境保護や地球環境問題への取り組みとして1993（平成5）年に施行された環境基本法は，「環境の保全について，基本理念を定め，ならびに国，地方公共団体，事業者及び国民の責務を明らかにするとともに，環境の保全に関する施策の基本となる事項を定めることにより，環境の保全に関する施策を総合的かつ計画的に推進し，もって現在及び将来の国民の健康で文化的な生活の確保に寄与するとともに人類の福祉に貢献することを目的とする。」（第1条）。基本理念は，①恵み豊かな環境の享受と継承など，②環境への負荷の少ない持続的発展が可能な社会の構築など，③国際的協調による地球環境保全の積極的推進である（5. 地球環境問題A オゾン層の破壊 p.265 参照）。

環境基本法に基づく環境の保全に関する基本的な計画が「環境基本計画」である。1994（平成6）年に提出された第1次環境基本計画で挙げられた長期的な目標は，①環境への負荷の少ない循環を基調とする経済社会システムの実現，②自然と人間との共生の確保，③公平な役割分担の下でのすべての主体の参加の実現，④国際的取り組みの推進であった。第5次環境基本計画（2018〜2023年）では，第4次計画から引き継いだ持続可能な社会に向けて温室効果ガス排出削減も含め，地域循環共生圏の創造を目指している。

（2）　その他の環境保全対策

環境省および都道府県の環境審議会により，環境保全のために，環境モニタリング（environmental monitoring），環境影響評価（環境アセスメント）（environmental impact assessment）が行われている。環境モニタリングは，環境の現況とその変化を継続的に観察測定するものである。また，このデータの解析，評価を加えることによって，早期警報システムとして機能することもできる。環境基本法に基づく施策として1997（平成9）年に環境影響評価法が成立した。この法律では，環境アセスメントは，「道路，ダム，発電所，廃棄物処理施設建設などの大規模開発による環境への影響について，事前に十分調査，予測し，環境への配慮について評価を行うこと」と定義され，その結果を事業内容に反映させることを目的としている。

C 　リスクアナリシス

安全とは「許容できないリスクがないこと」をさす。リスクアナリシス（リスク分析）とは，安心・安全のレベルを決定するためのリスクの考え方，評価のプロセスをいう。広く様々な分野で安全性確保のために行われる方法論であり，工業製品の安全性や被害の発生などを分析するためにも用いられている。またヒトの健康に影響を与える環境中の化学物質や食品中の化学物質についても，近年リスク分析の手法が用いられるようになってきた。本項では，主に環境リスク分析および食品のリスク分析について取り扱う。

（1）　リスクとは

リスクとは一般的には，望ましくない事象とその発生する確率をいう。環境リスク分析において，リスクは，化学物質などに存在するハザード（hazard：危害要因）がヒトの健康や生態系に有害作用を起こす確率と有害作用の大きさを表したものである。

すなわち，リスク＝「有害作用が起きる確率」×「有害作用の程度」で表すことができ，「発生の可能性」×「影響」ともいえ，数値が大きいほど，リスクが大きいとされる。

(2) リスク分析の構成要素

リスク分析は，リスク評価，リスク管理，リスクコミュニケーションの3要素からなる（図15-2）。

環境リスク分析で扱うハザードには，有害化学物質や放射線などが挙げられる。環境中の化学物質のヒトの健康や生態系に対する影響についての環境リスク評価は，環境省によって行われており環境リスク初期評価としてまとめられている。また，事業所が環境中に排出する化学物質のリスク評価についても，経済産業省などの指導により進められている。食品のリスク評価については，日本においては内閣府の食品安全委員会が科学的知見に基づく客観的評価として実施している（3. B 食環境・食品衛生と健康 p.247参照）。また，産業現場において使用されている化学物質が労働者にがんなどの健康被害を生じさせる恐れがあるのかどうかなどのリスク評価は，厚生労働省が担当している。

リスク管理は，リスク評価結果に基づく使用基準・残留基準等などの行政側の決定や監視・指導による安全性確保である。リスクコミュニケーションは，リスクを正しく伝達し，専門家・行政と一般市民が双方向で情報・意見を交換し，相互理解を図るものである。

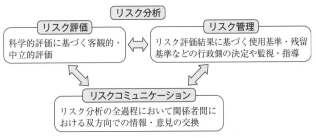

図15-2　リスク分析の構成要素

(3) リスク評価

化学物質のリスク評価を行うには，ヒトでの定量的な評価が困難なために，先ず動物実験を行う方法が一般的である。動物実験の結果からヒトへの影響へ外挿という作業が必要になる。ある有害化学物質のリスク評価（リスクアセスメント）は，①有害性評価，②用量-反応評価（用量-反応関係），および，③曝露評価が必要である。これらを総合的に判断し，決定（リスク判定）される。さらにリスク特性についても十分に検討する必要がある。リスク特性解析は，有害性評価，用量-反応評価，曝露評価に基づいて，特定の集団に対する既知のあるいは潜在的な健康への悪影響が発生する確率や重篤性の定性的または定量的予測であって，付随する不確実性や変動性の予測も含む。

(4) 化学物質のリスク評価に用いられる指標

リスク評価を理解するためには，まず，リスク評価に用いる指標のいくつかを正確に理解しておくことが必要である。例えば，用量-反応関係，NOAEL，LOAEL，RfD，ADI，ARfD，TDI，UF，BMD，BMDL および VSD などである。

1) 用量-反応関係

外部環境の生体に対する曝露量（生体への負荷量）とそれに対する生体の反応との関係を用量-反応関係という。単一個体で用量に応じて反応の程度が変化する関係をいう場合と，個体群（集団）全体における統計的性質をいう場合がある。環境リスク評価の場合には，個体群（集団）全体における用量-反応関係を利用する。生物は，細胞，組織，器官に血液，細胞液，リンパ液などの体液成分を生体内環境としてもっている。生体の恒常性の維持（ホメオスタシス）は，これらの体液成分の組成，浸透圧，

pH などの諸条件が自動的（体温，心拍拍動，腸の運動など自律神経による諸機能の調節も含め）に細胞活動に適した一定の範囲に保たれるように働いている状態をいう。しかし，外部環境の変化が大きすぎると生体は内部環境の恒常性を維持できなくなる。生体の反応は，ある量までは，無反応で，ある量を超えると生体に変化を生じる。この量を閾値（いきち，しきいち，threshold value）という。ほとんどの物理・化学的刺激に対し閾値があると考えられるが，放射線や低濃度の化学物質

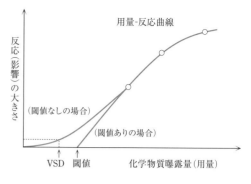

図15-3　用量-反応曲線図

曝露の場合には，閾値がない場合も想定される（図15-3）。用量-反応評価を基にした効力や有害性の強さを表す数値として頻度が50％となる用量，半数影響量（ED50, effective dose 50）：半数の個体が反応する量や半数致死量（LD50, lethal dose 50）：半数の個体が死亡する量がよく用いられる。

2）　NOAEL と LOAEL

化学物質のリスク評価を行うために，NOAEL，LOAEL という指標が用いられる。無毒性量（Non Observed Adverse Effect Level：NOAEL）とは，ある物質について何段階かの異なる投与量を用いて毒性試験を行ったとき，有害な影響が観察されなかった最大の投与量のことである。通常は，様々な動物試験で得られた個々の無毒性量のなかで最も小さい値をその物質の NOAEL とし，1日当たり体重1kg当たりの物質量

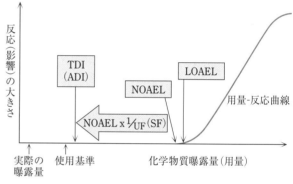

図15-4　各指標と安全性評価の概念図

（mg/kg 体重/日）で表される。NOAEL は，長期毒性，生殖・発生毒性，発がん性，気道感作性などの試験において求められる。最小毒性量（Lowest Observed Adverse Effect Level：LOAEL）とは，ある物質について何段階かの異なる投与量を用いて毒性試験を行ったとき，有害影響が認められた最小の投与量である（図15-4）。

3）　TDI，ADI，ARfD と不確実係数（安全係数）

NOAEL や LOAEL などの指標を用いて，参照用量（Reference Dose：RfD）が，決められる。長期毒性の RfD としてよく知られているのが，TDI と ADI である。TDI（耐容一日摂取量：Tolerable Daily Intake）とは，環境汚染物質などの非意図的に混入する物質について，ヒトが生涯にわたって毎日摂取し続けたとしても健康への悪影響がないと推定される1日当たりの摂取量のことである。通常，1日当たり体重1kg当たりの物質量（mg/kg 体重/日）で表される。TDI は，有害重金属やダイオキシンなど，非意図的に摂取される化学物質に関する無影響指標として用いられる。ADI（一日摂取許容量：Acceptable Daily Intake）とは，ある物質についてヒトが生涯その物質を毎日摂取し続けたとしても健康への悪影響がないと推定される1日当たりの摂取量のことである。通常，1日当たり体重1kg当たりの物質量（mg/kg 体重/日）で表される。ADI は，食品添加物や農薬など，食品の生産過程で意図的に使用されるものの安全性指標として用いられる。また急性参照用量（Acute Reference Dose：ARfD）

は，ヒトが24時間以内の短時間の間の経口摂取によって，健康に悪影響が生じないと推定される1日当たりの摂取量である。農薬の食品健康影響評価指標などとして使われる。

実際にある物質について耐容一日摂取量（TDI）や一日摂取許容量（ADI）などを設定する際には，無毒性量（NOAEL）に対して，さらに安全性を考慮するために不確実係数（Uncertainty Factor：UF）を用いる（図15-4）。無毒性量（NOAEL）を不確実係数で割ることでTDIやADIを求めることができる。動物実験のデータを用いてヒトへの毒性を推定する場合，通常，動物とヒトとの種の差として「10倍」，さらにヒトとヒトとの間の個体差として「10倍」の安全率を見込み，それらをかけ合わせた「100倍」を不確実係数として用いていることが多い。またUFについては，各々の化学物質の特性や曝露状況について評価し個別に設定されることがある。食品のリスク評価である食品健康影響評価では，安全係数（Safety Factor：SF）を用いることが多いが，UFと同義である。食品の場合，さらに農薬や食品添加物の摂取量がADIの約8割を超えないように，最大残留基準値（MRL）や使用基準を設定していく（コラム「食品の安全と安心について」p.228参照）。MRLや使用基準の設定は，リスク管理の段階である。

4）ベンチマークドーズ（BMD）法

近年，低レベルでのリスク評価には，NOAELやLOAELに代わり，ベンチマークドーズ（Benchmark Dose：BMD）法およびBMDL（confidence limit of BMD）という指標が用いられるようになってきた。「用量−反応曲線」において，有意な影響があるとされる反応レベル（通常5％または10％）をもたらす用量をBMDという。BMDが取り得る95％信頼区間の下限値がBMDLであり，経験的にNOAELに近いとされる。反応レベルを10％としたときのBMDLが$BMDL_{10}$である（熊谷・姫野・渡辺編：「毒性の科学」東京大学出版会（2014））。

5）閾値のない毒性物質と実質安全量（VSD）

実質安全量（Virtually Safe Dose：VSD）は，遺伝毒性発がん物質*には閾値が存在しない（図15-3 p.227参照）という立場から出発した評価方法であり，個人が食品中の最大許容残留量を生涯にわたり摂取している場合のリスクレベル（10万分の1または100万分の1という低い確率）でがんを発生させる用量である。例えば，遺伝毒性発がん物質*との評価がなされた食品添加物の含有量は技術的に可能な限り低減化させるべきであり，VSDなどの考え方に基づき総合的に評価を行う。

このように，閾値のない毒性物質のリスク評価の際にも，前述のBMDLを用いることができ，VSDを算出する方法としても$BMDL_{10}$を基準値として利用するのが一般的になってきている。

*遺伝毒性発がん物質：遺伝毒性によりがんを誘発する物質のことであるが，具体的には遺伝毒性試験で陽性でありかつ動物実験で発がん性が確認されたものになる。

（5）リスク管理

環境や食品リスク分析におけるリスク管理（Risk management）とは，リスク評価によって判定されたリスクを低減させるための方策を検討，決定し実施することをいう。リスク評価結果に基づく使用基準・残留基準などについての農林水産省や厚生労働省など，行政側の決定や監視・指導による安全性確保である。経済社会の情勢や世論なども考慮して総合的に判断されることになるので，政策判断を含むプロセスといえる。一般的に，環境リスクの管理に当たっては，次の3つの原則が考えられる。

1）ゼロリスクの原則

環境リスクをゼロにすることを目指す原則である。しかし，あるリスクをゼロにしようとすると，

ほかに大きなリスクが生じる場合があるなどの矛盾を抱え，実際に用いるのは困難である。

2） リスク一定の原則

すべてのリスクの大きさを一定のレベル以下に抑える原則であり，非常に小さな一定以下の環境リスクを実質的に安全と見なすという考え方を基礎にしている。例として，わが国のベンゼンの大気環境基準の設定の考え方として，10万分の1の確率をリスク制御の目安としている。この方法は今後も使われるであろう。

3） リスク・ベネフィットの原則

リスクを上回る利便性があること。環境リスクと引き替えに得られる便益（ベネフィット）と環境リスクの大きさを比較し，その結果によって許容される環境リスクを求めたり，対策の優先順位を決めたりする考え方である。このような考え方に立って現在社会に受け入れられているのは，車や医療用放射線（X線）などである。金銭的な尺度で表現される場合，一種の費用便益分析（コスト・ベネフィット分析）となり，リスク削減のための対策によって生じる費用（リスク削減によって失われる便益を含む）と，リスク削減によって得られる便益が比較衡量される。リスク・ベネフィットの考え方は，広範多岐にわたる環境リスク対策を限られた人的・経済的資源のなかで進めていくための有効な手段となることが期待される。

（6） リスクコミュニケーション

リスクコミュニケーションは，リスクを正しく伝達し，専門家・事業者・行政と一般市民（消費者）が双方向で情報・意見を交換し，リスク認知を共有し，相互理解を図るものである。リスク評価の結

Column　食品の安全と安心について（リスクコミュニケーションの重要性）

"食品の安全・安心の確保"という言葉をよく耳にする。しかしながら，食品が"安全である"ことと一般消費者が"安心である"と感じるのは，実は別な問題のようである。テキスト中に記述したように，食品の場合，例えば，ある農薬や食品添加物に使われる化学物質のリスク評価を科学的な手法で行い，ADI（一日摂取許容量）を決定する。リスク管理の段階で，摂取量がADIの約8割を超えないように，最大残留基準値（MRL）や使用基準を設定していく。一般消費者は，使用基準を少しでも超えると，すぐに健康に影響があると考えがちで，テレビ報道でも大きく取り上げられたりする。しかし，これら（最大残留基準値や使用基準）は，リスク管理が適切に行われているかどうかを判断するための目安であり，安全性についての目安ではない。無毒性量の約100分の1のさらに8割程度に，かなり安全側に設定されている（図15-4）のであるから，ほんの少し，基準を超えたものを一度口にしたところで，すぐに健康に影響が出るものではないことを理解する必要がある。このように，「実際のリスク」と「人々が感じるリスク」（いわゆるリスク認知）には，かなりギャップがある。一般消費者にとって，実際のリスクよりも大きく感じられるハザードとして，未知のもの，情報の少ないもの，よく理解できないもの，自分でコントロールできないものなどが挙げられる。一方，実際のリスクよりも小さく感じられるハザードとしては，便利さや利益が明らかなもの，自分でコントロールできるものなどが挙げられる。また，次のような食品の安全性についての思い込みもしばしばみられる。自然由来の物質は安全で，合成化学物質はみな危険，有害なものがほんの少しでも入っていたら危険など。これらのリスク認知のギャップを埋めるために，適切なリスクコミュニケーションが必要であり，専門家は正しい知識の伝達を行っていくこと，一般消費者も正しい知識を得るよう努めること，また，2011年の東日本大震災以来，放射性物質による風評被害も出てきていることから，相互理解を進めていくことが，今後，一層，重要になっていくものと思われる。

資料：日本食品衛生協会，「食品安全リスク分析」（FAO作成のガイドブックの翻訳版）
　　　畝山智香子著，「安全な食べ物ってなんだろう？」日本評論社（2011）
　　　中西準子，「食のリスク学」日本評論社（2010）

（亀尾聡美）

果およびリスク管理の決定事項の説明を含む。関係者が会場などに集まって行う意見交換会，新たな規制の設定などの際に行う意見聴取(いわゆるパブリック・コメント)など双方向性のあるもの，ホームページを通じた情報発信などの一方向的なものも広い意味でのリスクコミュニケーションに関する取り組みに含まれる。

(亀尾聡美)

2. 環境要因と健康障害

A 物理的・化学的環境要因

(1) 気候，季節

　気候とは，一定の場所における気象要素(気温，湿度，気圧，風速，風向，降水量，雲量，日射量，日照時間など)の長期間の平均的な状態をいう。気候帯は寒帯，温帯，熱帯などに大別される。寒帯は南北両極圏内にあり，年平均気温が0℃以下の地域である。夏季には太陽が地平線下に没せず白夜期となり，逆に冬季には全く照らない暗夜期となる。冬季には神経症的，うつ症的傾向になりやすい。温帯は極圏と回帰線との間で，年平均気温が0℃〜20℃の地域であり，一般に気候は温和であり四季が存在する。リウマチ性疾患や飛沫感染による伝染性疾患が多くみられる。熱帯は赤道を中心として南北両回帰線の間であり，年平均気温が20℃以上の地域である。高温多湿で季節による気温変動が小さく，雨季と乾季が存在する場所もある。寄生虫病や節足動物による伝染性疾患が多くみられる。

　季節と疾病の間には関連がある。季節特有の気象要素により多発したり増悪する疾患群を季節病という。季節病をその成因により分類すると以下のようになる。

①気候の季節的特長が発病や病状悪化の原因となる(心臓疾患，脳出血，脳梗塞など)。

②気候の季節的変化による身体変調が，発病や病状悪化の原因となる(風邪などの各種感染症，喘息，肺炎など)。

③気候の季節的変化により発生する病原体や発病の原因物質，またそれらを媒介する生物などが原因となる(花粉症，日本脳炎など)。

　また気象要素の短期的な変化と連動して発症したり，病状が悪化，あるいは軽快するような疾患群(痛み，感冒，脳血管，循環器疾患など)を気象病という。

(2) 大気(空気)

　ヒトは，生命維持のため空気から酸素を取り込み，また代謝により発生した熱を空気中に放散することにより体温を一定に保っている。成人は1日に約15〜20㎥の空気を吸入しているといわれる。このため正常成分に変動を生じた場合や異常成分が混入した場合には，健康に大きな影響を及ぼすことになる(4. 地域の環境汚染と健康 B 環境汚染 p.256参照)。

1) 酸素：O_2

　空気中には約21%存在し，呼吸作用により肺胞から毛細血管に取り込まれ赤血球中のヘモグロビン(Hb)と結合して身体の各組織に供給される。この濃度が低下すると酸素欠乏症となり中枢神経系がその影響を受け，濃度によっては一瞬にして意識消失や呼吸停止が起こる(表15-2)。高濃度では，呼吸器の炎症や酸素

表15-2 酸素濃度の変動と症状

酸素濃度	症状など
50〜60%以上	肺炎，てんかん様けいれん
21%	通常の空気
18%	安全域だが連続換気が必要
16%	頭痛，吐き気
12%	目まい，筋力低下
8%	失神昏倒，7〜8分以内に死亡
6%	瞬時に昏倒，呼吸停止，死亡

中毒となり，保育器内の酸素過剰では未熟児網膜症の発生に関与するとされる。

2） 二酸化炭素（炭酸ガス）：CO_2

呼吸や燃焼により発生する。毒性は弱く，室内空気汚染の指標として用いられる。室内における許容濃度は0.1％であり，労働環境における許容濃度は0.5％である。濃度が1％程度になると呼吸数，一回換気量の増加がみられ頭痛を伴うこともあるが，3％程度までは人体に危険性はない。通常大気中には，0.03％（300 ppm）程度存在するとされている。一方では地球温暖化の温室効果ガスとして注目され，排出削減目標が定められているが日本では近年400 ppmを超えている。

3） 窒　素：N_2

空気の組成で最も多いのが窒素で約78％を占めるが，不活性ガスのため常圧下では影響はない。しかし高圧下では窒素酔いを引き起こしたり，また高圧下から常圧下に戻る場合，体内に溶解した窒素が原因で減圧症を引き起こす場合がある。

（3）　圧　力

海面での空気の圧力は1013 hPa（ヘクトパスカル）であり，これを1気圧としている。高度が上昇するにつれて気圧は低下し，高度5500 mあたりで半減する。気温，気湿，酸素濃度も低下し，高度2500 mにおける酸素濃度は15％程度となる。一方，水中では水深が10 m増す毎に1気圧ずつ増加し，水深10 mでの圧力は2気圧となる。低圧や高圧環境に暴露されることが原因で生じる障害を異常気圧障害という。登山やスカイダイビングなどでの低圧環境，潜函作業，潜水作業，スキューバダイビングなどの高圧環境で障害が発生する。

1） 低圧環境

高山病の発生原因は，低圧，低酸素が重要な要因である。症状は頭痛，倦怠感，息切れなど軽度なものから肺水腫，脳浮腫を伴う致死的状態にまで進むものと様々であり，個人差が大きい。初期症状の場合は低地に戻ることによりその症状は消失する。近年，スポーツ選手の全身持久力向上の目的で高地トレーニング（低酸素レーニング）が導入され，各種競技でその効果が認められているが，その効果の出現は個人差が大きい。動脈性空気塞栓症（エアエンボリズム）はスキューバダイビングで発生する。これは水面への浮上速度が速すぎた場合，高圧から低圧への急激な環境変化により，肺が過膨張して肺胞が破裂し，肺内空気が血液中に混入して脳血管を閉塞し，脳細胞の壊死を引き起こす。

2） 高圧環境

潜水病（減圧症）は潜函作業，シールド作業，潜水作業，スキューバダイビングなど高圧下での作業・運動後，急速に常圧下に戻るような場合に発症する。高圧下では空気（主に窒素）が組織内（特に脂肪組織）に溶解しており，急速な減圧によりこの窒素が気泡化して血液中に入り，微小血管を栓塞して血液の流れを阻害し，障害を発生させる。急性症状として関節・筋肉痛（ベンズ），呼吸困難（チョークス），また脳や脊髄も障害を受け，知覚障害，運動障害，メニエール症状なども発生する。慢性症状としては骨の壊死性変化がみられる。予防法は作業・運動時間の適正化，適正な減圧速度，健康管理などである。またこの窒素は4気圧程度になると麻酔作用を及ぼし，圧力の増加は副鼻腔や中耳での締めつけ傷害（スクイーズ）も起こしやすい。

（4）　温熱環境

温熱環境を規定する要因には，気温，湿度，風速，輻射熱といった物理的要因と年齢，性別，エネ

ルギー代謝，衣服，健康状態などの人的要因がある。

1） 温熱環境と測定

① 気温

気温は，温熱感覚を左右する最大の要因である。屋外の気温は，地上空気の温度であるが，気象庁による気温の観測は，風通しや日当たりのよい場所(ただし直射日光に当たらない場所)で，通風筒のなかに格納された電気式温度計を用いて，芝生の上1.5mの位置で観測することを標準としている。室内における気温とは空気温のことを指している。人体に作用している温度は気温だけでなく，天井，壁，床の周壁全体の表面温度が影響する。気温が低くても壁や床の表面温度が高ければ，暑く感じ，逆に，気温が高くても壁や床の表面温度が低ければ，人体から輻射熱が奪われて寒いと感じる。

② 湿度

同じ気温であっても湿度によってヒトが受ける感覚や生理反応は異なる。湿度は，空気中に含まれる水蒸気量のことで，相対湿度と絶対湿度がある。通常は相対湿度が用いられる。相対湿度は，空気中に含まれている水蒸気の量をその時の温度で含み得る最大の水蒸気量(飽和水蒸気量)に対する割合(%)で表したものであり，絶対湿度は空気中に含まれる単位体積あたりの水蒸気量(g/m^3)である。

③ 風速

風速は空気の流れであり，身体表面からの熱の放散を促進する。測定には熱線風速計，カタ寒暖計などが用いられる。

④ 輻射熱

日射や暖房器具の近くでは実際よりも暑く，あるいは暖かく感じる。これが輻射熱である。輻射熱は高温の物体の放出する赤外線により受ける熱エネルギーである。輻射熱の測定には黒球温度計(グローブ温度計)を用いる。黒球温度と気温との差が実効輻射温であり，輻射熱の目安として用いられる。

2） 温度環境評価と温度指標

不快指数(DI)は，気温と湿度から夏季の蒸し暑さなどを評価するのに用いられる。気温，湿度，気流を組み合わせた温熱評価として有効温度(ET)（もしくは感覚温度)が用いられる。さらに日常生活での実感と適合するとされるのが新有効温度(ET*)である。また直射日光下や暑熱環境下では輻射熱の

表15-3　温熱指標と特徴

適　用	指　標	特　徴
一般的環境	不快指数(DI)	温湿度の組合せにより有効温度の近似値を与える。簡便で理解が容易 $DI = 0.72(Tdb + Twb) + 40.6$ 　　Tdb：乾球温度　Twb：湿球温度
室内環境	有効温度または感覚温度(ET)	気温，湿度，気流の組合せを被検者の主観的判断に基づいて比較，等価温度のノモグラムを構成，低温域にて湿度の影響を過大に，高温域にて過少に評価
	新有効温度(ET*)	発汗による体温調節機能を含む熱平衡モデルに基づき，気温，輻射，湿度，気流，着衣，作業量などの変数より，生理因子として皮膚温，体内温，発汗量，貯熱などを総合的に評価できる
暑熱環境	湿球黒球温度指数(WBGT)	気温，気流，輻射，湿度の計測より上記ETの近似値を与える試み (輻射のある場合・屋外) $WBGT = 0.7Twb + 0.2Tg + 0.1Tdb$ (輻射のない場合・屋内) $WBGT = 0.7Twb + 0.3Tg$　Tg：黒球温度
寒冷環境	風冷指数(WCI)	気温(Ta)と風速(v)を因子とする環境の寒冷度の評価 　　$WCI = (10.5 + 10\sqrt{v} - v)(33 - Tdb)$

資料：田中正敏ほか，「環境と健康」杏林書院(1997)より改変

影響を考慮するため，湿球黒球温度指数（WBGT）が用いられる。WBGT は熱中症予防対策の指標として暑熱下のスポーツ現場での測定が推奨されている（表15-3）。

3）暑熱，寒冷環境

ヒトは恒温動物であり，産熱と放熱が常に行われている。この両者がバランスの取れた状態にあれば恒常性が保たれ，ほぼ一定の正常体温となる（図15-5）。環境温度が高くなると，皮膚血管の拡張による血流量増加や発汗などにより放熱作用を亢進し，体温の上昇を抑制する。逆に環境温度が低くなると皮膚血管の収縮が放熱を抑制し，体内での産熱増加で体温の低下を防ぐ。しかし，ヒトの生体機能による防御反応には限界があり，極端な高温や低温環境の長時間曝露においては，恒常性を維持することはできない。

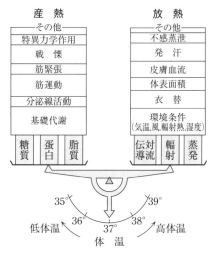

図15-5　産熱，放熱のバランスによる体温調節
資料：菊池安行ほか，「生理人類学入門」南江堂（1981）

① 暑熱環境

高温環境下における障害に熱中症がある。熱中症は体内の蓄熱が増加し，放熱が追いつかず，また水分や電解質の平衡の崩れなどにより体温調節や循環機能に障害が起きる。発生要因は高温多湿はもちろんであるが，体力，疲労，年齢，暑熱順化などが影響する。熱中症は症状により表15-4のように分類される。特に熱射病は重篤であり死亡率も高い。熱中症はその発生を予防できる障害であるにもかかわらず，発生数が増加している。スポーツ現場で熱中症の発生を予防するためには表15-5を参考に実施することが望ましい。

② 寒冷環境

寒冷環境下における障害は偶発性低体温症がある。冬季の山や海での遭難事故，またアルコールによる酩酊状態などで寒冷曝露し，体温が35℃未満になった場合をいう。体温が30℃以下になると意識消失が起こり，凍死に至る。酩酊者や体温調節機能の低下した高齢者では，住居，暖房，寝具などの条件により屋内において発症する場合もある。

表15-4　熱中症の種類，原因，症状，および現場での処置

種　類	原　因	症　状	現場での処置
熱痙攣	多量の発汗による塩分欠乏	腕・脚・腹筋などの疼痛，攣縮，痙攣，縮瞳 血漿 Na，Cl の低下 体温は正常または正常以下	涼所に横臥安静 生理食塩水（0.9%）を補給
熱失神	皮膚血管の拡張による循環不全	顔面蒼白，意識喪失，全身脱力感，疲労，視覚異常（かすみ視），呼吸数の増加，血圧低下，体温は正常	涼所に頭部を低くして横臥安静 食塩水（0.1%）の飲用 足を高くして手足のマッサージ，血圧・脈拍・体温の測定・記録
熱疲労	脱水，塩分不足	脱力感，めまい，頭痛，冷汗，吐き気，嘔吐，食欲不振，意識喪失，血圧低下，顔面蒼白，体温著明上昇なし	熱失神と同様の処置
熱射病	体温の異常上昇による体温調節中枢の機能不全	発汗停止，体温異常上昇，皮膚乾燥，ショック状態，頭痛，めまい，全身倦怠感，嘔吐，下痢など	全身冷却 マッサージ 必要に応じて心肺蘇生

資料：小出清一ほか，「スポーツ指導のためのスポーツ医学」南江堂（2000）

表15-5 熱中症予防のための運動指針

WBGT℃	湿球温℃	乾球温℃		
31〜	27〜	35〜	運動は原則中止	WBGT31℃以上では，皮膚温より気温のほうが高くなる。特別の場合以外は運動は中止する。
28〜	24〜	31〜	厳重警戒 （激しい運動は中止）	WBGT28℃以上では，熱中症の危険が高いので激しい運動や持久走など熱負荷の大きい運動は避ける。運動する場合には積極的に休息をとり水分補給を行う。体力の低いもの，暑さに慣れていないものは運動中止
25〜	21〜	28〜	警 戒 （積極的に休息）	WBGT25℃以上では，熱中症の危険が増すので，積極的に休息をとり，水分を補給する。激しい運動では，30分おきくらいに休息をとる。
21〜	18〜	24〜	注 意 （積極的に水分補給）	WBGT21℃以上では，熱中症による死亡事故が発生する可能性がある。熱中症の兆候に注意するとともに運動の合間に積極的に水を飲むようにする。
			ほぼ安全 （適宜水分補給）	WBGT21℃以下では，通常は熱中症の危険は小さいが，適宜水分の補給は必要である。市民マラソンなどではこの条件でも熱中症が発生するので注意

WBGT（湿球黒球温度）
屋外：WBGT ＝ 0.7×湿球温度＋0.2×黒球温度＋0.1×乾球温度
室内：WBGT ＝ 0.7×湿球温度＋0.3×黒球温度

○環境条件の評価は WBGT が望ましい。
○湿球湿度は気温が高いと過小評価される場合もあり，湿球温度を用いる場合には乾球温度も参考にする。
○乾球温度を用いる場合には，湿度に注意。湿度が高ければ，1 ランクきびしい環境条件の注意が必要。

資料：川原貴ほか，「スポーツ活動中の熱中症予防ハンドブック」日本体育協会(1999)

（5） 電離放射線・非電離放射線

1） 電離放射線

① 電離放射線の種類

電離放射線は，電磁波と粒子線に大別され，物質中に進入して構成物質の原子から電子を放出させる能力をもつ。通常，放射線という場合は電離放射線を指す。電磁波には，X 線や γ 線があり，医療分野での診断や治療，産業分野での物質の非破壊検査，生物学や農学の分野での品種改良などにも利用されている。紫外線も電磁波であるが，一般的には放射線として取り扱われない。粒子線には，α 線，β 線，陽子線，重陽子線，中性子線などがあり，がん治療などに利用されている。

② 生体影響

放射線による影響は，被曝から数週間以内に発症する急性障害と数か月以上経ってから発症する晩発障害がある。また遺伝的影響を及ぼすこともある(図15-6)。急性障害として頭痛，嘔吐，下痢，被曝線量によっては脱毛，皮膚の潰瘍，白血球減少，消化管潰瘍などがみられる。晩発障害として白内障，白血病，各種のがん，寿命短縮などがある。また，遺伝的影響として遺伝子の突然変異や染色体異常を起こす可能性もある。

③ 放射線防護基準

放射線の単位は，放射線源の強さとしてベクレル（Bq），ヒトに対する影響力としての実効線量としてシーベルト（Sv）が用いられている。国際放射線防護委員会(ICRP)の1990(平2)年勧告では，医療等に伴う被曝を除く年間の人工放射線防護基準を一般人で1mSv，取り扱い作業者で20mSvとし，日本ではそれに基づいた管理が行われた。しかし，2011(平23)年3月に起きた東日本大震災

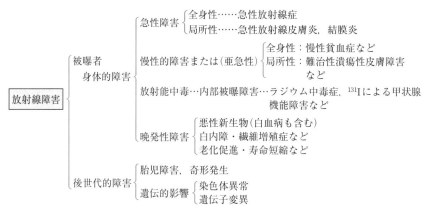

図15-6　人体に起こる放射線障害

資料：田中政敏ほか，「環境と健康」杏林書院(1997)

に伴う東京電力福島第一原子力発電所の事故により，これまでの基準による管理では大量の住民を移住させなければならない状況となった。ICRPは2007（平19）年の勧告において，放射性物質による環境汚染が発生した場合の一般人に対する緊急時の基準として，年間20〜100mSvの間で適切な値を設定して防護対策を講ずるよう勧告していた。これは，あくまでも緊急時に設定される基準であり，その後は年間1mSvに近づけていく努力が求められる。そこで日本政府は，緊急時の一般人の計画避難地域での基準を年間20mSvに設定した。ただし土壌除染基準は年1mSvである。

　自然放射線被曝に関しては，国連科学委員会の「放射線の線源と影響に関する報告書(1988（昭

63)年)」で，一般的な生活においては宇宙線および地中や大気中に存在する放射性核種により，1年間に世界平均で2.4mSv程度の被曝をしているとされる。日本においてはそれよりも低く，2.1mSv程度とされる。人工放射線被曝量は3.87mSvでほとんど医療X線やCTスキャンによる。

2) 非電離放射線

　非電離放射線は，可視光線，赤外線，電波など物質中に進入して構成物質の原子から電子を放出させる能力をもたない放射線をいう。紫外線には電離作用があるが，その特性（人体深部には侵入しないなど）から普通，非電離放射線に分類される。

① 非電離放射線の種類と特徴

　紫外線は，波長約10〜400nmまでの電磁波の総称であり，波長が短いほど生物に対する有害作用が大きい。太陽から放射される紫外線は成層圏のオゾン層で大部分が吸収されるが，波長280〜400nmの吸収は少なく地上に到達しやすい。紫外線は，波長により315〜400nmをUV-A，280〜315nmをUV-B，100〜280nmをUV-Cと分類される。

　UV-Bは，夏季の日焼け，冬季の雪焼けや雪眼炎を起こし，被曝量が多くなると色素沈着や皮膚がん，白内障，免疫機能低下などを誘発する。一方，320nm程度の紫外線UV-Aは皮膚でプロビタミンD（7-デヒドロコレステロール）をビタミンDに転換させるはたらきがあり，抗くる病効果をもつ。250〜280nmには強力な殺菌作用があり，260nmあたりの波長で最大となる。

　可視光線は，波長が約380〜780nmの電磁波で網膜を刺激して明るさと紫〜赤の色彩感覚を起こす。太陽から可視光線を採光し，また人工光源からの可視光線は照明として用いられている。赤外線は，波長が約780〜100万nm（1mm）ぐらいまでの電磁波で，空気中の透過力が大きく熱作用に富むため熱線ともよばれる。皮膚内部への深達作用と発熱作用が大きい。マイクロ波は，波長が約1mm〜1mの電磁波で，無線用電波に属する。主な用途として通信，レーダー，加熱用として電子レンジに使用されている。レーザー波は，単一波長で位相のそろった指向性の強い人工光線であり，波長は赤外線領域から紫外線領域まで様々である。その用途は，医療，通信，計測，加工などの分野に用いられ，応用範囲は広い。

表15-6　非電離放射線の障害

	主な健康障害
紫外線	皮膚の紅斑，色素沈着，角膜・結膜・虹彩の炎症，雪眼炎，電気性眼炎，皮膚がん
可視線	眼精疲労，近視，頭痛，眼球振盪症
赤外線	皮膚火傷，赤外線白内障，中心性網膜炎，熱中症
マイクロ波	白内障，睾丸障害，深部発熱
レーザー波	網膜火傷，白内障，皮膚火傷

資料：田中正敏ほか，「環境と健康」杏林書院（1997）

② 非電離放射線による障害

　表15-6に主な健康障害を示した。

B　健康に影響を与える生物的環境要因

　動物からヒトに病原体が直接うつることを直接伝播，感染源である動物とヒトの間に節足動物（蚊，ダニ，ノミ，ハエなど）など媒介物が存在することを間接伝播という（第8章 5.感染症 A p.119参照）。病原体はその大きさによりウイルス，クラミジア，細菌，原虫，真菌，寄生虫などに分類される（表15-7）。

　また，スズメバチ，アシナガバチ，ムカデ，毒蛾，セアカコケグモなどに刺されると強いアレルギーやアナフィラキシーショックを起こすことがある。地球温暖化により，衛生害虫の生息域の拡大や新たな種類の生息，それに伴う感染症の増加も懸念されている。

表15-7　主な動物由来感染症

群	動物種(昆虫含む)	主な感染症	予防のポイント
ペット動物	犬	エキノコックス症, 狂犬病[*1], ブルセラ症, パスツレラ症	節度ある触れ合い 手洗い等の励行
	猫	猫ひっかき病, トキソプラズマ症, 回虫症, Q熱, 狂犬病[*1], パスツレラ症	
	ハムスター	レプトスピラ症, 皮膚糸状菌症, 野兎病	
	小鳥	オウム病	
野性動物	爬虫類	サルモネラ症	病気について不明なことも多いので, 一般家庭での飼育は控えるべき
	鑑賞魚	サルモネラ症, 非定型抗酸菌症	
	キツネ	エキノコックス症, 狂犬病[*1]	
	サル	エボラ出血熱[*1], マールブルグ病[*1], Bウイルス病[*2], 細菌性赤痢, 結核	
	野鳥(ハト・カラス等)	オウム病, ウエストナイル熱[*1], クリプトコックス病	
	ネズミ	ラッサ熱[*1], レプトスピラ症. ハンタウイルス肺症候群[*1], 腎症候性出血熱	
家畜・家きん	ウシ, 鶏	Q熱, クリプトスポリジウム症, 腸管出血性大腸菌感染症, 鳥インフルエンザ(H5N1, H7N9)[*2], 炭疽	適切な衛生管理
その他	蚊	ウエストナイル熱[*1], ジカウイルス感染症, チクングニア熱, デング熱	虫除け剤, 長袖, 長ズボン等の着用
	ダニ類	ダニ媒介脳炎, 日本紅斑熱, クリミア・コンゴ出血熱[*1], つつが虫病, 重症熱性血小板減少症候群(SFTS)	

資料：厚生労働省, 動物由来感染症 http://www.mhlw.go.jp/bunya/kenkou/kekkaku-kansenshou18/index.html より改変
注）*1：わが国で病原体がいまだ, もしくは長期間発見されていない感染症
　　*2：わが国では患者発生の報告がない感染症

(亀尾聡美／高橋弘彦)

3. くらしの環境と健康

　衣食住は, 人々の健康で文化的な生活を確保するために, 不可欠なものである。ヒトは周囲に自らの生存に適した環境を一時的につくりだしたり, 外部環境を大規模に改変したりすることで, 本来の物理化学的環境条件が生存に適していない居住場所にまで住むことができるようになった。衣食住のうち, 衣と住は, 「ヒトが周囲につくりだした自らの生存に適した環境」だといえ, 環境をコントロールすることで快適に暮らすことを可能にしたといえる。

A　**衣服環境と健康**　衣食住のうちの衣は, ヒトが社会的・文化的生活を営むうえで重要な役割を担っている。衣服は, 衛生面では, 衣服下の気候をヒトにとって快適な状態に保ち, 汗や皮脂を吸着して皮膚の清潔維持に役立つ。また, 機械的外力や紫外線や昆虫の刺咬などの有害作用から身体を守るという保護作用ももち, 人体にとっては有害でないことが重要である。また, 衣服は, ファッションを楽しむことや社会的な状態を示す機能ももっている。

(1)　衣服気候

　衣服気候とは, 外界の温度や湿度などの気候とは異なり, 衣服を着用したときの衣服と身体幹部皮膚の空間にできる気候のことをいう。人体は環境の温度変化によって, 暑い場合には発汗により放熱

し，寒い場合には体内の熱源を燃焼して体温を維持する。しかし，人体は，体温と外気温との差が10℃以上になると(つまり外気温が25～26℃以下になると)，生理機能だけでは順応できなくなるので，衣服を着なければならない。この衣服気候を快適な条件とすることが衣服着用の目的の一つといえる。衣服気候が快適であると感じる温度・湿度・気流の範囲は，それほど広くはなく，快適な衣服気候とは，温度32±1℃，湿度50±10%，気流25±15cm/sといわれている。
快適な衣服気候の範囲から外れると以下のようなムレ感，暑熱感，冷え感を感じる。

　　ムレ感：衣服内の温度・湿度が急上昇すると感じる。

　　暑熱感：衣服内の温度・湿度が高い時感じる。

　　冷え感：運動後の衣服表面温度の低下が多いと冷え感を感じる。

（2）　衣服の衛生学

　衣服着用の目的は，①体温の調節，②日光，熱，虫害，外傷などからの身体の保護，③汗などからの身体の汚染を防ぎ，身体を清潔に保つなどである。衛生学的な目的を達成するために衣服材料は次のような性質が要求される。①比重，②含気性，③保湿性，④吸湿性，⑤通気性，⑥帯電性などが主な性質として挙げられる。

（3）　衣服・衣料用繊維の性質

衣服用繊維の性質として以下のような項目が考慮されなくてはならない。

　①繊維の吸湿吸水性，放湿性，通気性，帯電性，織り方の組み合わせにより，衣服下の気候がどのような状態になるかは違ってくる。

　②有機物に対する吸着性，吸湿吸水性，放湿性，通気性がよい繊維は，皮膚から汗や皮脂を除去する効果をもつ。

　③汚染物が付着しにくく，かつ透過しにくい繊維は，外部からの汚染を防ぐ。

　④織り方のきめが粗い布や有機物が付着した布や帯電性の大きい布には，汚染物が付着しやすい。

（4）　化学物質による加工

　衣料用繊維の大部分には防縮，防虫，防菌，防カビ，染色などの加工がなされている。防縮加工の過程ではホルムアルデヒドが使われる。発がん性がある物質なので，衣類については「有害物質を含有する家庭用品の規制に関する法律」(1973年制定，1974年施行：家庭用品規制法)において，ホルムアルデヒドなどの20化学物質が指定され，基準が定められている。そのうち，衣料品に関わり，直接肌に触れる繊維製品に該当するものは9物質である(表15-8)。抗菌防臭加工については，繊維製品新機能評価協議会(JAFET)などの活動を通して，業界が自主的にガイドラインを設けている。

（5）　繊維製品の表示

　「家庭用品品質表示法(昭和37年制定)」の対象となる繊維製品が日本国内において販売される場合は国内生産品，輸入品を問わず家庭用品品質表示法他繊維製品品質表示規程などの規定に基づいた表示が義務づけられている。また，「家庭用品品質表示法」に基づく繊維製品表示規程の改正(平成28年)により衣類などの洗濯表示が変更された。

表15-8 繊維製品関連家庭用品の規制基準概要（9物質）

化学物質名	対象繊維製品	基 準	用 途	毒 性
トリフェニルスズ化合物	繊維製品（おしめ，おしめカバー，よだれかけ，下着，衛生バンド，衛生パンツ，手袋，靴下），家庭用接着剤，家庭用塗料，家庭用ワックス，くつ墨およびくつクリームなど	スズとして1 ppm 以下（試料1 g 当たり1.0μg 以下）	防菌・防カビ剤	皮膚刺激性，経皮・経口急性毒性
トリブチルスズ化合物	繊維製品（おしめ，おしめカバー，よだれかけ，下着，衛生バンド，衛生パンツ，手袋，靴下），家庭用接着剤，家庭用塗料，家庭用ワックスくつ墨およびくつクリームなど	スズとして1 ppm 以下（試料1 g 当たり1.0μg 以下）	防菌・防カビ剤	皮膚刺激性，経皮・経口急性毒性
有機水銀化合物	繊維製品（おしめ，おしめカバー，よだれ掛け，下着，衛生バンド，衛生パンツ，手袋，靴下），家庭用接着剤，家庭用塗料，家庭用ワックスくつ墨およびくつクリームなど	検出せず（バックグラウンド値としての1 ppm を超えてはいけない）	防菌・防カビ剤	中枢神経障害，皮膚障害
4, 6-ジクロル-7-（2, 4, 5-トリクロルフェノキシ）-2-トリフルオルメチルベンズイミダゾール（DTTB）	繊維製品（おしめカバー，下着，寝衣，手袋，靴下，中衣，外衣，帽子，寝具及び床敷物），家庭用毛糸	30 ppm 以下（試料1 g 当たり30μg 以下）	防虫加工剤	経皮・経口急性毒性，肝障害，生殖器障害
ヘキサクロルエポキシオクタヒドロエンドエキソジメタノナフタリン〔ディルドリン〕	繊維製品（おしめカバー，下着，寝衣，手袋，靴下，中衣，外衣，帽子，寝具床敷物），家庭用毛糸	30 ppm 以下（試料1 g 当たり30μg 以下）	防虫加工剤	肝機能障害，中枢神経障害
トリス（1-アジリジニル）ホスフィンオキシド（APO）	繊維製品（寝衣，寝具，カーテン，床敷物）	所定の試験法で検出せず	防炎加工剤	経皮・経口急性毒性，造血機能障害，生殖機能障害
トリス（2, 3-ジブロムプロピル）ホスフェイト（TDBPP）	繊維製品（寝衣，寝具，カーテン，床敷物）	所定の試験法で検出せず	防炎加工剤	発がん性
ビス（2, 3-ジブロムプロピル）ホスフェイト化合物	繊維製品（寝衣，寝具，カーテン，床敷物）	所定の試験法で検出せず	防炎加工剤	発がん性
ホルムアルデヒド	1）繊維製品（おしめ，おしめカバー，よだれ掛け，下着，寝衣，手袋，靴下，中衣，外衣，帽子，寝具）であって生後24ヶ月以下の乳幼児用のもの　2）繊維製品（下着，寝衣，手袋，靴下，たび）　3）かつら，つけまつげ，つけひげ，靴下止めに使用される接着剤	1）所定の試験法で吸光度差が0.05以下又は16 ppm 以下（試料1 g 当たり16μg 以下）　2, 3）75 ppm 以下（試料1 g 当たり75μg 以下）	樹脂加工剤（防縮，防しわ等）	粘膜刺激，皮膚アレルギー

資料：(財)厚生労働協会，「国民衛生の動向」2022/2023，第7編生活環境第3章化学物質の安全対策の動向
表1「有害物質を含有する家庭用品の規制基準概要」を一部改変

（亀尾聡美）

B 食環境・食品衛生と健康

（1） 食品衛生の概念と定義

　食品衛生は，食品に起因する危害から人々を守る技術的，制度的な取り組みであり，衛生の一分野でもある。食品衛生の科学的バックボーンをなしているのが学問としての食品衛生学である。

　食品衛生の制度的な裏づけとなっている法律「食品衛生法」では，食品衛生の定義として第4条で次のように述べている。「食品衛生とは，食品，添加物，器具及び容器包装を対象とする飲食に関す

る衛生をいう」。つまり，この法律で規制対象となる"食品"としては，医薬品や医薬部外品を除いた"すべての飲食物"ということになる。このなかには，食器，割ぽう具，容器，包装，乳児用おもちゃ（乳児が口に入れるおそれがあるため）も含まれている（第3章 4.B 栄養関連法規 p.33 参照）。

　一方，国際的には，WHO（世界保健機構）の環境衛生専門家委員会（Expert Committee on Environmental Sanitation）が食品衛生の定義として「Food hygiene means all measures necessary for ensuring the safety wholesomeness and soundness of food at all stages from its growth production or manufacture until its final consumption. (1956)」としている。つまり，「食品衛生とは，栽培（または養殖），生産，製造から最終消費にいたるまでの全過程における食品の安全性，完全性，健全性を確保するために必要なすべての手段，方法をいうものである」（1956年）と，さらに幅広く捉えている。

　食品衛生の領域は，自然科学に関する学問分野のほかに，人々の行動に影響を及ぼす制度や法規制など社会制度全般にまで広く及んでいる。

　食品衛生上のリスクを把握するために，オランダ国立公衆衛生環境研究所では障害調整生存年数（Disability Adjusted Life Year：DALY）という指標を用いている。同所の報告によれば，オランダで最もリスク要因として問題となるのは「全体として不健康な食事」と「喫煙＋運動不足＋アルコール過剰摂取」とされている。食の問題が住民の健康維持のために極めて重要であることがわかる。

（2）　食中毒

1）　食中毒の発生状況

　食中毒は，有害微生物や有毒化学物質を含む飲食物などを経口摂取した結果として起こる疾病の総称である。一般に，食中毒は微生物性食中毒，自然毒食中毒，化学性食中毒，その他の食中毒（寄生虫感染食中毒，アレルギー様食中毒など）に分類される。厚生労働省では全国の食中毒発生状況を「食中毒統計調査」として取りまとめ，公表をしている（第6章 3.A 疾患登録 p.81 参照）。このなかでは原因となる病因物質ごとに，細菌，ウイルス，化学物質，自然毒などに分類している。

　わが国の食中毒の事件数，患者数はともに，近年減少傾向にあるが，それでも令和3年の事件数は年間，717件程度，患者数では11,080人，死者2人の発生が認められている。食中毒統計で食中毒とされているものは，食品衛生法第58条第1項に基づいて，医師から保健所に届け出がなされたものである。しかし，微生物性食中毒の実数は届出の1,000 〜 2,000倍との予測もされている（平成24年度厚生労働科学研究費補助金（食品の安全確保推進研究事業）食中毒調査の精度向上のための手法等に関する調査研究分担研究報告書」国立医薬品食品衛生研究所安全情報部（2013）。

①　微生物性食中毒

　微生物は，数百μm以下の肉眼では見えない微小な生物で，そのなかには原虫，真菌，細菌，クラミジア，リケッチア，ウイルスなどがある。原虫と真菌は核膜で包まれた核をもつ真核生物であるが，細菌，クラミジア，リケッチアは核構造をもたず原核生物とよばれている。ウイルスは核酸とタンパク質から成る微小な粒子である。微生物のなかにはカビや酵母のように味噌，醤油，チーズなどの発酵食品，あるいは抗生物質やホルモン剤の製造に使われる有用なものもあるが，食品の製造，流通，保管などの過程で食品を汚染し，腐敗や食中毒の原因となるものも少なくない。

　細菌・ウイルスによる微生物性食中毒は，令和元年件数で約57％，患者数では全体の約9割を占めており，食品の安全管理のためには微生物性食中毒の予防が重要であることがわかる。図15-7に微生物性食中毒の分類を示した。微生物性食中毒は大きく細菌性食中毒とウイルス性食中毒に大

別され，微生物性食中毒は，原因となる細菌やウイルスが食品に付着し，体内へ侵入することによって発生する。したがって，食中毒の予防のためには，細菌などを食品に「つけない」，そして，冷蔵保管などによって細菌を「増やさない」，また，食品や調理器具に付着した細菌を加熱や消毒によって「やっつける」ことが大切である。これらは食中毒予防のための3原則ともよばれている。

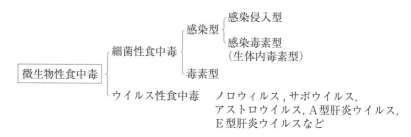

図15-7　微生物性食中毒の分類

　細菌性食中毒：細菌性食中毒は，感染型（細菌が体内で増えて食中毒を起こす），毒素型（細菌が食品中で増殖して毒素がつくられ，食中毒を起こす）と生体内毒素型（細菌が体内で増えると毒素をつくり，食中毒を起こす）に大別することができる。感染型食中毒の代表としてはサルモネラ菌，腸炎ビブリオ，カンピロバクターなどが，毒素型の代表としては黄色ブドウ球菌，ボツリヌス菌が，生体内毒素型の代表としては病原大腸菌，ウェルシュ菌などがある。

　発生件数では，平成10年頃まではサルモネラ属菌，腸炎ビブリオが多かったが，平成10年以降は急激に減少している。腸炎ビブリオ食中毒は，主に生の魚介類で起きる感染型食中毒として知られているが，加熱，真水汚浄で中毒を妨げる。カンピロバクターは，家畜や家禽類に広く分布し，最近わが国でも焼き鳥，とり刺しなどの鶏肉による食中毒が多く報告されている。カンピロバクター食中毒の令和3年の発生件数は年間154件で細菌性食中毒では最も多い。

　ウイルス性食中毒：代表的なものとして，ノロウイルス食中毒がある。近年増加傾向にあり，特に，冬に多く発生する。原因食品としては，汚染された水や食品，特にカキを含む二枚貝が多く報告されている。また，嘔吐物からの飛沫感染やドアノブなどから感染するケースもある。

②　自然毒食中毒

　自然毒とは，動植物にもともと含まれている，あるいは食物連鎖を通して動物の体内に取り込まれた有毒成分であり，大きく「動物性自然毒」と「植物性自然毒」に分けられる。

　動物性自然毒は，魚介類に由来するものが多い。毒成分の多くは有毒プランクトン（有毒渦鞭毛藻）類に由来し，生物濃縮により摂食した生物に蓄積され毒化する。毒で有名なフグの場合も養殖フグで十分に管理された場合には無毒になる。フグによる食中毒は，動物性自然毒による食中毒のなかで最も多く，致死率も高い。フグによる食中毒は，神経毒（テトロドトキシン）によって引き起こされ，食後20分頃からしびれや麻痺などの症状が現れ始め，場合によっては死にいたる。フグ毒は肝臓・卵巣・皮など（有毒部位は種類により異なる）に含まれ，その毒性は種類や部位などにより異なる。フグ毒は加熱調理では分解せず，大半は，家庭での素人調理によるものである。

　その他に貝類による食中毒が比較的多くみられる。通常は無毒で食用に供されている二枚貝や巻貝などの貝類を摂取して中毒を起すもので，貝類が有毒プランクトンを餌として摂取することで，その有毒成分が貝の中腸腺（肝臓，すい臓に当たる器官）に蓄積・濃縮し，有毒化する。これらの貝毒には麻痺性貝毒（paralytic shellfish poison）や下痢性貝毒（diarrhetic shellfish poison）がある。

植物性自然毒食中毒のほとんどは毒きのこが原因であり，秋に集中して発生している。毒きのこ以外の植物性自然毒食中毒は，その大部分は有毒植物を食用植物と誤認して摂取して起こっており，山菜採取が盛んな春に多く発生する。わが国では，約1,000種類以上のきのこが自生しており，そのうち約30種類が毒きのことして知られている。食中毒は，しいたけやひらたけとよく似たツキヨタケによるものが最も多く，全体の4割近くを占めている。食中毒の発生場所はほとんどが家庭である。きのこ以外の植物性自然毒としてはアルカロイド系の物質を含有する草花によるものが多く，トリカブトのアコニチン，ジャガイモのソラニン，青梅のアミグダリンなどがある。

自然毒食中毒は，細菌性食中毒と比べると件数，患者数とも圧倒的に少ないが，フグ毒やきのこ毒に代表されるように致死率の高いものもある。食中毒の原因となる自然毒については，厚生労働省のホームページ「自然毒のリスクプロファイル」に詳しくまとめられている。

③ 化学性食中毒

化学性食中毒とは，食品や原料に本来含まれていないはずの化学物質が混入して起こる食中毒のことである。食品中での新たな生成や過失・故意による殺鼠剤，農薬，微量重金属などの混入，器具容器包装からの可塑剤・着色料の溶出などがある。近年，化学物質による食中毒の事例は非常に少なく，発生件数，患者数，ともに全体の約2%弱である。しかし，昭和30年代〜40年代には食品の有害物質汚染による事件が多発し，大きな社会問題となった。

1955(昭和30)年，富山県神通川流域で多産の女性を中心にカドミウム(Cd)汚染米などの摂取によるイタイイタイ病が発生した(4. 地域の環境汚染と健康 A 公害 p.255参照)。

1956(昭和31)年には熊本県水俣市で水俣病，さらに1960(昭和35)年，新潟県阿賀野川流域でも広範なメチル水銀中毒患者の発生をみた(新潟水俣病，第二水俣病)。いずれも工場からの排出液中有機水銀が食物連鎖を経て，魚介類などに高濃度濃縮され，これを食することで被害につながった。経胎盤移行による胎児性水俣病も発生した(4. 地域の環境汚染と健康 A 公害 p.255参照)。

1955(昭和30)年，岡山など西日本で起きた森永ヒ素ミルク事件では中毒患者数11,891人，死者は138人に達した。原因は，酸っぱくなった古い牛乳を中和するために低純度の工業用第二燐酸ソーダを使ったためで，これに毒性の強い亜ヒ酸(NaAsO$_2$)が含まれていたことが原因とされている。被害者の多くが乳幼児で，中毒症状は神経障害，運動機能不全，視力・聴力障害，肝臓障害など多岐にわたる。1968(昭和43)年には福岡県や長崎県など西日本一帯でカネミ油症事件が発生した。被害者は15府県におよび，皮膚に特徴的な黒変や発疹がみられ，千余人の患者が確認されている。原因は食用米ぬか油の製造工程(脱臭工程)で熱媒体として使用されたPCBが製品中に混入したことにあるが，長期間にわたる使用中に毒性の強いポリ塩化ジベンゾフラン(PCDF)などのダイオキシン類も生成していたことが指摘されている(4. 地域の環境汚染と健康 C p.263参照)。

化学物質由来の食中毒としては日常的にはヒスタミン中毒がしばしば見受けられる。これは，赤身の魚肉およびその加工品が菌(*Proteus morganii* など)に汚染され，魚肉中に含まれるヒスチジンが脱炭酸されて生成されたヒスタミンを多量に摂取することによって起こるアレルギー様食中毒である。食品の保管方法に問題があるケースが大半で，発症例としては，まぐろ，かじき，さばが多く，ほかにチーズ，発酵食品，腐敗した食品などがある。チロシンから脱炭酸されたチラミン，トリプトファンから生成されるトリプタミンなどのアミン類も食中毒を起こすことが知られている。

アレルギー様食中毒の予防には，赤身の魚類は新鮮なものを食すること，加工品も保存状態のよいものを利用し，賞味期限の切れた古い食品は避けることが大事である。

カフェインを多く含む飲料の大量摂取による死亡事故が2015年12月に発生した。カフェインの急性作用としては中枢神経系の刺激によるめまい，心拍数の増加，興奮，震え，不眠症などがあり，妊婦の場合には胎児の発育を阻害する可能性がある。一方，約9万人を対象とした国立がん研究センターのコホート研究によると，カフェインを含むコーヒーでは，1日3〜4杯の摂取によって全死亡リスクや心疾患，脳血管疾患，呼吸器疾患の死亡リスクが減少することが報告されている。

（3）　食品による感染症・寄生虫症
①　経口感染症
　経口感染によって発症する感染症で主に消化器に症状があるものを消化器感染症という。主な感染症は，コレラや細菌性赤痢，腸チフス・パラチフスなどがある。いずれも「感染症の予防及び感染症の患者に対する医療に関する法律」（以下，感染症法と略す）における三類感染症である。
　コレラはコレラ菌（*Vibrio Cholelae* O1）が産生するコレラ毒（コレラエンテロトキシン）によって発症する。潜伏期間は概ね2〜3日程度で，急激な下痢で始まり，「米のとぎ汁様」の下痢と嘔吐を起こす。現在では，海外旅行者が現地で生水，アイスクリームや氷などから感染するケースや，輸入鮮魚や冷凍魚介類から感染した症例が報告されている。
　赤痢には細菌性赤痢とアメーバ性赤痢があり，わが国で発生するのは大半が細菌性赤痢である。細菌性赤痢の主な感染源はヒトで，糞便や汚染された手指や食品，水，ハエなどから感染する。感染に要する菌量は10〜100個と少なく，二次感染も多い。現在では海外旅行に伴う発症が全体の70〜80％を占めている。感染地としてインド，インドネシア，タイなどのアジア地域が推定されている。
　腸チフスはチフス菌（*Salmonella Typhi*），パラチフスはパラチフスA菌（*Salmonella Paratyphi A*）が感染したもので，ヒトにのみ感染する疾患で，患者や健康保菌者の糞便で汚染された飲食物を介して感染する。皮膚に特徴的なバラ疹が現れる。
　日本における発症報告は少なくなっているが，海外旅行での感染事例が多い。
②　人畜共通感染症
　ヒトと脊椎動物とで共通の病原体で発症する感染症を人獣共通感染症とよぶ。その病原体は細菌，真菌，ウイルス，クラミジア，リケッチアなど約300種類が知られている。感染経路としては感染動物の食肉・乳製品摂取による経口感染，接触感染，飛沫感染などがある。代表的な人獣共通感染症としては，炭疽，ブルセラ症，野兎病などがある（2.環境要因と健康障害 B 健康に影響を与える生物的環境要因 表15-7, p.236 参照）。海外で感染したり，生物テロでの使用も懸念される留意すべき感染症の一つである。
③　食品から感染する寄生虫症
　喫食した食物中に存在している寄生虫が体内で増殖，あるいは体内を移動することによって発症する食中毒のことである。寄生虫による感染症は一時減少していたが，最近再び増加し，多様化する傾向にある。感染するパターンとしては，①寄生虫の卵や幼虫などに汚染された野菜や飲料水を飲食した場合，②寄生虫の宿主となっている動物や魚介類を食べた場合，が挙げられる。②の原因としては，流通規模の拡大や保存技術の高度化，食品嗜好の多様化などがある。
　食中毒の原因としては，アニサキス，粘液胞子虫（ヒラメ，マグロなど），住肉胞子虫（生馬肉），クリプトスポリジウム，ランブル鞭毛虫（ジアルジア症）などがある。全国的にヒラメの刺身の喫食後に一過性の嘔吐や下痢を発症する原因不明の食中毒が多発していた。こうした事例の多くが，ヒ

ラメに寄生した粘液胞子虫類（クドア・セプテンプンクタータ, *Kudoa septempunctata*）によるものであることが明らかになった。この食中毒はヒラメを冷凍，もしくは加熱すれば防ぐことができる。アニサキス（Anisakis）は，長さ2〜3cm，幅が0.5〜1mmで白色の糸状の寄生虫である。幼虫はサバ，アジ，サンマ，カツオなどの魚介類に寄生する。こうした魚介類を生食することによって，幼虫が胃壁や腸壁に刺入して食中毒（アニサキス症）を引き起こす。魚介類が死亡し，時間が経過すると内臓から筋肉に移行する。アニサキス食中毒を予防するには，新鮮な魚を選び，速やかに内臓を取り除くこと，魚の内臓を生で食べないことが重要である。アニサキスは，1999（平成11）年に食品衛生法で食中毒の原因物質に指定され，さらに2012（平成24）年からは保健所への届出が義務づけられた。そのため，2012年以降アニサキス報告件数が食中毒統計で急増した。

（4）　食品の汚染・変質
①　カビ毒（マイコトキシン）
　わが国では，第二次世界大戦後東南アジアなどから輸入した米から強い肝臓障害を引き起こすカビ毒産生菌が見つかり，大きな社会問題となった（「黄変米」事件）。現在300種類以上のカビ毒が報告されている。肝障害だけでなく，腎毒性，不妊，発がん，消化器症状などを呈する代表的なマイコトキシンとしては，アフラトキシン，オクラトキシン，パツリンなどが挙げられる。

②　食品成分から生成する有害物質
　食品の加熱調理の過程で，多環芳香族水素（Poly cyclic Aromatic Hydrocarbons：PAH）やヘテロサイクリックアミン（Hetero Cyclic Amines：HCA），さらにアクリルアミドなどが生成される。また，マーガリンなどの製造過程ではトランス脂肪酸が生成する。

　PAHのうち3環〜5環の縮合環をもつ化合物は発がん性や変異原性が強く，なかでもベンゾ[a]ピレンはヒトの潜在的な発がん因子として知られている。

　HCAはアミノ酸やタンパク質を多く含む食品を高温加熱調理（150℃以上）した際に生成される。数多くの疫学研究から，焼き肉などの消費量が大腸がん，すい臓がん，前立線がんに関連のあることが明らかになっている。なお，アメリカ国立がん研究所では「HCA, PAHの摂取量を減らすための調理上の注意点」を示しており，その中で，直火や熱い鉄板上で長時間にわたって調理しないこと，電子レンジを有効に活用することで過熱調理の時間を減らすことなどを指摘している（https://www.cancer.gov/about-cancer/causes-prevention/risk/diet/cooked-meats-fact-she）。

　アクリルアミドも過熱調理の過程で生成する化学物質である。2002（平成14）年4月，スウェーデン政府によって炭水化物を多く含む食材を高温で加熱した場合に生成されることが発表された。食品中ではアスパラギンが高温（120℃以上）で，ブドウ糖，果糖などの還元糖と反応することによって生成することが明らかにされた。変異原性（遺伝毒性）を有する発がん物質で国際がん研究機関（International Agency for Research on Cancer：IARC）の発がん性評価ではグループ2A（ヒトに対しておそらく発がん性がある：Probably carcinogenic to humans）にランキングされている。わが国でも2016（平成28）年4月に食品安全委員会が「ヒトにおける健康影響は明確ではないが，懸念がないとはいえない」という最終評価をまとめている。トランス脂肪酸は，植物油などに水素添加しマーガリンやショートニングなどを製造する際や植物油を高温にして脱臭する際に生成する。トランス脂肪酸の過剰摂取により，心筋梗塞などの冠動脈疾患が増加する可能性が高いとされており，WHO（世界保健機関）では心血管系疾患リスクを低減し，健康を増進するための基準として，トランス脂

肪酸の摂取を総エネルギー摂取量の1%未満に抑えるよう勧告している。日本人のトランス脂肪酸の摂取量は，平均値で総エネルギー摂取量の0.3%程度であり，食品安全委員会では，「通常の食生活では健康への影響は小さい」としている（平成24年3月）。

③ 残留農薬

2003（平成15）年の食品衛生法の一部改正で，残留農薬や残留動物性医薬品などの規制はポジティブリスト制度で行うこととされた。食品中の農薬等の残留規制は，これまでは食品衛生法第11条に基づき基準値が設定されてきた。しかし，基準値のない農薬を含む食品については法律では規制ができなかった。ポジティブリスト制度により基準値が設定されていない場合には一律基準（0.01 ppm）が適用され，これ以上の農薬等を含む場合は販売等が一律禁止された。なお，抗生物質や抗菌性物質は，食品衛生法で「食品は抗生物質を含有してはならない」，食肉，食鳥，卵，および魚介類は「抗生物質の他，化学的合成品たる抗菌性物質を含有してはならない」と規定されている。

④ 混入異物

食品に混入する異物には動物性・植物性・鉱物性異物の3種がある。動物性異物には昆虫，動物の体毛，寄生虫などが，植物性異物には種子，木片，糸くず，ゴムなど原材料に由来するものが多い。鉱物性異物には金属片，ガラス片，プラスチック片など多様で，主に製造ラインの機器類からの混入の事例が多い。異物混入に対する消費者の関心も高く，クレーム対応は営業者にとって信頼確保のためにも非常に重要なものといえる。グリコ・森永事件（1984, 1985年），和歌山毒物カレー事件（1998年）など有害物質を食品に意図的に混入する事件が発生した。しかし，2007（平成19）年12月から翌1月にかけて発生した中国産冷凍餃子事件のように，製造ラインなどで有害物質が混入された場合には，その被害が大幅に拡大する可能性がある。食品への意図的な異物の混入を防ぐフードディフェンス（食品防御）の考え方も一般的になってきた。わが国では（平成23) 2011年に厚生労働省が「食品防御対策ガイドライン（食品工場向け）」を公表している。

⑤ その他の問題

食品中の有害物質に関する問題としては，牛海綿状脳症（Bovine Spongiform Encephalopathy：BSE）や東日本大震災に伴う放射性物質汚染などがある。BSEは「狂牛病」ともよばれ，牛に発生する病気のことである。原因はプリオンという異常たんぱく質で，これが脳に蓄積することによって脳の組織がスポンジ状になり，異常行動や運動失調を引き起こし死亡する。この病気は，BSE感染牛を原料とした肉骨粉を飼料として使用したことによるとされている。また，ヒトの変異型クロイツフェルト・ヤコブ病（vCJD）はBSEプリオンによるのもと考えられている。わが国では，2001（平成13）年以降，と畜場における牛の特定部位（頭部，脊髄など）の除去・焼却を義務化するとともに，BSE検査が全国的に開始された。2017（平成29）年4月からは健康牛のBSE検査は不要となり，24か月齢以上の神経症状を有する牛の検査のみ行うこととなった。ただし，肉骨粉をエサとして与えないことや特定部位を除去するなどは現在も継続されている。

2011（平成23）年3月11日の東日本大震災に伴う福島第一原子力発電所事故により放射性物質が拡散し，環境汚染や食品汚染につながった。厚生労働省は急遽，暫定規制値を設定したが，2012（平成24）年4月には，放射性物質を含む食品からの被ばく線量を年間1ミリシーベルトとし，これをもとに食品中の放射性セシウムの基準値が設定された。一般食品の基準値は100 Bq（ベクレル）/kg，乳幼児食品や牛乳では50 Bq/kg，飲料水では10 Bq/kgとされている。イノシシ，シカ，クマなどの野生動物は放射性物質が蓄積しているため，その肉は基準値を超過する割合が高い。野

生の山菜やきのこも注意が必要である。また，基準値超過を超える可能性がある地域では出荷制限・摂取制限，出荷自粛が行われている（コラム「放射能・放射線と食品衛生」p.234参照）。

（5）　食品添加物

①　食品添加物の役割

　食品添加物は，保存料，甘味料，着色料，香料など，食品の製造過程または食品の加工・保存の目的で使用され，食品の品質を維持し，食品を安くおいしく食べるためには不可欠な存在である。表15-9に食品添加物の役割による分類をまとめた。豆腐の製造段階で使われる「にがり」も食品添加物で，かまぼこの赤い色，ソフトドリンクの香り，ソースのとろみなどにも食品添加物が使われている。さらに，食品の保存性

表15-9　役割による食品添加物の分類

役　割	食品添加物の種類
食品の製造や加工に必要なもの	豆腐用凝固剤，かんすい，酵素，ろ過助剤，油脂抽出溶剤，炭酸ガス，消泡剤，酸・アルカリなどの製造用剤
食品の保存性を高め，食中毒を予防するもの	保存料，殺菌剤，酸化防止剤，防カビ剤，日持ち向上剤
食品のし好性や品質を向上させ，魅力を増すもの	色………着色料，発色剤，漂白剤，光沢剤 香………香料，香辛料抽出物 味………甘味料，酸味料，調味料，苦味料 食感……乳化剤，増粘・安定・ゲル化剤，膨張剤
食品の栄養成分を補充，強化するもの	ビタミン，ミネラル，アミノ酸

資料：日本食品添加物協会，「暮らしの中の食品添加物」光生館(2007)

を高めることで遠隔地からの輸送が可能となり，これまで食することのできなかったものも，より安価に入手することも可能になっている。

②　安全性評価

　食品添加物の認可にあたって，厚生労働省では，急性毒性試験や慢性毒性試験などの一般毒性試験，発がん性試験，催奇形性試験などの特殊毒性試験を行ったうえで，食品安全委員会(後述)による安全性評価を受け，対象食品，使用量，使用制限を規定して使用を認めている。

③　分類と表示

　2021(令和3)年7月現在，厚生労働大臣が安全性と有効性を確認して指定した「指定添加物」は472種類あり，このほかにも広く使用され，長い食経験のある「既存添加物」は357種類ある。このなかには，L-アスパラギン酸などのアミノ酸，α-アミラーゼなどの酵素やアナトー色素などが含まれる。ほかにも動植物から得られる「天然香料」が約600種類，一般に飲食物として供されるもので添加物として使用される「一般飲食物添加物」が約100種類ある。

　容器包装に入れられた加工食品では，原則として使用したすべての添加物名を容器包装の見やすい場所に記載する必要がある。食品添加物には甘味料，着色料，保存料，増粘剤，酸化防止剤，発色剤，漂白剤，防かび剤など8種類の用途があるが，消費者の選択に役立つ情報を提供する意味で，例えば，「保存料(ソルビン酸K)」，「甘味料(ステビア)」のように，用途名と物質名が併せて表示される。食物アレルギーの原因物質(アレルゲン)として，卵・乳・小麦・えび・かに・落花生・そばの特定原材料7品目に表示義務がある。特定原材料に準ずるいくら・オレンジなどの表示推奨21品目もある。栄養強化の目的で使用されるもの，加工助剤やキャリーオーバー(もともとの原材料に含まれていたもの)については，一部，表示義務が免除されている。

④　種類と用途

　甘味料としてはキシリトールやアスパルテームなどが，着色料としてはクチナシ黄色素や食用黄

色4号など，保存料としてはソルビン酸，しらこたんぱく抽出物などがある。また，増粘剤，安定剤，ゲル化剤，糊料は食品に滑らかな感じや，粘り気を与え，分離を防止し，安定性を向上させるが，主にペクチンやカルボキシメチルセルロースが用いられる。

（6）　食の安全確保と衛生管理

衛生管理には，食品汚染のリスクを極力抑えた環境を維持することが不可欠で，そのためには十分な施設・設備の整備と保守管理，さらに従事者による正しい衛生知識の実践が必要となる。

食品衛生法では，都道府県などの条例で最低限守るべき基準として，施設基準，管理運営基準が設定されており，特に，病院や，事務所などの給食施設については，厚生労働省により大量調理施設衛生管理マニュアルが定められている。

1994（平成6）年の製造物責任法（PL法）の制定や，1996（平成8）年に発生した腸管出血性大腸菌O157による大規模食中毒などを機に，国民の「食の安全・安心」への関心は大きく高まった。このような社会的な背景を受け，2003（平成15）年には，新たに食品安全基本法が制定された。

2021（令和3）年夏に開催された東京2020オリンピック・パラリンピックを機に，わが国ではGAP（Good Agricultural Practice：農業生産工程管理）の導入が進んだ。選手村に納入される食材については GAP の認証をとることが求められた。GAP（ギャップ）は農作物の生産工程管理において，食品安全，環境保全，労働安全，人権保護，農場経営管理が適切に行われているかを証明する第三者認証制度である。選手村などで提供される料理には GAP 農産物が使われたことになる。それに向け，わが国では2020（令和2）年12月には国際水準 GAP ガイドライン（施行版）も出された。

①　HACCP（hazard analysis critical control point, 危害要因分析重要管理点）

食品の製造・流通のグローバル化を受け，2018年6月に可決した改正食品衛生法によって，わが国でも 2020年6月1日より「HACCP導入の義務化」が始まった。そして一年の猶予期間を経て，2021年6月からは「HACCP完全義務化」がすべての食品関連事業者に求められている。HACCP（ハサップ）とは調理現場などでの食の安全性を確保する手法である。食品の製造・加工工程のあらゆる段階で発生するおそれのある微生物汚染等の危害をあらかじめ分析（Hazard Analysis）し，その結果に基づいて製造工程のどの段階でどのような対策を講じればより安全な製品を得ることができるかという重要管理点（Critical Control Point）を定める。さらに，これを連続的に監視することにより製品の安全を確保する衛生管理の手法である。これ自体は1960年代のアメリカで宇宙食の安全確保を目的に考案されたもので，特に食品微生物の制御に有効で，残留化学物質や異物混入の防止などにも，その効果が期待できる。その後，1993（平成5）年になって，国連の食品規格（コーデックス）委員会から統一的なガイドラインが示されたことで，世界各国で導入が進むこととなった。

②　食品工場における一般衛生管理

施設内は，汚染作業区域と非汚染作業区域を明確に区分し，設備・器具は充分な能力や容量をもつものを配置するのが基本となる。大規模食中毒につながる可能性が大きい使用水の管理については，水道水を直接使用するもの以外は，原則，施設ごとの衛生管理が重要である。食品製造における食品の取扱いは原材料の検収作業から始まる。2003（平成15）年の食品衛生法改正により，食品を取り扱う事業者の責務として，食品や原材料の仕入れ元の名称などの記録の作成・保存などの努力義務が設けられた。納品された原材料はただちに下処理するのが望ましいが，困難な場合には，冷凍・冷蔵する。細菌類の増殖には一般に温度，水分，栄養が必要である。これらのうち厨房レベ

ルで制御が可能なのは温度しかなく，冷凍・冷蔵，加熱殺菌によって細菌が増殖できにくい状態にすることが望ましい。食品残渣などの廃棄物はねずみや昆虫発生の温床となるため，廃棄方法については手順書を作成し，適正に管理しなければならない。そ族昆虫の防除については総合的病害虫防除(integrated pest management：IPM)の考え方が推奨されている。これは，薬剤使用が極力少なくてすむよう，環境的対策(清潔)，物理的対策(侵入防止)，化学的対策(薬剤)を総合的に組合せて防除するものである。食品の衛生管理の基本は清潔な環境の維持と，従事者が衛生的な食品の取り扱いについて正しく理解するための定期的な衛生教育にある。また，従事者の健康状態を常に把握し，嘔吐や下痢などの症状がある場合には調理などに従事させないことが重要である。

(7) 食品衛生行政のしくみ

　食品衛生行政は，1947(昭和22)年に制定された食品衛生法を基本として行われている。しかし，近年になって，輸入食品の増加や食品流通の広域化とともに，遺伝子組換え食品のような新技術の開発，牛海綿状脳症(BSE)や輸入食品の残留農薬問題など食の安全に関わる事件が頻発しており，食を取り巻く環境が大きく変化してきている。そのため，2003(平成15)年には食品安全基本法が制定され，行政の枠組みも大きく変化してきた。食品安全基本法では，基本理念として「国民の健康の保護が最も重要であること」を示すとともに，国，地方公共団体，食品関連事業者の責務を明確にし，消費者にも食品の安全性確保に積極的な役割を果たすよう求めている。また，リスクの低減化を図るために，リスクの存在を前提にその評価行い，コントロールしていくこととし，リスク評価を行う機関として新たに内閣府に食品安全委員会が設置された。

　食品安全委員会は規制や指導を行う厚生労働省などから独立した機関として，①リスク評価(食品健康影響評価)，②リスク評価内容についてのリスクコミュニケーションの推進，③食品による重大な被害発生などの緊急事態への対応などの役割を担っている。厚生労働省は食品衛生行政の中心として，①法令および規格基準の整備，②食品衛生に関する施策策定，③地方自治体や輸入食品の監視を行っている検疫所との調整，④食品の輸出入に関する国際的な調整などを行っている。また，各地方ごとに地方厚生局が置かれ，HACCP(前述)に関する承認などを行っている。このほか，研究機関として国立医薬食品衛生研究所，国立感染症研究所が設置されている。その他の関連官庁としては消費者庁(基本事項の策定，食品表示許可など)，環境省(環境汚染に関するリスク管理)，農林水産省(農林水産等に関するリスク管理)がある(https://www.fsc.go.jp/iinkai/mission.html)。

　一方，地方自治体では都道府県，政令指定都市，中核市，地域保健法施行令に定める政令市，東京都特別区にはそれぞれ保健所が置かれ，食品衛生法に基づいて営業施設で適切に食品の衛生管理が行われているか日々，監視指導を行っている。保健所にはそれぞれ食品衛生監視員が配置され，①食品関係営業施設の許可，②監視指導，食品検査および違反食品の措置，③食中毒調査，④食品営業者，消費者などへの衛生教育などを担っている。このほか，自治体によっては卸売市場で監視指導を行う食品衛生検査所，と畜検査を行う食肉衛生検査所や試験研究を行う衛生研究所などが設置されている。

(玉川勝美)

C ［住環境と健康］

　住環境とは，住まいの快適さなどに影響を及ぼす周囲の状況である。人々の健康は，どのような居住環境で生活するかということによって様々な影響を受けている。また，住まいは，休養，家族生活あるいは生活活動の場でもある。住まいの快適さはそこに住む人々の生活の質を大きく左右する大切な要件である。現在，住まいの換

気不足やダニ・カビの発生，ホルムアルデヒドなどの化学物質の影響が問題となっている。

（1） 快適居住環境とは

　快適居住環境とは生活の質を高め，健康を支える望ましい住まいの環境のことであり，重要な基本的条件である。健康で快適な住宅に関する必要条件として，以下の①〜④が挙げられる。

　①雨風，日射，災害などの不適環境から保護する物理的条件

　②照明，換気，冷暖房，衛生的設備などの技術的条件

　③住居面積，間取り，周囲の環境などの生活面での条件

　④給排水，廃棄物処理，ネズミ・衛生害虫の防除などの衛生面での条件

（2） 住居の安全性をまもる法律

　日本では建築物の安全性については「建築基準法」により定められている。また「住宅の品質確保の促進等に関する法律(住宅品質確保促進法)」により，新築住宅(既存住宅については一部の項目)について耐震性，耐火性，耐久性，省エネルギー対策，維持管理の簡便さ，シックハウス対策，採光，遮音，高齢者への配慮および防犯といった項目について等級や数値によって住宅の性能について表示を受けることができる。さらに住宅性能表示制度の見直しが行われ，平成28年1月29日に「日本住宅性能表示基準」及び「評価方法基準」等が改正され，公布された。

　特定建築物(工業場，百貨店，店舗，学校など)の衛生面における維持管理対策は，「建築物における衛生的環境確保に関する法律(建築物衛生法)」に基づいて行われている。「建築物衛生法」では，高い水準の快適な環境の実現を目的とした基準として「建築物環境衛生管理基準」を定めている。建物の所有者や占有者は，この基準に従って維持管理することが定められている。

（3） 照明，採光

　室内環境に十分な明るさ(照度)を得るための方法には，窓から外界の光を取り込む採光(自然照明)と，電灯などの人工的な光源から明るさを得る人工照明がある。人工照明には，直接照明，間接照明，全般照明・局所照明がある。照明が不適切な明るさであると，眼精疲労，近視といった健康への悪影響や作業効率の低下などの問題が生じる。そのため採光や人工照明を用いて作業の目的に合わせた適切な明るさを保つ必要がある。JIS照明基準では，作業内容に応じた「推奨照度」を定めている(例えば，事務所では，休憩室100ルクス，更衣室200ルクス，会議室500ルクス，事務室750ルクスなど)。

（4） 室内空気環境と健康

　空気環境，特に室内空気は生活環境として多くの時間を過ごす場所となるため，人の健康に大きな影響を与える。そのため，「事務所衛生基準規則」(労働安全衛生法によって規定)や「建築物環境衛生管理基準」(建築物衛生法により規定)で室内の空気環境に関する基準を設定している(表15-10)。

　室内空気汚染には，石油，ガスの燃焼から生じる一酸化炭素，二酸化炭素，窒素酸化物などがある。最近では，建築用材の揮発性有機化合物などが問題となってきている。

　シックハウス症候群は，住居内での住宅建材(接着剤，壁紙，塗料)や家具から発生する化学物質やカビ・ダニによる室内空気汚染に由来する皮膚・粘膜刺激症状，不定愁訴などの健康障害の総称である。空気中に揮発し，室内空気汚染の原因となる化学物質を揮発性有機化合物(Volatile Organic Compounds：VOC)といい，シックハウス症候群の予防対策は室内のVOCの低減が主となる。

表15-10 事務所衛生基準規則による
室内の空気環境基準

項　目	空気調和設備等による調整の基準値
室内の気温（努力目標）	17 – 28℃
相対湿度（努力目標）	40 ～ 70%
室内の気流	0.5m/秒　以下
室内の浮遊粉じん量	0.15 mg/m² 以下
一酸化炭素含有率	10 ppm 以下
二酸化炭素含有率	1,000 ppm 以下
ホルムアルデヒド	0.1 mg/m³　以下

資料：事務所衛生基準規則（令和3年改正）第二章 事務
室の環境管理より作成

表15-11 室内濃度指針値が定められている
揮発性有機化合物（VOC）

1. ホルムアルデヒド	8. フタル酸ジ-n-ブチル
2. トルエン	9. テトラデカン
3. キシレン	10. フタル酸ジ-2-エチルヘキシル
4. パラジクロロベンゼン	11. ダイアジノン
5. エチルベンゼン	12. アセトアルデヒド
6. スチレン	13. フェノブカルブ
7. クロルピリホス	

資料：厚生労働省医薬・生活衛生局 医薬品審査管理課化学物質安全対
策室：室内濃度指針値一覧表より作成

　厚生労働省では，法定基準のあるホルムアルデヒドのほか，トルエン，キシレンなど13種類の
VOC室内濃度指針を設けて対処している（表15-11）。多くの地方自治体では保健所などにシックハウス症候群の相談窓口が設けられている。

　換気は居住環境の快適性を保持することや作業効率低下の防止を目的としている。適切な換気の指標は，二酸化炭素で，通常の室内では二酸化炭素濃度を0.1%以下に保つようにする。室内全体を換気することを全体換気といい，自然換気と人工換気の2つの方法がある。室内空気環境を快適に保つためには，適切な換気が最も重要である。2003年7月の改正建築基準法施行以降，原則としてすべての建造物に24時間換気システムの設置が義務づけられている。

（5）　ハウスダストとしてのカビやダニ

　健康に影響を与える居住環境としては，ハウスダスト中のカビやダニがある。カビは食中毒以外に，体内に吸い込まれてアレルギー性疾患（アレルギー性喘息）の原因となる。また，ダニは30～40種が家庭内に生息しており，ヒトのフケや垢，食べ物の屑などを食べ繁殖する。ダニ自体だけでなく，ダニの破片や死骸，糞などが吸入アレルゲンとなり喘息などのアレルギー症状の主要な原因物質となる。対策として，じゅうたんや布団などのダニをほこりごと除去する必要がある。

D　上水道と下水道

　上水道は，単に水道ともいい，導管その他の工作物によって人の飲用に値する水を提供する施設の総体をいう。安全な水道水の安定した供給を確保するため，その水質や施設についての基準，水道事業の経営や管理についての規則などが水道法（1957年制定）に定められている。下水道は，下水（生活排水，産業排水や雨水）の排水管やその他の排水に係る施設の総体をいう。1958年制定の下水道法は，都市の健全な発達や公衆衛生の向上，公共用水域の水質の保全にも役立つことを目的として，下水道の整備を図る方策を定めている。

（1）　上水道

①　水道の種類

　水道は，給水の形態や供給量により表15-12のように分類される。「水道法」では水道事業の市町村経営を原則としているが，近年，水道事業以外の水道へも規制対象を広げ，専用水道などの小規模水道に対する管理の徹底も図られている。給水人口は1億2,339万人，すなわち水道普及率

表15-12　水道の種類と水道事業の経営・管理についての規則

水道の種類（事業所数）		水道事業の経営・管理についての規則	
水道事業	上水道事業（1,312か所）	• 一般の需要に応じて水を供給する事業 • 経営は原則として市町村 • 厚生労働大臣または都道府県知事の許可が必要	給水人口5,001人以上
	簡易水道事業（2,507か所）		給水人口101人以上5,000以下
水道用水供給事業 （88か所））	水道事業に対して浄水を卸売する事業 県，一部事務組合による経営が多い。厚生労働大臣または都道府県知事の許可が必要		
専用水道 （8,228か所）	給水人口が101人以上または1日最大給水量が20m³を超える自家用水道など。設置に当たっては知事による設計の確認が必要（ただし，国の設置する専用水道は，厚生労働大臣へ届け出ることも可能。）		
簡易専用水道	ビル，マンションなどに設置された受水槽（有効容量10m³超）を有する水道で水道事業のみから水の供給を受けるもの		

資料：厚生労働省，令和4年厚生労働白書資料編，p.106を一部改変
注〕　か所数は令和2年度末現在

98.1％（令和元年度総人口1億2,618万人当たり）であり，そのうち上水道利用者は1億2,128万人，簡易水道利用者は174万人，専用水道37万人である。2019（令和元）年度の上水道における1日最大給水量は44,693（千m³）であり，1日平均給水量は39,978（千m³），1人1日平均給水量は328Lである。上水道の水源は，ダム水，河川水，湖沼水で74.7％，伏流水，井戸水などが22.4％である。

② 上水道の浄化方法

「水道法」に基づく水道水準に適合した水をつくるための基本は，沈殿 ⇒ 濾過 ⇒ 消毒の3段階である。水道水の浄化の仕組みを図15-8に示す。わが国の浄水量ベースの浄水法別割合は塩素消毒のみ（伏流水や地下水が水源の場合）が16.9％，緩速ろ過3.2％，急速ろ過77.4％，膜ろ過2.5％，高度浄水処理*その他の処理（内数）44.0％である（日本水道協会：令和元年度水道統計）。

＊高度浄水処理：消毒のみ，緩速ろ過，急速ろ過，膜ろ過，膜ろ過施設に付随する施設であるため内数での表記である。「高度浄水処理・その他の処理」とは，オゾン処理，活性炭処理，生物処理，エアーレーションなどの処理である。

現在日本で用いられている基本的な浄水処理方法は，①普通沈殿‐緩速ろ過法（原水の流速を落とし，重力による沈殿ののち，ろ過砂層表面に形成された生物ろ過膜により水をろ過する方法）および，②薬品凝集沈殿‐急速ろ過法（硫酸アルミニウム，ポリ塩化アルミニウムなどの凝集剤を原水に加え，凝集塊（フロック）の形成により水をろ過する方法）であり，

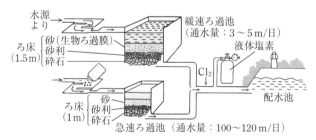

図15-8　浄水の方法（緩速ろ過法と急速ろ過法）

資料：山本玲子ほか，『衛生・公衆衛生学』アイ・ケイコーポレーション（2002）

薬品凝集沈殿‐急速ろ過法は，微生物が増えにくく，日本で最も広く採用されている。消毒には，塩素や紫外線，オゾンを用いる。「水道法」では塩素消毒のみが義務づけられており，「給水栓における水が遊離残留塩素を0.1mg/L以上保持するように塩素消毒をすること」と規定されている。しかしながら，近年，塩素消毒によるトリハロメタンの発生やクリプトスポリジウムなどの塩素耐性原虫類による健康被害が問題となっている。これらの解決のために，沈殿‐ろ過処理の後に前述

の高度浄水処理を行うことにより，これまで取り除くことが困難であった水のなかに残るごく微量のトリハロメタンやいやなニオイや有機物をほぼ除去することができるようになった。また，クリプトスポリジウムなどの耐塩素性病原生物対策としては，紫外線処理が有効で，ろ過と比べ安価簡便な手法である。このため，厚生労働省は，水道施設の技術的基準を定める省令を平成19年3月に改正し（4月1日施行，2019年5月改正），「水道におけるクリプトスポリジウム等対策指針」を提示し，耐塩素性病原生物対策に紫外線処理を新たに位置づけた。水道原水の汚染可能性レベル（低い地下水1〜高い地表水4）毎に，適切なろ過設備や紫外線処理施設について国庫補助による整備が推進されている。

③　水道水質基準

水道水質管理の基本は，「水道法」により設定された水道水質基準を満たした水の供給を条件とすることである。水道水質基準は，病原微生物と有害物質（金属類，無機物，有機物，消毒副生成物）に関する「人の健康の保護の観点から設定された項目（31項目）」と水の性状（着色，味，臭気など）に関する「生活利用上障害が生じるおそれの有無の観点から設定された項目（20項目）」の計51項目からなる（巻末参考表　表-8 p.285参照）。

（2）　下水道

①　下水道の種類と方式

2021（令和3）年度の日本の汚水処理人口普及率は92.6％である。下水道を利用できる人口の総人口における割合は80.6％であり，農業集落排水施設等によるものが2.5％，浄化槽によるものが9.4％，コミュニティー・プラントによるものが0.1％である。下水道の種類としては，市街地の汚水・雨水の排水・処理を行う公共下水道，河川流域単位での汚水・雨水の処理を行う流域下水道，主として市街地で専ら雨水の排除を行う都市下水路がある。

下水の排水は，1）分流方式（汚水と雨水を別々の下水路に集め，汚水は処理場で処理した後に，雨水はそのまま河川に放流する），2）合流方式（汚水と雨水を同じ下水路に集めて処理をした後に河川へ放流する。）がある。2）の場合には，豪雨の際に混合水が未処理のまま放流される問題点があるため，近年は分流方式による整備や合流方式の改善が進められている。

②　汚水処理

汚水は1次処理，2次処理，3次処理の順で処理されていく（図15-9）。1次処理では主に固形物

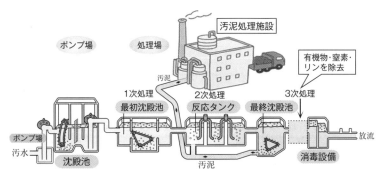

図15-9　汚水処理の過程（活性汚泥法）

資料：国土交通省ホームページ，終末処理場のしくみを一部改変，
http://www.mlit.go.jp/mizukokudo/sewerage/mizukokudo_sewerage_tk_000417.html

や砂などを物理的に取り除く。2次処理のほとんどは生物処理法である。その代表的な方法は活性汚泥法であり，1次処理が済んだ汚水に活性汚泥(好気性菌を含む)を加え，曝気槽で空気を送り込み撹拌し好気性菌により分解を行う方法であり，現在日本で最も広く用いられている。

　近年，富栄養化の防止や下水処理水の再利用の目的でオゾン酸化，生物活性炭，イオン交換などを用いて3次処理(高度処理)が行われることも多い。水質汚濁の指標を表15-13に示す。

表15-13　水質汚濁の指標

指　標	内　容
水素イオン濃度(pH)	水の酸性，アルカリ性の指標。一般都市下水は7前後
浮遊物質(suspended solid：SS)	水に溶けない懸濁性物質(直径2mm以下)，水の濁り，ヘドロの原因
溶存酸素 (dissolved oxygen：DO)	水に溶解している酸素量。有機物，還元性物質により消費される。DO低値は汚れ大。
生物化学的酸素要求量 (biochemical oxygen demand：BOD)	水中の有機物が好気性菌によって酸化分解されるのに必要な酸素量。BOD高値は汚れ大。
化学的酸素要求量 (chemical oxygen demand：COD)	水中の有機物などの還元性物質が過マンガン酸カリウムなどの酸化剤で酸化されるのに必要な酸素量。COD高値は汚れ大。
有害物質	シアン，クロム，カドミウム，水銀，鉛，有機リンなど。産業排水に由来
一般細菌群	有機汚染の度合いを示す。
大腸菌群	し尿汚染の程度を示す。

資料：田中正敏ほか，「環境と健康」杏林書院(1997)を一部改変

E **廃　棄　物**

廃棄物とは，自ら利用したり他人に有償で譲り渡したりできないために不要となったもので，家庭から排出される生活系ごみを主とする一般廃棄物と事業活動に伴って生じる産業廃棄物に大別される。これらの廃棄物の区分・処理方法は「廃棄物の処理及び清掃に関する法律(廃棄物処理法)」による(図15-10)。

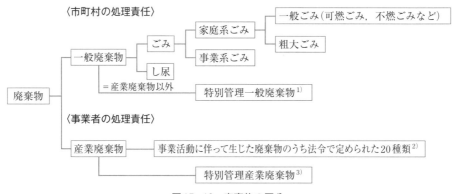

図15-10　廃棄物の区分

資料：環境省編，「環境・循環型社会・生物多様性白書」，p.212(2020)

注)　1)　一般廃棄物のうち，爆発性，毒性，感染性その他の人の健康または生活環境に係る被害を生ずる恐れのあるもの
　　　2)　燃えがら，汚泥，廃油，廃酸，廃アルカリ，廃プラスチック類，紙くず，木くず，繊維くず，動植物性残さ，動物系固形不要物。ゴムくず，金属くず，ガラスくず，コンクリートくず及び陶磁器くず，鉱さい，がれき類，動物のふん尿，動物の死体，ばいじん，輸入された廃棄物，上記の産業廃棄物を処分するために処理したもの
　　　3)　産業廃棄物のうち，爆発性，毒性，感染性その他の人の健康または生活環境に係る被害を生ずるおそれがあるもの

　特別管理廃棄物は「爆発性，毒性，感染性その他の健康または生活環境にかかる被害を生じるおそれがある性状を呈する廃棄物」で一般廃棄物では10種類，産業廃棄物では62種類が指定され，通常

の廃棄物よりも厳しい基準で廃棄される。PCB使用部品やダイオキシン類含有物などもこれに分類される。感染性廃棄物は，形状(血液等，術後病理廃棄物，病原微生物関連試験・検査物，メスや注射針などの鋭利なものなど)や排出場所(感染症病棟等)，感染症の種類などによって感染性廃棄物と判断される。医療関係機関等のほか，排出機関内清掃業者・処理委託収集運搬業者・処分業者などは適正処理体制をとる必要がある(環境省：感染性廃棄物処理マニュアル　平成30年3月)。

(1)　一般廃棄物の排出と処理

　一般廃棄物の処理は市町村が処理責任を有しているが，できるだけ資源化・再利用を図り，残りのごみを焼却・埋立てなどで衛生的に処理することが基本となっている。産業廃棄物以外を指す。

　2020(令和2)年度ごみ総排出量は4,167万トンであり，平成20年度以降は5,000万トンを下回り，その後，平成23年度以降は微減傾向である。一人1日当たりのごみ排出量は901グラムである(図15-11)。

　ごみの処理方法は，資源化，焼却などの中間処理，直接資源化，直接最終処分などに分けられる。ごみの総処理量は，4,008

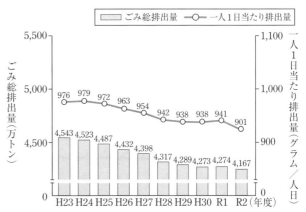

図15-11　ごみ総排出量と一人1日当たりのごみ排出量の推移
資料：環境省編，「一般廃棄物処理事業実態調査の結果(令和2年度)」

万トンであり，そのうち焼却，破砕，選別などにより中間処理されたもの(3,779万トン)と直接資源化されたもの(192万トン)で，総処理量の99.1%を占めており，直接埋立(直接最終処分)率は0.9%である。中間処理量のうち，直接焼却された量は3,187万トンであり，ごみの総処理量の79.5%である。直接焼却された量は，平成23年度以降減少傾向にあったが令和元年度は微増が認められる。市町村などによる資源化と住民団体による集団回収を合わせた総資源化量は833万トン，リサイクル率は20.0%であり，令和2年度に微増した(令和元年度：19.6%)。リサイクル家電4品目の再商品化量52万トンを含めると総資源化量は888万トンとなる。

(2)　産業廃棄物の排出と処理

　産業廃棄物は，「廃棄物処理法」において「事業活動に伴って生じた廃棄物のうち，燃え殻，汚泥，廃油，廃酸，廃アルカリ，廃プラスチック類その他政令で定める廃棄物」および「輸入された廃棄物」と定義されている。排出業者の責任で，自らまたは産業廃棄物処理業者に委託して処理を行う。

　産業廃棄物の総排出量は3億8,600万トン(令和元年度実績)であった。種類別にみると汚泥が44.3%と第一位で，動物のふん尿20.9%，がれき類15.3%と続く。排出量の多い業種は電気・ガス・熱供給・水道業，建設業，農業・林業である。これら上位3業種で総排出量の約3分の2を占める。

　産業廃棄物の処理状況は，中間処理されたもの約3億528万トン(全体の79.1%)，直接再生利用されたもの約7,611万トン(同19.7%)，直接最終処分されたもの約456万トン(同1.2%)である。中間処理された産業廃棄物は，減量化され，処理残渣は，再生利用(33%)または最終処分(1%)された。合計では排出された産業廃棄物全体の53%にあたる約2億36万トンが再生利用され，2%にあたる約

916万トンが最終処分された。

（3）　廃棄物の３R（リデュース・リユース・リサイクル）と課題
　環境省の発足により廃棄物行政は「環境基本法」を根幹とし一元化された。社会の物質循環の確保・天然資源消費の抑制・環境負荷の低減を目指す「循環型社会形成推進基本法」（2000年）の枠組みの下，生産段階・回収・再資源化では「資源有効利用促進法」，消費・使用段階では「グリーン購入法」，回収・リサイクル段階では1995年の容器包装をはじめ家電・食品・建設・自動車など各種リサイクル法が整備された。廃棄段階での「廃棄物処理法」も併せて，**廃棄物の排出抑制（Reduce），再利用（Reuse），再資源化（Recycle）**を柱とする**３R**政策が推進されている。
　３R後もなお残る廃棄物等については，廃棄物発電の導入等による熱回収が進められている。一方，土地利用の高度化や環境問題などにより大都市圏の廃棄物が，市町村域や都府県域を越えて運搬・処分されるようになり，焼却炉等の中間処理施設や最終処分場の確保が課題となった。2018年度の最終処分場の残余年数は一般廃棄物21.6年，産業廃棄物16.4年であり，横ばいとなっている。
　不法投棄は，ピーク時の1998（平成10）年1,197件（42.4万トン）に比べて，2018（平成30）年155件（15.7万トン）と大幅に減少しているが，悪質な不法投棄の未然防止，早期発見・拡大防止，原状復帰の推進は依然として必要である。対策として産業廃棄物処理業の許可要件や罰則の強化が行われている。
　有害廃棄物の越境移動に起因する環境汚染問題に対処するために，有害廃棄物の国境を超える移動およびその処分の規制に関するバーゼル条約（バーゼル条約）が採択され，有機廃棄物以外の廃棄物も発生国において処分されるべきとの基本的考え方が示された。日本でも1992（平成4）年，特定有害廃棄物の輸出入の規制に関するバーゼル法律（バーゼル法）が制定され，現在，東南アジア諸国と金属回収等を目的とした交易が行われている。2017年改正では輸入緩和，輸出事項の明確化などが図られた。

（4）　非常時の廃棄物
①　放射性物質汚染廃棄物
　東日本大震災における東京電力福島第一原子力発電所の事故によって放出された放射性物質に対応するため，**平成二十三年三月十一日に発生した東北地方太平洋沖地震による環境汚染への対処に関する特別措置法**（放射性物質汚染対処特措法）が，2012（平成24）年に施行された。8,000Bq以上の指定廃棄物の処理基準が定められ，放射性物質に汚染された土壌等の除染等も進められた。
②　災害廃棄物
　今後発生が予想される自然災害による災害廃棄物の迅速な処理を実現するために，2015（平成27）年に，廃棄物処理法や災害対策基本法が改正され，非常災害時における一般廃棄物の収集・運搬・処分等の委託の基準の緩和，大規模災害時における環境大臣による災害廃棄物の処理に関する指針の策定および廃棄物の代行等の措置などが講じられた。また，災害廃棄物に関する有識者や技術者，業界団体等で構成される災害廃棄物処理支援ネットワークも発足した。2019（令和元）年，災害廃棄物処理事業国庫補助金で処理された災害廃棄物の量は147万トンである。

4. 地域の環境汚染と健康

A 　公　　害

（1）　公害の定義と現状

公害とは「事業活動その他の人の活動に伴って相当範囲にわたり人間の健康や生活環境に関わる被害が生じること」をいう。日本では，環境基本法に基づき公害の対象として，大気汚染，水質汚濁，土壌汚染，地盤沈下，騒音，振動，悪臭を挙げており，これらを典型7公害という。

（2）　公害の発端と経過

公害（public nuisance）の概念は，もともとはイギリスで生じたものであり，公害によって個人，あるいは不特定多数の人々の生活や健康が被害を受けたときには，法律によって救済しようとするものであった。産業革命後のイギリスにおけるスモッグをはじめとして，1930年のベルギー・ミューズ渓谷，1948年のアメリカ・ドノラ渓谷での硫黄化合物による大気汚染やアメリカ・ロサンゼルス光化学スモッグによる死傷者の増大が報告されている。

（3）　日本における公害問題

日本では明治中期，足尾銅山の鉱毒事件や別子銅山の煙害事件などが公害として社会問題化した。第一次世界大戦後，鉱工業の拡大に伴い騒音，ばい煙などに対する集団陳情などが行われ，第二次世界大戦後も重工業化，エネルギーの石油系燃料への変換による大量の亜硫酸ガスなどによる大気汚染への対応が図られた。しかし，健康被害に対する公的社会的認識は，メチル水銀による水俣病およびカドミウム汚染によるイタイイタイ病，大気汚染による三重県四日市市における四日市喘息，宮崎県高千穂町土呂久地区旧鉱山地域での慢性ヒ素中毒症の発生などに至ってようやく深まった。

1）　水俣病

水俣病は1953（昭和28）年から1960（昭和35）年頃にかけて熊本県の水俣湾沿岸地域で発生した。また1964～65（昭和39～40）年にかけて新潟県阿賀野川流域においても発生した（第2水俣病）。これらは，工場の排水中に含まれていたメチル水銀が食物連鎖を通じて濃縮され（生物濃縮），ヒトがこのようなメチル水銀が生物濃縮された魚などを長期に摂取したことが原因である。運動失調，求心性視野狭窄，言語障害，四肢の感覚障害，聴力障害など（ハンター・ラッセル症候群）を中心とする中枢神経障害が症状の特徴である。また，母親の胎盤を通過したメチル水銀により，生まれた子供に知能障害や運動機能障害が現れる胎児性水俣病も発生した。行政認定患者は2,265人であるが，裁判認定患者は7,890人，一時金受取未認定患者は1万人余り。さらに潜在患者が2～3万人いると推定されている（3.くらしの環境と健康 B 食環境・食品衛生と健康 p.241参照）。

2）　イタイイタイ病

イタイイタイ病は，富山県神通川流域で1955（昭和30）年に，原因不明の全身の骨の痛みを訴える患者が萩野らにより最初に報告されて以来問題となったが，古くは大正初期からそのような症状を示すものがいたといわれている。原因は鉱山からの排水中のカドミウムによる水質汚濁と水田からコメへの汚染であり，これを長期にわたり摂取したことで腎障害，骨軟化症，骨折による激痛を生じたと考えられている（3.くらしの環境と健康 B 食環境・食品衛生と健康 p.241参照）。三井神岡鉱山鉱滓から染み出た

カドミウムによる神通川水質汚染とその水を使った水田からの汚染米や水を長年摂取した認定患者は200名, 要観察者はその2倍に上った。汚染周辺の地域住民への健康影響としてCdによる近位尿細管障害(慢性腎臓病：CKD)も男性5%, 女性21%に認められている(青島恵子：日衛誌, 67, p.465-463(2012))。

(4) 公害防止対策

　このような状況に対応し, 公害対策基本法(1967(昭和42)年), 大気汚染防止法, 水質汚濁防止法, 騒音防止法, 農用地の土壌の汚染防止に関する法律, 廃棄物の処理および清掃に関する法律, 悪臭防止法, 振動防止法などが施行された。これらと既存の法律(下水道法, 水道法, 河川法, 建築用地下水の採取の規制に関する法律, 工場用水法など)と共に地域環境関連の法的整備が行われた。1969(昭和44)年には, 「公害に係わる健康被害の救済に関する特別措置法」により, 当面緊急を要する医療費の自己負担分が給付され, 1974(昭和49)年には, 公害健康被害補償法により被害者の保護, 救済が図られた。1993(平成5)年には, 公害対策基本法と自然環境保護法を統合し地球環境も視野に入れた環境基本法が制定された(p.224参照)。さらに, 2014(平成26)年の改正では, それまで適用を除外されていた放射性物質が水・大気・土壌汚染防止法で扱われることになった。また, 化学物質を取扱う事業者には, 人の健康や環境への悪影響をもたらさないよう化学品の適切な管理義務が課せられている。

B　環境汚染

(1) 大気汚染

　大気汚染とは, 大気に有害物質が混入し正常な大気組成が変化することである。汚染物質の98%は硫黄酸化物, 窒素酸化物, 一酸化炭素, 炭化水素, 粒子状物質で占められている(表15-14-(1))(2. 環境要因と健康障害A物理的化学的環境要因p.229参照)。排出源である工場や自動車対策が重要である。

表15-14　大気汚染に係る環境基準

(1)大気汚染に係る環境基準　　　　　　　　　　　　　　　　　　　2009(平成21)年9月改正

物質	二酸化硫黄 (SO₂)	一酸化炭素 (CO)	浮遊粒子状物質 (SPM)	微小粒子状物質 (PM₂.₅)	二酸化窒素 (NO₂)	光化学オキシダント(Oₓ)
環境上の条件	1時間値の1日平均値が0.04ppm以下であり, かつ, 1時間値が0.1ppm以下であること	1時間値の1日平均値が10ppm以下であり, かつ, 1時間値の8時間平均値が20ppm以下であること	1時間値の1日平均値が0.10mg/m³以下であり,かつ1時間値が0.20mg/m³以下であること	1年平均値が15µg/m³以下であり, かつ, 1日平均値が35µg/m³以下であること	1時間値の1日平均値が0.04ppmから0.06ppmまでのゾーン内またはそれ以下であること	1時間値が0.06ppm以下であること

備考　1. 環境基準は, 工業専用地域, 車道その他一般公衆が通常生活していない地域または場所については, 適用しない。
　　　2. 浮遊粒子状物質とは, 大気中に浮遊する粒子状物質であって, その粒径が10µm以下のものをいう。
　　　3. 微小粒子状物質とは, 大気中に浮遊する粒子状物質であって, 粒径が2.5µmの粒子を50%の割合で分離できる分粒装置を用いて, より粒径の大きい粒子を除去した後に採取される粒子をいう。
　　　4. 二酸化窒素については1時間値の1日平均値が0.04ppmから0.06ppmまでのゾーン内にある地域にあっては, 原則として, このゾーン内において, 現状程度の水準を維持し, またはこれを大きく上回ることとならないよう努めるものとする。
　　　5. 光化学オキシダントとは, オゾン, パーオキシアセチルナイトレートその他の光化学反応により生成される酸化性物質(中性ヨウ化カリウム溶液からヨウ素を遊離するものに限り, 二酸化窒素を除く)をいう。

物　質	ベンゼン	トリクロロエチレン	テトラクロロエチレン	ジクロロメタン
環境上の条件	1年平均値が0.003 mg／m³以下であること	1年平均値が0.2mg／m³以下であること	1年平均値が0.2 mg／m³以下であること	1年平均値が0.15 mg／m³以下であること

備考　1. 環境基準は，工業専用地域，車道その他一般公衆が通常生活していない地域または場所については，適用しない。
　　　2. ベンゼン等による大気の汚染に係る環境基準は，継続的に摂取される場合には人の健康を損なう恐れがある物質に係るものであることにかんがみ，将来にわたって人の健康に係る被害が未然に防止されるようにすることを旨として，その維持または早期達成に努めるものとする。

1）　硫黄酸化物

硫黄酸化物（SOx）の93～99％は二酸化硫黄である。化石燃料に含まれている硫黄が燃焼により酸化されてできる。水に溶けやすく吸入されると，主に上気道に吸着し気管支，喉頭，鼻粘膜を刺激し慢性気管支炎や喘息を起こす。主な排出汚染源は工場や火力発電所である。燃料や排煙の脱硫黄化対策が行われ汚染度は減少している。

2）　窒素酸化物

窒素酸化物（NOx）は，主に一酸化窒素，二酸化窒素からなり，一酸化窒素は大気中ですぐに酸化され二酸化窒素になりやすく，空気中の窒素が有機物の高温燃焼により酸化されて生じる。硫黄酸化物に比べ水に溶けにくいが，太陽光中の紫外線により光化学反応を起こす。眼・鼻の粘膜を刺激し，高濃度では気道炎症を起こす。発生源は自動車の排ガスが主である。

3）　一酸化炭素

一酸化炭素（CO）は，空気中成分としてはごく微量であるが，不完全燃焼などにより空気中濃度が高くなると血中ヘモグロビンと結合して酸素の組織への供給が阻害され中毒を起こす。息切れ，頭痛，めまい，悪心などの症状が現れ，0.5％以上になると死亡する。自動車の排ガスに多く含まれているが，近年は減少している。

4）　粒子状物質

粒子状物質とは，物質の燃焼，粉砕，自然現象により生じる微粒子で，工場，事業所，自動車が主な発生源である。直径100μm以上を粗大粒子，10～100μmを降下ばいじん，10μm以下を浮遊粒子状物質（SPM）という。SPMのなかでも粒径が小さい微小粒子状物質（**PM2.5**，粒径が2.5μm程度より小さいもの）の健康影響が懸念され，平成21年9月に環境基準が設定された。浮遊形態によりヒューム（金属を融解したとき，ガス状態から濃縮してできた直径0.1μm以下の固形微粒子），ミスト（溶液がガス体になっている状態），粉じん（粉砕，破砕，衝撃などによってできる直径0.1～25μmの固形物），煙（不完全燃焼時に出る0.1μm以下のスス），蒸気（固体または液体から出るガス状の物質）などとよぶ。これらの粒子状物質はスモッグの原因となる。また，硫黄酸化物や窒素酸化物のミスト形成の核になる。以前，車のスパイクタイヤによるアスファルト粉じんも，慢性気管支炎，喘息，肺がんなどの原因となり問題となった（コラム「スパイクタイヤ粉じん公害と市民運動」p.258参照）。スパイクタイヤに代わるスタッドレスタイヤは磨耗しやすくさらに微細な粉じんの発生が懸念されている。

ディーゼル車による排気微粒子（DEP）は発がん性や喘息・花粉症などのアレルギー疾患との関連が注目されている。また，2005（平成17）年に，アスベスト粉じん（吹きつけ建造物の解体など）によって，建設従事者やその家族などに中皮腫，肺がんなどが発生し，多くの死亡例が報告され社会問題となった（第13章2.B職業と健康障害 p.191参照）。

5) 光化学オキシダント

　光化学オキシダントとは，二酸化窒素や炭化水素を原料として光化学反応（太陽エネルギー）により生成されるオゾンやパーオキシアシルナイトレイト（PAN）などのオキシダントやアルデヒド類などの酸化性物質を総称している。低濃度で，喉など呼吸器の上気道粘膜や眼結膜を刺激するほか，植物などにも被害を及ぼす。

6) その他の有害大気汚染物質

　ベンゼンなどの有機揮発性物質，フロンガスやダイオキシン類などの大気中への放出が問題となっている（表15-14-(2) p.257，表15-18 p.263参照）。

(2) 水質汚濁

　水質汚濁とは生活排水，鉱山廃水などが環境水域に流入することにより人為的に生ずる汚染をいう。自然のなかで行われる沈殿，拡散，吸着，酸化分解，微生物による固定，分解などの自浄作用を越える汚染が問題となる。産業廃水や農薬中の有害物質（重金属，シアン化物，有機塩素系物質，有機リン系物質，有機溶剤など），肥料，生活排水中の有機物は，①直接あるいは魚介類，農作物などを介した食物連鎖により人の健康に障害をもたらし，②土壌汚染や水質の富栄養化によって赤潮，青潮などを引き起こし農漁業生産に被害を与え，③安全な飲料水源を減少させ，④水中酸素を減少させ嫌気性微生物が増え，メタンガスなどを発生させて悪臭原因となり，⑤病原微生物を含むし尿の流入

Column　スパイクタイヤ粉じん公害と市民運動

　昭和50年代，北海道，東北地方などの寒冷地では，冬のほこりっぽさが非常に問題となっていた。仙台市内の降下ばいじん量は当時は減少傾向にあったが，昭和50年を過ぎたころから一転して増加に転じていた。この原因が凍結路面でのスリップ防止に有効とされたスパイクタイヤ（タイヤのトレッドの表面に金属などでつくられた滑り止めの鋲を打ち込んだもの）であることが示され大きな社会問題となった。国道48号線沿いの降下ばいじん量は100トン／km²／月を超え，最も多いときには217トン／km²／月（昭和59年3月）にも達していた。この量は戦後初の公害追放運動とされた宇部市の降下ばいじん量の約4倍に相当していた。

　しかし，当時は事故防止を第一と考えるスパイクタイヤ「肯定派」と環境や健康被害を危惧する「否定派」との間で大きな論争が展開されていた。このような状況のなかで，仙台市は昭和57年12月に東北大学医学部，仙台市医師会，及び市の専門職員からなる「道路粉じん健康影響調査専門委員会」を設置し，疫学や毒性学的な調査や研究に着手した。筆者らもアスファルトの変異原性（遺伝毒性）の有無について検討を行った。その結果，アスファルトには変異原性は認められないものの，二酸化窒素の存在下で光を照射することによって強い変異原性を示すようになることが明らかになった（玉川ら，大気汚染学会誌，Vol. 21（1986）No. 6 P 521-526）。つまり，実際の道路環境ではアスファルト粉じんと自動車の排気ガスが漂ったなかで太陽光線が当たることによって遺伝子に障害を与える毒物が生成される可能性があることがモデル実験で示された。

　このニュースは全国に配信され，スパイクタイヤ粉じんの健康影響が全国的に注目されるきっかけとなり，健康影響調査専門委員会では延べ58回におよぶ会議の末，スパイクタイヤ粉じんが健康上無視できないと結論づけた。

　その後，粉じん問題は広範な市民運動「脱スパイク運動」へと発展することとなり，除融雪や道路清掃の徹底などが行われるとともに，仙台市内各所にピン抜きセンター（スタッドレスタイヤとして使用するためにスパイクタイヤからピンを抜く）が設けられ，スパイクタイヤに依存しない街づくりが図られた。

　昭和60年12月，宮城県では全国に先駆けて「スパイクタイヤ対策条例」を制定されたが，さらに平成2年6月には「スパイクタイヤ粉じんの発生防止に関する法律」が制定されるにおよんで，スパイクタイヤ粉じん公害は完全に終息を迎えることとなった。

　スパイク粉じん公害は前例のない環境問題であり，発生源が市民で市民自身がまた被害者であるという意味ではきわめて今日的な公害問題でもあった。しかし，脱スパイク運動が展開された仙台市では条例や法律が制定する以前に粉じん問題は解決に向かっており，市民の自覚が解決に向けて大きな原動力となったことを物語っている。

（玉川勝美）

は水系伝染病を引き起こすおそれがある。

特に湖沼，内湾などの閉鎖水域では被害が大きくなるため，濃度規制だけでは限界があり総量規制が取られるようになった。健康に係る有害物質についての排水基準（環境基準とほぼ同じ項目で設定基準は10倍）および生活環境に関わる排水基準には，違反事業者への罰則規定がある。また，維持が望ましい目標として，水質汚濁に係る環境基準がある（表15-15）。

1）生活排水

家庭から排出される生活排水は洗剤，リン，窒素など有機物に富み，富栄養化による湖沼，内湾などの汚染原因にもなっている。下水道普及率が低いこと，し尿浄化槽の整備が不十分であること，人口および産業集中地域における汚濁悪化が進んでいることなどがその原因として挙げられる。有機物の流入を図る指標である生物化学的酸素要求量（BOD），化学的酸素要求量（COD）などの生活環境項目で環境基準に達していない水域が多く残っている。BODは水中に存在する有機物が生物化学的に酸化されるために消費する酸素量で，汚染中有機物質量を示す指標である。CODは水中に存在する非酸化物質量を知るため強力な酸化剤を用いて（100℃，30分間，過マンガン酸カリウム処理など）処理し，消費される酸化剤量から値を求める。一般にBODと同じ傾向を示すが，無機還元物質を含む産業廃棄物などではCODは高いがBODは低い結果を示す。

2）産業廃水

工場，事業所から出される産業廃水は，カドミウムなどのヒトの健康にとって有害な物質の排出源である。廃水中の物質や物理，化学的性状は様々で，技術的処理が困難な場合が多い。一般的には，①水質が下水と大差なく高濃度の廃水は希釈し公共下水道へ（BOD，5 ppm以下），②有機物を多く含む廃水は活性汚泥処理など，③無機物を含む廃水は沈殿処理，④高温廃水は冷却・希釈処理，⑤酸性・アルカリ性または有毒廃水は化学的処理など，適切な方法で有害物質を除去したり濃度を低くして排水する。近年日本では排水規制の強化により環境基準の健康項目は，ほとんど達成されている。

3）鉱山廃水

鉱山保安法によりシアン，アルキル水銀，総水銀，カドミウム，鉛，クロム（6価），ヒ素，水素イオン濃度については，排出基準とほぼ同じであるが，総水銀（0.01 mg/L），鉛（1 mg/L），砒素（0.5 mg/L）は高く設定されている。操業停止後も公害を発生するので，その対策も立てられている。

表15-15　水質汚濁に係る環境基準

（1）人の健康の保護に関する環境基準（公共用水域）　　　　　　　　　　　　　　　2022（令和4）年3月

項　目	基準値	項　目	基準値	項　目	基準値
カドミウム	0.003 mg/L以下	四塩化炭素	0.002 mg/L以下	チウラム	0.006 mg/L以下
全シアン	検出されないこと	1,2-ジクロロエタン	0.004 mg/L以下	シマジン	0.003 mg/L以下
鉛	0.01 mg/L以下	1,1-ジクロロエチレン	0.1 mg/L以下	チオベンカルブ	0.02 mg/L以下
六価クロム	0.02 mg/L以下	シス-1,2-ジクロロエチレン	0.04 mg/L以下	ベンゼン	0.01 mg/L以下
砒素	0.01 mg/L以下	1,1,1-トリクロロエタン	1mg/L以下	セレン	0.01 mg/L以下
総水銀	0.0005 mg/L以下	1,1,2-トリクロロエタン	0.006 mg/L以下	硝酸性窒素及び亜硝酸性窒素	10 mg/L以下
アルキル水銀	検出されないこと	トリクロロエチレン	0.01 mg/L以下	ふっ素	0.8 mg/L以下
PCB	検出されないこと	テトラクロロエチレン	0.01 mg/L以下	ほう素	1 mg/L以下
ジクロロメタン	0.02 mg/L以下	1,3-ジクロロプロペン	0.002 mg/L以下	1,4-ジオキサン	0.05 mg/L以下

備考　1．基準値は年間平均値とする。ただし，全シアンに係る基準値については最高値とする。
　　　2．「検出されないこと」とは，定められた方法により測定した場合において，その結果が当該方法の定量限界を下回ることをいう。
　　　3．海域についてはふっ素およびほう素の基準値は適用しない。

（2）生活環境の保全に関する環境基準（公共用水域）

①河川（湖沼を除く）　注〕②湖沼および③海域についてもそれぞれ環境基準が設定されている。

（環境省ホームページ：水質汚濁に係る環境基準，www.env.go.jp/kijun/mizu.html）

ア

類型	利用目的の適応性	基　　　準　　　値					該当水域
		水素イオン濃度(pH)	生物化学的酸素要求量(BOD)	浮遊物質量(SS)	溶存酸素量(DO)	大腸菌数(90%水質値)	
AA	水道1級，自然環境保全及びA以下の欄に掲げるもの	6.5以上8.5以下	1mg/L以下	25mg/L以下	7.5mg/L以上	20 CFU/100 mL以下	別に環境大臣または都道府県知事が水域類型ごとに指定する水域
A	水道2級，水産1級，水浴及びB以下の欄に掲げるもの	6.5以上8.5以下	2mg/L以下	25mg/L以下	7.5mg/L以上	300 CFU/100 mL以下	
B	水道3級，水産2級及びC以下の欄に掲げるもの	6.5以上8.5以下	3mg/L以下	25mg/L以下	5mg/L以上	1,000 CFU/100 mL以下	
C	水産3級，工業用水1級及びD以下の欄に掲げるもの	6.5以上8.5以下	5mg/L以下	50mg/L以下	5mg/L以上	－	
D	工業用水2級，農業用水及びEの欄に掲げるもの	6.0以上8.5以下	8mg/L以下	100mg/L以下	2mg/L以上	－	
E	工業用水3級，環境保全	6.0以上8.5以下	10mg/L以下	ごみ等の浮遊が認められないこと	2mg/L以上	－	

備考　1.　基準値は，日間平均値とする（湖沼，海域もこれに準ずる）。
　　　2.　農業用利水点については，水素イオン濃度6.0以上7.5以下，溶存酸素量5mg/L以上とする（湖沼もこれに準ずる）。
注〕　CFU：コロニー形成単位

イ

項目類型	水生生物の生息状況の適応性	基準値			該当水域
		全亜鉛	ノニルフェノール	直鎖アルキルベンゼンスルホン酸及びその塩	
生物A	イワナ・サケマス等比較的低温域を好む水生生物及びこれらの餌生物が生息する水域	0.03 mg/L以下	0.001 mg/L以下	0.03 mg/L以下	別に環境大臣または都道府県知事が水域類型ごとに指定する水域
生物特A	生物Aの水域のうち，生物Aの欄に掲げる水生生物の産卵場（繁殖場）又は幼稚仔の生育場として特に保全が必要な水域	0.03 mg/L以下	0.0006 mg/L以下	0.02 mg/L以下	
生物B	コイ・フナ等比較的高温域を好む水生生物及びこれらの餌生物が生息する水域	0.03 mg/L以下	0.002 mg/L以下	0.05 mg/L以下	
生物特B	生物A又は生物Bの水域のうち，生物Bの欄に掲げる水生生物の産卵場（繁殖場）又は幼稚仔の生育場として特に保全が必要な水域	0.03 mg/L以下	0.002 mg/L以下	0.04 mg/L以下	

備考　1.　基準値は，年間平均値とする（湖沼，海域もこれに準ずる）。

（3）　土壌汚染

　土壌汚染は生活廃棄物，産業廃棄物，農薬散布，大気汚染物質の沈着，廃水中の汚濁物質の蓄積などにより起こる。土壌汚染への対策は環境省により2002（平成14）年5月土壌汚染対策法が制定され，調査・除去措置などが行われるようになった。特に問題となるのは，農用地の汚染である。カドミウム汚染土壌でつくられた農産物の摂取によりイタイイタイ病が発生した。現在農用地の土壌汚染特定有害物質として残留性・生体毒性の高いカドミウム，銅，ヒ素が指定され，1970（昭和45）年制定の農用地の土壌の汚染防止などに関する法律によって基準値が設けられている。汚染地域には客土などの対策が行われているが，まだ完了していない。その他の重金属類，PCB，ダイオキシン，地下水汚染が憂慮されているクロロエチレン類などにも，土壌の汚染に関わる環境基準が定められている。近年，ゴルフ場の除草剤による土壌汚染，地下水汚染も問題となっている（表15-16）。

表15-16　土壌の汚染に係る環境基準

1991(平成3)年告示，2018(平成30)年改正

項　　目	環境上の条件	項　　目	環境上の条件
カドミウム	検液1Lにつき0.01mg以下であり，かつ，農用地においては，米1kgにつき1mg未満	クロロエチレン	検液1Lにつき0.002mg以下
		1,2-ジクロロエタン	検液1Lにつき0.004mg以下
全シアン	検液中に検出されない	1,1-ジクロロエチレン	検液1Lにつき0.1mg以下
有機燐(りん)	検液中に検出されない	1,2-ジクロロエチレン	検液1Lにつき0.04mg以下
鉛	検液1Lにつき0.01mg以下	1,1,1-トリクロロエタン	検液1Lにつき1mg以下
六価クロム	検液1Lにつき0.05mg以下	1,1,2-トリクロロエタン	検液1Lにつき0.006mg以下
砒(ヒ)素	検液1Lにつき0.01mg以下であり，かつ，農用地(田に限る)においては，土壌1kgにつき15mg未満	トリクロロエチレン	検液1Lにつき0.03mg以下
		テトラクロロエチレン	検液1Lにつき0.01mg以下
		1,3-ジクロロプロペン	検液1Lにつき0.002mg以下
総水銀	検液1Lにつき0.0005mg以下	チウラム	検液1Lにつき0.006mg以下
アルキル水銀	検液中に検出されないこと	シマジン	検液1Lにつき0.003mg以下
PCB	検液中に検出されないこと	チオベンカルブ	検液1Lにつき0.02mg以下
銅	農用地(田に限る)において，土壌1kgにつき125mg未満である	ベンゼン	検液1Lにつき0.01mg以下
		セレン	検液1Lにつき0.01mg以下
ジクロロメタン	検液1Lにつき0.02mg以下	ふっ素	検液1Lにつき0.8mg以下
四塩化炭素	検液1Lにつき0.002mg以下	ほう素	検液1Lにつき1mg以下
		1,4-ジオキサン	検液1Lにつき0.05mg以下

備考　有機燐(リン)とは，パラチオン，メチルパラチオン，メチルジメトン及びEPNをいう。

（4）　地盤沈下

　地盤沈下は用水型工場による地下水汲み上げ，ビルなどの集中立地と冷房用水などの汲み上げ量の増大によって起きている。また，天然ガスや鉱石の大量採取，採掘によって起きる。地盤沈下により住居の傾き，亀裂など建造物への被害，生活環境が悪化するとともに，港湾施設や農地への被害，大雨や高潮時の浸水の恐れもある。地盤沈下後の回復は困難である。工業用水法，建築物地下水採取規制法による排水規制対策がとられている。

（5）　騒音，振動，悪臭

　騒音*の苦情は，公害に関する苦情のなかで最も多い(図15-12)。発生源としては工場・事業所，建設作業，深夜営業などである。交通騒音問題では，今後も幹線道路沿線での自動車による騒音が増加すると考えられ，交通量の規制，道路構造の改善，交通対策，沿道対策などが検討されている。航空機騒音はジェット機の増加によりいくつかの国際空港付近の住民により訴訟も起こっている(表15-17)。騒音による被害は，日常会話困難，注意力・作業能力の低下，聴力損失，血圧上昇，発汗増加，胃液分泌減少，頭重感，頭痛，疲労感，食欲不振，睡眠障害など広範である。

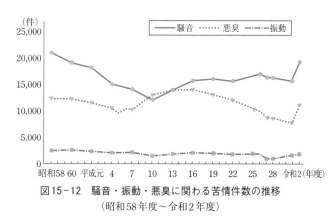

図15-12　騒音・振動・悪臭に関わる苦情件数の推移
(昭和58年度〜令和2年度)

資料：総務省，「公害苦情調査」より作成

*騒音：30デシベル(dB)以下は，ささやき声程度の静かと感じるレベルで，日常生活で望ましい範囲である。50 dB は，エアコンの室外機や静かな事務室などの普通と感じられるレベル。60 dB を超えるとうるさいと感じる。70 dB は掃除機や騒々しい街頭などの騒音レベル。80 dB を超えると極めてうるさいと感じる地下鉄の車内やピアノ音に相当する。100 dB は，電車が通る時のガード下・自動車のクラクションなどの騒音レベルである。

表15-17　騒音に係る環境基準

（1）道路に画する地域以外の地域

2012(平成24)年4月改正

地域の類型	基　準　値	
	昼　間	夜　間
AA	50デシベル以下	40デシベル以下
A 及び B	55デシベル以下	45デシベル以下
C	60デシベル以下	50デシベル以下

・地域の類型
AA: 療養施設，社会福祉施設等が集合して設置される
　　地域など特に静穏を要する地域
A：専ら住居の用に供される地域
B：主として住居の用に供される地域
C：相当数の住居と併せて商業，工業等の用に供され
　　る地域
・時間の区分
昼間：午前6時から午後10時まで
夜間：午後10時から翌日の午前6時まで
dB：デシベル

（2）道路に面する地域

2012(平成24)年4月改正

地域の区分	基　準　値	
	昼　間	夜　置
A 地域のうち2車線以上の車線を有する道路に画する地域	60デシベル以下	55デシベル以下
B 地域のうち2車線以上の車線を有する道路に画する地域及び C 地域のうち車線を有する道路に画する地域	65デシベル以下	60デシベル以下

この場合において，幹線交通を担う道路に近接する空間については，上記にかかわらず，特例として次表の基準値の欄に掲げるとおりとする。

基　準　値	
昼　間	夜　間
70デシベル以下	65デシベル以下

備考　個別の住居等において騒音の影響を受けやすい面の窓を主として閉めた生活が営まれていると認められるときは，屋内へ透過する騒音に係る基準（昼間にあっては45デシベル以下，夜間にあっては40デシベル以下）によることができる。

（3）航空機　　　　　　2009(平成19)年12月施行

地域の類型	基準値(単位 WECPNL)
I	57デシベル以下
II	62デシベル以下

注〕Iをあてはめる地域は，主として住居の用に供される地域とし，IIをあてはめる地域はI以外の地域であって通常の生活を保全する必要がある地域とすること。

（4）新幹線鉄道　　　　2000(平成12)年12月改正

地域の類型	基　準　値
I	70デシベル以下
II	75デシベル以下

注〕Iをあてはめる地域は，主として住居の用に供される地域とし，IIをあてはめる地域は商工業の用に供される地域などI以外の地域であって通常の生活を保全する必要がある地域とすること。

　振動は騒音に伴って生じる場合が多く，苦情発生源も建設現場が最も多い。また，交通機関による地盤の振動による苦情も多い。不快感，睡眠妨害，吐き気，めまい，消化器・循環器障害，女性では月経障害を生じることもある。また，低周波空気振動では，不快感，喉の圧迫感，睡眠妨害がある。
　悪臭は騒音とともに苦情が多い。工場（化学工場，食品製造工場など），畜産農業，サービス業，個人住宅に対する苦情が多い。苦情件数は，2000(平成12年)度をピークとして減少していたが，令和2年に増加した（図15-12）。悪臭物質には畜産農業，ごみ，し尿・下水処理場，食品製造工場，パルプ工場などから出るアンモニア，メチルメルカプタン，硫化水素，酪酸やスチレン，塗装工場などから出るアルデヒド類などがある。特に不快感を与える物質については，特定悪臭物質として悪臭防止法に排出規制基準，規制地域が定められ，敷地境界線上の規制基準として，臭気強度* 2.5～3.5に対応する特定悪臭物質の濃度または臭気強度2.5～3.5に対応する臭気指数*(10～21)で規制されているが，複数の物質からくる複合臭は単一物質臭より強いため，悪臭指定物質以外への苦情も多い。

*臭気強度：臭気強度は，においの強さの感覚として6段階(0：無臭～5：強烈なにおい)で数値化したものである。
*臭気指数：臭気の強さを示す数値で，においのついた空気や水をにおいが感じられなくなるまで，無臭空気（水の場合は無臭の水）で薄めたときの希釈倍数から算出した数値

C　化学物質による汚染

（1）　化学物質管理と対応

1）　化学物質の審査及び製造等の規制に関する法律（化学物質審査規制法：化審法）

　人の健康を損なう，または動植物の生息・生育に支障を及ぼすおそれのある化学物質による環境の汚染を防止するために，化審法（1974年施行）に基づき，新規化学物質の届出，有害情報の報告，特定物質の規制などが行われている。化学物質の性状等（分解性，蓄積性，毒性，環境中での残留状況）に応じて「第一種特定化学物質」，「第二種特定化学物質」，「監視化学物質」などへの指定が行われ，製造・輸入数量の把握，有害性調査指示，製造・輸入許可，使用制限等が行われている。

2）　特定化学物質の環境への排出量の把握等及び管理の改善の促進に関する法律（化管法）

　化学物質を取り扱う事業者は，人の健康や環境への悪影響をもたらさないよう化学品を適切に管理する社会的責任があり，化学物質排出把握管理促進法（化管法）に基づく PRTR（Pollutant Release and Transfer：化学物質排出移動量届出）制度や SDS（Safety Data Sheet：安全データシート）制度などによる毒性化学物質の規制が2001（平成13）年4月から実地されている。PRTR 制度とは，人の健康や生態系に有害な恐れのある化学物質が，事業所から環境（大気，水，土壌）へ排出される量および廃棄物に含まれて事業所外へ移動する量を，事業者が自ら把握し国に届け出をし，国は届出データや推計に基づき，排出量・移動量を集計・公表する制度である。化管法 SDS 制度とは，事業者による化学物質の適切な管理の改善を促進するため，化管法で指定された「化学物質又はそれを含有する製品」（以下，「化学品」）を他の事業者に譲渡又は提供する際に，安全データシート（SDS）により，その化学品の特性および取り扱いに関する情報を事前に提供することを義務づけるとともに，ラベルによる表示を行う制度である。

3）　化学品の分類及び表示に関する世界調和システム（GHS）

　化学品の分類・表示方法の国際標準として GHS（Globally Harmonized System of Classification and Labelling of Chemicals）があり，化管法 SDS も GHS に基づいている。

（2）　ダイオキシン類，内分泌かく乱物質（環境ホルモン）

1）　ダイオキシン類

　ダイオキシン類対策特別措置法の規定に基づき，大気汚染，水質汚濁（水底の底質汚染を含む）および土壌汚染につき人の健康を保護するうえで望ましい環境基準が設定されている（表15-18）。

表15-18　ダイオキシン類による大気の汚染，水質の汚濁（水底の底質汚染を含む）
及び土壌の汚染に係る環境基準　　　　　　　　　1999（平成11）年12月施行2009年3月改正

	大　気	水　質 （水底の底質を除く）	水底の底質	土　壌
基準値	0.6 pg - TEQ / m³ 以下	1 pg - TEQ / l 以下	150 pg - TEQ / g 以下	1,000 pg - TEQ / g 以下

備考　1．基準値は，2,3,7,8 - 四塩化ジベンゾーパラージオキシンの毒性に換算した値とする。
　　　2．大気及び水質の基準値は，年間平均値とする。
　　　3．土壌にあっては，環境基準が達成されている場合であって，土壌中のダイオキシン類の量が250 pg - TEQ /g 以上の場合には，必要な調査を実施することとする。

　「ダイオキシン類」とは，次に掲げるものをいう。①ポリ塩化ジベンゾフラン（PCDF），②ポリ塩化ジベンゾ パラ ジオキシン（PCDD），③ダイオキシン様ポリ塩化ビフェニル（DL - PCB，PCB のうちダ

イオキシン類特有の毒性を見せるもの，コプラナー PCB ともいう。）

2）　内分泌かく乱物質*

　1960年代以降，世界各地の野生生物で，環境中物質がホルモン様の働きをして生体の，内分泌系をかく乱することが観察され，野生生物やヒトの生殖機能などへの影響も疑われるようになった。合成ホルモン剤，DDT 等の有機塩素系殺虫剤，PCB やダイオキシン類，合成洗剤や殺虫剤中アルキルフェノール類，フタル酸エステル類（ポリ塩化ビニル等の可塑剤），トリブチルスズ（漁網や船底塗布剤），植物性エストロゲンなどがそれである。日本では，1998（平成10）年に環境省（当時は環境庁）が，「環境ホルモン戦略計画 SPEED'98」を策定。未解明な点もあり，「EXTEND 2005」さらに「EXTEND 2010」を経て2016（平成28）年からは，「化学物質の内分泌かく乱作用に関する今後の対応― EXTEND 2016 ―」に基づき，① 作用・影響の評価および試験法の開発，② 環境中濃度の実態把握およびばく露の評価，③ リスク評価およびリスク管理，④ 化学物質の内分泌かく乱作用に関する知見収集，⑤ 国際協力および情報発信の推進，などが継続して進められている。

*内分泌かく乱物質：国際化学物質安全性計画（IPCS）の定義では「内分泌系の機能を変化させることにより，健全な生物個体やその子孫，あるいは集団（またはその一部）の健康に有害な影響を及ぼす外因性化学物質または混合物」

（3）　化学物質をめぐる国際情勢

1）　残留性有機汚染物質に関するストックホルム条約（ストックホルム条約：POPs 条約）

　PCB，DDT などの残留性有機汚染物質（Persistent Organic Pollutants：POPs）は，環境中での残留性（難分解性），人や生物への毒性が高く，長距離移動性が懸念される。また，食物連鎖による生物濃縮によって高次の捕食者に高濃度で蓄積する可能性がある。これにより野生生物における生殖器の異常や奇形の発生はもとよりヒトへの影響も懸念されている。ストックホルム条約は，2004（平成16）年に発効した。POPs からひとの健康及び環境を保護することを目的とした条約である。条約の主な内容は，① PCB 等18物質の製造・使用・輸入の禁止，② DDT 等2物質の製造・使用・輸入の制限，③非意図的に生成されるダイオキシンなどの4物質の削減などによる廃棄物等の適正管理を定めている。

2）　ロッテルダム条約（PIC 条約）（特定有害化学物質および駆除剤についての条約）

　1998（平成10）年に採択され，正式名称を「国際貿易の対象となる特定の有害な化学物質および駆除剤についての事前のかつ情報に基づく同意の手続に関するロッテルダム条約」という。先進国においては既に禁止もしくは厳しい規制が課されているような有害な化学物質や農薬が，化学物質の有害性に関する情報を入手し難い開発途上国などへと輸出されることで健康被害や環境汚染が発生することを防ぐための国際条約である。人の健康および環境を潜在的な害から保護並びに当該化学物質の環境上適正な使用に寄与するために，当該化学物質の国際貿易における締約国間の共同の責任および共同の努力を促進することを目的として策定された。

3）　水銀に関する水俣条約（水俣条約）

　水俣条約は，ヒトの健康と環境に及ぼす水銀のリスクを低減するため，水銀の採掘から貿易，使用，排出，放出，廃棄等にいたるライフサイクル全般についての包括的規制を定めた国際条約である（2017年発効）。水俣病を教訓として，同様の公害再発防止のため国際的に水銀を管理する。この条約により，水銀を使った製品（電池，血圧計，照明器具など）の製造禁止，途上国での金採掘に伴う水銀使用の禁止，および輸出入が規制されている。しかし先進国では使用量が減っているものの，発展途上国では引き続き利用されており，ヒトや野生生物への健康影響リスクも高い。　　　　　　　　（亀尾聡美）

5. 地球環境問題

　地球環境問題は地球的規模の環境問題で人類の生存にとって重大な脅威となる可能性がある。地球環境問題について厳密な定義がなされているわけではないが，環境省では次の9つの現象を重要な問題として取り上げている。すなわち，①オゾン層の破壊，②地球の温暖化，③酸性雨，④熱帯林の減少，⑤砂漠化，⑥開発途上国の公害問題，⑦野生生物種の減少，⑧海洋汚染，⑨有害廃棄物の越境移動の9項目である。このうち，代表的な地球環境問題である①オゾン層の破壊，②地球の温暖化，③酸性雨から順に説明する。

A　オゾン層の破壊

1）現状と原因

　1982（昭和57）年9月，日本の南極昭和基地で上空のオゾン量が極端に減っていることが発見された。翌10月にはイギリス南極調査所も同じ現象を確認し，1970年代後半からのオゾン量が減少していることを1985年に発表した。この現象は人工衛星画像から「オゾンホール」とよばれるようになった。その後2003（平成15）年には最大のオゾンホールの発生が観測された。南極圏でのオゾンホールは，しばしばオーストラリアやニュージーランドまで拡大した。しかし，モントリオール議定書の発効以降，オゾン層は着実に回復してきており，21世紀中には解決する見通しといわれている（NASA：Big Ozone Holes Headed For Extinction By 2040 NASA，2015年5月8日）。オゾン層破壊の原因物質はクロロフルオロカーボン（CFC），ハイドロクロロフルオロカーボン（HCFC），ハロンなどである。フルオロカーボン類は一般にフロンとよばれ，冷媒，発泡剤，洗浄剤などに広く使われてきた。

2）影　響

　フロンなどが成層圏オゾンを破壊することで，地表に達する有害紫外線の量が増加し，皮膚がんや白内障の発生率増加，免疫抑制などの健康被害につながる可能性がある（2.環境要因と健康障害A p.233参照）。また，動植物の生態系への影響も懸念されている。オゾンの量が1%減少すると，皮膚がんの発症は2%増加し，白内障の発症は0.6〜0.8%増加するとの研究報告もある。

3）対　策

　国際的な取り組みとしては，1985年に「オゾン層の保護のためのウィーン条約」が，1987年にはオゾン層破壊物質の具体的規制内容を定めた「オゾン層を破壊する物質に関するモントリオール議定書」が採択された。わが国では，これらの採択にあわせて，1988年に「オゾン層保護法（特定物質等の規制等によるオゾン層の保護に関する法律）」を制定し，オゾン層破壊物質の生産や輸出入の規制，排出抑制の努力義務などを規定した。さらに，「フロン排出抑制法（フロン類の使用の合理化及び管理の適正化に関する法律）」，「家電リサイクル法（特定家庭用機器再商品化法）」，「自動車リサイクル法（使用済自動車の再資源化等に関する法律）」を制定し，家庭や業務用の冷凍・冷蔵庫，エアコン，カーエアコンなどに入っているフロン類の適正な回収・破壊を進めている。2019（令和元）年に開かれた国連気候変動枠組条約締約国会議・COP25で，わが国では「フルオロカーボン・イニシアティブ」の設立について提案した。これは，フロン類のライサイクルにわたる排出抑制対策を国際的に普及するための取り組みで，国際会議の開催や優良事業の紹介等を通じて，フロン類のライフサイクル・マネジメントへの理解の推進，取り組みの促進を目指している。

B 地球の温暖化

1）現状と原因

　気候変動に関する政府間パネル（IPCC）の第5次評価報告書（2013～2014年）では，世界の平均気温は1880～2012年の期間に0.85℃上昇している。温暖化の原因としては大気中の二酸化炭素による温室効果が知られている。大気中の二酸化炭素濃度は，2020（令和2）年現在で約413.2 ppm（温室効果ガス世界資料センター（WDCGG）の解析による）で，産業革命以前の280 ppmの約1.45倍に達する。温暖化の原因といわれている温室効果ガス（Greenhouse Gas：GHG）としては，二酸化炭素以外にも，メタン，フロン，亜酸化窒素，三フッ化窒素などが知られている。

2）現　象

　地球温暖化によって，氷河の融解，海水の熱膨張により海面上昇が起きる。さらには，巨大台風が頻発するとともに，台風による高潮，沿岸域の氾濫，海岸侵食などにより低海抜諸国などでは国土自体を消失するリスクもある。また，陸上や海の生態系や食料生産，衛生害虫分布拡大による感染症増加など人々の健康にも様々な影響を及ぼす可能性がある。今後，十分な温暖化対策をとらなかった場合，例えば，東京の真夏日（最高気温が30℃以上の日）は現在の年間約46日から21世紀末には，1年の約3割，103日にまで増加すると予想されている。

3）対　策

　国際的取り組みとして「気候変動に関する国際連合枠組条約第3回締結国会議」（地球温暖化防止京都会議：COP3）が1997（平成9）年12月に開催され，先進国の温室効果ガス排出量削減目標などが採択された。国内では1998（平成10）年10月に「地球温暖化対策推進法」が公布され，さらに2015（平成27）年12月に開催された。パリ会議（COP21）では，2020（令和2）年からすべての締約国が削減量の自主目標を定め，それを基に削減を図っていくとする「パリ協定」が採択された。わが国は，2020年10月に，「2050年までにカーボンニュートラル，脱炭素社会の実現を目指す」ことを宣言した。また，2050年カーボンニュートラルの目標を達成するために，2021（令和3）年4月，2030年度には温室効果ガスを2013年度から46％削減することを目指すことを表明した。

C 酸　性　雨

1）現状と原因

　酸性雨は，石炭や石油などの化石燃料の燃焼によって生じた硫黄酸化物や窒素酸化物が大気中で硫酸や硝酸などに変化し，これらが雨水に取り込まれたものとして知られている。しかし，このような酸性物質は天候に関わらず常に地上に降り注いでいる（酸性降下物）。酸性降下物には湿性降下物（雨，雪，霧）と乾性降下物（粉じん，ガス状物質）がある。酸性雨の問題は環境全体の酸性化としてとらえることが重要である。大気中の二酸化炭素（360 ppm）が飽和状態となるまで水に溶けた時のpHが5.6となることから，pH5.6以下の雨が人為的な汚染の加わった酸性雨と定義されている。わが国で現在観測される雨の平均的なpHは4.8程度であり，前述の定義からするとその多くが酸性雨ということになる。

2）影　響

　酸性雨は河川，湖沼や土壌などの酸性化を通じて生態系に影響を与えている。土壌の酸性化によっ

て，植物に必要なカルシウムやマグネシウムイオンが溶脱し，植物に有害なアルミニウムや重金属が溶出し，これらが河川，湖沼などに流入することで周辺の生態系に被害を与えている。ドイツのシュヴァルツヴァルトや，群馬県赤城山，神奈川県丹沢山地などでは森林の立ち枯れなどがみられるが，これらは酸性雨のほか，酸性霧の影響も疑われている。

3）対　策

　酸性雨問題に対する国際的な取組みとして，ヨーロッパでは1979年に「長距離越境大気汚染条約」が締結され，原因物質である硫黄酸化物と窒素酸化物を削減するための議定書も締結された。また，北米では，アメリカとカナダの間で酸性雨被害の未然防止のための協定が1991年に調印されている。東アジアでは，2001（平成13）年，日本，中国，インドネシアなど13か国が「東アジア酸性雨モニタリングネットワーク（EANET）」を構築した。各国が協力して酸性雨のモニタリング調査に取り組むことともに「地方・国・地域レベルでの意思決定に有益な情報を提供すること」を通じて「参加国間での酸性雨問題に関する協力を推進すること」を目指している。

D　その他の地球環境問題

　その他の地球環境問題の一つに，④熱帯林の減少が挙げられる。その主要な原因としては過度の焼畑耕作や放牧地，農地などへの転用などが考えられている。また，生態系の許容限度を超えた開発や人間活動が⑤砂漠化の原因の一つとなっている。これらの背景には途上国における貧困や急激な人口増加などの経済問題がある。さらに，急激な経済発展に伴い，⑥開発途上国の公害問題も深刻さを増している。開発に伴う熱帯林の減少はさらに，⑦野生生物種の減少にもつながってもいる。それぞれの現象は相互に複雑に絡み合っている。絶滅の危機にある生物種の保護や生物多様性の保全のために，国際的な取り組みも行われている。国際的商取引を規制した「**ワシントン条約**」や，水鳥とその生息地である湿地の保護を図るための「**ラムサール条約**」がそれにあたる。地域の流域圏環境の汚染が最終的に地球規模の⑧海洋汚染にもつながっている。「国連海洋法条約」では，排他的経済水域を設定する沿岸国に対して，海洋汚染の未然防止措置を通じて生物資源の保存・管理措置をとることを義務づけている。有害廃棄物が国境を越えて移動し，発生国以外の国において処分される事例もめずらしくない。このような⑨有害廃棄物の越境移動の場合には適正な処分がなされないケースも多く，しばしば地球規模の環境汚染にもつながっている（p.254バーゼル条約参照）。

　この他に地球規模の残留性有機汚染物質（**POPs**）（4. 地域の環境汚染と健康 C 化学物質による汚染 p.264参照）による汚染がある。PCB や DDT に代表される POPs は一般に環境中で分解されにくく，生物体内に蓄積されやすく，長距離移動性を有している。POPs による環境汚染を防ぐには国際的な協調が不可欠であることから，2001年，初の国際的な合意である「残留性有機汚染物質に関する**ストックホルム条約（POPs 条約）**」が採択されるに至った。

（玉川勝美）

15章
問題　ちょっと一休み！　環境と健康について，問題を解いてみよう！

1. 公共用水域の水質汚濁に係る環境基準のなかで，人の健康保護のために「検出されないこと」と規定されているのはどれか。1つ選べ。

   (1)　カドミウム
   (2)　ヒ素
   (3)　六価クロム
   (4)　全シアン
   (5)　ジクロロメタン

2. 食品安全委員会に関する記述である。誤っているのはどれか。1つ選べ。

   (1)　内閣府に設置されている。
   (2)　食品安全基本法により設置された。
   (3)　食品に含まれる有害物質等の規制を行う。
   (4)　食品に含まれる有害物質等のリスク評価を行う。
   (5)　食品による重大被害発生緊急事態に対応する。

3. 微小粒子状物質（PM 2.5）について正しいのはどれか。1つ選べ。

   (1)　粒子の規定は 2.5 mg 以下である。
   (2)　大気中に浮遊している。
   (3)　消化管から血管内に入る。
   (4)　たばこの煙には含まれない。
   (5)　炎症を起こさない。

4. 建築物における衛生的環境の確保に関する法律（建築物衛生法）に基づいて基準が定められ，建築物内で測定されるのはどれか。1つ選べ。

   (1)　トルエン
   (2)　アセトアルデヒド
   (3)　ホルムアルデヒド
   (4)　キシレン
   (5)　ダイオキシン

5. 暑熱環境下におけるスポーツ現場での測定が推奨されているのはどれか。1つ選べ。

   (1)　不快指数（DI）
   (2)　有効温度（ET）
   (3)　新有効温度（ET*）
   (4)　湿球黒球温度指数（WBGT）
   (5)　風冷指数（WCI）

第1, 2, 3章　問題　＊　＊　＊　解答・解説 ────────────────────

1. 正解(2)
解説：乳がん検診および新生児マス・スクリーニング検査は早期発見のために実施されるので二次予防，農薬散布における防護マスクの着用は発症予防なので一次予防，難病患者に対する生活支援および脳梗塞患者のリハビリは三次予防にあたる。

2. 正解(3)
解説：ヘルスプロモーションは，人々が自らの健康をコントロールし，改善することができるようにするプロセスであるので，あらゆる生活の場で健康でいられる公正な社会をつくるための戦略を示している内容の(1)，(2)，(4)，(5)が該当する。主な感染症に対する予防接種は，最も基本的な保健医療福祉活動であり，プライマリヘルスケアの内容である。

3. 正解(3)，(4)，(5)
解説：(1)先進国も新興国も含む。
　　　　(2) 2016 ～ 2030 年が期間として設定されている。

4. 正解(2)，(3)
解説：(1)医療計画は医療法に規定されている。(4)措置入院は精神保健福祉法に規定されている。(5)医療費適正化計画は高齢者の医療の確保に関する法律に規定されている。

5. 正解(5)
解説：この日本国憲法第25条を根拠に，公衆衛生に関連する様々な法律が制定されている。

第4章　問題　＊　＊　＊　解答・解説 ────────────────────

1. 正解(5)
解説：(a)出生，死亡，死産，婚姻，離婚に関する全数調査が毎年実施される。市区町村への届出をもとに厚生労働省統計情報部が集計を行う。
　　　(b)国民の生活実態を明らかにすることを目的に毎年実施される。無作為抽出した対象者の健康，介護，所得などに関する情報を調査する。
　　　(c)病院などで受療した患者の傷病状況などを明らかにすることを目的として3年毎に実施される。無作為抽出された病院や診療を対象とする。
　　　(d)国民の健康・栄養などに関する状況を明らかにすることを目的に毎年実施される。無作為抽出した対象者の身長，体重，栄養摂取状況，生活習慣などを調査する。
　　　(e)日本に居住する全員を対象に5年ごとに実施され，その年の年齢，性などに関する調査を行う。

2. 正解(3)
解説：(1)出生率は人口1,000人に対する出生数であり，生命関数ではない。
　　　(2)婚姻率は人口1,000人に対する婚姻件数であり，生命関数ではない。
　　　(3)生命関数として用いられる死亡率は，x歳に達した者が$(x + n)$歳に達する前に死亡する率である。
　　　(4)離婚率は戸籍法により届出された離婚数を人口1,000人対で表したもので，生命関数ではない。わが国では離婚の約90％は協議離婚である。
　　　(5)死産率は死産の届出に関する規定により届け出された数であり，生命関数ではない。

3. 正解(2)
解説：罹患率とは疫学上の指標であり，ある期間内(通常は1年当たり)に新しく発生した疾病患者数の人口に対する割合を指す。発病率ともいう。食中毒統計，感染症統計などでよく使われる。

4. 正解(4)
解説：老年人口の年齢構成割合(高齢化率)は全人口に占める65歳以上の割合を指し，令和3年10月1日現在では28.9％と過去最高を更新し，4人に1人が高齢者という社会をむかえた。また，現役世代

（＝生産年齢人口）が老年人口を支える目安とされる老年人口指数もついに48.6となった（総務省統計局「人口推計2021.10.1現在」）。

5.　正解（5）

解説：保健統計のなかで、人口動態統計は出生を含めた死亡、死産、婚姻、離婚の発生状況を扱い、人口静態統計は人口や職業、家計の収入などについて、5年ごとに国勢調査という形で実施される。

第5, 6章　問題　＊　＊　＊　解答・解説

1.　正解（1）

解説：ごく基礎的な事柄で、教科書を勉強していれば間違えないが、混同しやすい用語が多いので落ちついて判断をすること。
罹患率は一定期間内で新たに罹患した人の割合で、観察開始時に罹患している人は観察対象としない。ある時点で罹患している人の割合は有病率（時点有病率）である。

2.　正解（4）

解説：誤解しやすい用語が多いので注意が必要である。まず疫学は身体にわるい要因のみを研究するものではない。疫学のはじまりが、そのような要因を対象としたので、要因の影響を示す用語が負の印象を与える。しかし、ある要因が身体によい影響を与える場合もこの数値が使われ、その場合効果があれば、寄与危険は負の値となる。

3.　正解（2）

解説：患者対照研究ではオッズ比を使う、コホート研究は症例者がいない状態から出発するのでバイアスは入りにくい、横断研究では有病率を使い、ある時点での調査で前向きにも、後ろ向きにも追跡しないので脱落者はいない。横断研究では調査時点での患者と要因を調べるので、有病率となる。この問題は、簡単にみえるが理解力と応用力が必要である。

4.　正解（2）

解説：この問題は「基準値をきびしくする」との文が解答者を惑わせるが、落ちついて考えれば簡単な問題。きびしくすると、例えば、糖尿病ならふり分けの区切りの値を高くすることで、陽性の人は少なくなる。そこで「基準値をきびしくする」を、糖尿病と診断をする血糖値を高くすると読みかえればよい。あとは本文中図5-10および敏感度・特異度・偽陽性率の定義（第5章 4. スクリーニング B p.75参照）を思い出せばこの問題は容易である。

5.　正解（2）

解説：（1）法令の規定により実施される研究は本倫理指針の対象外となる。
（2）倫理指針では研究対象者が当該研究の実施に同意した場合であっても、随時これを撤回できることが示されている。
（3）研究計画の学問的な合理性も指針の対象となる。
（4）研究対象者が自らの意向を表することができると判断されるときにはインフォームド・アセントを受けるように努めなければならない。
（5）死者の尊厳および遺族の感情を考慮し、死者について特定の個人を識別できる情報に関しても同様に適切に取り扱い、必要な措置を講じる必要がある。

第7章　問題　＊　＊　＊　解答・解説

1.　正解（4）

解説：（1）平成22年〜令和元年の間の健康寿命の延びは男2.26年、女1.76年。一方、平均寿命の延びは男1.86年、女1.15年であった（国民生活基礎調査）。健康寿命の延びが平均寿命の延びを上回っている。
（2）国民健康・栄養調査によれば日本における糖尿病が強く疑われる人の数（推計有病者数）は1997年約690万人、2012年約950万人、2016年1,000万人と年々増加している。人口比でも1997年8.2％、2012年11.4％、2016年12.1％と推定され、増加傾向を示している。
（3）腰痛や手足の関節が痛むなど、足腰に痛みのある65歳以上高齢者割合（人口千対）は2013（平成

25)年には男性218人，女性291人だったが，2019(令和元)年には男性206人，女性255人と減少した(国民生活基礎調査：世帯員の健康状況－1自覚症状)

(4)自発的に健康情報を発信する民間企業の登録数は2011(平成23)年参画企業233社，参画団体367社であったが，2021(令和3)年にはそれぞれ5,385社，6,853団体へと増加している。(Smart Life Project の参画企業数)。

(5) 20～64歳の人々の運動習慣は2010(平成22)年男26.3％，女22.9％だったが，2019(令和元)年には男23.5％，女16.9％であり増加していない(国民健康・栄養調査)。

2. 正解(4)

解説：(1) 2006年から診療報酬としてニコチン依存症管理料が設けられた。

(2) 2004年アメリカモンタナ州ヘレナでは公共の場での禁煙条例を施行した結果，半年間で急性心筋梗塞による入院が40％減少。2006年スコットランドでの同様条例により1年後の入院患者は17％減少。うち3分の2が非喫煙者で，受動喫煙による被害の軽減が証明された。

(3)平成30年7月に健康増進法が改正され，学校・病院などには2019年7月1日から原則敷地内禁煙(屋内全面禁煙)が，飲食店・職場などには2020年4月1日から原則屋内禁煙が義務づけられた。

(4) 2019(令和元)年度国民健康・栄養調査によれば男性は横ばいだが，女性は2012年より増加。特に40～50歳代で増えた。血中アルコール濃度は代謝能力や体内水分量に影響されるので，女性の方が男性よりも影響を受け，依存症やアルコール性肝炎などの健康障害も出やすい。

(5)日本人で遺伝的に普通に飲酒できる人は56％，弱い人40％，飲めない人4％といわれている。

3. 正解(1)

解説：食物摂取頻度調査法は，被調査者と調査者の負担が小さく，栄養疫学で標準的に行われている。

4. 正解(3)

解説：積極的休息とは軽く体を動かすことなどにより疲労物質の排出を促進したり，外出により気分転換を図り，精神的にリフレッシュするようなことである。睡眠やごろ寝など身体を動かさずに休むことは完全休息である。

5. 正解(1)

解説：(1)う歯は戦後急激に増加したが近年は母子保健の充実と口腔衛生活動の成果で減少している。

(2)歯が20本以上残っていると咀しゃくがある程度維持できることから8020運動が普及し，高齢者の歯の喪失は歯止めがかかっている。

(3)歯が多いと咀しゃく・発声・顔貌が維持されるため栄養もよく社会活動に支障が少なく，結果として健康寿命が延びる。

(4)歯がない人は歯周病にならないのでかつては高齢者の歯周病は少なかった。しかし，8020運動の成果で歯の残存率は上昇したが歯口清掃が不十分なため，高齢者で歯周病罹患率が高まっている。

(5)糖や加熱した炭水化物の多い食生活では口腔内で乳酸発酵が進みう歯が多発する。そのため糖の摂取を控えることはう歯予防に有効である。

第8章　問題　＊＊＊　解答・解説 ─────────────

1. 正解(4)

解説：肝炎ウイルスは肝がんのリスク要因である(表8-2(B)参照)。

2. 正解(2)

解説：(1)または → かつ

(3)減少傾向

(4)増加傾向

3. 正解(3)

解説：HDLコレステロールは低値が脂質異常症に該当する。

4. 正解(4)

解説：コレラの対策としてイギリスの医師スノウが上水道整備を，ドイツ・ミュンヘン大学のペッテン
コーファーが下水道整備を推進した。痘瘡対策として古くは人痘接種が行われていたが，その後，
より安全性の高い牛痘を用いた種痘が普及した。ペストの猛威への対策としてベネチアで始まった
検疫の制度は，後に世界的に広がり，ペストのみならず感染症対策の柱となっている。現在のとこ
ろエボラウイルス病（エボラ出血熱）に効果のある予防接種は開発されていない。

5. 正解（2）

解説：発達性ディスレクシアは読字障害を伴う限局性学習症である。なお，脳損傷など後天的に発症する
場合があるため，それと区別するために「発達性」と表記する場合がある。発達性ディスレクシア
は神経生物学的原因による障害である。したがって（4）は誤りである。また，ディスレクシアは知
的障害を伴わず音声の理解に障害はみられないが，文字の読み書きが障害される。したがって（1）
と（3）は誤りである。ディスレクシアの発症率は言語圏によって異なる。例えば，日本における発
症率は約4％であるが，英語圏では約15％である。発症率の違いとして，言語の音韻処理の負担が
関わっているといわれている。日本語は文字と音が一対一で対応しているが，英語の場合単語に
よって文字と音の対応関係が異なり音韻処理の負担が重い。したがって，正解は（2）である。

第9，10章　問題　＊　＊　＊　解答・解説

1. 正解（3）

解説：保健所は地域保健法に基づいて，都道府県，政令指定都市，中核市，その他政令で定める市または
特別区が設置されており，すべての市町村に設置されるものではない。また，取り扱う業務は専門
的・広域的なものであり，住民に身近で利用頻度が高い保健サービスは行っていない。

2. 正解（3）

解説：（1）社会保障サービスの財源は主に租税と保険料である。
（2）貧困階層の救貧は公的扶助で行われている。
（4）賦課方式は，世代間格差是正のためである。
（5）国民負担率は，国民所得に占める租税と保険料の割合である。

3. 正解（5）

解説：（1）在宅での訪問診療，訪問看護などによる医療提供は認められている。
（2）病院開設は都道府県知事への届け出が必要である。
（3）第二次医療法改正では，特定機能病院と療養型病床群が制度化された。地域医療支援病院は，
第三次医療法改正の際に制度化された。
（4）地域医療構想は，各都道府県が二次医療圏を原則にした構想区域ごとに策定し，一般病床と療
養病床を有する医療機関が病床の担っている医療機能（高度急性期，急性期，回復期，慢性期）を
地域の現状と将来の医療提供体制を考えて病棟単位で報告する病床機能報告制度等を活用する。

4. 正解（3）

解説：a　高額療養費制度は患者の所得に応じて負担額は異なるが，すべての患者に適用される。
c　国民健康保険の診療報酬請求の審査は国民健康保険連合会で行っている。
e　原則として，保険診療と自由診療の組合せの混合診療は認められていない。ただし国が認めた
高度医療（評価療養）や室料差額負担（選定療養）などの混合診療は認められている。

5. 正解（3）

解説：a　国民医療費は公的医療保険が適用された国内診療費の推計額であり，予防接種は医療保険適用外。
d　令和2年度の国民医療費の国民総生産（GDP）に対する比率は8.02％である。
e　医療費の3要素とは，受診率，1件当たり日数，1日当たり医療費である。

第11，12章　問題　＊　＊　＊　解答・解説

1. 正解（5）

解説：（1）母子健康手帳は市町村長により交付される。

(2)新生児訪問指導は母子保健法に基づいて実施される。

(3)出生の届出は戸籍法により出生後14日以内に行うよう定められている。

(4)未熟児養育医療は母子保健法に基づき実施される。

2. 正解(5)

解説：(1)母子健康手帳は母子保健法により妊娠の届出をした者に対して市町村より交付される。

(2)新生児の訪問指導は母子保健法により市町村が行う。

(3)，(4) 1歳6か月児，3歳児健康診査は母子保健法により市町村が行う。

(5)人工妊娠中絶は母体保護法により母体保護法指定医のみが，指定施設でのみ行うことができる。

3. 正解(3)

解説：学校長は学校保健の総括責任者であり，学校保健安全計画の決定，児童・生徒の健康診断の実施，感染症発生時の児童・生徒の出席停止を行う。一方，学校設置者(教育委員会など)は臨時休業の決定，職員の健康診断の実施，保健主事・学校医の任命を行う。

4. 正解(1)

解説：(1)小学校入学予定者に対する健康診断(就学時健康診断)は入学前年の11月までに実施する。

(2)児童の定期健康診断は毎年6月30日までに実施する。

(3)学校の環境衛生検査は学校薬剤師が行う。

(4)児童・生徒の感染症発生時の出席停止は学校長が行う。

(5)臨時休業等の決定については学校設置者(教育委員会など)が行う。

5. 正解(1)と(5)

解説：(1) 2020(令和2)年度の結果によると小学生の被患率で最も高かったのはう歯の40.2％で，次が裸眼視力1.0未満の37.5％であった。

(2)中学生の被患率で最も高かったのは裸眼視力1.0未満の58.3％であり，う歯は32.2％だった(2020年度)。

(3)小学生と中学生ではう歯のうち未処置歯のある者の割合は，13.4％(中学生)～19.6％(小学生)であった(2020年度)。

(4)中学1年生の「う歯＋喪失歯」の平均本数は0.68本であった(2020年度)。

(5) 11歳の女子の平均身長は148.0cmであり，男子の146.6cmを上回っている(2020年度)。

第13, 14章　問題　＊　＊　＊　解答・解説

1. 正解(4)

解説：(1)産業保健の法規に関して，1947年に労働者保護の理念から制定された「労働基準法」が最初の法規である。その後，衛生面・安全面の充実を図るために1972年に「労働安全衛生法」が独立して制定された。

(2)常時50人以上の労働者が働く事業所で，産業医を選任して労働者の健康管理を行う。また労働者の健康障害を防止するため，常時50人以上の労働者が働く事業者では，衛生管理者を選任する。

(3)原則として，有害な業務に常時従事する労働者に対し，6か月を超えない期間ごとに1回，特殊健康診断を実施する義務がある。有害な業務については表13-8に記載。

(5)労災保険は労働者災害補償保険法(労災保険法)に定められている。

2. 正解(4)

解説：(1)作業関連疾患は職業病と異なり，作業によって発症が高まる一般の疾患である。

(2)職業病は特定の職業で発生し，生活要因の関与は低いため多くは原因究明が解決策につながる。

(3)労働災害とは労働者が業務中に受ける災害である。通勤時や，業務で外出先に移動する際の災害も含まれる。

(4)脳・心臓疾患と過重労働の関連性が医学的に報告されている。心疾患や脳血管疾患については，その発症の基礎となる血管病変等が，加齢や生活習慣，遺伝等の要因により徐々に増悪して発症すると考えられてきたが，仕事が主原因となり発症する場合もあり，これらを「過労死」とよぶ。

(5) 精神障害による労災認定数は増加傾向にあり，平成24年以降は脳・心臓疾患を上回っている。

3. 正解(5)

解説：作業環境測定であり，作業環境管理に含まれる。

    (1) 健康管理である。

    (2) 作業環境管理である。

    (3) 作業管理である。

    (4) 作業管理である。

4. 正解(4)

解説：握力(上肢の筋力)や長座体前屈(柔軟性)などは日常生活の所作が影響して能力低下が比較的小さいが，体幹部の筋持久力や全身持久力の低下は大きい。

5. 正解(3)

解説：(1) 介護保険の第1号被保険者は65歳以上の者である。

    (2) ケアプランは本人・家族でも作成可能である。

    (4) 地域包括支援センターは権利擁護，介護予防ケアマネジメント，主任ケアマネージャーによる困難事例の相談などを行う。

    (5) 要介護認定の一次判定は，全国共通の判定ルールで行われる。

第15章　問題　＊　＊　＊　解答・解説

1. 正解(4)

解説：(1) 基準値以下であること。基準値は0.003 mg/L以下と定められている。

    (2) 基準値以下であること。基準値は0.01 mg/L以下と定められている。

    (3) 基準値以下であること。基準値は0.02 mg/L以下と定められている。

    (4)「人の健康の保護に関する環境基準」で，「検出されないこと」となっているのは，アルキル水銀，全シアン，PCBの3つのみである。

    (5) 基準値以下であること。基準値は0.02 mg/L以下と定められている。

2. 正解(3)

解説：規制を行うのは管轄する関係省庁である。

    (1) リスク管理を行う厚生労働省や農林水産省から独立した内閣府に設置された。

    (2) 出題通り。

    (4) リスク評価は食品安全委員会が行う。

    (5) 食品安全委員会の役割はリスク評価，リスクコミュニケーションを行うことである。リスク管理は行わない。そのほか大規模な食品事件などが発生した場合など緊急事態への対応がある。

3. 正解(2)

解説：(1) 粒子の規定は粒径が2.5 μm以下である。

    (2) PM2.5は大気中に存在する浮遊粒子状物質に含まれる。

    (3) 気道から体内に入る。

    (4) たばこの煙にも多くのPM2.5が含まれている。

    (5) 肺胞まで達し，そこで炎症を惹起する。

4. 正解(3)

解説：「建築物衛生法」によって法定基準が決められているのはホルムアルデヒドのみである。

5. 正解(4)

解説：暑熱環境下におけるスポーツ現場での熱中症対策のために湿球黒球温度指数(Wet Bulb Globe Temperature Index：WBGT)を測定することが推奨されている。単位は気温と同じ摂氏度(℃)で示されるが，その値は気温とは異なり，人体と外気との熱のやりとり(熱収支)に着目した指標で，人体の熱収支に与える影響の大きい，気温，湿度，輻射，気流を取り入れた指標である。

巻末参考表

表-1　主な健康指標

(1)　出生率・死亡率・自然増加率　婚姻率, 離婚率 = $\dfrac{件数}{人口} \times 1{,}000$

　分母の人口を性や年齢などによって分けない総人口とした率を粗率といい, これは衛生状態, 人口構成などを含めた包括的な比率である。例えば死亡率でいえば, 実際にその人口が死亡において失われる程度を示すものとしての意義をもち, 粗死亡率は単に死亡率ということが多い。なお, 人口動態統計では, 通常, 分母に日本人人口(10月1日現在)を用いている。

(2)　死産率 = $\dfrac{死産数}{出生数 + 死産数} \times 1{,}000$　（死産：妊娠満12週以降の死児の出産）

(3)　乳児死亡率・新生児死亡率・早期新生児死亡率 = $\dfrac{乳児・新生児・早期新生児死亡数}{出生数} \times 1{,}000$

　　（乳児死亡：生後1年未満の死亡, 新生児死亡：生後4週未満の死亡, 早期新生児死亡：生後1週未満の死亡）

(4)　周産期死亡率 = $\dfrac{妊娠満22週以後の死産数 + 早期新生児死亡数}{出生数 + 妊娠満22週以後の死産数} \times 1{,}000$

(5)　妊娠満22週以後の死産率 = $\dfrac{妊娠満22週以後の死産数}{出生数 + 妊娠満22週以後の死産数} \times 1{,}000$

(6)　母の年齢(年齢階級)別出生率 = $\dfrac{ある年齢(年齢階級)の母の出生数}{同年齢(年齢階級)の女子人口} \times 1{,}000$

　この場合の女子人口は, WHO では妊娠可能な年齢(再生産年齢)を15～49歳に限定している。

(7)　合計特殊出生率 = $\left\{\dfrac{母の年齢別出生数}{同年齢の女子人口}\right\}$ の15歳から49歳までの合計

　　合計特殊出生率は, 15歳から49歳までの女子の年齢別出生率を合計したもので, 次の2つの種類がある。

　　「期間」合計特殊出生率：ある期間の出生状況に着目したもので, その年における各年齢(15～49歳)の女性の出生率を合計したもの。女子人口の年齢構成の違いを除いた出生率として, 年次比較, 国際比較, 地域比較に用いられている。

　　「コーホート」合計特殊出生率：ある世代の出生状況に着目したもので, 同一世代生まれ(コーホート)の女性の各年齢(15～49歳)出生率を合計したもので, 実際に1人の女子が一生の間に生む子どもの数である。

　実際に「1人の女性が一生の間に生む子どもの数」は, コーホート合計特殊出生率であるが, それに相当するものとして一般に用いられているのは期間合計特殊出生率である。これは, 各年齢の出生率が世代(コーホート)によらず同じであれば, この2つの「合計特殊出生率」は同じ値になるからである。

　晩婚化・晩産化が進行している状況では, 各世代の結婚や出産の行動に違いがあり, 各年齢の出生率が世代により異なるため, 別々の世代の出生率の合計である期間合計特殊出生率は, 同一世代のコーホート合計特殊出生率の値と異なる。

　このような意味で, 期間合計特殊出生率は, 1人の女子が仮にその年次の年齢別出生率で一生の間に生むとしたときの子どもの数に相当する。

〈参考：人口置換水準〉

　人口が将来にわたって増えも減りもしないで, 親の世代と同数で置き換わるための大きさを表す指標である。人口置換水準に見合う合計特殊出生率は, 女子の死亡率などによって変動するので一概にはいえないが, 日本における令和2年の値は2.06である。

(8)　総再生産率 = $\left\{\dfrac{母の年齢別女児出生数}{同年齢の女子人口}\right\}$ その年次の15歳から49歳までの合計

　　期間合計特殊出生率の場合は生まれる子が男女両方含んでいたが, これを女児だけについて求めた指標である。

(9)　純再生産率 = $\left\{\dfrac{母の年齢別女児出生数}{同年齢の女子人口} \times \dfrac{女の生命表の同年齢の定常人口}{10万人}\right\}$ その年次の15歳から49歳までの合計

　　純再生産率は, 総再生産率にさらに母親の世代の死亡率を考慮に入れたときの平均女児数を表す。

(10)　死因別死亡率 = $\dfrac{ある死因の死亡数}{人口} \times 100{,}000$

(11) $\text{妊産婦死亡率} = \dfrac{\text{妊産婦死亡数}}{\text{出生数} + \text{死産数}} \times 100,000$　（国際比較では，分母を出生数とする場合もある）

(12) $\text{年齢（年齢階級）別死亡率} = \dfrac{\text{ある年齢（年齢階級）の死亡数}}{\text{同年齢（年齢階級）の人口}} \times 1,000$　（または$100,000$）

(13) $\text{年齢調整死亡率} = \dfrac{\left\{ \begin{array}{l} \text{観察集団の 年齢階級別} \\ \text{年齢階級別死亡率} \times \text{基準人口} \end{array} \right\} \text{の各年齢} \atop \text{階級の総和}}{\text{基準人口の総数（昭和60年モデル人口）}} \times 1,000$　（または$100,000$）

　年齢構成が著しく異なる人口集団の間での死亡率や，特定の年齢層に偏在する死因別死亡率などについて，その年齢構成の差を取り除いて比較する場合に用いる。これを標準化死亡率という場合もある。基準人口には「平成27年モデル人口」を用いている。

基準人口 （平成27年モデル人口）

年齢階級	基準人口	年齢階級	基準人口	年齢階級	基準人口
総数	125 319 000	25〜29歳	6 738 000	65〜69歳	9 246 000
		30〜34	7 081 000	70〜74	7 892 000
0歳	978 000	35〜39	7 423 000	75〜79	6 306 000
1〜 4	4 048 000	40〜44	7 766 000	80〜84	4 720 000
5〜 9	5 369 000	45〜49	8 108 000	85〜89	3 134 000
10〜14	5 711 000	50〜54	8 451 000	90〜94	1 548 000
15〜19	6 053 000	55〜59	8 793 000	95歳以上	423 000
20〜24	6 396 000	60〜64	9 135 000		

注）年齢調整死亡率の算出では，基準人口（平成27年モデル人口）の「0歳」，「1〜4歳」を分類せずに「0〜4歳」として使用している。

(14) $\underset{\text{(SMR)}}{\text{標準化死亡比}} = \dfrac{\text{観察集団の死亡数}}{\left\{ \begin{array}{l} \text{基準集団の} \\ \text{年齢階級別死亡率} \end{array} \times \begin{array}{l} \text{観察集団の} \\ \text{年齢階級別人口} \end{array} \right\} \begin{array}{l} \text{の各年齢} \\ \text{階級の合計} \end{array}} \times 100$

　年齢構成の差異を基準の死亡率で調整した値に対する現実の死亡数の比である。主に小地域の比較に用いる。

(15) $\text{受療率} = \dfrac{\text{調査日（3日間のうち医療施設ごとに指定した1日間）に医療施設で受療した推計患者数}}{\text{人口}} \times 100,000$……（患者調査）

(16) $\text{総患者数} = \text{推計入院患者数} + \text{推計初診外来患者数} + \text{推計再来外来患者数} \times \text{平均診療間隔}^* \times \text{調整係数(6/7)}$…（患者調査）
　＊前回診療日から調査日までの日数が99日以上のものは除外する。

(17) $\text{病床利用率} = \dfrac{\text{月間在院患者延数の1月〜12月の合計}}{\text{（月間日数×月末病床数）の1月〜12月の合計}} \times 100$……（病院報告）

(18) $\text{平均在院日数} = \dfrac{\text{年間在院患者延数}}{\frac{1}{2} \times (\text{年間新入院患者数} + \text{年間退院患者数})}$……（病院報告）

(19) $\underset{\text{平均在院日数}}{\underset{\text{療養病床等}}{}} = \dfrac{\text{年（月）間在院患者延数}}{\frac{1}{2} \times (\text{年（月）間新入院患者数} + \text{年（月）間} \underset{\text{床から移された患者数}}{\text{同一医療機関内の他の病}} + \text{年（月）間退院患者数} + \text{年（月）間} \underset{\text{病床へ移された患者数}}{\text{同一医療機関内の他の}})}$…（病院報告）

(20) $\text{有訴者}^*\text{率} = \dfrac{\text{有訴者数}}{\text{世帯人員}} \times 1,000$　（国民生活基礎調査）

　＊世帯員（入院者を除く）のうち，病気やけが等で自覚症状のある者をいう。

(21) $\text{通院者}^*\text{率} = \dfrac{\text{通院者数}}{\text{世帯人員}} \times 1,000$　（国民生活基礎調査）

　＊世帯員（同上）のうち，病院，診療所，老人保健施設，歯科診療所，病院の歯科，あんま・はり・きゅう・柔道整復師に通っている（調査日に通院しなくても，ここ1月位通院（通所）治療が継続している場合を含む）者をいう。

(22) $\text{受診率} = \dfrac{\text{ある月（年間）の件数（診療報酬明細書の枚数）}}{\text{月末（年間平均）被保険者数}}$

　主として社会保険関係の諸統計で用いられている。

(23) $\text{疾病・異常被患率} = \dfrac{\text{疾病・異常該当者数}}{\text{健康診断受検者数}} \times 100$……（学校保健統計調査）

資料：(財)厚生労働統計協会，「国民衛生の動向」2022/2023

表−2　主要な生活習慣病の発症予防と重症化予防の徹底に関する目標と評価：健康日本21(第二次)[1] →新たな目標や年

疾患名	項　目	ベースライン値(平成22年)		最新値[2]	目標(2022年)・評価
(1)が　ん	①75歳未満のがんの年齢調整死亡率の減少(10万人当たり)	84.3		70.0 (令和元年)	73.9(平成27年) →減少傾向へ 目標達成
	②がん検診の受診率の向上 がん検診の受診率の算定 対象：40〜69歳(子宮頸がんは20〜69歳まで)	胃がん	男性36.6% 女性28.3%	48.0% 37.1%	50% (胃がん, 肺がん, 大腸がんは当面40%) (平成28年度) →50%(2022年) 肺がんのみ目標達成
		肺がん	男性26.4% 女性23.0%	53.4% 45.6%	
		大腸がん	男性28.1% 女性23.9%	47.8% 40.9%	
		子宮頸がん	女性37.7%	43.7%	
		乳がん	女性39.1%	47.4% (令和元年)	
(2)循環器疾患	①脳血管疾患・虚血性心疾患の年齢調整死亡率の減少(10万人当たり)	脳血管疾患	男性49.5 女性26.9	男性33.2 女性18.0	男性41.6 女性24.7
		虚血性心疾患	男性36.9 女性15.3	男性27.8 女性 9.8 (令和元年)	男性31.8 女性13.7 目標達成
	②高血圧の改善(収縮期血圧の平均値の低下)(40〜89歳)	男性　　138 mmHg 女性　　133 mmHg		男性134 mmHg 女性129 mmHg (令和元年)	男性134 mmHg 女性129 mmHg 改善傾向
	③脂質異常症の減少	総コレステロール240 mg/dl以上の者の割合(40〜79歳) 男性13.8% 女性22.0%		男性14.2% 女性25.0% (令和元年)	男性10% 女性17% 女性のみ悪化
		LDLコレステロール160 mg/dl以上の者の割合(40〜79歳) 男性 8.3% 女性11.7%		男性 9.8% 女性13.1% (令和元年)	男性6.2% 女性8.8%
	④メタボリックシンドロームの該当者及び予備群の減少(40〜74歳)	1,400万人 (平成20年度)		約1,516万人[3] (令和元年)	平成20年度比25%減少(平成27年度)→(2022年度)悪化
	⑤特定健康診査・特定保健指導の実施率の向上(40〜74歳)	特定健康診査の実施率41.3% 特定保健指導の実施率12.3% (平成21年度)		55.6%[3] 23.2%[3] (令和元年)	70%以上 45%以上 (平成29年度)→(2023年度)改善傾向
(3)糖尿病	①合併症(糖尿病腎症による年間新規透析導入患者数)の減少	16,247人		16,019人 (令和元年)	15,000人 変化なし
	②治療継続者の割合の増加(20歳以上)	63.7%		65.7% (令和元年)	75% 変化なし
	③血糖コントロール指標におけるコントロール不良者の割合の減少(HbA1cがJDS値8.0%(NGSP値8.4%)以上の者の割合の減少)	40〜74歳 1.2% (平成21年度)		0.94% (令和元年)	1.0% 目標達成
	④糖尿病有病者の増加の抑制[1]	20歳以上 890万人(平成19年)		1,150万人 (令和元年)	1,000万人 評価困難
(4)COPD	①COPDの認知度の向上	20歳以上　25%(平成23年)		27.8%(令和元年)	80%変化なし

資料：厚生労働省告示第四百三十号, 平成24年7月10日：目標値は, ほとんどの指標で平成22年水準比2022(令和4)年の状況について設定, 例外的な比較年は, 指標と目標の表中に記載した。「健康日本21(第二次)最終評価報告書(令和4年10月11日)」

1)　定期的モニタリング項目例：厚生科学審議会地域保健健康増進栄養部会, 次期国民健康づくり運動プラン策定専門委員会「健康日本21(第二次)の推進に関する参考資料」p.143, 平成24年7月。年次表記を一部西暦に改変
2)　国立健康・栄養研究所 健康日本21(第二次)分析評価事業, 現状値の年次推移, 別表第二
3)　令和3年9月3日第14回健康日本21(第二次)推進専門委員会資料2

表-3　社会生活を営むために必要な機能の維持・向上に関する目標と最終評価:健康日本21(第二次)　→新たな目標値や年

項　目		ベースライン値(平成22年)	最新値[4]	目標(2022年)[1]・評価
(1)こころの健康	①自殺者の減少(人口10万人当たり)[1]	23.4	15.7(令和元年)	19.4(平成28年)[2] →13.0以下(2026年)[3] 改善傾向
	②気分障害・不安障害に相当する心理的苦痛を感じている者の割合の減少	20歳以上　10.4%	10.3%(令和元年)	9.4% 変化なし
	③メンタルヘルスに関する措置を受けられる職場の割合の増加	33.6%(平成19年)	59.2%(平成30年)	100%(2020年) 改善傾向
	④小児人口10万人当たりの小児科医・児童精神科医師の割合の増加	小児科医　　94.4(平成22年) 児童精神科医　10.6(平成21年)	119.7(令和2年) 20.2(令和3年)	増加傾向へ(平成26年)→ 増加傾向へ目標達成
(2)次世代の健康	①健康な生活習慣(栄養・食生活,運動)を有する子どもの割合の増加	ア　朝・昼・夕の三食を必ず食べることに気をつけて食事をしている子どもの割合の増加 　　　　　　小学5年生89.4%	93.1%(令和3年)	100%に近づける 変化なし
		イ　運動やスポーツを習慣的にしている子どもの割合の増加 (参考値)週に3日以上 小学5年生　男子61.5% 　　　　　　女子35.9%	59.2%(平成25年) 33.6%(平成25年)	増加傾向へ 指標変更
		→(変更後)イ　1週間の総運動時間60分未満の子ども割合 小学5年生　男子10.5% 　　　　　　女子24.2%	7.6%(令和元年) 13.0%(令和元年)	→減少傾向へ やや改善
	②適正体重の子どもの増加	ア　全出生数中の低出生体重児の割合の減少[1]　9.6%	9.4%(令和元年)	減少傾向へ (平成26年)→(2022年)[3] 変化なし
		イ　肥満傾向にある子どもの割合の減少 小学5年生の中等度・高度肥満児の割合(平成23年) 　　　　　　男子46.0% 　　　　　　女子3.39% →(変更後)小学5年生の肥満傾向児の割合(平成23年)8.59%	5.12%(令和元年) 3.63%(令和元年) 9.57%(令和元年)	減少傾向へ(平成26年) →10歳(小学5年生)の 肥満傾向児の割合 7.0%(2024年)[3] 悪化
(3)高齢者の健康	①介護保険サービス利用者の増加の抑制[1]	452万人(平成24年度)	567万人(令和元年度)	657万人(2025度) やや改善
	②認知機能低下ハイリスク高齢者の把握率の向上 →認知症サポーター数の増加	0.9%(平成21年) 330万人[5] (平成23年)	3.7%(平成26年度) 1,380万人 (令和3年)	10%(指標把握不可) →1,200万人[5](2020年) 度)目標達成
	③ロコモティブシンドローム(運動器症候群)を認知している国民の割合の増加	(参考値)17.3%(平成24年) →(変更後)44.4%(平成27年)	44.8%(令和元年)	80% 変化なし
	④低栄養傾向(BMI20以下)の高齢者の割合の増加の抑制	65歳以上　17.4%	16.8%(令和元年)	22%　改善目標達成
	⑤足腰に痛みのある高齢者の割合の減少(1,000人当たり)	男性218人 女性291人	男性206人(平成元年) 女性255人(平成元年)	男性200人　改善 女性260人　目標達成
	⑥高齢者の社会参加の促進(就業又は何らかの地域活動をしている高齢者の割合の増加)60歳以上	(参考値)何らかの地域活動をしている高齢者の割合(平成20年) 男性64.0% 女性55.1%	男性60.2%(平成25年) 女性62.2%(平成25年)	80% 指標変更
		→高齢者の社会参加状況[4] 男性63.6%(平成24年) 女性55.2%(平成24年)	男性62.4%(平成28年) 女性55.0%(平成28年)	80%[4] 評価困難

資料:厚生労働省告示第四百三十号,平成24年7月10日
　　　厚生労働省,「介護保険事業状況報告」,「介護予防事業報告」,「国民生活基礎調査」,「介護予防事業報告」,「国民健康・栄養調査」,内閣府「高齢者の地域社会への参加に関する意識調査」,「健康日本21(第二次)最終評価報告書(令和4年10月11日)」
注〕高齢者の健康①の目標は,社会保障・税一体改革大綱(平成24年2月17日閣議決定)の策定に当たって試算した結果に基づく。
1) 定期的モニタリング項目例:厚生科学審議会地域保健健康増進栄養部会,次期国民健康づくり運動プラン策定専門委員会「健康日本21(第二次)の推進に関する参考資料」p.63～83,143,平成24年7月,年次表記を一部西暦に改変
2) 自殺総合対策大綱(平成24年8月28日閣議決定による見直し)
3) 第10回健康日本21(第二次)推進専門委員会資料,平成29年9月6日,年次表記を一部西暦に改変
4) 国立健康・栄養研究所 健康日本21(第二次)分析評価事業,現状値の年次推移,別表第三
5) 「健康日本21(第二次)」中間評価報告書,平成30年9月,厚生科学審議会地域保健健康増進栄養部会

項　目	ベースライン値（平成22年）	最新値[2]	目標（2022年）・評価
①地域のつながりの強化（居住地域でお互いに助け合っていると思う国民の割合の増加）20歳以上	（参考値）自分と地域のつながりが強い方だと思う割合45.7%（平成19年）[1] →（変更後）50.4%　　（平成23年）	50.1%（令和元年）	65%　変化なし
②健康づくりを目的とした活動に主体的に関わっている国民の割合の増加	（参考値）健康や医療サービスに関係したボランティア活動をしている割合　20歳以上　3%（平成18年）[3] →（変更後）健康づくりに関係したボランティア活動への参加割合　　27.7%（平成24年）[2]	27.8%（平成28年）	25% 35%　評価困難
③健康づくりに関する活動に取り組み，自発的に情報発信を行う企業登録数の増加	参画企業数233社　（平成23年）参画団体数367団体（平成23年）	5,385社 6.853団体（令和3年）	3,000社　　目標達成 7,000団体[4] 改善傾向
④健康づくりに関して身近で専門的な支援・相談が受けられる民間団体の活動拠点数の増加	（参考値）民間団体から報告のあった活動拠点数　　7,134（平成24年）	（参考値）13,404（平成27年）	15,000 評価困難 改善傾向
⑤健康格差対策に取り組む自治体の増加（課題となる健康格差の実態を把握し，健康づくりが不利な集団への対策を実施している都道府県の数）	11都道府県（平成24年）	41（令和元年）	47都道府県 改善傾向

資料：厚生労働省告示第四百三十号，平成24年7月10日。年次表記を一部西暦に改変，「健康日本21（第二次）最終評価報告書（令和4年10月11日）」

1) 内閣府「少子化対策と家族・地域のきずなに関する意識調査」
2) 国立健康・栄養研究所　健康日本21（第二次）分析評価事業，現状値の年次推移，別表第四
3) 総務省「社会生活基本調査」
4) 第10回健康日本21（第二次）推進専門委員会資料，平成29年9月6日

表－5 栄養・食生活，身体活動・運動，休養，飲酒，喫煙及び歯・口腔の健康に関する生活習慣および社会環境の改善に関する目標と評価：健康日本21(第二次)

要　素	項　目	ベースライン値(平成22年)	最新値[2](令和元年)	目標(2022年)・評価
(1)栄養・食生活	①適正体重を維持している者の増加[1](肥満：BMI25以上・やせ：BMI18.5未満の減少)	20歳～60歳代男性の肥満者の割合　31.2%	35.1%	28%　悪化
		40歳～60歳代女性の肥満者の割合　22.2%	22.5%	19%　変化なし
		20歳代女性のやせの者の割合　29.0%	20.7%	20%　変化なし
	②適切な量と質の食事をとる者の増加(20歳以上)	ア主食・主菜・副菜を組み合わせた食事が1日2回以上の日がほぼ毎日の者の割合の増加　68.1%(平成23年)	56.1%	80%　悪化
		イ食塩摂取量の減少　10.6g	10.1g	8g　やや改善
		ウ野菜と果物の摂取量の増加　野菜摂取量の平均値　282g	281g	350g　変化なし
		果物摂取量100g未満の者の割合　61.4%	63.3%	30%　悪化
	③共食の増加(食事を一人で食べる子どもの割合の減少)	朝食　小学5年生　15.3% 中学2年生　33.7% 夕食　小学5年生　2.2% 中学2年生　6.0%	12.1% 28.8% 1.6% 4.3% (令和3年)	減少傾向へ 目標達成
	④食品中の食塩や脂肪の低減に取り組む食品企業及び飲食店の登録数の増加	食品企業登録数　14社 飲食店登録数　17,284店舗 (平成24年)	117社 (令和3年) 24,441店舗	100社　目標達成 30,000店舗 改善傾向
	⑤利用者に応じた食事の計画，調理及び栄養の評価，改善を実施している特定給食施設の割合の増加	(参考値)管理栄養士・栄養士を配置している施設の割合　70.5%	74.7%	80% 改善傾向
(2)身体活動・運動	①日常生活における歩数の増加[1]	20歳～64歳 男性7,841歩 女性6,883歩 65歳以上 男性5,628歩 女性4,584歩	20歳～64歳 7,864歩 6,685歩 65歳以上 5,396歩 4,656歩	20歳～64歳　変化なし 男性9,000歩 女性8,500歩 65歳以上　変化なし 男性7,000歩 女性6,000歩
	②運動習慣者の割合の増加	20歳～64歳 男性26.3% 女性22.9% 65歳以上 男性47.6% 女性37.6%	20歳～64歳 23.5% 16.9% 65歳以上 41.9% 33.9%	20歳～64歳 男性36%　変化なし 女性33%　悪化 65歳以上　変化なし 男性58% 女性48%
	③住民が運動しやすいまちづくり・環境整備に取り組む自治体数の増加	17都道府県 (平成24年)	34都道府県	47都道府県 改善傾向
(3)休養	①睡眠による休養を十分とれていない者の割合の減少[1](20歳以上)	18.4% (平成21年)	21.7% (平成30年)	15% 悪化
	②週労働時間60時間以上の雇用者の割合の減少(15歳以上)	9.3% (平成23年)	6.5%	5.0%(2020年) 改善傾向
(4)飲酒	①生活習慣病のリスクを高める量を飲酒している者(1日当たりの純アルコール摂取量が男性40g以上，女性20g以上の者)の割合の減少[1](20歳以上)	男性15.3% 女性7.5%	14.9% 9.1%	男性13.0%　変化なし 女性6.4%　悪化

(次ページにつづく)

表5（つづき）　　　　　　　　　　　　　　　　　　　　　　　　　　　　　→新たな目標値や年

要素	項目		ベースライン値（平成22年）	最新値[2]（令和元年）	目標（2022年）・評価
(4)飲酒	②未成年者の飲酒をなくす	中学3年生　男子10.5%　　女子11.7%		1.7%　2.7%	
		高校3年生　男子21.7%　　女子19.9%		4.2%　2.9%（参考：令和3年）	0%　改善傾向
	③妊娠中の飲酒をなくす		8.7%	1.0%	0%[3]（平成26年），（2022年）改善傾向
(5)喫煙	①成人の喫煙率の減少（喫煙をやめたい者がやめる）[1]		19.5%	16.7%	12%　改善傾向
	②未成年者の喫煙をなくす	中学1年生　男子1.6%　　女子0.9%		0.1%　0.1%	
		高校3年生　男子8.6%　　女子3.8%		1.0%　0.6%（参考：令和3年）	0%　改善傾向
	③妊娠中の喫煙をなくす		5.0%	2.0%（参考令和2年）	0%（平成26年）→（2020年）改善傾向
	④受動喫煙（家庭・職場・飲食店・行政機関・医療機関）の機会を有する者の割合の減少（対象20歳以上）	行政機関16.9%（平成20年）医療機関13.3%（平成20年）職場　64.0%（平成23年）（受動喫煙対策をとっている職場）		4.1%　2.9%　95.5%（令和2年）	0%　0%　受動喫煙のない職場の実現（2020年）　改善傾向
		家庭　10.7%（平成22年）飲食店　50.1%（平成22年）		6.9%　29.6%	3%　15%
(6)歯・口腔の健康	①口腔機能の維持・向上（60歳代におけるそ咀しゃく良好者の割合の増加）		73.4%（平成21年）	71.5%	80%　変化なし
	②歯の喪失防止	ア 80歳で20歯以上の自分の歯を有する者の割合の増加　25%（平成17年）		51.2%（平成28年）	50%　評価困難→60%（中間：改善）
		イ 60歳で24歯以上の自分の歯を有する者の割合の増加　60.2%（平成17年）		74.4%（平成28年）	70%　評価困難→80%（中間：改善）
		ウ 40歳で喪失歯のない者の割合の増加　54.1%（平成17年）		73.4%（平成28年）	75%　評価困難トレンド分析：変化なし
	③歯周病を有する者の割合の減少	ア 20歳代における歯肉に炎症所見を有する者の割合の減少　31.7%（平成21年）		21.1%（平成30年）	25%　目標達成
		イ 40歳代における進行した歯周炎を有する者の割合の減少　37.3%（平成17年）		44.7%（平成28年）	25%　評価困難
		ウ 60歳代における進行した歯周炎を有する者の割合の減少　54.7%（平成17年）		62.0%（平成28年）	45%　評価困難
	④乳幼児・学齢期のう蝕のない者の増加＊	ア 3歳児でう蝕がない者の割合が80%以上である都道府県の増加　6都道府県（平成21年）		44（平成30年）	23都道府県→47都道府県改善傾向
		イ 12歳児の一人平均う歯数が1.0歯未満である都道府県の増加　7都道府県（平成23年）		37	28都道府県→47都道府県改善傾向
	⑤過去1年間に歯科検診を受診した者の割合の増加（20歳以上）		34.1%（平成21年）	52.9%（平成28年）	65%　評価困難（中間：改善）

資料：厚生労働省告示第四百三十号，平成24年7月10日目標値は，ほとんどの指標で平成22年水準比2022（令和4）年の状況について設定，例外的な比較年は，指標と目標の表中に記載した。「健康日本21（第二次）最終評価報告書（令和4年10月11日）」
1)　定期的モニタリング項目例：厚生科学審議会地域保健健康増進栄養部会，次期国民健康づくり運動プラン策定専門委員会「健康日本21（第二次）の推進に関する参考資料」p.90〜146，平成24年7月
2)　国立健康・栄養研究所 健康日本21（第二次）分析評価事業，現状値の年次推移，別表第五
3)　第10回健康日本21（第二次）推進専門委員会資料，平成29年9月6日

表-6　定期予防接種と任意予防接種　　　　　　　　　　令和3('21)年5月現在

		対象疾病(ワクチン)		接種対象年齢等		標準的接種年齢[2]	回数
定期予防接種	A[1]類疾病	ジフテリア 百日咳 破傷風 急性灰白髄炎(ポリオ)	沈降精製DPT不活化ポリオ混合ワクチン,沈降精製DTP混合ワクチン,沈降DT混合トキソイド,不活化ポリオワクチン[3][4]	1期初回	生後3～90か月未満	生後3～12か月	3回
				1期追加	生後3～90か月未満(1期初回接種(3回)終了後,6か月以上の間隔をおく)	3回の初回接種後12～18か月	1回
			沈降DT混合トキソイド	2期	11～13歳未満	11～12歳	1回
		麻しん 風しん	乾燥弱毒性麻しん風しん混合ワクチン,乾燥弱毒生麻しんワクチン,乾燥弱毒性風しんワクチン	1期	生後12～24か月未満		1回
				2期	5歳以上7歳未満で,小学校就学開始日の1年前から前日までにある者		1回
		風しん	乾燥弱毒生麻しん風しん混合ワクチン,乾燥弱毒生風しんワクチン	5期	昭和37年4月2日～54年4月1日までの間に生まれた男性		1回
		水痘	乾燥弱毒生水生痘ワクチン	1回目 2回目	生後12～36か月	初回は生後12～15か月,2回目は初回から6～12か月経過した時期	2回
		日本脳炎[5]	乾燥細胞培養日本脳炎ワクチン	1期初回	生後6～90か月未満	3歳	2回
				1期追加	生後6～90か月未満(1期初回接種終了後約1年をおく)	4歳	1回
				2期	9～13歳未満	9歳	1回
		B型肝炎	組換え沈降B型肝炎ワクチン	1回目 2回目 3回目	1歳まで	生後2～9か月の間	3回
		結核	BCGワクチン		1歳未満	生後5～8か月の間(地域発生状況事情により必ずしもこの通りではない)	1回
		Hib感染症	乾燥ヘモフィルスb型ワクチン	初回3回	生後2～60か月に至るまで	初回接種開始は生後2～7か月まで(遅れた場合は別規定)	3回
				追加1回			1回
		肺炎球菌感染症(小児)	沈降13価肺炎球菌結合ワクチン	初回3回	生後2～60か月に至るまで	初回接種開始は生後2～7か月まで(遅れた場合は別規定)	3回
				追加1回		追加接種は生後12～15か月まで	1回
		ヒトパピローマウイルス感染症[6]	組換え沈降2価ヒトパピローマウイルス様粒子ワクチン,組換え沈降4価ヒトパピローマウイルス様粒子ワクチン		12歳となる日の属する年度の初日から16歳となる日の属する年度の末日までの間にある女子	13歳となる日の属する年度の初日から当該年度の末日までの間	3回
		ロタウイルス	経口弱毒性ヒトロタウイルスワクチン		初回接種開始は生後14週6日まで	生後6週～6か月まで	2回
			5価経口弱毒性ロタウイルスワクチン		初回接種開始は生後14週6日まで	生後6週～8か月まで	3回
	B[1]類疾病	インフルエンザ	インフルエンザHAワクチン		・65歳以上 ・60歳以上65歳未満で,心臓,腎臓もしくは呼吸器の機能またはHIVによる免疫機能障害を有する者		毎年度1回
		肺炎球菌感染症(高齢者)	23価肺炎球菌莢膜ポリサッカライドワクチン		ア)65歳以上 イ)60歳以上65歳未満で,心臓,腎臓もしくは呼吸器の機能またはHIVによる免疫機能障害を有する者 ただし,イに該当する者として既に当該予防接種を受けた者は,アの対象者から除く。(対象者の詳細は,注の7)を参照)		1回

(次ページにつづく)

表6（つづき）

	対象疾患（ワクチン）		接種対象年齢	標準的接種年齢	回　数
任意予防接種	B型肝炎	水平感染予防	初回2回（4週間隔をおく）	生後～	3回
		母子感染予防[8]	追加1回（初回接種終了後5～6か月をおく）		
	おたふくかぜ（流行性耳下腺炎）		初回1回　1～6歳まで 追加1回　6～7歳まで	1歳～	2回
	A型肝炎		初回2回（2～4週間隔をおく） 追加1回（初回接種終了後6か月をおく）	生後～ WHOは1歳以上を推奨	3回
	破傷風トキソイド		初回2回（3～8週間隔をおく） 追加1回（初回接種終了後6か月をおく）	生後～	3回
	髄膜炎菌[9]（4価混合型）			2～55歳	1回
	黄　熱[10]			生後9月～ 摂取後10日目から生涯有効（平成28年7月11日に制度変更）	1回
	狂犬病	曝露前免疫	初回2回（4週間隔をおく） 追加1回（初回接種終了後6月～12月おく）	生後～	3回
		曝露後免疫	初回1回 追加5回（初回を0として以降，3，7，14，30，90日）		6回
	成人用ジフテリアトキソイド			10歳～	

資料：厚生労働省健康局調べ，定期予防接種については，（財）厚生労働統計協会，「国民衛生の動向」2022/2023より改変。任意予防接種については，国立感染症研究所日本の予防接種スケジュールより改変（2022年11月10日更新）

注〕2020年11月予防接種法改正（新型コロナウイルス感染症にかかるワクチン接種の特例：臨時措置）。2021年2月施行
1）平成13年の予防接種法の改正により，対象疾病が「一類疾病」「二類疾病」に類型化され，平成25年の予防接種法の改正により，「A類疾病」「B類疾病」とされた。両者は国民が予防接種を受けるよう努める義務（努力義務）の有無，法に基づく予防接種による健康被害が生じた場合の救済の内容などに違いがある。
2）標準的な接種年齢とは，「定期接種実施要領」厚生労働省健康局長通知）の規定による。
3）ジフテリア，百日せき，破傷風，急性灰白髄炎の予防接種の第1期は，原則として，沈降精製百日せきジフテリア破傷風不活化ポリオ混合ワクチンを使用する。
4）DPT - IPV混合ワクチンの接種部位は上腕伸側で，かつ同一接種部位に反復して接種することはできるだけ避け，左右の腕を交代で接種する。
5）平成7年4月2日～19年4月1日生まれの者については，積極的勧奨の差し控えにより接種の機会を逃した可能性があることから，90月～9歳未満，13歳～20歳未満も接種対象としている。同様に，平成19年4月2日から平成21年10月1日に生まれた者で，平成22年3月31日までに日本脳炎の第1期の予防接種が終了していない者は，9～13歳未満も1期の接種対象としている。
6）HPVワクチンについては，広範な慢性の疼痛または運動障害を中心とする多様な症状が接種後にみられたことから，平成25年6月以来，この症状の発生頻度等がより明らかになり，国民に適切に情報提供できるまでの間，定期接種の積極的な勧奨として差し控えている。
7）（ⅰ）　対象者から除外される者
　　これまでに，23価肺炎球菌莢膜ポリサッカライドワクチンを1回以上接種した者は，当該予防接種を定期接種として受けることはできない。
　（ⅱ）　接種歴の確認
　　高齢者の肺炎球菌感染症の予防接種を行うに当たっては，予診票により，当該予防接種の接種歴について確認を行う。
　（ⅲ）　予防接種の特例
　　平成31年4月1日から令和6年3月31日までの間，アの対象者については，65歳，70歳，75歳，80歳，85歳，90歳，95歳または100歳となる日の属する年度の初日から当該年度の末日までの間にある者とする。さらに，平成31年度中においては，平成30年末に100歳以上の者についても，アの対象者とする。
8）生後12時間以内を目安に皮下接種する。更に，初回接種の1か月後，および6か月後の2回，皮下接種する。
9）平成27年5月18日から国内での接種開始。発作性夜間ヘモグロビン尿症に用いるエクリズマブ投与対象者は健康保険適用有
10）一般医療機関での接種は行われておらず，検疫所での接種

表 −7　学校保健における児童生徒等の定期健康診断の検査項目と実施学年　　　　　令和4年('22)4月現在

項目	検査・診察方法	発見される疾病異常	幼稚園	小1年	小2年	小3年	小4年	小5年	小6年	中1年	中2年	中3年	高1年	高2年	高3年	大学
保健調査	アンケート		○	◎	◎	◎	◎	◎	◎	◎	◎	◎	◎	◎	◎	○
身長		低身長等	◎	◎	◎	◎	◎	◎	◎	◎	◎	◎	◎	◎	◎	◎
体重			◎	◎	◎	◎	◎	◎	◎	◎	◎	◎	◎	◎	◎	◎
栄養状態		栄養不良 肥満傾向・貧血等	◎	◎	◎	◎	◎	◎	◎	◎	◎	◎	◎	◎	◎	◎
脊柱・胸郭 四肢 骨・関節		骨・関節の異常等	◎	◎	◎	◎	◎	◎	◎	◎	◎	◎	◎	◎	◎	△
視力	視力表　裸眼の者　裸眼視力	屈折異常，不同視等	◎	◎	◎	◎	◎	◎	◎	◎	◎	◎	◎	◎	◎	△
視力	視力表　眼鏡等をしている者　矯正視力		◎	◎	◎	◎	◎	◎	◎	◎	◎	◎	◎	◎	◎	△
視力	視力表　眼鏡等をしている者　裸眼視力		△	△	△	△	△	△	△	△	△	△	△	△	△	△
聴力	オージオメータ	聴力障害	◎	◎	◎	◎	△	◎	△	◎	△	◎	◎	△	◎	△
眼の疾病及び異常		感染症疾患，その他の外眼部疾患，眼位等	◎	◎	◎	◎	◎	◎	◎	◎	◎	◎	◎	◎	◎	◎
耳鼻咽喉疾患		耳疾患，鼻・副鼻腔疾患 口腔咽喉頭疾患 音声言語異常等	◎	◎	◎	◎	◎	◎	◎	◎	◎	◎	◎	◎	◎	◎
皮膚疾患		感染症皮膚疾患 湿疹等	◎	◎	◎	◎	◎	◎	◎	◎	◎	◎	◎	◎	◎	◎
歯及び口腔の疾患及び異常		むし歯，歯周疾患 歯列・咬合の異常 顎関節症症状・発音障害	◎	◎	◎	◎	◎	◎	◎	◎	◎	◎	◎	◎	◎	△
結核	問診・学校医による診察	結核		◎	◎	◎	◎	◎	◎	◎	◎	◎				
結核	エックス線撮影												◎			◎ 1学年(入学時)
結核	エックス線撮影 ツベルクリン反応検査 喀痰検査等			○	○	○	○	○	○	○	○	○				
結核	エックス線撮影 喀痰検査・聴診・打診等												○			○
心臓の疾患及び異常	臨床医学的検査 その他の検査	心臓の疾病 心臓の異常	◎	◎	◎	◎	◎	◎	◎	◎	◎	◎	◎	◎	◎	◎
心臓の疾患及び異常	心電図検査		△	◎	△	△	△	△	△	◎	△	△	◎	△	△	△
尿	試験紙法　蛋白等	腎臓の疾患	◎	◎	◎	◎	◎	◎	◎	◎	◎	◎	◎	◎	◎	△
尿	試験紙法　糖	糖尿病	△	◎	◎	◎	◎	◎	◎	◎	◎	◎	◎	◎	◎	△
その他の疾患及び異常	臨床医学的検査 その他の検査	結核疾患，心臓疾患 腎臓疾患，ヘルニア 言語障害，精神障害 骨・関節の異常 四肢運動障害	◎	○	○	○	○	○	○	○	○	○	○	○	○	○

資料：厚生労働統計協会，「国民衛生の動向」2022/2023

1)　◎はほぼ全員に実施されるもの
2)　○は必要時または必要者に実施されるもの
3)　△は検査項目から除くことができるもの

表-8 水質基準項目と基準値

項 目	基 準
1 一般細菌	1 mLの検水で形成される集落数が100以下であること
2 大腸菌	検出されないこと
3 カドミウム及びその化合物	カドミウムの量に関して，0.003 mg/L以下であること
4 水銀及びその化合物	水銀の量に関して，0.0005 mg/L以下であること
5 セレン及びその化合物	セレンの量に関して，0.01 mg/L以下であること
6 鉛及びその化合物	鉛の量に関して，0.01 mg/L以下であること
7 ヒ素及びその化合物	ヒ素の量に関して，0.01 mg/L以下であること
8 六価クロム化合物	六価クロムの量に関して，0.02 mg/L以下であること
9 亜硝酸態窒素	0.04 mg/L以下であること
10 シアン化物イオン及び塩化シアン	シアンの量に関して，0.01 mg/L以下であること
11 硝酸態窒素及び亜硝酸態窒素	10 mg/L以下であること
12 フッ素及びその化合物	フッ素の量に関して，0.8 mg/L以下であること
13 ホウ素及びその化合物	ホウ素の量に関して，1.0 mg/L以下であること
14 四塩化炭素	0.002 mg/L以下であること
15 1,4-ジオキサン	0.05 mg/L以下であること
16 シス-1,2-ジクロロエチレン及びトランス-1,2-ジクロロエチレン	0.04 mg/L以下であること
17 ジクロロメタン	0.02 mg/L以下であること
18 テトラクロロエチレン	0.01 mg/L以下であること
19 トリクロロエチレン	0.01 mg/L以下であること
20 ベンゼン	0.01 mg/L以下であること
21 塩素酸	0.6 mg/L以下であること
22 クロロ酢酸	0.02 mg/L以下であること
23 クロロホルム	0.06 mg/L以下であること
24 ジクロロ酢酸	0.03 mg/L以下であること
25 ジブロモクロロメタン	0.1 mg/L以下であること
26 臭素酸	0.01 mg/L以下であること
27 総トリハロメタン(クロロホルム, ジブロモクロロメタン, ブロモジクロロメタン及びブロモホルムのそれぞれの濃度の総和)	0.1 mg/L以下であること
28 トリクロロ酢酸	0.03 mg/L以下であること
29 ブロモジクロロメタン	0.03 mg/L以下であること
30 ブロモホルム	0.09 mg/L以下であること
31 ホルムアルデヒド	0.08 mg/L以下であること
32 亜鉛及びその化合物	亜鉛の量に関して，1.0 mg/L以下であること
33 アルミニウム及びその化合物	アルミニウムの量に関して，0.2 mg/L以下であること
34 鉄及びその化合物	鉄の量に関して，0.3 mg/L以下であること
35 銅及びその化合物	銅の量に関して，1.0 mg/L以下であること
36 ナトリウム及びその化合物	ナトリウムの量に関して，200 mg/L以下であること
37 マンガン及びその化合物	マンガンの量に関して，0.05 mg/L以下であること
38 塩化物イオン	200 mg/L以下であること
39 カルシウム，マグネシウム等(硬度)	300 mg/L以下であること
40 蒸発残留物	500 mg/L以下であること
41 陰イオン界面活性剤	0.2 mg/L以下であること
42 (4S, 4aS, 8aR)-オクタヒドロ-4,8a-ジメチルナフタレン-4a(2H)-オール(別名ジェオスミン)	0.00001 mg/L以下であること
43 1,2,7,7-テトラメチルビシクロ[2,2,1]ヘプタン-2-オール(別名2-メチルイソボルネオール)	0.00001 mg/L以下であること
44 非イオン界面活性剤	0.02 mg/L以下であること
45 フェノール類	フェノールの量に換算して，0.005 mg/L以下であること
46 有機物(全有機炭素(TOC)の量)	3 mg/L以下であること
47 pH値	5.8以上8.6以下であること
48 味	異常でないこと
49 臭気	異常でないこと
50 色度	5度以下であること
51 濁度	2度以下であること

資料：令和3年版厚生労働白書資料編より一部改変　　　　　　　　　＊令和2('20)年4月1日から施行

索　引

著者紹介

編著者

山本　玲子(やまもと　れいこ)

尚絅学院大学名誉教授　医学博士
東北大学大学院医学研究科博士課程修了
元気！健康！フェア in とうほく　企画・実行委員
せんだいメディアテーク　メディアスタディズ　プロジェクト
「まち・ひとスケープ」代表
あゆみの会代表

分担執筆者

池上　清子（いけがみ　きよこ）　　長崎大学大学院熱帯医学・グローバル研究科客員教授　博士(人間科学)

伊藤　常久（いとう　つねひさ）　　東北生活文化大学家政学部家政学科教授　博士(医学)

岩倉　政城（いわくら　まさき）　　尚絅学院大学名誉教授／新日本医師協会顧問　（歯学博士）

柿沼　倫弘（かきぬま　ともひろ）　国立保健医療科学院医療・福祉サービス研究部主任研究官　博士(経営学)

亀尾　聡美（かめお　さとみ）　　　甲子園大学栄養学部栄養学科教授　博士(環境科学)

小松　正子（こまつ　しょうこ）　　仙台大学体育学部健康福祉学科教授　（医学博士）

鈴木　寿則（すずき　よしのり）　　仙台白百合女子大学人間学部健康栄養学科教授　博士(医学)

関田　康慶（せきた　やすよし）　　東北大学名誉教授　（医学博士）

髙泉　佳苗（たかいずみ　かなえ）　仙台青葉学院短期大学栄養学科准教授　博士(スポーツ科学)

高橋　弘彦（たかはし　ひろひこ）　仙台大学体育学部体育学科教授　博士(環境共生学)

玉川　勝美（たまかわ　かつみ）　　放送大学宮城学習センター客員教授　（医学博士）

千葉　啓子（ちば　けいこ）　　　　八戸学院大学教授／岩手県立大学盛岡短期大学部名誉教授　（医学博士）

土井　豊（どい　ゆたか）　　　　　東北生活文化大学名誉教授　（体育学修士）

仲井　邦彦（なかい　くにひこ）　　東海学園大学スポーツ健康科学部教授／東北大学名誉教授　（学術博士）

中塚　晴夫（なかつか　はるお）　　宮城大学名誉教授　（農学博士）

藤田　博美（ふじた　ひろよし）　　北海道大学医学部名誉教授／獨協医科大学特任教授　（医学博士）

三浦　伸彦（みうら　のぶひこ）　　横浜薬科大学薬学部健康薬学科教授　博士(薬学)

横田　悠季（よこた　ゆうき）　　　国立精神・神経医療研究センター　精神保健研究所　行動医学研究部
博士(社会科学)

（五十音順）

衛生・公衆衛生学

初版発行　2023年3月30日

編著者Ⓒ　山本　玲子

発行者　　森田　富子
発行所　　株式会社 アイ・ケイコーポレーション
　　　　　〒124-0025　東京都葛飾区西新小岩4-37-16
　　　　　I&Kビル202
　　　　　Tel 03-5654-3722, 3723
　　　　　Fax 03-5654-3720

表紙デザイン　㈱エナグ　渡部晶子
組版　㈲ぷりんてぃあ第二／印刷所　㈱エーヴィスシステムズ

ISBN978-4-87492-384-9 C3047